2024
药品监管前沿研究

中国药品监督管理研究会
上海市食品药品安全研究会
组织编写

主　编　张　伟　　执行主编　唐民皓

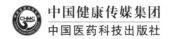

中国健康传媒集团
中国医药科技出版社

图书在版编目（CIP）数据

2024药品监管前沿研究 / 中国药品监督管理研究会，上海市食品药品安全研究会组织编写；张伟主编．北京：中国医药科技出版社，2025. 5. -- ISBN 978-7-5214-5300-3

Ⅰ. R954

中国国家版本馆CIP数据核字第20252QU636号

美术编辑 陈君杞
版式设计 也 在
策划编辑 于海平
责任编辑 王 梓 张洁蕾

出版 **中国健康传媒集团** | 中国医药科技出版社
地址 北京市海淀区文慧园北路甲22号
邮编 100082
电话 发行：010-62227427 邮购：010-62236938
网址 www.cmstp.com
规格 710 × 1000mm 1/16
印张 29
字数 481千字
版次 2025年5月第1版
印次 2025年5月第1次印刷
印刷 三河市万龙印装有限公司
经销 全国各地新华书店
书号 ISBN 978-7-5214-5300-3
定价 138.00元

编委会

新的起点　新的征程

《2024药品监管前沿研究》主编的话

自1984年首部《中华人民共和国药品管理法》（以下简称《药品管理法》）颁布，我国的药品监管事业走上了依法治理的轨道。四十多年来，我国药品监管以中国国情为基、以良法善治为纲、以开拓创新为翼，历经波澜，砥砺前行，不断探索走出了一条独具特色的中国式现代化之路。在这段历程中，2015年是一个非常重要的历史转折点。那一年，党中央、国务院开启了以药品医疗器械审评审批改革为主要内容的新一轮监管体制改革，并通过后续《药品管理法》的修改，确立了保障安全与促进发展的治理方略、创立了MAH（药品上市许可持有人）全生命周期的责任制度、强化了市场对资源配置的重要作用、提出了社会共治的协同治理理念、推动了与全球药品治理规则的协同与对接等。通过监管法律制度的创新，进一步优化了药械注册通道，加快了药械上市速度，大大激发了医药产业的内在动力和创新活力，并取得了重要进展和显著成效。目前，我国在研新药和创新医疗器械领域已跃居全球第一梯队，多款国产创新药和医疗器械在全球首发上市，一大批创新的药械产品蓄势待发。中国医药产业亦已成为全球医药生态中不可忽视的新生力量。

药品是关乎人类生命健康的特殊产品，其安全性和有效性直接决定公众福祉。纵观全球，药品监管体系的构建始终围绕两大核心命题展开：一是如何在保障安全的前提下不断推动药品医疗器械的创新发展；二是如何通过科学化、法治化的手段平衡药械的风险与效益，并促使监管政策更加顺应产业发展的需求。世界各国的药品监管体系和治理路径各异，但均以监管体制的科学化、法治化和国际协同为锚点，进而推进药品监管的现代化。近十年来，我国以药品医疗器械审评审批改革作为切入点，推进药品医疗器械全生命周期的监管改革，也均是围绕上述议题展开的。

2024年7月，党的二十届三中全会通过了《中共中央关于进一步全面深化改革 推进中国式现代化的决定》，确立了“继续完善和发展中国特色社会主义制度，推进国家治理体系和治理能力现代化”的战略目标。2025年新年伊始，国务院办公厅发布了《关于全面深化药品医疗器械监管改革促进医药产业高质量发展的意见》（国办发〔2024〕53号），提出了总体要求。在“中国式现代化”的使命和愿景下，药品医疗器械监管也从十年前的“审评审批制度改革”转型至“全过程改革”的新战略目标和任务，意味着药品监管改革不仅仅聚焦于上市前，而是对医药全产业链各环节的监管都要纳入新一轮监管改革的视野，意味着促进医药产业的高质量发展需要在全产业链发力，药品监管改革来到了一个新的历史阶段的起点。根据国务院对药品医疗器械监管全过程改革的总体要求，新一轮监管改革的目标是：加快构建药品医疗器械领域全国统一大市场、打造具有全球竞争力的创新生态、推动我国从制药大国向制药强国跨越，更好满足人民群众对高质量药品医疗器械的需求，并实现药品监管的现代化。新的蓝图已绘就，新的征程将开启。作为药品监管的智库机构，我们理应关注监管改革的趋向，走在监管探索的前沿，为监管决策献计献策，助力监管政策的科学化、法治化、国际化和现代化建设。

《2024药品监管前沿研究》是由中国药品监督管理研究会、上海市食品药品安全研究会组织编写、涉及药品监管政策的研究报告集。本书汇聚了上一年度药品监管、医疗器械监管、化妆品监管、监管实践和产业前沿共五个部分的研究成果，收录了涉及药品监管政策的研究性论文共28篇，其中主要来源于中国药品监督管理研究会和上海市食品药品安全研究会组织开展的课题研究成果，也有部分是编委会定向约稿和征集的研究报告。我们希望本书可以为政策制定者、行业从业者与学术界研究者提供思想碰撞、观点交流的平台，也为全面深化药品医疗器械监管改革，充分借鉴国际先进经验，紧密跟踪前沿技术动态，实现中国式药品监管现代化提供智力支持。

主　　编　张　伟

执行主编　唐民皓

于2025年岁初

目 录

药品监管

医疗器械监管

化妆品监管

监管实践

产业前沿

药品监管

2024 上半年全球药品监管政策综述

非处方药分类管理改革研究

国内外医药创新生态分析

创新预防用生物制品注册分类管理研究

以药品作用为主的药械组合产品注册法规体系的思考和建议

医疗机构 IIT 现状和规范管理

药品上市许可持有人委托生产管理现状和监管对策研究

MAH 制度下集团型企业一体化质量管理模式的实践与探索

世界卫生组织监管评估体系概况及对我国药品监管国际化的思考

国外细胞治疗产品监管体系介绍及对我国的启示

疫苗储运管理规范问题及其改进监管政策研究

我国跨境药品销售规则的体系性研究

我国执业药师继续教育存在的问题及完善建议

重点国家和地区处方药广告管理分析及启示

2024 上半年全球药品监管政策综述

骆实[1]，王国旭[1]，赵铮[1]，韩亮[1]
1. 北京尚质合规科技有限公司

摘要：在 2024 年上半年，全球药品监管政策经历了一系列变革，这些变革不仅反映了监管机构对新兴技术应用的积极响应，也体现了对现有流程优化的不断追求。本文综述了该时期内，特别是中国、美国、欧盟和日本等主要市场在药品监管政策方面的更新与动态，旨在为行业参与者提供一个宏观的视角。通过对识林法规指南数据库的深入分析，我们筛选并分类了 425 份关键法规指南文件，并基于药品生命周期，从上市准入到上市后监管政策，挑选了对药企业务影响较大的文件或事件，揭示了监管政策的核心议题和演变脉络。此外，本文还特别关注了国际监管趋势与国内监管走向的交织，以及它们对药品创新和市场准入的深远影响。希望通过对这些关键文件和事件的梳理，为即将到来的行业变革提供前瞻性的参考，并为政策制定者、药品研发者和市场分析师提供决策支持。

关键词：药品监管；医药市场；药品生命周期；药品创新；临床研究；市场准入

数据与方法

本研究采用了系统性的方法，基于识林法规指南数据库进行深入的数据挖掘与分析。自 2024 年 1 月 1 日起至 6 月 30 日止，该数据库共记录了 5586 条监管文件更新，涵盖了全球主要药品监管机构的动态。具体而言，我国国家药品监督管理局（NMPA）贡献了 2128 条更新，美国食品药品管理局（FDA）发布了 1763 条，欧盟药品监管机构 672 条，世界卫生组织（WHO）268 条，国际人用药品注册技术协调会（ICH）157 条，其他监管机构如英国药品和健康产品管理局（MHRA）、日本药品医疗器械综合机构（PMDA）和澳大利亚治疗产品管理局（TGA）等共计 598 条。这些数据的收集与整理，为本文提供了全面而详实的研究基础，确保了研究结果的代表性和权威性（图 1）。

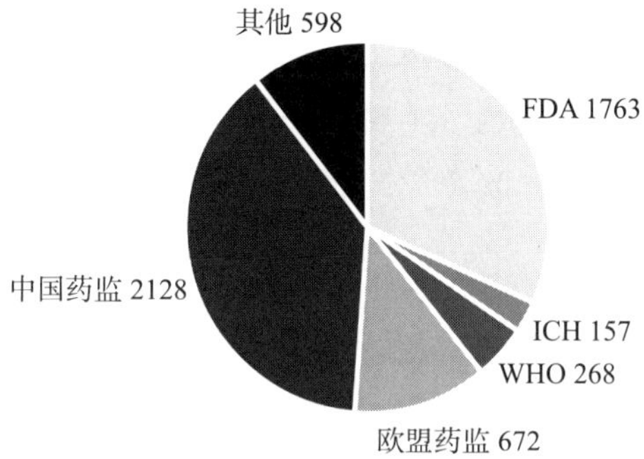

图 1　2024 上半年全球药品监管机构文件发布总览

我们进一步采取了严谨的筛选策略，对识林法规指南数据库中采集到的 5586 条数据进行细致的筛选和整理，旨在确保研究的针对性和深度。在这一过程中，我们排除了所有非法规指南性质的内容，如官方资讯、政策解读和公告通知等，以确保分析的焦点集中在具有法规性质的文件上。经过筛选，我们最终保留了来自中国、美国、欧盟、日本、ICH 和 WHO 的法规指南类文件共计 425 份，其中我国药监部门发布的法规指南数量最多，达到 177 份，显示出我国在 2024 年上半年药品监管政策更新的高度活跃态势（图 2）。

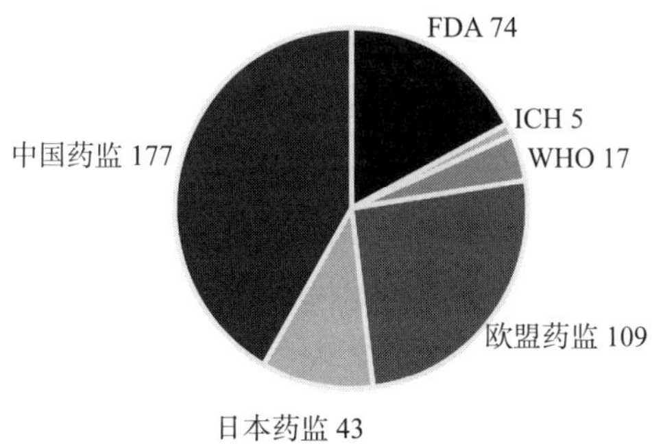

图 2　2024 上半年全球主要监管机构法规文件发布数量

在本综述的研究框架内，我们进一步对 425 份精选的法规指南文件进行了系统分类，以药品生命周期为依据，深入分析了中国、美国和欧盟的药品监管机构的发文动态。本研究采用了定性分析方法，将文件内容划分为不同的药品生命周期阶段，涵盖从顶层的监管政策，到药品的早期开发、临床、药学研究、注册、生产质量管理等环节。

分析结果显示，我国国家药品监督管理局在药品生命周期各个阶段的监管政策发文数量均超过欧美。特别是在与药品创新紧密相关的“临床研究”领域，以及国内正积极推进改革的“经营与市场准入”领域，NMPA 的发文数量尤为突出，这凸显了其服务医药产业新技术、新产品、新业态的快速发展，不断促进药品创新和市场准入改革方面的政策导向（图 3）。

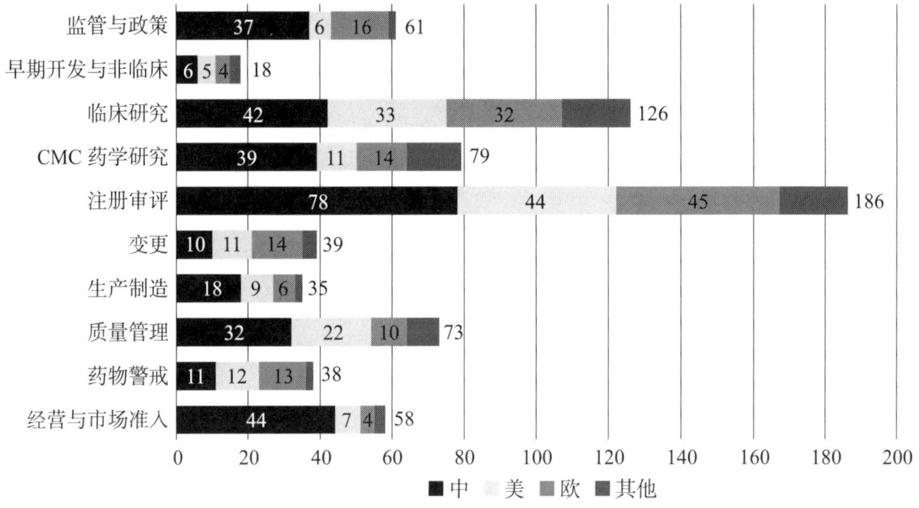

* 注：不同分类之间有交叉，因文件可能与多个维度相关。

图 3　2024 上半年全球主要药品监管机构发布文件分类

在全面审视了 2024 年上半年全球药品监管文件发布的宏观数据后，本综述挑选了一系列关键文件和重大事件进行具体阐述，以期为读者呈现微观视角。

这些内容的筛选与挑选遵循了一套综合评估标准。①数据依据：识林数据库点击量，这一指标反映了各文件在业界的受关注度和影响力。②分析方法：关键词统计方法，通过定量分析确定药品监管政策中的关键议题和热点领域。此外，我们还考虑了文件内容所涵盖的药企业务的广泛性，以确保所选文件能够全面代表药品行业的多样性和复杂性。

通过这种多维度的评估方法，我们旨在确保所挑选的文件不仅具有高度的相关性和实用性，而且能够为读者提供对当前药品监管政策趋势的全面理解。

本研究的目的是在全球药品监管政策持续改革创新的背景下，深入探讨有代表性的药品监管机构出台的重点监管政策，以期对医药行业政策的研究和决策提供支持和参考。为此，本综述将全球药品监管政策分类概览划分为国际和国内两个部分。在国际部分，我们聚焦于全球药品监管的发展趋势，分析了主要监管机构的政策动向及其对全球药品市场的影响。国内部分则侧重于我国药品监管政策的独特走向，探讨了中国如何在借鉴国际经验的同时，结合本国实际情况，与时俱进，积极推动药品监管体系的改革与发展，保障高水平安全与高质量发展协同推进。

全球药品监管政策分类概览

（一）国际药品监管

2024 年上半年，国际药品监管领域的主要趋势可以概括为改革、人工智能（AI）的整合以及监管检查的加强。

美国食品药品管理局（FDA）、欧盟药品监管机构以及日本厚生劳动省均启动了全面的药物监管法规体系改革。这些改革旨在优化监管流程，提高药品研发和上市的效率。同时，在监管政策的推动下，预计基于大语言模型的 AI 技术将更深入地与制药行业融合。AI 的集成预示着药品开发、审评和监管决策的自动化和智能化，有望显著提升药品监管的质量和效率。

同时，与监管流程便利化并行的是监管检查的加强。特别是美国 FDA，其检查标准和程序变得更加严格，体现了促进发展与保障安全的统筹协同推进。

1. 监管政策

● 美国 FDA 公布 2025 财年预算提案，提出扩大检查和数据收集权力等立法要求

美国 FDA 于 2024 年 3 月 11 日公布了其 2025 财年 72 亿美元的预算提案，其中 37 亿美元的财政拨款，35 亿美元来自使用者付费资金，总体比 2023 财年的资金水平增加了 4.95 亿美元。美国 FDA 的修法建议包括鼓励仿

创竞争：修改三年独占条款，鼓励真正有意愿的创新。要求在新药的批准标签上，标明所有的辅料成分。为标签剔除（skinny labeling）提供“安全港”。修改 180 天收回条款，防止新药仿药串通，拖延仿药上市。所有批准的生似药，都具有可替换性。此外，供应链安保也是重点。美国 FDA 要求国会授权随时检查企业数据的可靠性，只要产品还未撤市。授权向公众披露申报材料中部分杂质信息。授权要求企业提供工厂主文件（site master file）。授权要求企业提供延迟有效期的数据，不遵守者罚款。授权要求企业提供实际产量数据和产品需求激增数据。授权要求企业在标签上，标明原产地和中间商信息。

● 欧盟药品法全面改革提案在欧洲议会获通过

欧洲议会环境、公共卫生和食品安全委员会（ENVI）于 2024 年 3 月 18 日以压倒性多数投票赞成改革现行药品法指令的提案，并通过了一系列修正案，将立法进程推进至下一阶段。ENVI 对立法提案的许多关键方面，甚至有些是有争议的方面都投了全票赞成。ENVI 通过了第 48 号折衷修正案，提议将有较高未满足医疗需求的孤儿药的专营期从 10 年延长至 11 年，同时对根据所谓公认用途（well-established use）许可的孤儿药产品的市场专营权减少一年。尽管欧盟委员会的立法提案有一些有利于业界的修订，但业界仍然担心这些提案的影响，将降低欧洲作为药品和疫苗研发地区的竞争力和吸引力。

● 日本药品法规审查行动：修订临床试验本土人群要求、变更管理、孤儿药认定等法规

日本厚生劳动省于 2023 年 7 月成立的一个委员会一直在审查日本的药品法规，研究临床要求、变更管理，以及对孤儿药要求的修订，促进儿科药物的开发以及日本参与者数据的必要性，以及药品短缺问题。委员会的成立部分原因是为了审查“药品滞后 / 药品流失”问题。由于临床试验要求等多种原因，已经在美国和欧洲批准的药物可能需要更长的时间才能进入日本市场。在欧洲和美国批准的新药中，约有 70% 未能在日本获得批准使用，部分原因是严格的监管。日本在 2007 年发布的一份题为“全球临床试验基本原则”的通知指出，原则上需要有日本参与者参与的一期试验。但初创公司在海外进行仅涉及非日本受试者的一期和二期临床试验，获得概念验证（PoC），然后通过许可由大型制药公司接管开发的情况有所增加。在这种情况下，如果在国际联合试验之前需要进行涉及日本受试者的一期试验，就会推迟国际联合试验的开始，甚至可能会决定将日本排除在试验之外。委员会讨论了这项规

定，2023 年 12 月发布的通知指出：“一般来说，在启动多区域临床试验之前，并不强制要求在每个种族 / 民族或国家 / 地区进行一期研究。”

2. 制药与 AI

● 美国 FDA 即将发布 AI 药物开发指南

美国 FDA 计划 2024 年发布一份关于使用人工智能 / 机器学习（AI/ML）支持药物开发的指南草案（本文发布时，该指南征求意见稿已于 2025 年 1 月 6 日发布）。美国 FDA 药品审评和研究中心（CDER）医疗政策办公室（OMP）政策分析副主任 Tala Fakhouri 在行业监管教育（REdI）会议上表示，指南将参考美国 FDA 审评包含 AI/ML 元素的申报文件的经验，以及 2023 年发布的两份关于该主题的讨论文件收到的反馈意见。会上讨论的主题之一是美国 FDA 在制定 AI 框架方面的进展，同时还讨论了 AI 在监管申报文件中日益广泛的使用。

● WHO 发布多模态大模型的 AI 伦理与治理指南

世界卫生组织（WHO）于 2024 年 1 月 18 日发布了关于多模态大模型（LMM）的伦理与治理的新指南，LMM 是一种快速增长的生成式人工智能（AI）技术，可应用于整个医疗保健行业。指南概述了 40 多条供政府、技术公司和医疗保健提供者考虑的建议，以确保适当使用 LMM 来促进和保护人群的健康。LMM 可以接受一种或多种类型的数据输入，例如文本、视频和图像，并生成不限于输入数据类型的各种输出。LMM 在模仿人类交流以及执行未明确编程的任务方面是独一无二的。LMM 的应用速度比历史上任何消费者应用程序都要快，2023 年有几个平台（如 ChatGPT、Bard 和 Bert）进入公众视野。WHO 首席科学家 Jeremy Farrar 博士表示：“生成式 AI 技术有可能改善医疗保健，但前提是开发、监管和使用这些技术的人识别并充分考虑相关风险。我们需要透明的信息和政策来管理 LMM 的设计、开发和使用，以取得更好的健康结果，并克服持续存在的健康不公平现象。”

3. 创新与临床开发

● 美国 FDA 新成立临床试验创新中心

美国 FDA 于 2024 年 4 月 15 日宣布成立药品审评与研究中心（CDER）临床试验创新中心（CDER Center for Clinical Trial Innovation，C3TI）。C3TI 旨在成为 CDER 内的中心枢纽，支持临床试验的创新方法，提高药物开发和监管决策的质量和效率。C3TI 的使命是通过加强沟通与协作来促进现有和未来的 CDER 临床试验创新活动。现有的 CDER 临床开发创新项目将继续按照既定程序运行，C3TI 则用于综合这些项目中吸取的经验教训。C3TI 还将为某些领域的创新临床试验申办人提供与 CDER 工作人员互动的额外机会，以促进内部和外部的知识共享。CDER 主任 Patrizia Cavazzoni 在一份声明中表示，“CDER 长期以来致力于将临床试验设计和实施创新融入到监管工作中，这对于将新疗法引入未得到满足的医疗需求的领域至关重要。我们渴望通过推出 C3TI 在此基础上进一步推动临床试验创新在整个行业和 CDER 内的采用。”

● 美国 FDA 定稿多个热门产品研发指南，包含人类基因组编辑的基因治疗、CAR–T 和 ADC

包含人类基因组编辑的基因治疗产品指南定稿了 2022 年 3 月发布的同名指南草案，与初稿草案相比，定稿指南的修订内容包括澄清对仅使用一次的 GE（人类体细胞基因组编辑）组件的建议（如在主细胞库的生产中）、对效力测定的期望、对非临床研究中潜在的脱靶毒性的考量因素以及基因组编辑产品的加速审批。CAR–T 细胞治疗的研发考量指南中注明了针对自体或同种异体 CAR–T 细胞产品的具体建议。指南还为 CAR–T 细胞产品的分析可比性研究提供了建议。虽然该指南特别关注 CAR–T 细胞产品，但提供的一些信息和建议也可能适用于其他转基因淋巴细胞产品，例如 CAR 自然杀伤细胞或 T 细胞受体修饰 T 细胞。抗体偶联药物临床药理学考量指南指导申办人如何设计临床药理学研究以支持抗体偶联药物（ADC）的安全性和有效性。指南指出，ADC 将抗体或抗体片段的选择性与小分子的效力结合起来。因此，ADC 的开发需要仔细考虑抗体或抗体片段与小分子的临床药理学差异。指南阐述了美国 FDA 当前关于 ADC 开发计划的临床药理学考虑因素和建议的想法，包括生物分析方法、剂量选择和调整、量效关系分析、内在因素、QTc 评估、免疫原性和药物相互作用（DDI）。

● 美国 FDA 发布罕见病药物开发定稿指南，涉及非临床灵活性、外部对照、CMC 以及患者参与和儿科研究

美国 FDA 发布了题为“罕见病：治疗用药品和生物制品开发的考虑”的定稿指南，旨在通过讨论罕见疾病药物开发中常见的特定问题，帮助治疗罕见疾病的药物和生物制品的申办人实施高效、成功的产品开发计划。定稿指南涉及药物和生物产品开发的重要方面，以支持拟议的临床研究，包括非临床药理学 / 毒理学；试验设计和终点考虑因素，以确保数据的质量和可解释

性；确定安全性和有效性的证据标准；以及药物开发过程中药物生产的考虑因素等重点内容。

- EMA 发布临床试验中非劣效性比较和等效性比较指南的概念文件

欧洲药品管理局（EMA）于 2024 年 2 月 16 日发布了关于临床试验中非劣效性比较和等效性比较指南的概念文件，准备对其已有二十年历史的指南进行修订。与阳性比较药物的非劣效性比较经常用于药物开发，尤其是在 3 期试验中，旨在为上市许可申请提供关键证据。与非劣效性和治疗等效性比较相关的具体问题需要考虑与优效性检验中遇到的问题不同的考虑因素。目前 EMA 有两份关于这一问题的指南，2005 年的《非劣效性界值选择指南》以及 2000 年的《优效性与非劣效性转换的考量要点》。EMA 建议将这两份文件合并为一个文件以包括近年来在这方面的发展。EMA 在概念文件中表示，ICH《E9（R1）：临床试验中的估计目标与敏感性分析》中揭示了将估计值框架应用于非劣效性和治疗等效性背景的具体建议的必要性。非劣效性检验旨在表明新药的疗效并不明显劣于阳性对照药。由于等效性统计检验由两个非劣效性检验组成，因此与非劣效性检验相关的许多考虑因素也适用于证明治疗等效性。EMA 表示将于 2024 年 9 月准备好一稿指南草案供讨论，并计划在 11 月前发布定稿版本。

- ICH 定稿 M12 药物相互作用研究指南

ICH 于 5 月 21 日发布了《M12：药物相互作用研究》第 4 阶段定稿指南，提供建议以促进在治疗产品开发过程中设计、执行和解释酶或转运蛋白介导的体外和临床药物相互作用（DDI）研究的一致方法。该指南定稿了 ICH 于 2022 年 7 月发布的第 2 阶段草案版本。随定稿指南一起发布的还有一份问答文件以及第 4 阶段培训幻灯片。指南提供了有关如何评估在研药物 DDI 可能性的一般性建议。DDI 评估通常是根据特定药物、目标患者群体和治疗背景进行定制的。如果合理的话，替代方法可能是可以接受的。该指南的重点是新药的开发，但如果在药物批准后获得有关 DDI 潜力的新科学信息，则应考虑进行额外的 DDI 评估。

4. CMC 与药学研究

- ICH Q2（R2）分析方法验证与 Q14 分析方法开发指南定稿

ICH 于 2023 年 12 月 28 日发布了业界期待已久的《Q14：分析方法开发》和《Q2（R2）：分析方法验证》的定稿版本，Q14 指南描述了如何基于科学和风险去开发和维护适用于原料药和制剂质量评价的分析方法，而 Q2（R2）则提供了被纳入注册申请的分析方法的验证过程中需要考虑的要素，为分析方法的验证试验的选择和评估提供了指导。

- 欧洲药典各论亚硝胺杂质新策略

欧洲药品质量管理局（EDQM）最近发布了有关欧洲药典各论中 *N*– 亚硝胺杂质的策略。这是在去年 11 月由欧洲药典委员会（EPC）批准的。EPC 同意从现有的活性物质各论中删除涵盖 *N*– 亚硝胺杂质的生产部分，并在将来新的各论中也不包含此类陈述，因为在修订后的总论（2034）中给出了对这些杂质的一般性要求，适用于在给定范围内的所有药用物质。此外，EPC 明确规定了何时应将 *N*– 亚硝胺杂质的质量标准添加到活性物质各论的检验部分。因此，只有当 *N*– 亚硝胺是工艺相关杂质（即，在物质合成过程中产生）或贮存过程中产生的降解杂质时，才包括这样的质量标准。如果在多个来源的物质中检出杂质，并且主管部门批准的限度可用，则在单独的各论中将包括检验和限度。

5. 注册审评

- 美国 FDA 局长表示正在大力改革专家委员会

2024 年，时任美国 FDA 局长 Robert Califf 于 2024 年 1 月 31 日在更强 FDA 联盟主办的研讨会上表示，正在采取“系统性”努力改革专家委员会会议，并重申他认为大多数会议没有必要进行投票。这项工作由美国 FDA 首席科学家、时任副局长 Namandjé Bumpus 领导。但 Califf 在会上并未提供更多有关改革的细节。自 2023 年 2 月以来，Califf 一直表示，专家委员会的会议结构需要改变，以便能够更充分、更全面地讨论有关正在审评的医药产品的问题，并且会议应减少对结果的关注。促使这些改革呼声的因素之一是美国 FDA 不顾专家委员会反对加速批准渤健的阿尔茨海默病药物 Aduhelm（aducanumab）。2024 年 1 月，渤健宣布将停止销售 Aduhelm，并放弃关于 Aduhelm 的一切权利。1 月份退休的美国 FDA 首席副局长 Janet Woodcock 在临退休之前曾表达了她对于专家委员会的看法，她希望看到专家委员会在有关临床终点等开发过程中发挥作用：“更希望就开发计划、终点应该是什么、方案的设计应该是什么、应该如何研究这种疾病等问题向专家委员会进行咨询。而不是在最后批评。”

● 美国 FDA 首次动用新程序撤销加速批准

美国 FDA 于 2024 年 2 月 23 日发布了最终决定，撤销 Oncopeptides 公司 Pepaxto（美法仑氟苯酰胺）的加速批准，这是美国 FDA 首次使用《食品和药品综合改革法案》（FDORA）中的加速批准撤销修订程序。根据新程序，美国 FDA 向 Oncopeptides 提供了拟撤销批准的通知、对拟撤销的解释以及向局长（或指定人员）提出书面上诉的机会。Oncopeptides 提交了书面上诉，并会见了局长的指定人员。该最终决定是 FDA 的回应。即使是根据新的加速批准撤销程序，自 FDA 启动 Pepaxto 的撤市程序以来，已经过去了 7 个多月的时间。而距离 FDA 肿瘤药专家委员会于 2022 年 9 月以 14 比 2 的多数投票认为 Pepaxto 对于指定患者人群获益未能超过其风险已经过去了大约 17 个月。

● 欧盟简化变更流程，取消生物制品质量和生产变更的默认Ⅱ类

欧盟委员会（EC）于 2024 年 3 月 11 日颁布授权立法，通过修订对上市许可变更法规的来改善药品生命周期管理。欧盟立法者上次对变更监管框架进行重大修订是在 2012 年。委员会表示，自那时以来，总体变更数量增加，“耗尽了监管机构和行业的资源”。工作量的增加与进展相一致，这表明“在效率、灵活性和持续适应变化方面还有改进空间。”

最终法规中，委员会建议取消生物制品（包括先进疗法）质量和生产变更的默认Ⅱ类分类。从这一变化可以看出，监管者对这类药物的知识和经验不断增加，从而足以支持在其变更分类中采用基于风险的方法。委员会估计，由于转向基于风险的模型，多达 20% 的Ⅱ类变更可能会被重新分类为ⅠB 类变更。由于ⅠB 类变更的程序审评时间更短，因此这种转变可以提升制药商和监管机构的效率。行业代表对这一变化表示欢迎。在针对草案提交的反馈中，欧洲制药工业协会联合会（EFPIA）将生物制品条款的修订列为其最希望看到的变化之一。

6. GMP 与检查

● 美国 FDA 机构改革详细计划重新分配 1500 名监管事务办公室员工

美国 FDA 高层官员最近介绍了其改革人用食品项目的计划，以及将监管事务办公室（ORA）转变为检查和调查办公室（Office of Inspections and Investigation，OII）的计划。作为拟议机构改革的一部分，大约 1500 名 ORA 员工将被重新分配到产品中心，直接从事检查和调查工作。FDA 表示，这种协调将消除大量重复工作，并使检查人员更接近中心项目工作人员，尤其

是当 FDA 需要对正在进行的检查缺陷做出反应和评估时。此外，ORA 中的大多数消费者投诉责任，尤其是接收、评估和关闭，将重新调整至人用食品项目和各中心。并且 OII 将根据中心的人用食品项目的要求对投诉进行必要的现场评估，并将保留一小组投诉人员，以确保这些现场评估以精简的方式进行。

- 美国 FDA 发布参与质量管理成熟度评估的条件和过程

美国 FDA 宣布为有限数量的企业提供自愿参与质量管理成熟度（QMM）原型评估方案的机会（关于原型评估方案的介绍，请参见：FDA 质量管理成熟度 2023 年白皮书）。药品审评与研究中心（CDER）正在为其监管的药品生产商实施这项自愿计划，以获得原型评估方案的经验，并分析按照设计使用该方案是否能够对企业的质量管理实践进行有意义的评估，同时为企业提供有用的反馈。

- 美众议院要求美国 FDA 就中印检查不一致问题给出解释

美国众议院能源和商业委员会几名高层委员最近对美国 FDA 在印度和中国的检查提出许多质疑，他们发现检查员的工作方式存在不一致，其中一些检查员比另一些检查员要宽容得多。此次，国会议员们对不一致性的解释甚至上升到贿赂和欺诈问题，可以预见今后的检查一定会越来越严格。在 2024 年 6 月 21 日发送给时任 FDA 局长 Robert Califf 的一封信中，能源和商业委员会主席 Cathy McMorris Rodgers、监督和调查小组委员会主席 Morgan Griffith 以及卫生小组委员会主席 Brett Guthrie 分析了 2014 年 1 月到 2024 年 4 月期间，美国 FDA 在印度和中国的检查结果。值得注意的是，这三位在 2023 年 7 月曾就美国 FDA 在中国和印度的检查问题发过类似的信，2024 年关于印度和中国的问题中大部分提问与 2023 年类似。额外增加了对美国 FDA 自身检查员不一致性的关注。

7. 市场准入与药价

- 美国 FDA 局长呼吁立法者授予更多权力解决药品短缺问题

美国 FDA 局长 Robert Califf 于 2024 年 4 月 12 日在众议院监督委员会前接受质询，一再申明，要求获得更多权力来监控供应量，防止药品短缺。Califf 在听证会上就婴幼儿食品苹果泥中的铅含量、新冠疫苗和堕胎药等回答了一系列广泛的问题。药品短缺则是两党议员都密切关注的问题。监督委员会主席 James Comer 就美国 FDA 对药品短缺的应对向 Califf 施压，称 FDA 在支持美国本土制药业方面做得还不够。Comer 表示，“FDA 必须改善与制药商和联邦机构，包括缉毒署（DEA）、司法部（DOJ）和国防部（DOD）的协调以增加产量。FDA 未能激励国内生产和制药，导致这些设施大量外包。”Califf 强调，药品短缺有不同的驱动力，较便宜仿制药的短缺反映了供应链问题。“最大的短缺发生在廉价仿制药中，药品越便宜，短缺的可能性就越大，因为市场未能成功奖励高质量的生产。我认为这就是我们在未来几年真正需要解决的问题。”这是 Califf 一直以来的观点，创新药价格太高，仿制药价格太低，仿制药业已经活不下去，不得不离开美国。

- 欧盟和美国 FDA 均在进一步推进生物类似药可互换

欧洲药品管理局（EMA）提议免除对具有简单作用机制的生物类似药（如单克隆抗体和重组蛋白）的可比性疗效研究（CES），以减少人体研究要求。分析科学的进步和“广泛”的监管经验促使人们重新评估体内非临床数据，以及对于具有“简单作用机制”的不太复杂的生物制品，是否需要专门的临床疗效和安全性数据。文件指出，“目前，可比性疗效研究的必要性受到越来越多的质疑。”美国 FDA 于 2024 年 6 月 20 日发布了“证明与参照产品可互换性的考量”更新指南草案，简化了生物类似药制造商证明其产品与品牌生物制品可互换性的流程。美国 FDA 此前要求生物类似药商开展研究证明生物类似药和品牌药之间的转换不会引起任何额外的安全性或有效性问题。而现在，FDA 表示，制药商可以使用可比性分析和临床数据，而不是转换研究来获得可互换性标签。

（二）国内药品监管

国内药监方面，首先是致力于从政策层面解决更为深层的体制和机制问题，特别是药品支付体系对创新药物发展的影响。国务院办公厅发布的《深化医药卫生体制改革 2024 年重点工作任务》在坚持药品和医用耗材集中带量采购政策的同时，也着重强调了医保准入和支付方式改革对于促进医药创新的重要性。在此政策背景下，国家医保局积极探索建立新上市化学药品的首发价格形成机制，旨在激励高质量的药品创新。

国内药品监管部门亦对新技术保持高度关注，其发展速度已与美国和欧洲相当。国家药品监督管理局（NMPA）发布的 AI 应用场景清单，从药品全生命周期的角度出发，深入探讨了 AI 技术在制药行业的应用，以推动行业的智能化进程。针对罕见病基因治疗产品和抗体偶联药物（ADC）等前沿创新领域，国家药品监督管理局药品审评中心（CDE）发布了专门的技术指导原则，以规范和指导相关产品的研发和审评。

在药品注册领域，变更管理的改革尤为引人注目，省级药品监管部门将更深入地参与到补充申请及其对应的重大变更审评中，这标志着国内药品监管体系在提高效率和质量方面迈出了重要步伐。总体来看，2024 年上半年，国内药监不仅体现了对创新的重视和支持，也反映了监管体系在适应新技术发展和市场需求中的灵活性和前瞻性。这些政策的实施，预计将对药品行业的未来发展产生深远的影响。

1. 监管政策

- NMPA 印发《药品监督管理行政处罚裁量适用规则》

自 2024 年 8 月起实施。药企当然不希望有朝一日用上这些规则，但有必要充分理解本文，以终为始，审视自身的合规工作。本文相对征求意见稿的改动有不少，其中蕴含着国家的监管导向，包括：删去“除相关依据或者客观情况变化外，相同或者相似情况下，作出行政裁量的决定应当与以往作出的决定基本相同”；删去“高风险产品”的列表，因为后文的“从重”内容里已经体现了风险考量；将“注射剂”假药劣药纳入“应当给予从重处罚”；新增“可以依法从重”的项目：“药品有效成分含量不符合规定，足以影响疗效的，或者药品检验无菌、热原（如细菌内毒素）、微生物限度、降压物质不符合规定的”。

- 国务院办公厅《深化医药卫生体制改革 2024 年重点工作任务》

来自国务院的顶层政策规划，涵盖了药品生命周期的方方面面。其中各项措施都在实施过程中，本文主要是进一步加以强调。着墨最多的，还是医保准入方面，毕竟所谓“三医联动”，必须是国务院才能有效统筹。这包括：深化医保支付方式改革。2024 年，所有统筹地区开展按疾病诊断相关分组（DRG）付费或按病种分值（DIP）付费改革，合理确定支付标准并建立动态调整机制。推进药品和医用耗材集中带量采购提质扩面。开展新批次国家组织药品和医用耗材集中带量采购（以下简称集采），对协议期满批次及时开展接续工作。2024 年各省份至少开展一批省级（含省际联盟）药品和医用耗材集采，实现国家和省级集采药品数合计达到 500 个、医用耗材集采接续推进的目标。发展商业健康保险。制定关于规范城市定制型商业医疗保险的指导性文件。推动商业健康保险产品扩大创新药支付范围。选择部分地区开展试点，探索推进商业健康保险就医费用线上快速结算。

2. 制药与 AI

● NMPA 关于印发药品监管人工智能典型应用场景清单的通知

审视这篇“清单”和这篇相关的文献的要点，仅以审评和检查这两个核心监管手段来看。对于审评：监管部门将在审评过程中应用 AI，自动化和智能化地处理审评任务，包括但不限于：自动提取关键信息，如药品成分、用途、检验结果等，从而对比分析补充材料与初始材料，智能提示差异点，还能够结合历史数据和实时监测数据，构建风险预测模型。不禁令人联想到美国 FDA 正在大力推进的 KASA（知识辅助评价和结构化申请）。对于检查：监管部门将利用 AI 进行产品和工厂洞察，计划通过 AI 分析药企提交的大量文档和数据，从而获得对产品特性、生产流程和潜在风险的深刻理解。这种能力可能使监管部门比企业自身更早识别问题和风险点。在现场检查前，可用 AI 分析历史检查报告和企业信息，提供检查重点和潜在风险点的建议。在检查后，AI 可辅助撰写检查报告，提高报告撰写的效率和规范性。这又令人联想到美国 FDA 筹划多年的 QMM（质量成熟度）。这份“清单”，涵盖药品全生命周期，提出的应用场景都具备相当的可行性，很明显出自对制药与 LLM（大型语言模型）都相当了解的专业人士之手。自此文之后，以往专注于化学与生物学，还在依靠少数关键人员撰写申报资料、应对监管检查的广大药企，也许是时候真正拥抱 AI 时代了。

3. 创新与临床开发

● 国务院修订人遗条例，管理移交卫健委

人遗管理流程和规定均无变化，显著的变化是主管部门，由“国务院科学技术行政部门”修改为“国务院卫生健康主管部门”；“省、自治区、直辖市人民政府科学技术行政部门”修改为“省、自治区、直辖市人民政府人类遗传资源主管部门”；“科学技术行政部门”修改为“人类遗传资源主管部门”。至此，人类遗传资源将由卫健委和下属的人类遗传资源主管部门负责。其实法规修改早有预兆，2023 年 3 月，《党和国家机构改革方案》明确“中国生物技术发展中心划入国家卫生健康委员会”。该中心一项重要工作为“人类遗传工作的审评和服务”，由中国生物技术发展中心下设的中国人类遗传资源管理办公室（下称“遗传办”）牵头承担。这次调整后，该办公室一并划入国家卫健委。遗传资源的审批时间，直接影响到新药研发、临床试验的进度。如今少跨一个国家部委，有望提高临床效率。

● CDE 罕见病“关爱计划”申报指南和实施框架

CDE 发起试点，专门促进罕见病药物研发，征求意见截至 2024 年 6 月 24 日。指南要点包括：强调在罕见疾病药物研发过程中，倾听患者声音，关注患者体验与感受，旨在指导申请人在药物研发全程引入罕见疾病患者的观点，提升药物临床获益 – 风险评价的科学性、规范性及合理性。其实施框架是将药物研发分为五个阶段（A~E 阶段），并详细介绍了各阶段的工作内容和实施方法。申请人基于自愿原则，根据药物研发阶段，申请加入。药审中心将根据产品特点、适应证情况、申请人提交的实施计划等进行评价，选择具有代表性的品种纳入。药审中心将与申请人、患者等各方进行密切沟通与协作，以促进罕见病药物的上市。

● CDE 发布《罕见病基因治疗产品临床试验技术指导原则（试行）》

本文曾于 2023 年 9 月征求意见。本指导原则将结合罕见病特征、基因治疗产品特征，对罕见病基因治疗产品的临床研发提出建议，为罕见病基因治疗产品开展临床试验提供参考。本指导原则旨在为按照《中华人民共和国药品管理法》《药品注册管理办法》等药品管理相关法律法规开展基因治疗产品研发和注册申报的申办方，提供关于基因治疗产品治疗罕见病临床试验的技术建议。

4. CMC 与药学研究

● CDE 发布《抗体偶联药物药学研究与评价技术指导原则》

本文曾于 2023 年 6 月征求意见。至此，ADC 产品的非临床、临床和药学都获得了专门指南支持。抗体偶联药物（antibody–drug conjugate，ADC）是由靶向特异性抗原的抗体或抗体片段与有效载荷（payload）通过连接子（linker）偶联而成的一类创新型抗体药物。与传统抗体药物相比，ADC 产品兼具传统小分子药物强效作用及抗体药物的靶向性，以降低全身毒性并更有选择性地将有效载荷递送至肿瘤细胞、肿瘤微环境或其他靶细胞中。近年来，随着抗体、有效载荷、连接子、偶联技术和分析技术等的快速发展，使 ADC 产品具有更高的均一性、稳定性和治疗指数，极大地促进了 ADC 产品的开发热潮。考虑到 ADC 产品的复杂性和特殊性，为了规范和指导 ADC 产品的研发，制定本指导原则。本指导原则基于当前的科学认知，主要针对 ADC 产品申报上市阶段的药学研究提出建议性技术要求，旨在为研发单位提供技术指导。

5. 注册审评

● NMPA关于印发优化药品补充申请审评审批程序改革试点工作方案的通知

重大变更的申报效率有望进一步提升，而风险有望降低。国家药监局在有能力、有条件的省级药品监管部门开展试点工作，现阶段，以化学药品为重点，试点省级药品监管部门（以下简称“试点单位”）按照“提前介入、一企一策、全程指导、研审联动”的原则，为辖区内药品重大变更申报提供前置指导、核查、检验和立卷服务。

● CDR《处方药转换为非处方药工作程序（征求意见稿）》

征求意见截至2024年7月7日。处方药转非处方药迎来明确工作程序。国家药品监督管理局药品评价中心（以下简称评价中心）负责处方药转换为非处方药的技术评价工作。药品上市许可持有人经自评认为其产品满足非处方药原则与要求的，向评价中心提出处方药转换为非处方药申请。申请人直接向评价中心提交申请资料。申请人需完成在线申请，并按照《处方药转换非处方药申请资料及要求》提交纸质文件和电子文档。在线申请资料需通过评价中心官方网站“处方药与非处方药转换”专栏完成，纸质文件和电子文档以现场或邮寄方式向评价中心提交。在线申请填报内容、纸质文件和电子文档对应内容需保持一致。此外，CDR还发布了配套的《非处方药适应症范围确定原则（修订征求意见稿）》和《处方药转换为非处方药申请范围指导原则（征求意见稿）》。

● NMPA公开征求《关于优化已在境内上市的境外生产药品转移至境内生产的药品上市注册申请相关事宜的公告》意见

本文将进一步推动药品地产化，也将方便许多国内创新药企业。重新提交上市申请的要求未变，但资料明确化（也可以说是简化），另外“原研”转地产纳入优先审评审批。措施包括：①已在境内上市的境外生产药品转移至境内生产的，应由境内申请人按照药品上市注册申请的要求和程序提出申请。②已在境内上市的境外生产药品转移至境内生产的，相关药学、非临床研究和临床研究资料（适用时）可提交境外生产药品的原注册申报资料，并提交转移至境内生产的相关研究资料，具体申报资料要求由国家药监局药审中心另行制定发布。

6. GMP 与检查

● NMPA 发布 GMP 血液制品附录修订稿的公告

本文曾于 2023 年 12 月征求意见，自发布之日起执行。相对征求意见，本文几乎未做改动（其实相对 2020 年 6 月的旧版，改动也不大），仅有第 35 条，将“必要的可视化监控措施”改为“适宜的可视化监控措施”，这可能体现了监管和业界就血液制品 GMP 达成了相当的共识，也可能是意味着监管对于血液制品 GMP 贯彻实施的决心。但对于 25 和 35 条，可延后到 2027 年 1 月 1 日符合相关要求。这个日期，也与同期发布的《关于印发血液制品生产智慧监管三年行动计划（2024—2026 年）》相匹配。该计划目标是，按照率先实施、分批推进的原则，通过三年行动，2026 年底前基本实现血液制品生产企业信息化管理，切实提高血液制品监管效能，有力保障血液制品质量安全。信息化包括：血浆接收，血液制品生产、检验，以及信息化系统的合规性与安全性。各省部署，2024 年底，完成率 30%，2025 年 60%，到 2026 年底“总体基本完成”。

● CFDI 发布《〈场地管理文件〉编写指导原则（试行）》

本文在制药圈刷屏，原因在于其涉及所有药企（准确地说，是药品生产企业），家家都要有一份 SMF（场地管理文件）了。其实早在 2020 年 12 月，本文就以《药品生产场地管理文件指南（试行）（征求意见稿）》为题征求意见，距今已 3 年有余。阅读“花脸稿”可知，改动最大的，是不再要求 SMF 提交给监管部门。当初，“药品生产场地管理文件必须在该生产场地获得《药品生产许可证》后 10 日内提交至生产企业所在地省级药品监督管理部门”。甚至任何涉及 SMF 的变更还需要去药监部门更新。本文则明确 SMF 是“企业质量管理文件体系的一部分”，如各类 GMP 文件一样，由企业自行编制和管控。不过，尽管不要求提交，但 SMF 必然是监管检查的重要信息来源。另一个业界比较关心的问题是 SMF 的范围，本文明确 SMF 里应包含“生产许可范围之外的其他制药和非制药活动”，而“品种范围包括常年生产的已获得批准文号品种、受托生产品种、仅供出口品种、在研药品品种等”。

7. 市场准入与药价

● 国家医保局通过有关行业协会征求《关于建立新上市化学药品首发价格形成机制鼓励高质量创新的通知》意见

本文尚未公开发布，相关信息仅来自媒体报道。但本文的意义不言而喻。

综合多个渠道的信息，该文件提出的“机制”重点包括：企业自我测评，按分值进入高、中、低三个组别。自评点数越高，在挂网服务方面提供绿色通道挂网、稳定期保护等政策扶持，且赋予首发价格 1~5 年不等的稳定期。药品定价是制药行业的“闭环”，以终为始，牵动整个产业链条。监管部门近期动作频频。2023 年 11 月举办的“第十五届中国医药企业家科学家投资家大会”上，国家医疗保障局医药价格和招标采购司副司长翁林佳已经向产业界传递出“在《新冠治疗药品价格形成指引》基础上对创新药上市早期阶段的价格采取相对宽松的管理”信号。在 2024 年 1 月初发布的《浦东新区综合改革试点实施方案（2023 — 2027 年）》中，建立生物医药协同创新机制，依照有关规定允许生物医药新产品参照国际同类药品定价的表述备受产业关注。

- 中共中央办公厅、国务院办公厅印发《浦东新区综合改革试点实施方案（2023 — 2027 年）》

国务院发文，浦东新区先行，本政策文件重要程度可想而知。其中与制药业有关的内容，主要是药价和伦理方面。其中尤其是“依照有关规定允许生物医药新产品参照国际同类药品定价，支持创新药和医疗器械产业发展”的字样，牵动业界神经。首先想到 2023 年，医保局曾发文，“探索完善新批准药品首发价格形成机制”。这个机制的目的，是“形成机制覆盖范围，充分鼓励创新发展，引导企业公开合理定价，完善全周期价格管理监督”，这其中既有“充分鼓励”，又有“合理”和“监督”，具体如何操作，有待实践验证。

研究局限性的讨论

本研究亦存在一定的局限性。首先，尽管本文基于识林法规指南数据库进行了广泛而深入的数据分析，但所涵盖的文件和事件可能并不全面。药品监管政策的复杂性意味着可能存在一些未被纳入本研究视角的细微变化或地方性政策更新，这些变化可能对特定区域或药品类别具有重要影响。

其次，本文的研究框架主要侧重于药品生命周期的关键阶段和主要监管市场，可能未能充分考虑全球药品监管多样性和地区差异。不同国家和地区的监管体系、政策优先级和实施力度存在差异，这些差异可能对药品研发、审批和市场准入产生不同的影响。

此外，本文在分析监管政策时，主要依赖于公开发布的法规指南和政策文件，而监管实践中的具体执行情况、政策效果的评估以及行业反馈可能需要更深入的实证研究来进一步验证。

总结与展望

综上，随着 AI 等前沿技术的持续进步，国际药品监管领域正迈向一个更加智能化和高效的新时代。在此背景下，ICH、美国 FDA 和欧盟等主要监管机构正积极探索如何将这些创新技术融入现有的监管框架中，并且不断优化监管流程并提高监管效能。与此同时，国内药品监管政策的发展重点则在于填补监管空白，特别是在非临床和临床研究领域，制定和完善各类指导原则，以促进药品研发的规范化和标准化。

国内外监管政策的制定者都面临着如何在鼓励创新与确保公共健康之间找到平衡的挑战。在国内尤为如此。我国药品管理体系除了完善监管政策外，还需要在药品市场政策方面进行深入的探索和创新，比如建立合理的药品定价机制和医保支付体系，以激励高质量的药品创新并确保药品的可及性和可负担性。

在全球范围内，药品监管政策的协调和统一化是促进全球药品市场健康发展的关键。随着全球药品监管政策的不断演进，行业参与者需密切关注政策动态，以便及时调整策略，适应不断变化的监管政策环境，保障高质量发展，更好满足公众用药需求。

非处方药分类管理改革研究

孙沛[1]，宋华琳[1]，徐云鹏[1]，邵凯丽[1]，李海[1]，赵景尧[1]，段伯言[1]
1. 南开大学法学院课题组

摘要：非处方药在自我药疗方面发挥重要作用。然而，当前我国非处方药存在丰富度落后、有效供给不足以及国际竞争力不足等问题，制约了非处方药产业的健康发展。因此，非处方药分类管理改革具有必要性。为满足公众健康需求，促进非处方药产业健康发展和国际竞争力提升，有必要推动非处方药上市审评制度改革，具体包括优化非处方药注册审评管理、调整非处方药注册技术要求、完善非处方药注册情形。此外，应完善非处方药分类管理的其他制度，如转变非处方药监管理念，优化标签、说明书管理，化解非处方药广告难题以及完善非处方药相关立法。

关键词：非处方药（OTC）；分类管理；审评制度；自我药疗

党和国家历来高度重视人民健康。在健康中国战略的指导下，医疗卫生服务体系日益健全，医药产业蓬勃发展，人民健康水平和身体素质持续提高。自 2015 年我国深化药品审评审批制度改革以来，国家药品监督管理局（以下简称“国家药监局”）高度重视以临床价值为导向的药物研发，显著提高了抗肿瘤及罕见病等药物的可及性，在解决危重疾病用药亟需性方面取得了伟大成就。党的十八大以来，我国卫生健康事业已经进入新时期，从“以治病为中心”走向“以人民健康为中心”。然而，在自我药疗领域，在提高非处方药品的公众用药可及性方面，还有很大提升空间。

实施处方药与非处方药分类管理，是国际上通行的药品管理模式[1]。非处方药管理也是 WHO 自我药疗健康倡议和监管指南的核心议题之一。近年来，国家药监局对非处方药独立审评体系的建立非常重视，开展了许多卓有成效的研究与座谈，并推动《处方药与非处方药分类管理办法》的修订。为更好地推进健康中国建设，满足公众“自我药疗”的健康需求，促进非处方药产业的健康发展，建立非处方药独立上市审评体系正当其时。

一、非处方药在社会经济生活中的重要意义

非处方药（OTC）是指国务院药品监督管理部门批准的，不需要凭医师处方，消费者可以自行判断、购买和使用的药品[2]。早在 1998 年，世界卫生组织（WHO）便提出了自我药疗的定义，即“个体自主选择和使用药物对自我感知到的疾病和症状进行治疗”。“负责任的自我药疗”是自我健康管理的重要组成部分。在“健康中国”战略的推动下，自我药疗、自我诊断等理念不断加强。自我药疗的核心是非处方药的使用[3]。患者使用非处方药既节省了医疗卫生资源，又减轻了医疗机构压力和医保基金负担。欧洲自我药疗协会指出，良好的自我药疗可以显著降低国家医疗成本[4]。非处方药的应用减少了医疗资源不必要的占用，提高了医疗资源的利用效率和可获得性，这对于缓解我国当前“看病贵、看病难”问题具有重要意义[5]。

二、我国非处方药使用与发展面临的挑战

非处方药具有十分重要的医疗、经济、社会价值，是实现“健康中国”战略的关键一环。然而，目前我国非处方药存在丰富度严重落后、有效供给不足、缺乏国际竞争力等严峻问题，非处方药使用与发展面临诸多挑战。

（一）我国非处方药丰富度存在一定滞后现象

我国非处方药产品的品种数量低于发达国家水平。当前，我国非处方药在品种数量与覆盖广度方面仍存在一定局限。与一些药品工业体系较为完善的发达国家相比，我国非处方药的品类结构相对单一，难以充分满足居民日益多样化的健康需求。

此外，我国非处方药与处方药相比，丰富度也不足。据统计，目前中国医药产业中，非处方药数量仅占全部药品总数的 5%。截至 2022 年 11 月 18 日，我国非处方药按品种计约 3678 个，其中化药 842 个、中成药 2836 个，相

较于处方药十几万个药品而言，我国非处方药数量很少。根据药品上市获批情况，我国非处方药的审评数量落后于处方药。

（二）我国非处方药有效供给不足

《“十四五”医药工业发展规划》提出争取到2035年实现“产品种类多、质量优，实现更高水平满足人民群众健康需求，为全面建成健康中国提供坚实保障”的重要战略目标[6]。我国作为人口大国，具有超大规模的医疗消费需求，然而当前非处方药产业存在有效供给不足，供给结构不合理等问题。

我国的高质量、多层次健康需求增加，当前的个性化用药需求不仅仅在于有药可用，更在于用药人群的特殊性、专属性，关乎用药者的使用感受、体验和依从性。目前，我国非处方药品的丰富程度尚不能满足不同患者多层次的个性化需求。

（三）我国非处方药国际竞争力有待加强

近年来，我国非处方药本土企业品牌不断成长，知名跨国药企继续深耕我国市场。非处方药行业品牌排名前20的企业除葛兰素史克、拜耳、强生几家跨国企业外，绝大多数是本土企业，如华润三九、广药集团、东阿阿胶、扬子江药业、太极集团、云南白药和北京同仁堂等。然而，我国非处方药行业国际知名品牌仍有待加强，国内知名品牌也相对缺乏。

三、推动非处方药上市审评制度改革

上述种种现象，直接受限于我国非处方药无专门的审评体系。药品审评是在保障药品安全和促进药品可及性、促进医药产业发展之间寻求精妙的平衡。我国非处方药审评速度过慢，影响公众用药的可及性，阻碍我国非处方药的发展，甚至削弱我国医药产业的创新和国际竞争力[7]。我国非处方药包括化药和中药，本部分主要讨论化药非处方药的上市审评。

（一）我国现行非处方药上市审评

处方药与非处方药分类管理，是国际通行的制度经验。目前，世界各国均已为非处方药建立了有别于处方药的专门审评程序。我国已于2000年开始实施药品分类管理，目前已经建立了较为成熟的非处方药管理制度体系。然而，我国非处方药无单独的审评体系，而是与处方药使用同样的审评方式。目前，我国非处方药存在两种上市路径。一是直接注册，即未上市的药品，可直接提出非处方药上市许可申请，符合规定的，按照非处方药审批；二是转换管理，即已作为处方药上市的药品，可申请转换评价为非处方药，符合规定的，公布转换为非处方药。对于直接提出非处方药上市许可申请的非处方药，《上市注册指导原则》仍未出台。

采用与处方药相同的上市审评体系，既不符合国际通行的风险管理理念，也加重了行政审批的资源负担，在实践中暴露出诸多问题。例如，导致我国非处方药审评效率过低、上市时间长达5~8年，尚不能满足我国公众用药需求。此外，相对于处方药，非处方药的上市市场回报率有限，企业缺乏创新和投资动力，这进一步影响公众用药的可及性，甚至削弱我国医药产业的创新和国际竞争力。

（二）国际非处方药上市审评经验

非处方药上市审评是一个国际化的议题，也是WHO自我药疗健康倡议和监管指南的核心议题之一。许多国家和地区都非常重视处方药与非处方药的分类管理工作，为非处方药建立了区别于处方药的独立监管路径、程序和要求。为了给自我药疗提供更多的非处方药选择，部分国家为非处方药建立单独的专论或者许可标准，基于风险较低的监管考虑简化注册要求，优化转化程序，促进非处方药创新发展。

1. 美国非处方药上市审评

在美国，非处方药有3种上市途径。其中一种是通过非处方药专论（OTC monograph）程序。专论路径是一种将未上市产品直接注册为非处方药的简化路径。美国的专论路径规定，按照既定标准和程序评价为安全、有效的一些活性成分可收入OTC专论中，企业在制定非处方药事实标识时可参考专论，已列入OTC专论的未上市产品可以直接上市为非处方药[8]。

2. 日本非处方药上市审评

日本非处方药上市途径有2种，即注册通用审批程序与国家许可标准。注册通用审批程序是指按照日常审批程序进行注册，即新药审批[9]。该程序主要针对除第 8 类符合审查基准的药品注册申请以外的药品。由 MHLW（日本厚生劳动省）负责审批，PMDA（日本药品医疗器械综合机构）负责技术审批审评工作[10]。国家许可标准是符合《非处方药生产和销售审查基准》的药品审批程序[11]，这种上市途径审批程序比较简单，时限较短，2~3 个月即可完成[12]。

3. 欧盟非处方药上市审评

欧洲非处方药采用事先审批方式上市。包括非集中审评程序（DCP）、单一成员国审评程序（MAP）和成员国互认程序（MRP）：是大部分欧盟非处方药的上市程序，由相应成员国药品监管机构负责审批。

（三）非处方药上市审评制度的改革建议

基于非处方药的特点，有必要建立有别于处方药的专门的注册审评程序、制订更为科学合理的非处方药注册技术要求。

1. 优化非处方药注册审评管理

（1）建立单独的非处方药上市路径

目前，我国非处方药的上市路径与处方药相同，这在实践中暴露出诸多问题。其一，不符合非处方药特点。我国现行的非处方药注册程序、申报资料要求和技术要求等，与处方药基本一致，甚至在流程上更为复杂[13]。繁复的程序影响了非处方药的审评审批效率。此外，将较低风险的非处方药适用较高风险的处方药审评审批程序，浪费了行政资源。其二，非处方药上市注册配套文件尚未出台。我国药品上市申请的申报和审评均按照药品注册分类进行管理，非处方药也在此框架下进行申报和审评。根据《药品注册管理办法》的规定，非处方药可分为四种情形。同时，在申报上市申请时，申请人需明确非处方药类别。然而《非处方药上市注册技术指导原则》仍未出台，行业无法注册申报。因此，迫切需要加快建立符合非处方药特点的专门的审评审批配套文件，包括上市注册技术指导原则、适宜性评价指导原则等。

（2）设立专门的非处方药管理机构

处方药与非处方药分类管理是基于风险的分类监管，有必要建立有别于处方药的非处方药申报路径，将非处方药与处方药进行分类管理。国际上很多国家或地区都是在药品审评机构内部设置专门部门负责非处方药的审评及其他监管工作[14]。美国 FDA 有单独的非处方药办公室负责非处方药的注册、注册转换的审评审批。日本、澳大利亚和加拿大等都有单独的非处方药审评部门负责对非处方药上市申请的技术审评；欧盟没有专门针对非处方药设立监管部门，但是不同成员国会各有不同。可在我国审评机构设立专门的非处方药部门，配置相关专业人员，全面负责非处方药的审评及其他相关工作。

2. 调整非处方药注册技术要求

非处方药与处方药均应满足安全、有效、质量可控的基本要求，然而，处方药的审评审批技术要求并不适用于非处方药的品种特点和创新需求。因此，应区分处方药与非处方药的技术要求，制定符合非处方药特点的技术要求。建议尽快出台《化学药品非处方药上市注册技术指导原则》。

（1）非处方药改剂型与口味技术要求

我国药品上市申请的申报和审评均按照药品注册分类进行管理，非处方药也在此框架下进行申报和审评。根据《药品注册管理办法》，非处方药改剂型属于改良型新药。《化学药品注册分类及申报资料要求》明确要求改良型新药应比改良前具有明显临床优势[15]。明显临床优势指患者未被满足的临床需求，可以表现在通过改良已上市药品而提高有效性、改善安全性或提高依从性等[16]。但目前我国尚无明确的技术指导原则阐述化药改良新药应具备的临床优势，以及如何通过临床试验证明其临床优势。

该要求同时适用于处方药与非处方药，按照处方药改剂型需要体现出的明显临床优势来要求非处方药是不恰当的，亦与国际上对非处方药管理的基本原则发生了背离。非处方药改剂型与口味更多的是为了满足消费者的不同用药需求，让消费者有更多的选择，以提高用药的方便性、顺应性为主要目的，这也是非处方药存在的必要性决定的[13]。以上“临床优势”的证明很难通过临床研究等实现。因此，建议将目前改剂型产品提出的临床优势要求按照处方药和非处方药加以区分，鼓励开发适合我国人群喜好及用药习惯且质量可控的非处方药品种，满足我国人群的个性化用药需求。

（2）进口非处方药的技术要求

目前我国进口非处方药的技术资料要求与处方药相同，需要提供临床研究资料支持进口注册。但是，境外非处方药一般通过专论路径上市，或者因为上市时间较早，即使有临床研究数据也是年代较远，难以符合当前技术要求[13]。由于临床技术资料的困境，导致大量非处方药不能进口我国，一定程度上影响了我国公众对非处方药的可及性。建议区分规定进口处方药与进口非处方药技术要求，制定适合非处方药技术资料要求。

（3）无参比制剂非处方仿制药技术要求

我国要求对仿制药开展一致性评价。药品审评审批要以经国家药品监管部门评估确认的仿制药研制使用的对照药品作为参比制剂，确保新批准的仿制药质量和疗效与参比制剂一致。非处方仿制药迫切需要解决的研制和上市注册问题是"无参比制剂"的情形。

无参比制剂品种是我国仿制药发展中出现的独有历史遗留问题。某些药品虽然临床价值明确，上市基础良好，且质量可控，疗效显著等特性，但由于无参比制剂，导致无注册申报路径。建议对于难以明确参比制剂的非处方药品种提供特殊管理路径。

3. 完善非处方药注册情形

我国药品注册法规中规定的非处方药注册申请情形没有涵盖非处方药上市申请的所有可能情形。非处方药的创新不能只停留在仿制或者改良国内已经上市的非处方药品种，非处方药应当有更广泛的创新。

四、非处方药分类管理的其他制度

药品分类管理是根据药品安全、有效、使用方便的原则，依其品种、规格、适应证及给药途径的不同，对药品分别按处方药和非处方药进行管理[17]。坚持和完善处方药与非处方药分级分类管理在推动我国药品管理法治进步、保证人民用药安全等方面具有重大意义。

（一）转变非处方药监管理念

1. 平衡安全和发展，促进药品可及性

我国现行《中华人民共和国基本医疗卫生与健康促进法》第 3 条第 1 款规定"医疗卫生与健康事业应当坚持以人民为中心，为人民健康服务"。同法第 4 条第 1 款规定"国家和社会尊重、保护公民的健康权"。药品监管，既注重药品安全性，又要关注药品可及性。非处方药的创新应以患者自我药疗的需求为导向，旨在更好地满足公众的用药需求。

我国现有关于非处方药的规定，相比国际先进经验已经呈现出滞后性，过于强调用药的绝对安全，阻碍了非处方药的发展与创新。当前，我国的非处方药品存在品种落后，数量少，可及性低等现状。并且由于国内非处方药品种无法满足临床需求，我国跨境海淘非处方药的情况逐年增加，存在着极大隐患。为此，需要转变药品监管理念，平衡安全与发展，推动药品可及于更广大的群体，推动中国自主非处方药品牌的建立与发展。

2. 科学监管非处方药风险问题

非处方药并非完全无风险，而是风险较小的药品，对于非处方药并非不进行监管，而是采用风险监管的理念更为合适的监管方式，进而优化监管资源、便利患者医治、促进企业发展。应对不同类型的药品市场主体、不同药品企业、不同药品品种的风险加以评估，确定风险的优先次序，继而将政府有限的风险监管资源，优先配置到对高风险的药品机构、药品品种、药品企业的风险控制之中，使得“好钢用在刀刃上”，尽量将药品风险降至最低[18]。

（二）优化非处方药标签、说明书管理

优化标签、说明书的分类管理，增加标签、说明书的多样性，有助于指导消费者知情和选择，更好地了解非处方药产品的合理用药信息，进而促进非处方药行业的蓬勃发展。

1. 建立单独的非处方药标签说明书制定指南和审评审批程序

对处方药和非处方药的标签和说明书管理应各有侧重。处方药的标签和说明书一般是供医师等专业人员参考，内容专业性强，主要功能是向医师提供全面、客观、准确的药品信息。而非处方药的标签和说明书与处方药相比，其购买和使用方式、可获得性、使用自由度、品牌影响力等许多方面有很大不同。因此，非处方药的标签说明书应侧重于向普通公众提供足够的用药指导。要求该类标签必须含有足够的用药指导，用语科学且通俗易懂，普通公众易于理解。因此，建议建立单独的非处方药标签说明书制定指南和审评审批程序。

2. 加强非处方药说明书可读性、易读性

2023 年 6 月 29 日，国家药监局发布关于公开征求《药品说明书适老化改革试点工作方案》等文件意见。此次征求意见也是药品说明书适老化改革、增强可读性和易读性的初步探索。建议结合说明书适老化试点工作的推进，进一步加强非处方药说明书可读性、易读性。可细化说明书的纸张、字体、

格式、表述等要求，开展说明书可读性测试并制定针对非处方药说明书可读性的指南，更好体现“以患者为中心”的说明书管理制度。增强非处方药说明书的可读性、易读性，实现对患者用药的充分合理指导，可以下方面考虑。细化说明书的纸张、字体、格式、表述等要求。

3. 探索建立医师药师、患者不同版本说明书

在世界大部分发达国家，如美国、欧盟、澳大利亚、新加坡，都有针对不同人群的说明书/用药说明类型，分别供医师药师和普通患者使用。目前的药品说明书中包含了药品各个方面的信息，内容详尽，术语专业，然而对于患者而言，药品说明书中信息繁多、重点不突出，一些专业词汇常常会造成困惑，导致患者无法真正读懂说明书[19]。因此，有必要专门针对患者的阅读水平和理解能力设计药品说明书，使说明书既能“看得清”，也能“看得懂”“用得准”。建议在未来，说明书的制定可以区别专业医务人员版本和消费者版本，有效实现非处方药自我药疗的功能，保障广大人民合理安全用药。

（三）化解非处方药广告难题

我国实行药品广告分类管理制度，处方药只准在专业性医药报刊进行广告宣传，而非处方药经审批可以在大众传播媒体进行广告宣传。或可从以下几个方面化解非处方药广告难题。

其一，建立特定广告的免审批目录。目前医疗和三品一械广告都需要前置审查，而对于仅面向医生等专业人士的广告，以及美瞳眼镜等“轻医疗”产品，可考虑采用备案制或是告知承诺制来管理。其二，优化审批流程。可以考虑不同形式广告自身的规律，设置多样的审批通道和程序。引入广告生命周期的理念，比如在申请中可将广告分为全新广告、广告延期、广告更改等，体现该广告同以往广告的关联信息。从而使广告审查机关合理高效地分配广告审查资源[20]。其三，广告监管协调机制和工作方式革新。市场监督管理部门、药品监督管理部门是平行政府机构[21]。应进一步明确监管机构、监管职责的协调。构建权责明确协同高效的药品广告监管体系。其四，以行业自治为切口推进广告监管共治。充分发挥广告行业协会、医药健康行业协会在行业自我监督、自我管理、自我约束等方面的主导作用，促成政府监管与行业自律的有效衔接。

（四）完善非处方药相关立法

其一，应尽快落实《药品注册管理办法》中非处方药上市注册的配套文件制定工作。建议明确处方药与非处方药分类管理的管理部门，设立和强化非处方药单独审评审批体系，包括受理、注册类别和技术要求等，建立和完善非处方药标签说明书管理办法。其二，建议尽快完善非处方药上市注册的相关法规和指南。尽快落实《药品注册管理办法》中有关处方药和非处方药分类管理的要求，建立区别于处方药的单独的非处方药注册审评审批程序，促进非处方药品高质量发展。

参考文献

［1］宋智胜．药品分类管理应根据国情循序渐进［J］．中国食品药品监管，2005（8）：2.

［2］国家药品监督管理局．什么是非处方药［EB/OL］. https://www.nmpa.gov.cn/xxgk/kpzhsh/kpzhshyp/20171024100801910.html, 2024-08-10.

［3］钟竹青，沈志莹，等．基于文献计量学视角下我国自我药疗的研究现状［J］．中南大学学报（医学版），2017（4）.

［4］Association of the European Self-Medication Industry. The economic and public health value of self medication［R］. Brussels: AESGP, 2004-06.

［5］白慧良，邵蓉．非处方药物的经济学评价［J］．中国药物经济学，2019（10）.

［6］国务院．"十四五"医药工业发展规划［EB/OL］. http://big5.www.gov.cn/gate/big5/www.gov.cn/zhengce/zhengceku/2022-01/31/5671480/files/b2cafa62d001408e8e20acf71ab4bf26.pdf, 2024-08-12.

［7］宋华琳．药品行政法专论［M］．北京：清华大学出版社，2015.

［8］许顺贵，刘春光．美国非处方药监管制度浅析与启示［J］．中国药物警戒，2021（2）.

［9］陈新，焦蒙．我国非处方药上市工作程序的一般考虑［J］．中国食品药品监管，2020（12）.

［10］独立行政法人医薬品医療機器総合機構．承認審査業務（申請・審査等）［EB/OL］.［2020-02-20］. https://www.pmda.go.jp/review-services/drug-reviews/0001.html.

[11] 厚生労働省. かぜ薬等の製造販売承認基準の英訳について [EB/OL]. [2015-09-29]. https://www.mhlw.go.jp/file/06-Seisakujouhou-11120000-Iyakushokuhinkyoku/0000098790.pdf.
[12] PMDA. The Approval Standards for OTC Drugs in Japan [EB/OL]. [2015-09-17][2021-07-17]. http://www.tsmia.or.th/RTD2015/2-Japan%202nd%20self-CARER%20 (PMDA%20Ehidemi%20Katsura). pdf.
[13] 杨建红，陶巧凤，等. 关于完善我国非处方药上市路径管理的建议 [J]. 中国药事，2020 (11).
[14] 杨建红，陈宁. 我国非处方药上市路径调研与结果分析 [J]. 中国药事，2020 (11).
[15] 国家药品监督管理局. 国家药监局关于发布化学药品注册分类及申报资料要求的通告 (2020 年第 44 号) [S]. 2020.
[16] 国家药品监督管理局药品审评中心. 化学药品改良型新药临床试验技术指导原则 [S]. 2020.
[17] 王兰明. 我国非处方药遴选工作进展与展望 [J]. 中国药房，2002 (10).
[18] 宋华琳. 药品监管制度的法律改革 [M]. 南京：译林出版社，2023.
[19] 董淑杰，翟所迪. 国外患者用药说明书的设计与实践概述 [J]. 中国药物应用与监测，2013 (4).
[20] 赵倩，陈娇侨. 医疗器械广告审查现状及思考 [J]. 上海医药，2022 (13).
[21] 卢芹. 我国网络医疗广告的政府监管研究 [D]. 长春：长春工业大学，2018.

本文为中国非处方药协会 2023 年 9 月委托研究课题“非处方药管理改革的政策建议及可行性论证”。项目负责人：宋华琳（南开大学法学院）；主要执笔人：孙沛、宋华琳。

本文为“突发重大公共卫生事件防控的法治体系研究”（国家社会科学基金重大项目，2020 年 12 月，20&ZD188）项目基金阶段性成果。

国内外医药创新生态分析

陈雪薇[1]，刘宁[1]
1. 广州医药经济报出版有限公司

摘要： 根据全球药物研发管线变化与制药企业的相关动态，分析国内外医药创新特点，并梳理当前布局火热的药物研发领域。

关键词： 全球管线；创新；药物研发

医药行业是当前全球发展最快的产业之一，其市场规模不断扩大，新产品不断涌现，治疗领域不断拓展。近十年，我国创新药相关政策环境持续优化，在医药监管政策的有力推动下，创新药迎来良好发展机遇。我国本土创新药研发企业的数量不断增加，新药申报和获批数量呈现“井喷式”增长。随着中国医药产业加速转型，高质量发展为创新升级注入了新动力，国际化发展已经成为我国医药产业迈向高质量发展的重要路径。

本文梳理了当前全球医药创新的特点，并前瞻分析了药品研发的几大潜力赛道。

一、透视全球创新生态变化

近两年，全球医药创新领域取得了不俗的成绩：管线规模持续扩张，基因编辑疗法与 RSV 疫苗均开启商业化，AI 制药带来新药研发变革潜力。当前，国内外医药创新主要呈现出以下新变化。

（一）全球药物管线新特点

全球药物研发线四大变化趋势值得关注：

一是在研药物增幅回升。Pharmaprojects 数据显示（图 1），截至 2024 年

1 月 2 日，全球共有在研药物 22825 个，同比增长 7.2%。此增幅较 2023 年同期（5.9%）增加 1.3 个百分点，也高于近 5 年（2019~2024 年）的年复合增长率（7.1%）。

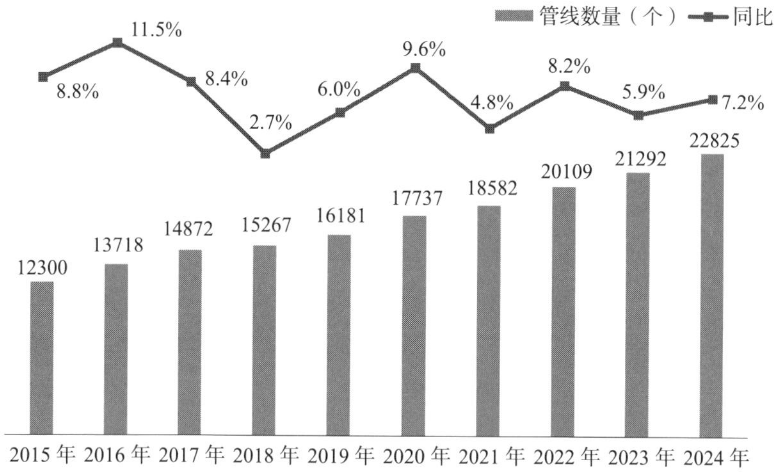

图 1　2015~2024 年全球管线规模变化

（数据来源：Pharmaprojects）

二是管线十强格局洗牌。受管线精简与企业并购等影响，全球管线规模十强格局近一年出现显著变化，此前的稳固态势被打破。恒瑞医药成为首个进入全球管线规模十强的中国药企。十强排名也发生了较大变化，辉瑞、阿斯利康与礼来在完成相关并购后管线得到扩充，名次有所上升（表 1）。

表 1　2024 年全球管线规模 Top 10 药企

排名	公司	在研药物数量（个）		变化幅度	自研药物占比
		2024年	2023年		
1（1）	罗氏	218	194	12.4%	57.3%
2（5）	辉瑞	205	171	19.9%	62.0%
3（7）	阿斯利康	166	155	7.1%	62.0%
4（10）	礼来	159	135	17.8%	56.6%
5（4）	BMS	158	175	–9.7%	57.0%
6（2）	诺华	154	191	–19.4%	62.3%

续表

排名	公司	在研药物数量（个）		变化幅度	自研药物占比
		2024年	2023年		
7（6）	强生	150	156	–3.8%	54.0%
8（13）	恒瑞医药	147	106	38.7%	93.9%
9（8）	默沙东	145	151	–4.0%	47.6%
10（9）	赛诺菲	142	145	–2.1%	55.6%

注：括号内为 2023 年排名（数据来源：Pharmaprojects）

三是药物研发版图东移。无论是药物研发企业数量，还是药物管线规模，以中国、韩国等为代表的东方国家，在全球的占比持续走高。从研发企业看，截至 2024 年 1 月 2 日，全球共有药物研发企业 6124 家。其中，总部设在美国的企业占比为 39%，较 2023 年同期下降 4 个百分点；中国占比升至 16%，较 2023 年同期增加 3 个百分点。从管线规模看（表 2），截至 2024 年 1 月 2 日，美国在研药物数量为 11200 个，在全球的占比下降至 49.1%，首次未过半（2023 年同期为 51.1%）；中国在研药物数量为 6098 个，全球占比为 26.7%，较 2023 年同期增加 3.1 个百分点；韩国在研药物数量为 3233 个，全球占比升至 14.2%。2024 年，韩国的管线规模超过英国（3156 个），在全球位列第三。

表 2　2024 年全球管线规模前十国家

排名	国家	管线数量（个）	同比变化	全球占比
1	美国	11200	3.0%	49.1%
2	中国	6098	21.2%	26.7%
3	韩国	3233	10.8%	14.2%
4	英国	3156	3.5%	13.8%
5	德国	2479	5.5%	10.9%
6	加拿大	2387	7.0%	10.5%
7	澳大利亚	2372	9.2%	10.4%
8	法国	2363	9.3%	10.4%

续表

排名	国家	管线数量（个）	同比变化	全球占比
9	西班牙	2259	11.1%	9.9%
10	日本	2041	3.9%	8.9%

（数据来源：Pharmaprojects）

四是最热门适应证或变。2024 年，全球管线规模最大的十个适应证中，除了抗新冠病毒与阿尔茨海默病（AD），其余均为癌症相关适应证。其中，乳腺癌仍为最热门的适应证，但管线扩张速度不及非小细胞肺癌，即将被后者赶超。全球乳腺癌在研药物 1031 个，同比增加 6.8%；非小细胞肺癌在研药物 1010 个，同比增加 9.2%。此外，因司美格鲁肽销售暴涨而备受瞩目的肥胖症领域，管线规模扩张迅速，截至 2024 年 1 月 2 日，全球在研药物为 300 个，同比增加 30.4%

（二）药企精减管线实现聚焦

据不完全统计，2023 年全球前十药企砍掉的管线超 50 项；2024 年一季报，阿斯利康、赛诺菲、罗氏等 8 家跨国药企宣布了管线调整的消息，合计削减了 30 余个在研项目。跨国药企精减管线，主要目的有两方面，一是确定自身的核心、优势治疗领域；二是将资源最大程度聚焦在关键管线，以提升整体研发成功率，转化为更高的投效比。本土药企同样砍管线的消息频发，这也从侧面反映出国内生物科技行业不断成熟，药企对待研发的态度从“求全”变成“求精”。

（三）中国头部药企创新力活跃

2024 年，恒瑞医药、中国生物制药、复星医药与石药集团 4 家国内企业进入全球管线 Top 25 药企之列，其中中国生物制药为首次上榜。这 4 家企业中，除了石药集团，管线增幅均在两位数之上，且中国生物制药、复星医药与恒瑞医药分别以 71.7%、40.6% 与 38.7% 的同比增长，包揽 Top 25 企业管线增幅前三。

（四）本土药企头对头试验显著增加

据不完全统计，由中国本土药企发起的Ⅲ期头对头临床试验中，2020 年仅有 2 项，2021 年、2022 年分别增长至 7 项、8 项，2023 年仅上半年就有 8 项。尽管试验费用高、风险大，但在有研发实力的支撑，以及对海外市场憧憬的驱动下，越来越多的国内企业敢于推进头对头试验，这也将成为中国创新药产业拥抱国际市场、创造价值的必经之路。

（五）创新药“出海”创佳绩

经历前两年的低谷后，2023 年本土创新药闯关美国 FDA 迎来密集收获，君实生物的特瑞普利单抗、和黄医药的呋喹替尼与亿一生物的艾贝格司亭 α 注射液相继获美国 FDA 批准上市。2024 年 3 月，百济神州的替雷利珠单抗获美国 FDA 批准上市。截至 2024 年上半年，已有 7 款国产创新药成功闯关美国 FDA（表 3）。此外，2023 年有超 40 款中国新药获美国 FDA 资格认定，总数量创近 4 年来新高，这些新药主要包括小分子药物、抗体药物，以及细胞和基因疗法等。

表 3　获美国 FDA 批准的国产创新药

药品名	公司	获批时间
泽布替尼	百济神州	2019/11/14
西达基奥仑赛	传奇 / 强生	2022/2/28
本维莫德	天济	2022/5/24
特瑞普利单抗	君实 /Coherus	2023/10/27
呋喹替尼	和黄 / 武田	2023/11/8
艾贝格司亭 α	亿一生物	2023/11/17
替雷利珠单抗	百济神州	2024/3/13

（资料来源：美国 FDA）

跨境“license-out”交易也层出不穷，2023 年国内共发生了近 70 笔创新药“license-out”交易，已披露交易总金额超 350 亿美元。2024 年上半年跨境“license-out”热度不减，交易数量达 32 笔，涉及交易金额超 200 亿美元。

（六）国内罕见病药、儿药、中药研发火热

罕见病药物方面，中国处于临床前和临床开发阶段的罕见病药物数量在2012~2022年间持续增加（图2），且增长幅度高于全球（34% vs 24%）。截至2022年底，中国在研的840种罕见病药物中，49%处于临床前阶段。25%的药物已进入临床Ⅰ期，18%的药物已进入临床Ⅱ期，7%的药物已进入临床Ⅲ期，2%的药物处于注册前阶段。

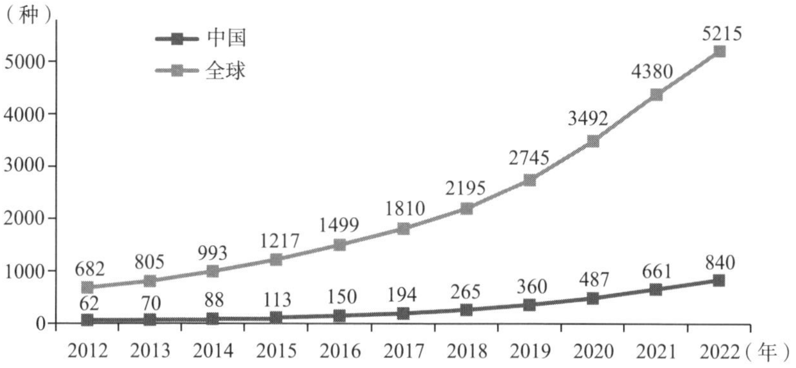

图2　临床前和临床开发阶段的罕见病药物数量

（数据来源：清华大学医学院和北京协和医院相关研究）

儿童药方面，审评审批机制不断优化，儿童用药指导原则体系进一步完善，为儿童用药研发提供重要技术支持和审评依据，激发企业的研发热情。儿童药获批品种数从2019年起快速增加，由以前的个位数增长至两位数，2022年达到66个，比2021年增长40%。此外，2016年开始，国家制定并发布《鼓励研发申报儿童药品清单》，截至2024年年底已发布五批清单，共涉及143个品种。

中药方面，新药上市不断加速，中药新药临床试验和上市申请数量、批准数量同步增加。2023年，CDE受理创新中药IND（新药临床试验申请）54件，同比增长38.5%；批准创新中药IND 45件，同比增长50.0%。2023年有11件中药NDA（新药上市许可申请）获批，同比增长37.5%。此外，还有首个中药ANDA（同名同方药上市许可申请）获批。其中，济川药业的小儿豉翘清热糖浆是现有注册分类下首个获批的2类中药（改良型中药），佐力药业的百令胶囊是现有注册分类下首个获批的4类中药（同名同方药）。至此，中

药创新药、改良型新药、古代经典名方中药复方制剂、同名同方药等 4 个中药新注册分类均有品种获批上市。

（七）进口创新药国内上市时差缩短

药品审评审批制度改革推动新药加速上市，受益于国际多中心临床试验（MRCT）数据被采用，以及附条件批准程序等，进口创新药国内外上市时差显著缩短，平均值由 2018 年的 6.3 年缩短至 2022 年的 4.4 年。麦肯锡报告显示，2022 年国内获批上市的 24 个进口新药中，上市时差在 2 年以内的药品占比达到 33%，46% 上市时差在 2~5 年之间，超过 5 年的仅占 21%。

（八）效率变革——制药业的第四次革命

AI 制药已初露锋芒，投融资热度高企。头部大药企、AI 制药创新型企业以及互联网巨头利用自身优势，纷纷携手布局，已形成三大主流合作方式：一是传统大药企与 AI 制药方合作，如复星医药与英矽智能；二是创新型企业和跨国巨头携手，如晶泰科技陆续与辉瑞、礼来等达成 AI 药研合作；三是药企与云服务巨擘协同，如天士力与华为云签署深化协议。与此同时，AI 制药领域投融资事件频发。智药局数据显示，2024 年 1~5 月，全球共有 55 家 AI 制药相关企业完成了新一轮融资，披露总金额约 179.31 亿元。

二、挖掘药物研发潜力赛道

企业延续和发展的关键在于创新。英国管理大师查尔斯·汉迪指出，“在第一曲线达到巅峰之前，找到驱动企业二次腾飞的第二曲线，并且第二曲线在第一曲线达到顶点之前开始增长，企业永续增长的愿景就能实现。”

对于全球医药创新企业的可持续发展，同样需要建立第二曲线，而业务的创新转型，就是企业第二曲线的开始。例如华东医药拓展医美业务，美国医药连锁巨头 CVS 布局 PBM（药品福利管理），国内流通巨头新业务探索，都是积极进行企业的第二曲线转型的范例。除了业务的创新，产品创新也是推动企业转型的关键助力之一，在药物研发领域，编者认为以下这些潜力赛道值得企业挖掘。

（一）实至名归的 GLP-1

基于在减肥领域的突破以及多项其他效果，《科学》杂志将胰高糖素样肽-1（GLP-1）受体激动剂列在“2023 年度十大科学突破”的首位。GLP-1 激动剂是一种多功能药物，除降糖、减重、降低心血管事件风险等效果外，一些试验还在评估该类药物在治疗药物成瘾、阿尔茨海默病和帕金森病方面的有效性。

2023 年 11 月 8 日，礼来替尔泊肽（Zepbound）的减肥适应证获美国 FDA 批准上市，与诺和诺德司美格鲁肽（Wegovy）的减肥药“双雄”局面正式确立。在司美格鲁肽的爆火和肥胖症巨大的未满足需求的吸引与带动下，越来越多企业布局 GLP-1 类药物，研发扎堆问题需要警惕。据不完全统计，我国目前至少 30 家企业有 GLP-1 受体激动剂研发管线，开发肥胖相关适应证的企业超 10 家。国内 GLP-1 减重市场处于相对过热状态，仅 2023 年 10 月就有 3 家国内药企因不合规宣传 GLP-1 减肥概念而收到监管部门的警示函。

（二）“PD-1+ADC”开启新篇章

2023 年 12 月，美国 FDA 批准帕博利珠单抗联合 Nection-4 ADC 药物维恩妥尤单抗一线治疗局部晚期或转移性尿路上皮癌，成为全球首个获批的“PD-1+ADC”组合疗法。“PD-1+ADC”展现出疗效“1+1 ≥ 2”的潜力，在各大适应证中的疗效潜力令人期待，有望取代“PD-1+ 化疗”成为一线标准疗法。目前，PD-1/L1+ADC 联合疗法布局火热，默沙东、罗氏、阿斯利康正在中国开展多项 PD-1/L1+ADC 联合疗法的临床试验，本土 PD-1“四小龙”（君实、信达、恒瑞、百济神州），誉衡生物、复宏汉霖等也均在开展 PD-1/L1 联合 ADC 药物的临床试验。

（三）mRNA 疫苗技术众望所归

2023 年，两位科学家因核苷碱基修饰方面的发现而获得诺贝尔生理学或医学奖，他们的突破性发现从根本上改变了业界对 mRNA 如何与免疫系统相互作用的理解，为以前所未有的速度开发疫苗做出了贡献。2024 年 5 月，Moderna 的 mRNA 呼吸道合胞病毒（RSV）疫苗 mRESVIA（mRNA-1345）获得美国 FDA 批准上市，成为继新冠疫苗后全球第二款商业化的 mRNA 疫苗，进一步推动 mRNA 技术在非新冠疫苗研发领域的应用。当前，国内制药企业也掀起了开发 mRNA 药物的热潮，研究领域以新冠疫苗为主，兼顾其他传染病、肿瘤免疫以及罕见病。

（四）RSV 疫苗进入商业化

目前，全球已上市 3 款 RSV 疫苗，此类疫苗在一年前才拉开商业化大幕。2023 年 5 月，GSK 的 Arexvy 与辉瑞的 Abrysvo 先后通过美国 FDA 的上市批准，制药巨头长久布局的 RSV 疫苗赛道终于迈入商业化阶段。两款 RSV 疫苗上市后首个季度合计销售额就高达 12.2 亿美元，具有成为百亿美元超级重磅产品的潜力。上市首年，两款产品销售额合计达到 24.5 亿美元。据不完全统计，目前全球在研的 RSV 疫苗有近 70 种，除 GSK 与辉瑞外，强生、赛诺菲、阿斯利康等巨头也有涉足。值得注意的是，2024 年 6 月美国疾控中心调整了推荐接种的人群，RSV 疫苗市场前景或受到不利影响。

（五）基因编辑疗法历史性获批

2023 年 11 月，福泰制药与 CRISPR Therapeutics 共同研发的基因编辑药物 Casgevy 上市申请在英国获得批准，成为全球首个上市的 CRISPR 基因编辑疗法。12 月，该药又在美国获批上市。

当前，全球最昂贵药物排行榜中，前五名均为基因疗法。尽管治疗繁琐复杂与成本高昂等痛点将考验 Casgevy 的商业化前景，但该药的上市意味着基因编辑疗法的新时代已经拉开序幕。国内药企也没有缺席，如博雅辑因、邦耀生物、本导基因等已经开始对基因编辑技术的探索，相关项目尚处于临床早期阶段。

（六）核药赛道热度走高

诺华 Lutathera 与 Pluvicto 两款放射性核素偶联药物（RDC）的商业化成功，点燃了全球药企入局核药赛道的热情。海外制药巨头不断加码，恒瑞医药、云南白药等本土企业也争先涌入。2023 年 12 月，百时美施贵宝（BMS）宣布以 41 亿美元收购核药生物技术公司 RayzeBio。从 2020 年成立到 2023 年 IPO 上市，RayzeBio 仅用了三年时间；从 IPO 上市到被溢价 105% 收购，RayzeBio 仅用了三个月。2023 年，国内有 11 家核药企业获得融资，已披露总金额创下新高，达到 17.5 亿元。相关数据显示，目前国内已披露的核药在研管线超过 200 个（包括临床前产品），其中诊断用核药居多。

（七）聚焦高端制剂

2023 年国家医保药品目录中，注射用醋酸曲普瑞林微球、注射用戈舍瑞林微球、米托蒽醌脂质体注射液和布比卡因脂质体注射液等多个新型改良制剂被纳入，引发关注。在临床需求刺激开发应用、政策支持提高研发热情、新技术满足差异化竞争需求三大因素驱动下，高端制剂市场发展充满潜力。以戈舍瑞林为例，截至 2023 年前三季度，该药在样本医院由原研药企阿斯利康独霸市场，随着山东绿叶制药的注射用戈舍瑞林微球纳入医保，原研替代将拉开序幕。

参考文献

［1］Citeline. Pharma R&D Annual Review 2024［R/OL］.（2024）

［2］药智头条. 8 家 MNC，砍掉 30+ 管线［EB/OL］.（2024-05-04）.https://mp.weixin.qq.com/s/uqL6LCmsKa3mkyVRLHYcMw.

［3］氨基观察. 头对头、头对头！当中国药企掀起更多大胆变革［EB/OL］.（2023-08-01）.https：//mp.weixin.qq.com/s/jap8KYbGBm2FXrOZxygpqQ.

［4］医药经济报. 2024H1License out 交易超 200 亿美元！ BD 面面观，创新药企逻辑变了？［EB/OL］.（2024-08-16）. https://mp.weixin.qq.com/s/1odmmNuOEGsZnhygso02_A.

［5］药研网. 中国及全球罕见病开发趋势［EB/OL］.（2023-11-10）.https：//mp.weixin.qq.com/s/lWeI5GGpierPIeEq1xQCqA.

［6］国家药品监督管理局药品审评中心. 2023 年度药品审评报告［EB/OL］.（2024-02-04）.https：//www.cde.org.cn/main/news/viewInfoCommon/9506710a7471174ab169e98b0bbb9e23.

［7］McKinsey & Company. China biopharma-Charting a path to value creation［R/OL］.（2023-11）.

［8］医药经济报. 资本抢滩 AI 制药热辣滚烫［EB/OL］.（2024-07-01）.http：//www.yyjjb.com.cn/yyjjb/202407/20240701152041 2041_19247.shtml.

创新预防用生物制品注册分类管理研究

过其祥[1]，杨悦[1]

1. 清华大学药学院

摘要：随着生物技术不断发展，越来越多具有预防功能的新型生物制品不断涌现，尤其是用于健康人群的单克隆抗体和免疫球蛋白等被动免疫制剂的快速发展，正在逐渐打破传统“疫苗即预防用生物制品”的界定框架。基于全球出现的一系列创新型生物制品注册分类与产品实际用途不匹配的问题，本研究通过文献回顾、法规分析与国际比较，系统梳理我国生物制品注册分类制度的演变及其现阶段面临的挑战，并以典型产品为例，探讨注册分类与产品用途不一致所带来的实践问题，分析如何与时俱进地调整注册分类方法，为创新生物制品的研发注册提供适宜的监管路径和程序。

关键词：预防用生物制品；单克隆抗体；注册分类；被动免疫

新修订《药品注册管理办法》自 2020 年 7 月 1 日正式实施。国家药品监督管理局发布的配套文件《生物制品注册分类及申报资料要求》将生物制品分为预防用生物制品、治疗用生物制品和按生物制品管理的体外诊断试剂。预防用生物制品包括免疫规划疫苗和非免疫规划疫苗。这种限定产品功能的注册分类与 WHO、ICH 等指南的规则均不一致。

依据《传染病防治法》（1989 年颁布，2013 年第二次修正），各级疾病预防控制机构在传染病预防控制中负责预防用生物制品的使用管理。

近年来，预防用单克隆抗体出现，其使用对象为健康人群，功能为预防用途，但在药品注册申请时仅能按照治疗用生物制品受理，注册证书中标记为治疗用生物制品，批准后将出现健康人如何使用“治疗用生物制品”的应用场景挑战，这类产品的使用和上市后管理也会存在监管空白。疾病预防控制机构也将因缺乏使用管理职责，造成使用管理职责空缺。

本研究采用文献研究、法律法规回顾、比较研究和专家访谈等形式，回顾中国生物制品注册分类及目前遇到的挑战、对国内外生物制品注册分类进行比较研究，并提出生物制品注册分类的新建议。本研究以期明确注册分类与产品使用场景的关系，发现问题，找出解决生物制品问题的解决路径。

一、研究背景

（一）中国生物制品注册分类管理回顾

➢ 第一阶段：生物制品注册按产品进行列举式分类

1951 年颁布的《生物制品法规》是我国最早的一部关于生物制品的法规，含 12 个通则和 26 个品种各论，是最早与疫苗有关的质量标准。1985 年之前，我国的生物制药产业仍以传统生物制品为主，即疫苗和血液制品，总体上这个阶段批准的生物制品还是（预防用）疫苗占主导地位。

1985 年卫生部发布了第一部《新生物制品审批办法》，首次将新生物制品按照产品类别划分为四项注册分类，第一类：减毒的活菌苗、活疫苗；第二类：死菌苗、死疫苗、类毒素、抗毒素、抗血清、特异性免疫球蛋白、噬菌体及用于人体内的诊断用品；第三类：人血液制品及由人和动物血液或组织等加工制成的免疫制品；第四类：体外试验用的属于血清学和免疫学的诊断用品。

1988 年发布《新生物制品审批办法补充规定》，原则上按其用途，用作免疫预防者属于生物制品；用作临床治疗者属于药品；但该产品的生产工艺，质量控制标准及其检测方法接近生物制品者，虽属治疗用品仍按新生物制品审批程序申报，申报时需参考《新药审批办法》中有关技术要求。1993 年卫生部颁布《生物制品管理规定》，仍沿用产品列举式分类。

1999 年，国家药品监督管理局发布《新生物制品审批办法》，第七条按照创新程度等将新生物制品分为五类：第一类：国内外尚未批准上市的生物制品；第二类：国外已批准上市，尚未列入药典或规程，我国也未进口的生物制品；第三类：1. 疗效以生物制品为主的新复方制剂；2. 工艺重大改革后的生物制品；第四类：1. 国外药典或规程已收载的生物制品；2. 已在我国批准进口注册的生物制品；3. 改变剂型或给药途径的生物制品；第五类：增加适应证的生物制品。同时还发布了附件新生物制品申报资料项目，包括：（一）治疗用新生物制品申报资料项目；（二）预防用新生物制品申报资料项目；（三）体外诊断用品申报资料项目（图 1）。

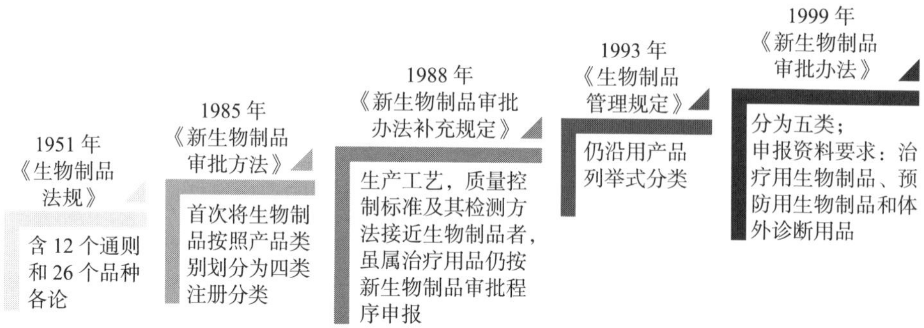

图 1　我国生物制品按产品进行列举式分类（1951~2001年）

> ➢ 第二阶段：生物制品注册分类与申报资料要求合一

在 2002 年以前，生物制品的注册分类没有限定预防用和治疗用。2002 年《药品注册管理办法（试行）》发布，正文中没有生物制品注册分类，仅在附件三中分别规定治疗用生物制品和预防用生物制品及相应的申报资料要求。

2005 年国家食品药品监督管理局颁布《药品注册管理办法》并于 2007 年修订，均延续了上述将注册分类与申报资料要求合并的模式。

2020 年新修订《药品注册管理办法》第四条规定，生物制品注册按照生物制品创新药、生物制品改良型新药、已上市生物制品（含生物类似药）等进行分类。国家药品监督管理局以单独通告的形式发布《关于发布生物制品注册分类及申报资料要求的通告（2020 年第 43 号）》，生物制品注册分类及申报资料仍然按照预防用生物制品、治疗用生物制品（表 1）和按生物制品管理的体外诊断试剂进行分类（图 2）。

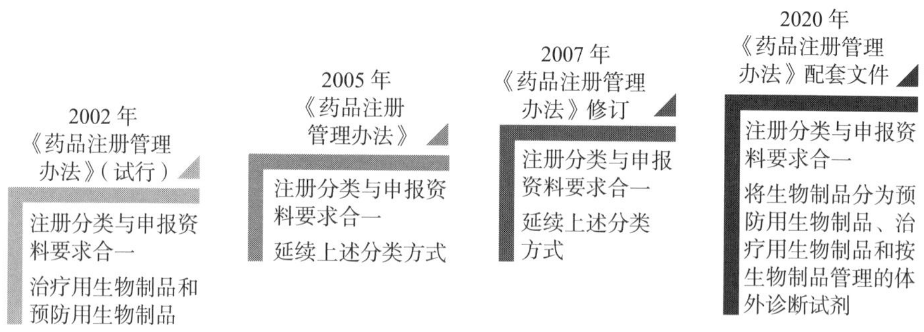

图 2　我国生物制品注册分类与申报资料要求（2002 年至今）

在注册分类与申报资料要求的文件中，预防用生物制品界定为指为预防、控制疾病的发生、流行，用于人体免疫接种的疫苗类生物制品，包括免疫规划疫苗和非免疫规划疫苗，注册分类包括创新型疫苗、改良型疫苗、境内或境外已上市的疫苗（表2）。

表1 2020年《生物制品注册分类及申报资料要求》中治疗用生物制品分类

类别	概述	描述
1类	创新型生物制品	境内外均未上市的治疗用生物制品
2类	改良型生物制品	对境内或境外已上市制品进行改良，使新产品的安全性、有效性、质量可控性有改进，且具有明显优势的治疗用生物制品 2.1 在已上市制品基础上，对其剂型、给药途径等进行优化，且具有明显临床优势的生物制品 2.2 增加境内外均未获批的新适应证和（或）改变用药人群 2.3 已有同类制品上市的生物制品组成新的复方制品 2.4 在已上市制品基础上，具有重大技术改进的生物制品，如重组技术替代生物组织提取技术；较已上市制品改变氨基酸位点或表达系统、宿主细胞后具有明显临床优势等
3类	境内或境外已上市生物制品	3.1 境外生产的境外已上市、境内未上市的生物制品申报上市 3.2 境外已上市、境内未上市的生物制品申报在境内生产上市 3.3 生物类似药 3.4 其他生物制品

表2 2020年《生物制品注册分类及申报资料要求》中预防用生物制品分类

类别	概述	描述
1类	创新型疫苗	境内外均未上市的疫苗 1.1 无有效预防手段疾病的疫苗 1.2 在已上市疫苗基础上开发的新抗原形式，如新基因重组疫苗、新核酸疫苗、已上市多糖疫苗基础上制备的新的结合疫苗等 1.3 含新佐剂或新佐剂系统的疫苗 1.4 含新抗原或新抗原形式的多联 / 多价疫苗

续表

类别	概述	描述
2 类	改良型疫苗	对境内或境外已上市疫苗产品进行改良，使新产品的安全性、有效性、质量可控性有改进，且具有明显优势的疫苗，包括： 2.1 在境内或境外已上市产品基础上改变抗原谱或型别，且具有明显临床优势的疫苗 2.2 具有重大技术改进的疫苗，包括对疫苗菌毒种 / 细胞基质 / 生产工艺 / 剂型等的改进（如更换为其他表达体系或细胞基质的疫苗；更换菌毒株或对已上市菌毒株进行改造；对已上市细胞基质或目的基因进行改造；非纯化疫苗改进为纯化疫苗；全细胞疫苗改进为组分疫苗等） 2.3 已有同类产品上市的疫苗组成的新的多联 / 多价疫苗 2.4 改变给药途径，且具有明显临床优势的疫苗 2.5 改变免疫剂量或免疫程序，且新免疫剂量或免疫程序具有明显临床优势的疫苗 2.6 改变适用人群的疫苗
3 类	境内或境外已上市的疫苗	3.1 境外生产的境外已上市、境内未上市的疫苗申报上市 3.2 境外已上市、境内未上市的疫苗申报在境内生产上市 3.3 境内已上市疫苗

随着生物医药技术的飞速发展，越来越多的新型生物制品申报上市，单克隆抗体、免疫球蛋白等非疫苗类具有预防功能的生物制品层出不穷，且同一个生物制品可能同时兼有预防和治疗用等多种功效，因此生物制品的注册分类面临着新挑战。

（二）法律法规中有关预防用生物制品管理的规定

在我国，治疗用生物制品与预防用生物制品的使用场景是严格区分的。传染病防控是疾病预防控制机构的职责，各级疾病预防控制机构负责预防用生物制品的管理。

依据《传染病防治法》（1989 年颁布，2013 年第二次修正），各级疾病预防控制机构在传染病预防控制中负责预防用生物制品的使用管理。

根据《中央编办关于中国疾病预防控制中心等单位划转国家疾控局管理的批复》（中编办复字〔2022〕89 号），中国疾病预防控制中心由国家卫生健康委划转国家疾控局管理，为国家疾控局直属事业单位。主要职责包括："（一）开展疾病预防控制、突发公共卫生事件应急……（三）……研究制定重大公共卫生问题的干预措施和国家免疫规划并组织实施。（五）开展疾病预防控制、突发公共卫生事件应急、公众健康关键科学研究和技术开发，推广疾病预防控制新理论、新技术、新方法，推进公共卫生科技创新发展。”

在预防接种实践中，中国疾病预防控制中心负责特定预防用药品的预防接种指南制定，例如制定《狂犬病预防控制技术指南（2016 版）》《外伤后破伤风疫苗和被动免疫制剂使用指南（2019 年版）》《中国流感疫苗预防接种技术指南（2023–2024）》《肠道病毒 EV71 型灭活疫苗使用技术指南》。

原国家卫生计生委办公厅关于加强预防接种工作规范管理的通知（国卫办疾控发〔2016〕26 号）规定，接种单位和接种人员不得以营利为目的推销第二类疫苗，严禁将治疗性生物制品等非疫苗作为疫苗推荐使用。

二、生物制品注册分类与实际用途不一致

（一）新型单克隆抗体

以用于健康儿童的呼吸道合胞病毒（respiratory syncytial virus，RSV）单抗为例，新型健康人群使用的预防用单克隆抗体临床试验申请受理时被归为第 1 类治疗用生物制品分类。我国已有 5 家企业申报临床试验，1 家企业获得批准上市，这 5 家企业的产品均受理为治疗用生物制品（表 3）。

表 3　我国已受理纳入治疗用生物制品分类的预防 RSV 感染的单克隆抗体

药物名称	申请人	目标人群	注册分类	研发阶段
MEDI–8897（Nirsevimab）	阿斯利康 / 赛诺菲	第一个 RSV 感染季的婴儿以及第一和第二个 RSV 感染季的患有早产儿慢性肺病或有血流动力学改变先天性心脏病的婴儿和儿童	3.1 类	BLA 批准上市
MK–1654（Clesrovimab）	默克	第一个 RSV 流行季节的婴儿；正在进入其第二个 RSV 流行季节的 2 岁以下伴有罹患 RSV 严重疾病风险的婴儿和儿童	1 类	Ⅲ期临床

续表

药物名称	申请人	目标人群	注册分类	研发阶段
TNM001	泰诺麦博	0~12 个月的早产儿及婴幼儿	1 类	Ⅱb/ Ⅲ期
RB0026	瑞阳生物	拟用于预防早产儿及新生儿 RSV 感染	1 类	Ⅰb/ Ⅱ期
AK0610	爱科百发	拟用于预防 RSV 感染	1 类	批准临床试验（2023-10-07）

注：数据来源于国家药监局药品审评中心官网，截至 2023 年 10 月。

（二）其他典型产品

部分已上市产品的注册分类与实际用途不一致，如抗狂犬病毒单抗（奥木替韦单抗）、破伤风抗毒素、乙型肝炎人免疫球蛋白的注册分类也是治疗用生物制品（表 4）。

表 4　实际用于预防目的的治疗用生物制品典型产品

产品名称	申请人	首次上市（年）	适应证	使用建议
奥木替韦单抗（迅可）	华北制药	2022	狂犬病毒暴露者的被动免疫	Ⅲ级狂犬病毒暴露者及按照Ⅲ级狂犬病毒暴露处置者的被动免疫，应联合使用狂犬病疫苗
狂犬病人免疫球蛋白	国药集团武汉血制	1994	被狂犬或其他携带狂犬病毒动物咬伤、抓伤患者的被动免疫	所有首次暴露的Ⅲ级暴露者，Ⅱ级暴露者在按时完成全程免疫的同时应用被动免疫制剂
破伤风抗毒素	上海生物制品研究所	1982	破伤风梭菌感染的预防	免疫接种史不详或＜3 次接种的患者，不洁伤口和污染伤口在全程接种破伤风疫苗的同时，应当注射破伤风抗毒素或破伤风人免疫球蛋白
破伤风人免疫球蛋白	国药集团武汉血制	1987	预防和治疗破伤风梭菌引起的感染	

续表

产品名称	申请人	首次上市（年）	适应证	使用建议
乙型肝炎人免疫球蛋白	天坛生物	1987	乙型肝炎预防	乙型肝炎表面抗原阳性母亲的新生儿，需在出生 12 小时内尽早注射乙型肝炎人免疫球蛋白同时在不同部位接种重组酵母乙型肝炎疫苗
细菌溶解物（兰菌净）	贝斯迪	2005	上呼吸道细菌感染的预防和治疗	/

三、生物制品按照预防与治疗分类的主要挑战

（一）生物制品治疗与预防功能逐渐交叠

随着科学技术不断进步，新兴生物制品层出不穷，任何单一类别的生物制品已经无法用治疗或者预防的功能进行固化界定。

1. 单克隆抗体具有诊断、治疗和预防作用

单克隆抗体是由单一杂交瘤细胞产生，针对单一抗原表位的特异性抗体，目前已广泛应用于人类疾病的诊断、治疗和预防。单克隆抗体以其特异性强、纯度高、均一性好等优点，迅速应用于病原微生物抗原、抗体的检测和肿瘤抗原的检测等。同时单克隆抗体已被批准用于治疗多种疾病，如噬血细胞性淋巴组织细胞增生症、肿瘤、多发性硬化症，哮喘和类风湿性关节炎等。

随着科学技术的进步发展，研究人员通过对 IgG Fc 区的氨基酸位点进行突变或修饰改善 IgG 类单抗的药代动力学性质，开发出新型长效单克隆抗体用于预防用途（表 5）[1]。其中最经典的改造是“YTE 变体”，指对 IgG Fc 区 3 个氨基酸位点进行突变，即 M252Y/S254T/T256E。此外，“XtendTM 突变”（M428L/N434S,LS）也被用以改善单抗的药代动力学性质。此外，延长单抗半衰期的技术还包括糖基化，多特异性纳米抗体，改善 IgG 的理化性质和双 Fc 抗体等[2]。

表 5　全球 Fc 突变长效单克隆抗体举例

药品名称	适应证	突变类型	研发公司/机构	研发阶段
Evusheld	用于因疾病或免疫抑制药物导致中度至重度免疫受损的成人和青少年，以及不宜接种新冠疫苗或对新冠疫苗免疫应答不足的人群的暴露前预防	YTE	阿斯利康公司	上市
Nirsevimab	第一个 RSV 感染季的婴儿以及第一和第二个 RSV 感染季的患有早产儿慢性肺病或有血流动力学改变先天性心脏病的婴儿和儿童	YTE	阿斯利康公司	上市
CIS43LS	预防疟疾（健康人）	LS	美国国立过敏和传染病研究所	Ⅱ期完成

注：Evusheld 于 2021 年 12 月 8 日获美国紧急使用授权；2022 年 7 月 8 日获海南省特殊进口。

尽管被动免疫保护效力较短，但用单抗进行被动免疫相较于疫苗进行主动免疫有以下优势：被动免疫起效快，即时就会有保护作用，而且在免疫抑制的个体中仍具有保护效力，这些个体往往疾病感染风险最高；新技术可以简化单抗的生产或给药，如延长抗体的半衰期或注射编码单抗的 mRNA；生产过程通用，原则上可以在短时间快速开始生产，在疫情暴发时迅速提供产品。

（1）预防呼吸道合胞病毒感染长效单抗

呼吸道合胞病毒（RSV）是全球 5 岁以下儿童急性下呼吸道感染最常见的病毒病原，也是导致 1 岁以下婴儿罹患下呼吸道感染住院的首要病毒病原[3]。

目前，尚无针对 RSV 感染的有效治疗药物。预防婴儿 RSV 感染的预防策略有限或者效果不理想。

母体免疫接种方面，2023 年 8 月美国 FDA 批准辉瑞二价 RSV 疫苗 ABRYSVO^R（RSVpreF）在妊娠末期接种，预防新生儿从出生到 6 个月间 RSV 感染导致的下呼吸道疾病。但人们由于担心孕妇接种疫苗的安全性导致疫苗接种接受度较低，医生推荐孕妇接种的意愿也较低。

RSV 疫苗对儿童的效果不理想。临床试验证据表明，对于 4~6 月以下婴

儿，疫苗接种以后产生免疫反应的能力不足，在小于 18 个月的幼儿中产生的免疫反应也偏低，

早期上市的短效帕利珠单抗适用人群范围小，仅用于患有先天性心脏病或肺部疾病、不足 35 周的早产儿，且半衰期短，需要每周注射。

除帕利珠单抗外，尼塞韦单抗是另一款被美国 FDA 批准用于 RSV 被动免疫的长效单克隆抗体。尼塞韦单抗与帕利珠单抗相比中和 RSV 活性高 50 倍[4]，具有超长半衰期，并扩大适用人群为所有婴幼儿[5-7]。其中，Ⅲ期研究证明单次肌内注射尼塞韦单抗可在整个 RSV 流行季给健康早产儿及足月儿提供持续 5 个月的保护。该药分别于 2022 年 11 月和 2023 年 7 月获得欧盟和美国批准上市。

长效、全人源预防用 RSV 单抗一直是全球各国研发的热点，根据 2023 年 9 月帕斯适宜卫生科技组织更新的 RSV 全球开发管线，全球共有五款 RSV 单克隆抗体处于研发或上市阶段（表 6）[8]。

表 6　全球 RSV 单克隆抗体开发管线

药物名称	申请人	目标人群（适应证）	开发阶段
Palivizumab	阿斯利康	患有先天性心脏病或肺部疾病、不足 35 周的早产儿	美欧日上市
Nirsevimab	阿斯利康、赛诺菲	第一个 RSV 感染季的婴儿以及第一和第二个 RSV 感染季的患有早产儿慢性肺病或有血流动力学改变先天性心脏病的婴儿和儿童	美欧英加拿大上市
MK-1654（Clesrovimab）	默克	正在进入其第一个 RSV 流行季节的婴儿；正在进入其第二个 RSV 流行季节的 2 岁以下伴有罹患 RSV 严重疾病风险的婴儿和儿童	Ⅲ期
TNM001	泰诺麦博	1 岁以内早产儿及婴幼儿	Ⅱb/ Ⅲ期
RSM01	盖茨基金会医学研究所	预期用于婴儿	Ⅰ期

（2）预防疟疾感染长效单抗

疟疾是疟原虫感染所致的地方性传染病，主要流行于热带和亚热带地区，疾病病死率较高。根据世界卫生组织最新报告，2022 年全球估计有 2.49 亿例疟疾病例，逾 60.8 万人死于疟疾[9]。

尽管在过去 20 年中疟疾发病率大幅下降，但最近的研究表明，在疾病的

控制方面进展缓慢[10]。化药和杀虫剂耐药性的出现[11]、实现高覆盖率方面存在的挑战[12]以及现有干预措施的依从性不够理想，都给疟疾的进一步持续控制造成障碍。防治疟疾的战略布局需要额外的工具。

全球在疟疾的疫苗研发和化学预防药物的使用方面已经取得了一定的突破。但复杂的预防药物方案带来的依从性问题无法实现持久保护。疫苗研发方面，世界卫生组织于 2021 年 10 月和 2023 年 9 月推荐使用的 RTS，S/AS01 和 R21/Matrix-M 两款疫苗只具有中等的效力和保护持续时间。

相较于疫苗，通过直接注射单克隆抗体可通过被动免疫的方式提供即时保护。此外由于单克隆抗体的产生不依赖于免疫系统，被动免疫后血清抗体浓度的变化差异预计将远远小于疫苗产生免疫反应。未来的疟疾单抗有可能用作长达数月的预防药物，为临床疟疾高危人群或无法产生强大免疫反应的个体（如营养不良儿童、艾滋病毒感染者或其他免疫功能低下人群）提供短期保护[13]。

目前，全球已有 5 个用于预防（和治疗）疟疾感染的单克隆抗体进入临床试验阶段（表 7），其中长效单抗 L9LS 是 CIS43LS 的下一代单克隆抗体，它针对的是 CSP-1 蛋白的一个更紧密的区域，具有高亲和力，保护效力是 CIS43LS 的三倍[14]。

表 7　美国 FDA 批准进入临床试验阶段用于预防疟疾感染的单克隆抗体

药物名称	申请人	用途	研发阶段
CIS43LS	美国国家过敏和传染病研究所	预防疟疾感染	Ⅱ期完成
L9LS	美国国家过敏和传染病研究所	预防疟疾感染	Ⅱ期
TB31F	拉德堡德大学、帕斯适宜	预防疟疾感染	Ⅰ期完成
Meplazumab	江苏太平洋美诺克生物制药有限公司	预防和治疗疟疾感染	Ⅰ期
ATRC-501	盖茨基金会	预防疟疾感染	Ⅰ期

注：数据来源于 insight 数据库。

2022 年 8 月 4 日，一项旨在预防疟疾感染的新型单克隆抗体 L9LS 的Ⅰ期临床试验结果在《新英格兰医学杂志》上发表。L9LS 经抗体工程优化（LS 突变），半衰期为 56 天，对于五岁以下的儿童，一次皮下注射可能提供至少 6 个月的保护效力[15]。

2022年11月17日，评估CIS43LS的Ⅱ期临床试验结果在《新英格兰医学杂志》上发表。试验旨在评估在6个月的疟疾季节里，健康成年人单次静脉输注CIS43LS治疗恶性疟原虫感染的安全性和有效性。研究结果表明，与安慰剂相比有效性具有显著差异[16]。

（3）预防HIV感染单抗

2018年，伊巴利珠单抗（TNX355）成为首个获得美国FDA批准的单克隆抗体，可用于对现有多种抗逆转录病毒药物耐药的HIV阳性患者的治疗。2019年，获得欧洲药品管理局（EMA）的批准，可与其他抗逆转录病毒药物联用，用于治疗感染了多重耐药HIV-1病毒且无法采用抑制性抗病毒疗法的成人患者。

（4）COVID-19暴露前预防长效单抗

新冠肺炎爆发以来，疫苗在控制病毒传播和降低死亡率方面发挥着重要作用，是向大多数人提供COVID-19保护的最适当措施。此外，在未接种疫苗或对疫苗有不良反应的人群（例如免疫功能低下的个人）中，长效单克隆抗体可提供暴露前被动免疫预防作用。

Evusheld（tixagevimab与cilgavimab的组合，恩适得）是目前全球唯一一款用于新冠肺炎暴露前预防的单克隆抗体组合药物，2021年12月获得美国FDA的紧急使用授权，2022年3月获得欧盟EMA上市许可，2022年6月通过海南博鳌乐城国际医疗旅游先行区特殊进口审批，适用于成人和青少年（年龄≥12岁且体重≥40kg）的新冠病毒暴露前预防。

Evusheld获批美国FDA紧急使用授权是基于PROVENT Ⅲ期暴露前预防临床试验数据，与安慰剂相比，Evusheld组受试者出现新冠肺炎症状的风险在统计学上显著降低（初步分析为77%，中位六个月随访时为83%），病毒防护效果持续至少六个月[17]。

2. 疫苗分为治疗用疫苗和预防用疫苗

在1995年以前医学界普遍认为，疫苗只作预防疾病的作用。随着免疫学研究的发展，人们发现了疫苗的新用途，即可以治疗一些难治性疾病。卡介苗最初是一种用来预防儿童结核病的预防接种疫苗，随着科学技术的发展，科学家观察到卡介苗具有通过刺激患者免疫功能抑制肿瘤的特性，进而用于治疗浅表性膀胱肿瘤。

除卡介苗之外，全球已有多款治疗性疫苗上市（表8）。2010年4月29

日，美国 FDA 批准 Provenge 疫苗，是一种以患者自身免疫细胞制成的前列腺癌免疫疗法，开创了癌症免疫治疗的新时代。此外，新型抗癌疫苗 Tedopi 在非小细胞肺癌的Ⅲ期临床试验（代号为 Atalante 1）取得了积极的结果。同种异体树突状细胞疫苗 Ilixadencel 治疗转移性肾细胞癌和其他实体肿瘤适应证中具有临床前景。Moderna 公司研发的 mRNA-4157 疫苗，是一种新颖的基于基因技术的疫苗，对恶性肿瘤的疾病控制率高达 90%。

表 8　全球已获批上市的治疗性疫苗举例

肿瘤疫苗	适应证	上市时间	首次上市地	上市许可持有人
LANEX-DC	实体肿瘤	已上市	德国	LDG Labor 实验室
WT1 肽疫苗	实体肿瘤	已上市	日本	日本东京大学医科学研究所
Cimaher	头颈鳞状细胞癌	2008 年	古巴	/
Provenge	前列腺癌	2010 年	美国	Dendreon
CImavax	ⅢB，Ⅳ期非小细胞肺癌	2011 年	古巴	/
Vaxira	ⅢB，Ⅳ期非小细胞肺癌	2012 年	古巴	/

疫苗可以是治疗用或者预防用，但是本质上是同一类通过主动免疫产生免疫应答的产品。治疗用疫苗按照治疗用生物制品进行管理并不存在监管路径障碍。

（二）预防用生物制品并非仅有疫苗

随着对疾病机理的深入研究和生物技术的进步，预防的含义已经从对健康人群的预防，扩大为更广泛的预防，包括健康人群暴露前预防、特殊人群暴露前预防、暴露后预防、高危人群预防、患者防发病预防以及与疫苗同时使用强化预防等（表 9）。

表 9　已上市的不同预防类型药品举例

预防类型	药品名称	适应证	适用人群	批准时间	批准机构
特殊人群暴露前预防	舒发泰	HIV 感染	较高 HIV 感染风险人群	2020-8-11	中国药品监督管理局[18]

续表

预防类型	药品名称	适应证	适用人群	批准时间	批准机构
特殊人群暴露前预防	Evusheld	COVID-19 感染	免疫受损的成人和青少年，以及不宜接种新冠肺炎疫苗或对新冠疫苗免疫应答不足的人群	2021-12-08	美国 FDA 紧急授权使用；海南省特殊进口审批
暴露后预防	ATRIPLA	HIV 感染	可能暴露于 HIV 后的 72 小时内的人群	2006-07-12	美国 FDA
高危人群预防	Palivizumab	RSV 感染	患有支气管肺发育不良或血液动力学显著改变的先天性心脏病的 24 个月以下儿童和 6 个月以下早产儿	1998-06-19	美国 FDA
与疫苗同时使用强化预防	人乙型肝炎免疫球蛋白	乙型病毒性肝炎	乙肝表面抗原阳性母亲的新生儿	2002-02-19	中国药品监督管理局

（三）疫苗与预防用生物制品循环定义

目前的法规政策文件中，将疫苗与预防性生物制品循环定义（图 3）。《疫苗管理法》规定，疫苗是指为预防、控制疾病的发生、流行，用于人体免疫接种的预防用生物制品，包括免疫规划疫苗和非免疫规划疫苗。国家药品监督管理局发布的《生物制品注册分类及申报资料要求》，文件中对预防用生物制品进行界定，预防用生物制品是指为预防、控制疾病的发生、流行，用于人体免疫接种的疫苗类生物制品，包括免疫规划疫苗和非免疫规划疫苗。

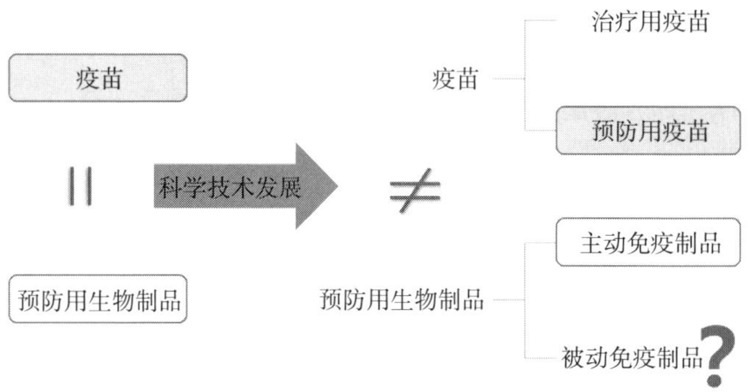

图 3　疫苗和预防用生物制品的内涵演变

1. 疫苗的定义

预防用生物制品不仅包括主动免疫制剂，还有被动免疫制剂。在国家药品监督管理局官网上采用了另外一种表述，即疫苗类生物制品。

国家药品监督管理局官网发布的科普文章中，中国疾控中心主任、中科院院士高福、原中国科学院北京基因组研究所医学部主任甄二真、中国医学科学院医学生物学研究所研究员胡云章对疫苗进行了科学解释，广义定义的疫苗分为主动免疫制剂（人工主动免疫制剂、新型疫苗）和被动免疫制剂两大类（图 4）。

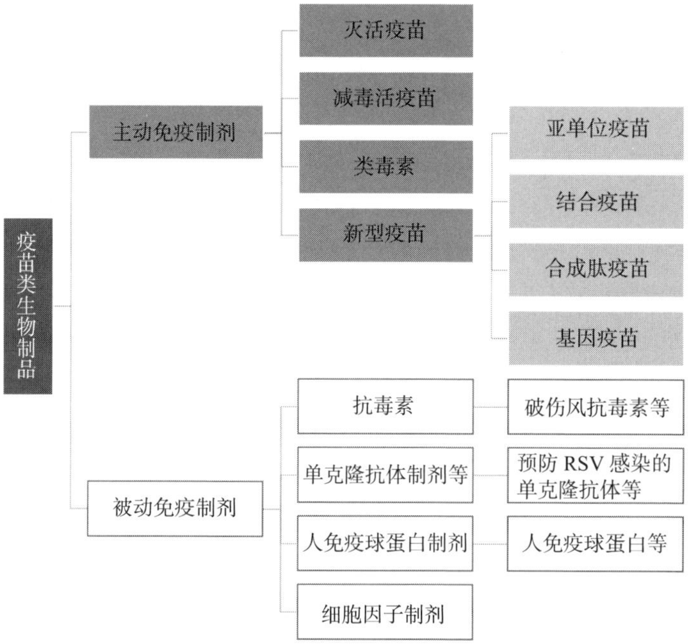

图 4　国家局官网科普知识中广义疫苗的分类

2. 预防用生物制品应当包括疫苗和被动免疫制剂

广义的预防疾病的生物制品，除了人工主动免疫制剂（灭活疫苗、减毒活疫苗、类毒素等），还包括人工被动免疫制剂（抗毒素、单克隆抗体等制剂、人免疫球蛋白制剂、细胞因子制剂等）（表 10）、新型疫苗等新型生物制品。

如果预防用生物制品缩窄为疫苗，则其他预防用生物制品面临监管路径障碍，随着新型生物制品数量的增加，这种情况会越来越多。

表 10 常见人工被动免疫制剂

产品名称	首次上市时间（年）	CDC 管理范围	参考指南	发布单位	预防类型
乙型肝炎人免疫球蛋白	1987	是	慢性乙型肝炎防治指南（2019 年版）[19]	中国疾病预防控制中心发布，中华医学会肝病学分会和中华医学会感染病学分会制定	与疫苗同时使用强化乙肝预防
抗狂犬病血清	1982	是	狂犬病预防控制技术指南（2016 版）	中国疾病预防控制中心	暴露后预防狂犬病
狂犬病人免疫球蛋白	1994	是			
奥木替韦单抗注射液	2022	/			
破伤风抗毒素	1982	是	外伤后破伤风疫苗和被动免疫制剂使用指南（2019 年版）[20]	中国疾病预防控制中心	高危人群预防破伤风
破伤风人免疫球蛋白	1987	是			

比如狂犬病被动免疫制剂，目前 CDE 有受理号的狂犬病被动免疫制剂包括抗狂犬病血清和抗狂犬病免疫球蛋白，应用为暴露后预防，适应证相同，但注册分类并不一致，有的是治疗用生物制品，有的是预防用生物制品。

四、典型国家和地区生物制品注册分类及使用

美国、欧盟、加拿大的生物制品注册分类按照创新、改良和仿制的原则，将注册申请路径分为完整申请路径和简化申请路径，日本按照创新程度以及申报资料的完整程度对药品进行注册分类（表 11）。

除预防和治疗外，美国特别加入了“治愈”的功能，以体现先进生物技术产品的新型功能特征。总体来说，各国对生物制品考虑生产的来源、生物技术的种类、分子大小和表征复杂性等进行分类（表 12）。

欧盟和日本将生物制品注册类别分为传统生物制品、先进疗法或者再生医学产品。对先进疗法或者再生医学产品，考虑到其复杂性、批量小等特点，建立跨学科审评团队，审评标准和生产管理要求与传统生物制品不同。

表 11　各国生物制品注册申请路径对比

国家/地区	注册申请路径	药品类型	申请资料
美国	PHSA351（a）	新生物制品、改良新生物制品[21]	完整的 CMC、非临床以及临床研究数据
	PHSA351（k）	生物类似药	与参照药品在纯度、化学特性、生物活性方面高度相似；在安全性、有效性及传毒方面无临床意义上的显著差异
		可互换生物制品	需提供额外信息证明与参照药品交替使用时安全性、有效性风险不会显著增加
欧盟	完整申请路径	新生物制品，有效性优于参比生物制品的改良新	全面、完整且没有任何研究 / 试验报告的简化，包括药学（物理化学、生物、微生物）试验、非临床与临床试验结果等在内的申报资料
	简化申请路径	生物类似药，与参比生物制品在安全性、有效性以及质量方面没有显著的临床差异的药品	药学、物理化学、生物学试验加上生物利用度及生物等效性的研究数据，及额外的毒理学、非临床以及适当的临床试验数据
加拿大	新药申报（new drug submission，NDS）	新生物制品	完整的质量、非临床和临床数据
		生物类似药[22]	与参比生物制品比较结构、功能、非临床和临床研究获得的数据

续表

国家/地区	注册申请路径	药品类型	申请资料
日本	1. 新有效成分	新药	随着其创新难度的降低，其注册申请所要求的资料也逐渐简化
	2. 新复方制剂		
	3. 新给药途径		
	4. 新适应证		
	5. 新剂型		
	6. 新剂量		
	7. 生物类似药	生物类似药	
中国	预防用生物制品	1 类：创新型疫苗 2 类：改良型疫苗 3 类：境内或境外已上市的疫苗	随着其创新难度的降低，其注册申请所要求的资料也逐渐简化
	治疗用生物制品	1 类：创新型生物制品 2 类：改良型生物制品 3 类：境内或境外已上市生物制品	

表 12　各国生物制品分类及原则

国家/地区	细分类别	功能	生物制品分类的考量因素
中国	治疗用生物制品	治疗	按照治疗用或者预防用用途区分；预防用生物制品等同于疫苗
	预防用生物制品指疫苗类生物制品（免疫规划疫苗和非免疫规划疫苗）	预防	
美国	CBER 细胞产品；基因治疗产品；疫苗和疫苗相关产品；变应原提取物；抗毒素、抗蛇毒血清和毒液；血液、血液成分、血浆衍生品；人体细胞、组织和细胞等组织产品	诊断、预防、治疗、治愈	来源：生物体 技术：生物技术 分子大小：大而复杂 表征复杂性：难以表征
	CDER 单克隆抗体；治疗用蛋白（疫苗和血液制品除外）；免疫调节剂；生长因子		

续表

国家/地区	细分类别	功能	生物制品分类的考量因素
欧盟	CHMP 来自生物技术过程的药物，如基因工程（含单克隆抗体）	预防、诊断、治疗	按照传统生物制品和先进疗法划分 考虑因素：新颖性、复杂性、技术特殊性、高度的变异性；批量小；ATMPs：由跨学科审评团队审评
	CAT 先进疗法 ATMP：①基因治疗产品；②体细胞治疗产品；③组织工程产品		
加拿大	生物药审评中心（CBE）：疫苗、过敏性提取物、白蛋白、免疫球蛋白、凝血因子及来自人类血浆或生物技术的抑制剂、肝素和肝素、血液和血液成分、细胞和基于细胞的药物、基因疗法、用于移植的组织和器官，以及用于人类辅助生殖的精子和卵子；评估质量（化学和制造）数据，以支持市场授权和临床试验，并提供一个 ISO 认证的批次放行程序	预防、治疗	考虑因素：分子量、复杂性 性质：操控生物体方法
	放射性药物和生物治疗审评中心（CERB）：生物技术衍生的产品，如单克隆抗体、细胞因子、激素和酶；评估上市前申请阶段的质量数据（化学和制造）和临床数据，以及涉及这些产品临床试验的质量数据。评估疫苗、血液及血液制品的临床数据		
	先进治疗产品新法规框架（advanced therapeutic products，ATP） 当前法规无法适用的某些新型药物和器械		
日本	卫生部部长指定的包含人源或者生物材料的成分的产品（血浆、人体提取物等）	预防、治疗	考量因素：潜在感染传播风险的合理科学评估 性质：非均匀性（non-uniform）；质量差异，单独的审评体系
	疫苗、抗原、人体尿液提取物、动物提取物和重组蛋白		
	其他生物制品：口腔皮肤给药途径；高温化学处理工艺；使用非致病菌；更小可能性的人畜感染的产品；细胞和组织产品（再生医学产品）		

除中国以外，其他国家和地区不做使用场景限制（表 13），根据预期用途和说明书使用。

表 13 各国对生物制品使用场景的限制

国家/地区	使用场景差异
中国	药品（含治疗用生物制品）：医院、药店 预防用生物制品（疫苗）：各级疾病预防控制中心、各级预防接种单位
美国	并无明确的限制，根据预期用途
欧盟	
加拿大	
日本	

五、研究建议

（一）建议按照药品的实际用途批准预防用单克隆抗体

基于以上情况，目前较为可行的路径，就是将预防用单克隆抗体批准为预防用生物制品（其他类别生物制品），既符合科学性，也不会与现有法律法规冲突，消除后续使用管理漏洞的潜在风险。

如果不能批准为预防用生物制品（其他类别生物制品），则应当批准为生物制品。

（二）建议发布问答向行业解释生物制品注册分类受理和批准问题

建议国家药品监督管理局发布一个关于《生物制品注册分类及申报资料要求》的问答，涵盖如下内容。

随着科学技术的进步，创新的预防用途的生物制品不断出现，注册分类和申报资料要求应当根据产品的实际功能进行界定。健康人使用的预防用单克隆抗体、免疫球蛋白等药物批准时按照预防用生物制品（其他类别生物制品）进行注册证书标注；疫苗批准时按照预防用生物制品（疫苗）进行注册证书标注。

疫苗为主动免疫制剂，其他预防用生物制品为被动免疫制剂。实际功能为预防用途的生物制品，实际临床使用中应当遵守《传染病防治法》以及疾病预防控制机构对预防用生物制品的相关规定。

（三）针对《生物制品注册分类及申报资料要求》修改的建议

由于新型生物制品层出不穷，注册分类时不适合进行预防用和治疗用的功能区分。建议将生物制品注册分类改为按照创新、改良和生物类似药的分类逻辑。

建议《中国药典》三部中不再将生物制品区分为预防类和治疗类，改为按照具体产品类别列出。

目前，生物制品注册申报资料要求是按照治疗用和预防用生物制品划分的，与注册分类绑定。从注册申报资料来看，申报资料要求均遵循 ICH M4 的注册申报资料格式要求，调整注册分类并不影响申报资料要求内容。

鉴于《疫苗管理法》将预防用疫苗作为特殊的一类药品进行监管。建议保留预防用疫苗注册申报资料要求的特殊规定，其他生物制品全部划入生物制品的一般申报资料要求当中（包括单克隆抗体和治疗用疫苗）。

参考文献

[1] Pantaleo G, Correia B, Fenwick C, et al. Antibodies to combat viral infections: development strategies and progress [J]. Nat Rev Drug Discov，2022，21（9）:1–21.

[2] 刘之研，毛晓燕. 延长单克隆抗体半衰期的研究进展[J]. 微生物学免疫学进展，2022，50（2）：60–67.

[3] 谢正德，郑跃杰，卢根，等. 预防婴儿呼吸道合胞病毒感染的人源化单克隆抗体临床研究最新进展[J]. 中华实用儿科临床杂志，2022，37（7）：481–485.

[4] Zhu Q, McLellan J S, Kallewaard N L, et al. A highly potent extended half–life antibody as a potential RSV vaccine surrogate for all infants [J]. Sci Transl Med, 2017, 9（388）：eaaj1928.

[5] Griffin M P, Yuan Y, Takas T, et al. Single–Dose Nirsevimab for Prevention of RSV in Preterm Infants [J]. N Engl J Med, 2020, 383（5）：415–425.

[6] Hammitt L L, Dagan R, Yuan Y, et al. Nirsevimab for Prevention of RSV in Healthy Late–Preterm and Term Infants [J]. N Engl J Med, 2022, 386（9）：837–846.

[7] Domachowske J, Madhi SA, Simões EAF, et al. Safety of Nirsevimab for RSV in Infants with Heart or Lung Disease or Prematurity [J]. N Engl J Med, 2022, 386 (9): 892–894.

[8] PATH. RSV Vaccine and mAb Snapshot [EB/OL]. (2023-09-21). https://www.path.org/resources/rsv-vaccine-and-mab-snapshot/.

[9] World Health Organization. WHO Guidelines for malaria [EB/OL]. (2024-11-30). https://iris.who.int/bitstream/handle/10665/379635/B09146-eng.pdf.

[10] World Health Organization. World malaria report 2022[EB/OL]. (2022-12-08). https://apps.who.int/iris/handle/10665/365169.

[11] World Health Organization. Report on antimalarial drug efficacy, resistance and response: 10 years of surveillance (2010–2019) [EB/OL]. (2020-11-19). https://apps.who.int/iris/handle/10665/336692.

[12] Lindsay SW, Thomas MB, Kleinschmidt I. Threats to the effectiveness of insecticidetreated bednets for malaria control: thinking beyond insecticide resistance [J]. Lancet Glob Health, 2021,9:1325–1331. doi:10.1016/S2214-109X (21) 00216-3.

[13] WHO. Monoclonal antibodies for malaria prevention Preferred product characteristics and clinical development considerastions [EB/OL]. (2023-09-21). https://iris.who.int/bitstream/handle/10665/367044/9789240070981-eng.pdf?sequence=1.

[14] Wells T, Donini C. Monoclonal Antibodies for Malaria [J]. N Engl J Med, 2022, 387 (5): 462–465.

[15] Wu R L, Idris A H, Berkowitz N M, et al. Low-Dose Subcutaneous or Intravenous Monoclonal Antibody to Prevent Malaria [J]. N Engl J Med, 2022, 387 (5): 397–407.

[16] Kayentao K, Ongoiba A, Preston AC, et al. Safety and Efficacy of a Monoclonal Antibody against Malaria in Mali[J]. N Engl J Med, 2022, 387(20):1833–1842.

[17] FDA. Emergency Use Authorization (EUA) for Evusheld [EB/OL]. https://www.fda.gov/media/156674/download.

[18] 徐俊杰，黄晓婕，刘昕超，等. 中国HIV暴露前预防用药专家共识[J]. 中国艾滋病性病，2020，26(11)：1265–1271.

［19］慢性乙型肝炎防治指南［EB/OL］.［2022-03-03］.https://www.chinacdc.cn/jkzt/crb/zl/bdxgy/yxbdxgy/201301/t20130106_75116.html

［20］王传林，刘斯，邵祝军，等.外伤后破伤风疫苗和被动免疫制剂使用指南［J］. 中华流行病学杂志，2020，41（2）：167-172.

［21］Guidance for Industry Reference Product Exclusivity for Biological Products Filed Under ection 351（a）of the PHS Act［EB/OL］.［2022-03-03］https://www.fda.gov/media/89049/download.

［22］Guidance Document: Information and Submission Requirements for Biosimilar Biologic Drugs［EB/OL］.［2022-05-08］https://www.canada.ca/en/health-canada/services/drugs-health-products/biologics-radiopharmaceuticals-genetic-therapies/applications-submissions/guidance-documents/information-submission-requirements-biosimilar-biologic-drugs-1.html#app.

以药品作用为主的药械组合产品注册法规体系的思考和建议

李流兵[1]，张永妍[2]，吴正宇[3]，忻之铖[4]，王俊杰[5]，赵忠斌[6]，
刘翠萍[7]，孟婷婷[8]，田亮[9]，汪施若[10]，赵岩松[11]
1. 阿斯利康全球研发（中国）有限公司；2. 罗氏（中国）投资有限公司；
3. 诺和诺德（上海）医药贸易有限公司；4. 卫材（中国）药业有限公司；
5. 默克雪兰诺（北京）医药研发有限公司；
6. 安进生物医药（上海）有限公司；7. 强生（中国）投资有限公司；
8. 百时美施贵宝（中国）投资有限公司；9. 先声再明医药有限公司；
10. 勃林格殷格翰（中国）投资有限公司；
11. 诺华（中国）生物医学研究有限公司

摘要： 本文对比归纳了中国、美国、欧盟及日本以药品作用为主的药械组合产品的定义、监管机构、注册审评机制及相关注册法规的差异，并结合我国药械组合产品研发和注册过程中遇到的实际问题，提出了完善申请人与监管部门的沟通交流、药械组合产品的属性界定、注册申报的技术要求、药械联合审评的协调机制等方面的建议，以期为促进我国以药品作用为主的药械组合产品法规监管体系建设提供参考。

关键词： 药械组合产品；注册法规；非单一实体；组合包装；标签交叉引用

随着医药技术的跨领域发展，以及对给药便利、剂量管理和诊治结合等问题的日益关注，近年来药械组合产品的研制应用类型和在研品种数量日益增多，且呈现前所未有的新颖性、多样性和复杂性。药械组合产品技术评价研究已被纳入中国药品监管科学行动计划的第一批重点研究项目[1]，是亟需解决的监管新挑战之一。而在各种类型的药械组合应用中，尤其以药品作

用为主的药械组合产品的创新，包括药品与特定给药装置、剂量管理装置及数字化装置的组合应用，针对特定靶点的体外诊断试剂与治疗药品配合的精准治疗等，已经成为该领域创新发展的重点方向。为支持我国药械组合产品注册法规体系的建设和完善，解决当前药械组合产品研制注册中突出的监管科学问题，中国外商投资企业协会药品研制和开发工作委员会（R&D-Based Pharmaceutical Association Committee under the China Association of Enterprises with Foreign Investment，RDPAC）监管科学工作组设立了药械组合产品工作小组，对我国与国际人用药品注册技术协调会（The International Council for Harmonisation of Technical Requirements for Pharmaceuticals for Human Use，ICH）的其他主要国家和地区的药械组合产品相关注册法规进行了归纳和对比研究，并在 RDPAC 会员范围内开展了此类产品注册过程中存在的挑战和建议的问卷调查。本文结合上述法规对比研究和会员问卷结果分析，对申请人与我国监管部门的沟通交流、药械组合产品的属性界定、注册申报的技术要求、药械联合审评的协调机制等方面提出可行性建议，以期为促进我国以药品作用为主的药械组合产品的监管科学研究及法规体系建设提供参考。

一、中国、美国、欧盟和日本的药械组合产品定义对比

1. 中国

《国家药监局关于药械组合产品注册有关事宜的通告》[2] 中定义："药械组合产品系指由药品与医疗器械共同组成，并作为一个单一实体生产的医疗产品。"在注册管理方面规定："以药品作用为主的药械组合产品，应当按照药品有关要求申报注册；以医疗器械作用为主的药械组合产品，应当按照医疗器械有关要求申报注册。"上述定义强调药械组合产品应为单一实体，而单独的药品和单独的医疗器械纳入一个组合包装、可单独售卖的药品和医疗器械在说明书中的交叉引用等情形则不在定义范围内，实践中尚缺乏适用的注册途径且存在监管争议[3-4]。并且，根据作用分为以药品为主或者以医疗器械为主以据此按照药品或者医疗器械注册管理。

2. 美国

美国《联邦法规汇编》(*Code of Federal Regulation*)第21章(21 CFR)[5]规定的组合产品范围广泛，除了药械组合外，药品与药品的组合以及医疗器械与医疗器械的组合亦在范围内，指由两种或两种以上不同类型的医疗产品组成的产品[即药品、医疗器械和(或)生物制品的相互结合]。组合产品主要包括：①两种或以上规制组件，即药品与医疗器械、生物制品与医疗器械、药品与生物制品以及药品、医疗器械、生物制品，通过物理、化学或其他方式组合或混合为单一实体生产的产品。②两种或两种以上独立产品纳入一个包装或作为一个单元包装，由药品与医疗器械、医疗器械与生物制品或生物制品与药品组成。③根据其研究计划或拟定标签内容，分别包装的药品、医疗器械或生物制品，仅与已批准的特定药品、医疗器械或生物制品共同使用，且两者都需要达到预期用途、适应证或效果。一旦获得批准，需更改已批准产品的标签。④根据其拟定标签，分别包装的临床试验用药品、医疗器械或生物制品，仅与另一特定临床试验用药品、医疗器械或生物制品一起使用，两者都需要达到预期用途、适应证或效果。

由上可知，美国将非单一实体的组合也纳入定义中，药品和医疗器械以及生物制品的组合包装、药品和医疗器械以及生物制品的说明书中交叉引用等情形都在组合产品定义范围内。此外，美国的组合产品是按照组合产品的主要作用模式(primary mode of action，PMOA)确定产品的主审部门。

3. 欧盟

根据欧盟医疗器械法规MDR(EU 2017/745)[6]、2001/83/EC指令[7]和法规(EC)726/2004[8]规定，欧盟将药械组合产品分为以下几种类型：①药品起辅助作用的一体式药械组合产品；②药品起主要作用的一体式药械组合产品；③给药器械部分不可重复使用且专用于与药品组合一体上市的组合产品；④其他情况的给药器械组合(联用)。

与我国相似，欧盟的定义对组合产品是否以药品作用为主予以分类，与之相应的注册管理情况，见表1[9]。与我国不同的是，尽管欧盟的定义中未列明非单一实体的组合情形，但欧盟注册实践中允许药品和给药器械组合包装，药品和给药器械的说明书交叉引用等非单一实体组合情形。

表 1　欧盟药械组合产品的产品作用分类与注册管理

药械组合分类	作用方式	所属监管范围
一体式药械组合产品	药品起主要作用	药品
	药品起辅助作用	Ⅲ类医疗器械
用于给药的药械组合	给药器械部分不可重复使用且专用于与药品组合一体上市	药品
	其他旨在给予药品的器械	医疗器械

4. 日本

厚生劳动省发布的行政通知《关于组合产品的批准申请的处理》及其修正[10]将药械组合产品定义为：已按照药品、医疗器械或者再生医疗等制品单独上市的药物、医疗器械或者加工细胞等，将其中两种及两种以上不同种类的产品组合成一种药品、医疗器械或者再生医疗等制品上市销售的产品。这种药械组合产品主要包括：①成套产品（构成组合产品的药物、医疗器械或者加工细胞等并非不可分割的单一实体，而是分别可独立流通的药品、医疗器械或再生医疗等制品），此类产品组合须有充分的临床必要性，否则不予批准。②集合产品（注射剂与溶剂等组合产品，包括未预先组装注射给药装置的单一容器中填充的药品、单独上市时不属于医疗器械的吸入用药品的容器等）。③集合产品之外，与药物构成单一实体不可分割的医疗器械等不可单独上市的组合产品。

与我国不同，日本将非单一实体的药械组合也纳入定义中，并且药械组合的定义也适用于再生医疗等制品即基因治疗、细胞治疗、组织工程产品等。此外，日本相关监管部门根据药械组合的主要功能、目的判断单一实体组合产品应当按照药品、医疗器械或者再生医疗等制品进行管理。需要注意的是，成品生产场地之外的其他生产场地生产的构成组合的药物、医疗器械、加工细胞等，不需单独取得上市许可、进行认证及报告[10]。

5. 中国、美国、欧盟及日本药械组合产品定义的比较

由上可见，中国、美国、欧盟及日本对药械组合产品的定义和范围各有不同，仅我国的定义和范围不包含非单一实体的组合情形。本文对上述国家和地区药械组合产品的定义范围进行了归纳对比，见表 2。

表 2　中国、美国、欧盟和日本的药械组合产品的定义对比

	中国	美国	欧盟	日本
定义发布部门	国家药品监督管理局	美国食品药品管理局	欧盟委员会	厚生劳动省
法规层级	规范性文件	法规	法规和指令	行政通知
分类是否为以药品作用为主的药械组合产品	是，以药品作用为主的药械组合产品按照药品有关要求申报注册	否，按照组合产品的主要作用模式确定产品的监管部门	是，一体式药械组合产品分类为药品起主要作用或者起辅助作用	否，根据其主要功能、目的判断是否按照药品管理
单一实体的组合产品是否在药械组合产品定义范围内	是，药械组合产品系指由药品与医疗器械共同组成，并作为一个单一实体生产的医疗产品	是，药品、生物制品和医疗器械通过物理、化学或其他方式组合或混合为单一实体生产的产品	是，包括一体式药械组合产品；给药器械部分不可重复使用且专用于与药品组合一体上市的组合产品	是，包括集合产品即混合注射液用具产品组合；不可单独销售的产品组合
非单一实体的组合产品是否在药械组合产品定义范围内	否	是，如两种或两种以上独立产品纳入一个包装或单元包装；药品、生物制品与器械分别包装并一起使用且两者都达到预期用途、适应证、效果	是，包含在"其他情况的给药器械组合或联用"情形中	是，包括成套产品即可分离且可独立销售药品与医疗器械，但此类产品组合应有充分的临床必要性

二、中国、美国、欧盟和日本的药械组合产品的监管机构

1. 中国

我国药械组合产品由国家药品监督管理局（以下简称国家药监局）监管。其中，国家药品监督管理局医疗器械标准管理中心（以下简称标管中心）承担药械组合产品的属性界定工作，申请人可查询标管中心公开发布的药械组

合产品属性界定结果作为拟申报药械组合产品属性的评估参考。对于申请人难以评估确定管理属性的情形，申请人应当在申报注册前向标管中心申请药械组合产品属性界定[2]。国家药品监督管理局药品审评中心（以下简称药审中心）和国家药品监督管理局医疗器械技术审评中心（以下简称器审中心）承担药械组合产品的技术审评工作。以药品作用为主的药械组合产品的注册申请由药审中心牵头进行审评，需要联合审评的，药审中心将注册申报资料转交器审中心同步进行审评。对于联合审评的药械组合产品，药审中心与器审中心应当协同开展申报产品的沟通咨询等工作；双方分别对相应部分的安全性、有效性及质量可控性出具审评报告，并明确审评结论，由牵头单位进行汇总并作出总体评价，出具总体审评结论后转入国家药监局相应业务司进行行政审批。可见，对于以药品作用为主的药械组合产品，我国已设立了专门的监管机构，并明确了相关机构在属性界定、注册审评审批方面的职能。

2. 美国

美国基于1990年《安全医疗器械法》[11]在《联邦食品药品和化妆品法案》（*Federal Food, Drug and Cosmetic Act*）新增的第503（g）[21 USC 353（g）]条款，要求美国食品药品管理局（Food and Drug Administration，FDA）指定其一个部门对药品、医疗器械及生物制品构成的组合产品上市前审评和监管具有主要管辖权，此后美国FDA在1991年11月21日的联邦公报[12]中发布了一项最终规则确立实施该条款的程序，根据组合产品的主要作用模式来自药品还是医疗器械，确定对该产品具有主要管辖权的中心，主要作用模式来自药品则该组合产品由药品审评和研究中心（Center for Drug Evaluation and Research，CDER）或生物制品审评与研究中心（Center for Biologics Evaluation and Research, CBER）负责主审，来自医疗器械则由医疗器械和放射健康中心（Center for Devices and Radiological Health，CDRH）负责主审。主审部门负责审评过程的一般事务以及与申请人的所有沟通。申请人应确定其产品本身的监管状态，但也允许与监管部门联系，以获得监管部门有约束力的决定或需要考虑的其他建议。若申请人对基于PMOA的管辖权分配有异议，可提交界定申请（request for designation，RFD）或预界定申请（Pre-RFD），如果申请人提交Pre-RFD，药械组合产品办公室（Office of Combination Product，OCP）将根据具体的Pre-RFD中提供的信息对组合产品进行初步分类或管辖评估，并在60个日历日内提供非正式的反馈。如果申请人提交了 RFD，OCP 在收到 RFD 的 5 个工作日内将审评提交文件的完整性，并确定 RFD 是否包含所需信息。美国 FDA 在 60 个日历日内发送认定函，该认定函是 FDA 对 RFD 的正式回复，是关于分类和中心分配的有约束力的决定。此外，根据 21 CFR 3.8（b）的要求，如果美国 FDA 未在 RFD 备案后的 60 个日历日内发布认定函，则申请人关于产品分类或分配的建议将被视为申请人指定的分类或分配。

组合产品的审评过程涉及美国 FDA 的多中心参与，审评整体有效性取决于各方合作和互动的实际有效性。对此，2022 年 FDA 发布的组合产品上市前路径指导原则[13]中给出了当前 FDA 对组合产品上市前审查原则的考虑，提供了组合产品的通用和概况信息，包括组合产品的定义，FDA 内部机构的协调、申请人和 FDA 之间关于组合产品监管的沟通、FDA 如何开展组合产品上市前审评、如何确定适当的上市前申请路径等，并给出 5 项组合产品上市前路径分析示例。

2002 年，美国 FDA 遵循《医疗器械用户费用和现代化法案》[14]设立了 OCP 并根据《医疗器械用户费用和现代化法案》赋予 OCP 涵盖组合产品监管全生命周期的广泛责任。OCP 为行业和 FDA 审查员提供资源，以确保及时有效的上市前审评，以及一致的上市后监管以及组合产品的争议解决，并审查和更新指南和协议。OCP 的职责主要包括：① FDA 员工和行业组合产品问题的主要联系人。②制定指南、法规和标准操作程序以明确组合产品监管。③界定药物、医疗器械、生物制品或组合产品分类，指定 CDER、CBER 或 CDRH 进行上市前审查和上市后安全监督。④协调 FDA 多个中心的审评，确保对组合产品及时有效的审评。⑤监督上市后安全，以保护患者免受与目前市场上的组合产品相关的潜在健康风险。⑥促进有关组合产品上市前审评及时性的争议解决。⑦更新针对组合产品工作分配的协议、指导文件或做法。⑧向相关部门提交关于该办公室活动和影响的年度报告。⑨为 FDA 员工和受监管的行业提供有关组合产品监管的培训[15]。

相较于我国，美国对于药械组合产品监管的显著特点是设立了专门针对组合产品的、责任广泛的、具有资源协调能力和争议解决机制的办公室即 OCP。此外，OCP 对申请人提交的界定申请或预界定申请采取高效的办理程序，OCP 需在 60 天内反馈，超过 60 天则默许申请人提议。

3. 欧盟

欧盟药品或医疗器械的法律框架中并没有组合产品的单一定义，根据组合产品的主要作用方式决定其以药品或者医疗器械进行监管[9]。参与组合产品监管和评估的机构包括欧洲药品管理局（European Medicines Agency，EMA）、欧盟委员会（European Commission，EC）、负责管辖组合产品的药品构成部分的欧盟成员国国家主管机构（National Competent Authority，NCA）和构成组合产品的器械部分的公告机构（notified bodies，NB）。其中，EMA 和 NCA 根据欧盟药品注册的集中程序、分散程序、互认程序等，负责对药品进行监管，而 NB 则是 EC 指定的医疗器械上市前对其符合性进行评估的组织。

MDR[6] 第 1（8）条款描述了组合产品中药品构成部分的监管框架：①若药品作用是辅助性的，则组合产品按照医疗器械监管，必须符合欧洲合格认证（CE），NB 在组合产品颁发证书之前，必须就辅助药物的质量、安全性和有效性征求 EMA 的科学意见。②若药品作用是主要的，则组合产品按照药品管理并由 EMA 及 NCA 监管。MDR 规定的一般安全和性能要求（general safety and performance requirements，GSPR）适用于构成组合产品的医疗器械部分。

欧盟对组合产品的属性界定也是基于产品的主要作用原理，但相较于美国和我国，欧盟法规对药械组合产品的属性界定及每个组成部分具有更为详细和复杂的审批程序。当 NCA 无法对组合产品的法规适用做出明确判断时，则需咨询 EC 并由其裁定，同时还可能会适当咨询 EMA、欧洲化学品管理局（European Chemical Agency）、欧洲食品安全局（European Food Safety Authority）的意见。根据 MDR 第 103 条，欧盟成立了由各成员国代表组成的、并由 EC 代表担任主要负责人的医疗器械协调小组（Medical Device Coordination Group，MDCG）解决产品的属性界定问题。EMA 发布《根据医疗器械法规（EU）2017/745 关于医疗器械和医药产品之间边界的指南》[16] 解释组合产品的界定逻辑，并举例说明各分类下组合产品的品种，以支持 MDR 在整个欧盟的统一申请事项。在技术要求方面，EMA 发布《药械组合产品质量要求指导原则》[17] 全面描述了向 EMA 提交药械组合产品上市许可申请的流程和资料要求，提供了药械组合产品审评流程的相关问答，以保证欧盟范围内统一的药械组合产品界定和申请流程，并建立了加强各监管机构间沟通交流的工作组模式，此外，该工作组根据专业领域下设多个小组，对各自专业领域提供建议并起草相关指南。

可见，欧盟的药品和医疗器械监管既关乎整个欧盟的统一性，又关乎各成员国监管当局的分别管辖，欧盟对药械组合产品制定了详细的咨询、界定及审评的程序和技术要求，重视各监管方和相关方的协调。

4. 日本

日本对药械组合产品的监管部门为日本厚生劳动省（Ministry of Health, Labor and Welfare，MHLW）和日本药品医疗器械综合机构（Pharmaceuticals and Medical Devices Agency，PMDA）。MHLW 为隶属日本内阁的中央省厅之一，是日本药品和医疗器械监管的最高权力机构。MHLW 制定和发布组合产品相关的法律法规，但不负责具体的行政和技术评价及监管。PMDA 根据 2002 年修订的《关于确保药品、医疗器械等的质量、有效性及安全性等的法律》，日本国务会议决定的《特殊法人等整理合理化计划》[18] 于 2004 年 4 月 1 日成立。PMDA 受 MHLW 管辖，其职责包括药品和医疗器械的健康受害救济事务、安全对策事务以及许可审查事务。药械组合产品的注册审评属于 PMDA 的许可审查事务。PMDA 的审评职能大致相当于我国的药审中心与器审中心职能的集合，负责相关咨询、受理、审评以及开展相应检查。

PMDA 未专门设立组合产品的审评和评估机构，而是按照申请人拟定的类型（药品、医疗器械、再生医疗等制品）由 PMDA 下设的药品、医疗器械审评部门对应进行审评工作。组合产品的界定以产品的主要作用方式划分，未专门制定申请界定组合或非组合产品的申请程序。由申请人决定相关组合产品的类型（药品、医疗器械或再生医疗等制品），PMDA 为其提供咨询，其具体审评路径将根据其组合产品的类型进行分配。对于难以判断产品是否为药械组合产品或者该组合产品是否对应药品、医疗器械或细胞和组织产品的，申请人可咨询 MHLW 医药食品安全局的评价和许可部门或医疗器械 / 细胞和组织产品办公室[10]。

与我国相较，日本的监管机构 PMDA 既负责药品审评也负责医疗器械审评，涉及药品与医疗器械的联合审评工作更易达成协调。与中国、美国和欧盟不同，日本未制定申请人提出界定组合产品管理属性的申请程序，相关界定问题能够通过向 PMDA 和 MHLW 提出咨询的方式予以解决。对于非单一实体的组合情形，日本监管机构强调其必须具备充分的临床必要性。

5. 中国、美国、欧盟及日本药械组合产品的监管情况比较

由上可见，中国、美国、欧盟及日本对药械组合产品的监管方式和监管机构的组织形式各有不同，美国的监管框架最大特点是设有专门管理组合产品管理机构，且其职能广泛；欧盟的监管框架则更多体现在既确保整个欧盟监管的统一性，又顾及成员国监管的独立性；日本的监管框架下药品和医疗器械的主要监管工作都由 PMDA 管理，较易协调多部门审评等工作。本文对上述国家和地区与我国药械组合产品的监管框架进行了比较，见表 3。

表 3　中国、美国、欧盟及日本以药品作用为主的药械组合产品的监管框架情况

	中国	美国	欧盟	日本
监管框架	药审中心、器审中心、标管中心	OCP、CDER、CBER 和 CDRH	EMA、EC、NCA、NB	MHLW、PMDA
审评机构	以药品作用为主的药械组合产品由药审中心负责审评，器审中心协同开展联合审评	以药品作用为主的组合情形由 CDER 审评；以生物制品为主的组合情形由 CBER 审评；CDRH 可参与上述组合产品的审评	药品起主要作用的组合产品由 EMA 或 NCA 审评，组合构成的器械部分需符合 MDR 规定的一般安全和性能要求	根据组合产品类型由 PMDA 相应的审评部门审评
界定机构	标管中心负责药械组合产品的属性界定	OCP 负责回复组合产品的界定申请及预界定申请	MDCG 解决产品的属性界定问题	无专门界定部门，通过 PMDA 和 MHLW 的咨询服务予以解决
专设机构	未设立	设立专门协调管理组合产品的机构，即 OCP	设立专门协调管理组合产品的机构，即 MDCG	未设立

三、我国以药品作用为主的药械组合产品研发注册过程中的挑战及建议

根据 2022 年 RDPAC 在其会员公司范围内开展的以药品作用为主的药械组合产品研发注册过程中存在的挑战和建议的问卷调查结果显示：缺失针对“非单一实体”的药械组合情形的法规依据，导致业界难以顺利研发注册此

类产品，例如“药械组合包装”“药械说明书标签交叉引用”等问题，均有待法规监管的范围覆盖到单独药品和单独医疗器械构成的非单一实体组合产品。此外，以药品作用为主的药械组合产品相关的沟通交流机制、药械联合审评机制、注册受理审查和审评流程及技术要求等，也是业界较为关注并期待进一步改进和完善的问题。本文对问卷调查结果进行了总结，具体情况如下。

1. 亟需完善非单一实体的组合产品相关法规定义并明确注册要求

如前述，我国现行药械组合产品的法规定义[2]仅涵盖了单一实体的药械组合产品，但可独立上市的药品和医疗器械组合的非单一实体产品则不在范围内。例如，药械组合包装即将单独注册的药品和单独注册的医疗器械纳入一个市售包装，以便患者和医疗人员组合使用；药械说明书标签交叉引用，即单独注册的药品和单独注册的医疗器械的说明书中相互引用二者组合使用的内容，以便患者和医疗人员通过说明书获得特定药品和特定医疗器械组合使用的必要指导。由于尚缺乏法规定义和依据，这类产品无法被界定为药械组合产品，不能按照药械组合注册管理，没有适用的注册途径和明确的监管要求及技术要求，或者当前的审评要求有待完善，例如要求配合使用的药品和含软件类医疗器械须同时分别申报注册，导致此类创新组合产品较难在我国开展研发或引进。

对此，基于问卷调查本文形成了几点建议：①可结合产业发展情况借鉴其他国家和地区的监管实践[5, 19]，修订我国药械组合产品的定义，将“非单一实体”纳入药械组合产品管理。②尽快制定“非单一实体”药械组合使用产品的沟通交流和注册申报程序与要求，并根据其特点制定受理审查指南和审评要求等文件，以作指导。针对“药械组合包装”的建议为：①尽快明晰“药械组合包装”的法规定义并将其纳入药械组合产品范围，明确药械组合包装的注册路径和受理审查、审评审批的行政要求和技术要求。②制定药械组合包装的说明书标签要求和上市后监管规范，包括组合包装上如何适用药品追溯码和医疗器械唯一标识等。针对“药械说明书标签交叉引用”的建议为：①将单独注册的药品和单独注册的医疗器械的说明书标签交叉引用情形纳入药械组合产品的定义和范围。②基于用药管理软硬件的专用或兼容特点，制定适用的注册行政流程和技术要求。③对说明书标签交叉引用制定合理的撰写或核准规范。

2. 明确单一实体的组合产品的研发注册和审评要求

根据问卷调查结果本文总结了以药品作用为主的单一实体药械组合产品的审评相关问题，包括：在其他国家和地区按照药械组合产品管理的产品，在我国被界定为药品而非药械组合产品，导致境内外的监管要求存在差异进而影响注册申报。预灌封注射装置、吸入制剂装置等给药装置的器械部分被按照直接接触药品的包装材料审评管理，而随着新技术的发展，给药装置趋向于智能化和多样化，不宜将给药装置按照直接接触药品的包装材料审评管理。此外，还有些组合产品难以简单套用药品或者医疗器械的审评要求，应仔细考察其组合特性，确需药审中心和器审中心联合工作的，应在沟通交流、受理、通用名核准、审评、检验、核查、审批直至上市后监管等方面予以统一协调。

对此，针对上述问题的建议为：①进一步细化单一实体的产品中，哪些产品应按照药械组合产品管理的界定逻辑和示例，并予以发布。②制定明确的药械组合产品分类目录，对于判断依据成熟的品类及时予以总结公布并说明界定依据，还可列举各品类的适用范围、结构组成和实例等。③制定发布专门的规范性文件，重点解决现有药品和医疗器械审评要求和监管方式难以适用的特殊组合产品。

3. 完善药械组合产品沟通交流机制和法规体系建设

随着药械的创新发展，新型药械组合产品不断涌现会出现更多新问题，对此，申请人需要与药审中心和器审中心共同沟通寻求新的解决方法。各国和地区的药械组合分类和要求也存在差异，对新型药械组合产品全球同步开发带来更多挑战。此外，药品审评和医疗器械审评的工作程序和技术要求之间也需要相互沟通协调以确保良好衔接。

因此，针对药械组合的各种情形，确需建立完善药品审评和医疗器械审评之间的全程多专业联席沟通交流机制，包括：①优化现有制度，制定药械联席沟通交流机制，协调药审中心和器审中心工作程序和技术要求，会同标管中心等相关部门联席确认药品或器械为主的管理属性。②以审评为主线，对申请人急需获得沟通指导和确认的研制、属性和分类界定、申报受理、通用名核准、审评、检验、核查、审批等全程提供有效的沟通交流。

4. 完善以药品作用为主的药械组合产品注册申报要求

目前，我国以医疗器械作用为主的药械组合产品相关要求已有发布[20]，尚缺乏以药品作用为主的药械组合产品申报资料和受理审查要求，建议：①基于以药品为主的特点，尽快制定相关申报资料要求、受理审查指南等行政和技术要求，以及符合药械组合特点的临床开发要求和药械联合使用要求。②制定以药品为主的医疗器械部分审评流转程序，确保药械审评中有药品审评部门的项目管理人员良好管理和跟进，确保申请人依法及时获知相关进度；明确以药品作用为主或者以医疗器械为主的审评中，需联合审评的情形及启动联合审评的时限。③沟通和探索国际协调，充分考虑境内外同步开发药械组合管理的差异，合理接受申报资料和研究内容差异，简化常规产品的资料要求并基于境外已取得的数据减免临床试验。

5. 合理制定以药品作用为主的药械组合产品注册检验流程和要求

实际工作中，组合产品的检验具有涉及药品和医疗器械的特殊性，目前尚无针对药械组合产品特殊性考虑而制定的送检流程、送检要求、协调机制以及时限管理，建议：①通畅检验相关沟通交流并由牵头审评部门主导和协调。根据组合产品主要作用机制决定由药审中心或器审中心主导整个审评过程后，并协调相关审评专业和检验机构的意见，接受申请人对拟定标准及方法、送检样品等问题的沟通交流以确认具体送检要求、流程及协调机制。②协调药品和医疗器械检验之间在流程、启动条件和启动阶段、医疗器械符合资质的自行检验和药品指定检验机构检验等方面要求上的差异，协调以药品为主的药械组合中医疗器械部分的检验流程和要求。由于医疗器械检验技术新颖、操作复杂、检验设备昂贵等因素，可适当允许医疗器械部分前置检验和合同检验，并解决合同检验样品的通关问题。③明确以药品为主的药械组合中医疗器械部分的检验减免规范并公示可减免检验的项目，若医疗器械部分为常规给药装置等，应明确其通常无需注册检验；确需检验的，应明确检验要求和检验机构、药品和医疗器械部分成套或单独送检（只单独将不含药的医疗器械部分样品送检）的要求和适用条件。④解决药械组合产品的药品和医疗器械部分用于检验的样品进口通关所需进口批件的报批问题，包括不同国家和地区对组合产品出具的批准证明性文件有差异，导致无法满足进口通关的要求等情况。

6. 适时设立专门管理药械组合产品的机构

参考其他国家和地区的监管实践，药械组合产品的复杂性确需专门机构统一协调。目前，我国尚未设立专门机构协调药审中心与器审中心的联席机制，实际工作中可能存在流转不顺畅、时限不一致、咨询不对口、要求不协调、界定不清晰、步调难协同、优先难落实等问题。建议：①设立组合产品办公室或类似专门机构，统一协调药械组合产品的各项事务，组织相关法规文件的制修订，优化药审中心和器审中心在产品研制注册全程中的联席机制。②针对境外属于“组合产品”但与我国现行药械组合界定不一致的管理差异的情况，由专门机构协调差异评估和解决，促进创新药械组合产品的全球同步开发和注册，促进创新药械组合产品尽早进入我国惠及患者。③协调各项鼓励创新政策，落实药械组合产品的优先和加快程序。

四、结语

在国家鼓励创新的环境下，科技发展日新月异，在政府大力推动更加方便患者、方便医生诊疗的引导下，我国医药领域的研发创新活力在不断提升，医药产业保持着高质量发展。当前，药械组合产品正在成为医药产品中越来越重要的部分，越来越多的医疗产品以组合产品的形式出现，同时也给监管带来新问题和新挑战。对此，持续改进和提高药械组合产品的科学监管，对于促进整个行业健康高质量高速度的发展至关重要。相信随着我国监管科学行动的深入研究和成果转化监管部门能够很快探索出更加适合我国国情同时兼顾国际协调的药械组合产品监管和技术评价体系，以促进产业健康高速发展。

参考文献

[1] 国家药品监督管理局. 国家药监局启动中国药品监管科学行动计划[EB/OL].(2019-04-30). https://www.nmpa.gov.cn/yaowen/ypjgyw/zhyw/20190430213401392.html.

[2] 国家药品监督管理局. 国家药监局关于药械组合产品注册有关事宜的通告(2021年第52号)[EB/OL].(2021-07-27). https://www.nmpa.gov.cn/xxgk/fgwj/xzhgfxwj/20210727154135199.html.

[3] 王张明. 药械组合包装产品，姓“药”还是姓“械”?[N]. 中国医药报，2019-06-04(003).

[4] 王张明. 药械组合包装产品药械属性之争 [N]. 医药经济报，2019-06-06 (002).
[5] US Code of Federal Regulations. 21 CFR 3.2 (e) [EB/OL]. (2023-05-12). https：//www.ecfr.gov/current/title-21/chapter-I/subchapter-A/part-3/subpart-A/section-3.2.
[6] Eur-lex. Regulation (EU) 2017/745 on medical devices [EB/OL]. (2017-05-05). https：//eur-lex.europa.eu/legal-content/EN/TXT/PDF/?uri=CELEX：32017R0745.
[7] Eur-lex. EMA Directive 2001/83/EC [EB/OL]. (2001-11-28). https：//eur-lex.europa.eu/LexUriServ/LexUriServ.do?uri=OJ：L：2001：311：0067：0128：en：PDF.
[8] Eur-lex. Regulation (EC) No 726/2004 [EB/OL]. (2004-04-30) .https：//eur-lex.europa.eu/legal-content/EN/TXT/PDF/?uri=CELEX：32004R0726.
[9] Mariana E Reis，Ana Bettencourt，Helena M Ribeiro. The regulatory challenges of innovative customized combination products [J]. Frontiers in Medicine，DOI：10.3389/fmed.2022.821094.
[10] 厚生労働省.「コンビネーション製品の承認申請における取扱いについて」の改正等について [EB/OL]. (2016-11-22). https：//www.mhlw.go.jp/web/t_doc?dataId=00tc2324&dataType=1&pageNo=1.
[11] US Govinfo. The Safe Medical Devices Act of 1990 (SMDA) (Public Law 102-629) [EB/OL]. (1990-11-28). https：//www.govinfo.gov/content/pkg/STATUTE-104/pdf/STATUTE-104-Pg4511.pdf.
[12] Federal Register. FDA 21 CFR Parts 803 and 807 [Docket No. 91N-0295] Medical Devices; Medical Device，User Facility，Distributor，and Manufacturer Reporting，Certification，and Registration [EB/OL]. (1991-11-26). https：//archives.federalregister.gov/issue_slice/1991/11/26/59989-60039.pdf#page=36.
[13] FDA. Principles of Premarket Pathways for Combination Products Guidance for Industry and FDA Staff [EB/OL]. (2022-01-28). https：//www.fda.gov/media/119958/download.
[14] US Congress. H.R.5651 - Medical Device User Fee and Modernization Act of 2002 [EB/OL]. (2002-10-26). https：//www.congress.gov/bill/107th-

congress/house-bill/5651/text.

[15] US Govinfo. 21 U.S. Code § 353 - Exemptions and consideration for certain drugs, devices, and biological products [EB/OL]. (2011-01-07). https://www.govinfo.gov/content/pkg/USCODE-2021-title21/pdf/USCODE-2021-title21-chap9-subchapV-partA-sec353.pdf.

[16] EC. MDCG 2022 - 5 Guidance on borderline between medical devices and medicinal products under Regulation (EU) 2017/745 on medical devices [EB/OL]. (2022-04). https://health.ec.europa.eu/system/files/2023-06/mdcg_2022-5_en.pdf.

[17] EMA. Quality documentation for medicinal products when used with a medical device - Scientific guideline [EB/OL]. (2022-01-01). https://www.ema.europa.eu/en/quality-documentation-medicinal-products-when-used-medical-device-scientific-guideline.

[18] 内閣官房行政改革推進本部事務局. 特殊法人等整理合理化計画 [EB/OL]. (2001-12-18). https://www.gyoukaku.go.jp/jimukyoku/tokusyu/gourika/index.html.

[19] EUROPEAN COMMISSION. MEDICAL DEVICES: Guidance document-Borderline products, drug-delivery products and medical devices incorporating, as an integral part, an ancillary medicinal substance or an ancillary human blood derivative [EB/OL]. (2010-03-21). http://www.meddev.info/_documents/2_1_3_rev_3-12_2009_en.pdf.

[20] 国家药品监督管理局. 国家药监局关于发布以医疗器械作用为主的药械组合产品等 2 项注册审查指导原则的通告(2022 年第 3 号)[EB/OL]. (2022-01-17). https://www.nmpa.gov.cn/ylqx/ylqxggtg/20220117145645132.html.

本文转载于《中国食品药品监管》,2024 年第 5 期(总第 244 期)。

医疗机构 IIT 现状和规范管理

吕文文[1]，钱颖[2]，钱碧云[2]，赵蓉[2]，王兴鹏[2]
1. 上海交通大学医学院临床研究中心；2. 上海申康医院发展中心

摘要： 目的：本文旨在分析我国医疗机构开展研究者发起的临床研究（investigator-initiated trial, IIT）所面临的挑战，并提出改进建议，以促进 IIT 的顺利开展，推动临床医学科技成果转化及生物医药产业的高质量发展。方法：通过文献调研和现状分析，梳理我国医疗机构开展 IIT 过程中存在的问题，包括高水平临床研究中心支持不足、管理和伦理审查机制不完善、协同平台功能欠缺、支撑平台建设滞后以及辅助团队人员短缺等方面。结合国内外经验，提出针对性的改进建议，涉及提高管理效率、优化资源配置、加强跨机构合作、完善伦理审查机制、推动支撑平台建设和补充辅助团队人员等。结果：研究发现，我国医疗机构在开展 IIT 时面临多方面的挑战，这些问题限制了 IIT 的顺利推进和成果转化。通过提出系统性的改进建议，有望为医疗机构的 IIT 项目提供更有力的支持，提升 IIT 的整体质量和效率。结论：建设高水平的临床研究中心和推动临床研究体系与能力建设是促进 IIT 发展的关键。通过优化管理机制、完善伦理审查、加强协同合作和补充人员支持等措施，能够有效解决当前 IIT 面临的困境，推动临床医学科技成果转化，进而促进生物医药产业的高质量发展。

关键词： 医疗机构；研究者发起的临床研究（IIT）；规范管理水平；措施和建议

医疗机构是医学科技创新的主力军，是集聚和培养优秀医学人才的高地，是开展临床研究的主要阵地，是助推生物医药产业高质量发展的重要支撑。在此背景下，医疗机构内研究者开展研究者发起的临床研究（investigator-initiated trail，IIT）的积极性也日益增加[1-4]。这类研究是以人个体或群体为研究对象，研究疾病的诊断、治疗、康复、预后、病因、预防及健康维护等的活动。IIT 通常涉及制药企业申办的研究（industry sponsored trial, IST）未涉及的领域，例如应用已上市药品、医疗器械、诊断试剂等开展的临床研究。IIT 与 IST 互为补充，能够更广泛、深入地推进药品、医疗器械、诊断试剂及新技术的研究，提供更全面、充分的研究数据，从而为循证医学提供可靠依据[5]。此外，高质量的 IIT 研究数据和结果在某些情况下可以作为药品注册审评的参考或诊疗指南修订的重要依据[6]。

2020 年 12 月 30 日，国家卫生健康委、国家中医药局、国家疾控局发布了《医疗卫生机构开展研究者发起的临床研究管理办法（征求意见稿）》（以下简称《管理办法》），对临床研究的全过程管理提出了新的要求。2021 年 9 月 9 日，发布了《管理办法（试行）》，并定于 2021 年 10 月 1 日在北京市、上海市、广东省和海南省进行试点实施。这一举措标志着对 IIT 管理的重视程度不断提高，同时也提醒我们必须加强医疗机构内 IIT 的管理。在《管理办法（试行）》发布后，上海市积极推动试点工作并取得了显著成效。通过试点，上海市加强了 IIT 项目的监管机制，完善了相关法律法规，并发布了《关于加强本市临床研究体系和能力建设支持生物医药产业发展的实施意见》，进一步推动临床研究体系与能力建设，提升医疗卫生机构的临床研究和诊疗技术水平。此外，试点阶段还促进了多方合作，推动了临床研究管理体系的完善，优化了流程和资源配置，进一步提高了研究的质量与效率。2024 年 9 月 18 日，《管理办法》正式发布。

随着医疗机构对 IIT 项目重视度的不断提升，IIT 项目的数量持续增加，随之而来的管理挑战和问题也逐渐显现。本文通过文献调研以及结合作者在 IIT 工作中的实践经验，分析了当前 IIT 管理中的主要问题，并提出了相应的改进建议。

一、医疗机构 IIT 项目管理中存在的主要问题

1. 缺乏高水平临床研究中心机构的支持，限制了 IIT 项目的顺利开展

目前，国外的临床研究中心在组织架构、管理制度、人员配置和基础设施建设等方面相对完善，为临床研究的顺利开展提供了良好的环境和支持。例如，美国国立卫生研究院（NIH）构建了全球领先的临床研究体系，将全

国各地的医疗研究机构整合成一个国家级实验室，推动研究、开发与创新，优化临床研究执行过程[7]。然而，与之相比，我国的临床研究中心建设起步较晚，仍存在组织架构和管理制度不健全、人员配置不合理、基础设施建设参差不齐等问题，导致医疗机构内 IIT 的规范化和标准化程度普遍较低。大多数医疗机构缺乏专门的技术服务管理部门，临床研究的组织架构不清晰、运行机制不顺畅，难以有效支持 IIT 的实施[8]。随着 IIT 项目呈现多中心、多学科、大规模、长期随访队列或真实世界研究等特点，临床研究的技术支撑和管理需求日益增长，迫切需要专业的临床研究平台提供支持。

2. 现有的管理机制和伦理审查模式难以有效支持高水平 IIT 项目的开展

当前，推动医疗机构向研究型医院转型是临床研究发展的重要方向，但 IIT 在管理体制和机制创新方面仍面临一系列挑战。国内 IIT 项目的管理结构存在明显不足。药物临床试验机构是医院内承担接洽和监管 IST 项目的主要职能部门，并负责医院临床试验的实施监管和质量控制，管理办法主要参照《药品注册管理办法》和 GCP。而 IIT 项目的归口管理部门多数为科研管理部门，主要参考药物临床试验或基础研究科研项目管理流程进行。但是若对 IIT 项目完全按照基础研究进行管理，有时会使 IIT 陷入瓶颈。以经费管理为例，目前我国医学院校或其附属医院的临床研究科研项目预算科目仍按照基础研究项目进行，导致项目经费的使用与管理不能贴合临床研究以人为对象的需求。由于主管部门对临床试验经费没有明确定性，多数医疗机构将药物临床试验的收入纳入科研经费收入或医疗业务收入，在管理和使用上并没有统一标准，影响了 IIT 项目的规范化实施[9]。机构办偏重临床试验项目的管理模式，但申报流程复杂、质控严格；科研科则忽视了对项目全过程的监管，缺乏对数据真实性和可溯源性的保障[10]。这影响了 IIT 项目的规范化实施。与此同时，不同医疗机构或同一机构内部的 IIT 项目往往存在重复研究或资源配置不合理的现象，科研设备、实验材料和样本资源得不到有效整合和优化，导致了大量科研资源的浪费。由于缺乏有效的协调机制，多个研究项目可能在相似的领域进行重复性的试验，造成了大量的人力、物力和财力浪费。这些问题的存在，严重影响了 IIT 项目的科学性和临床应用的推广。

在伦理审查方面，我国目前面临多个问题。首先，伦理审查流程复杂且周期冗长，缺乏统一的标准和高效的审查互认机制，导致研究者在项目立项阶段耗费大量时间和精力，尤其在多中心研究中，这一问题尤为突出。我国伦理委员会大多由医疗机构自行设立，审查标准和能力参差不齐，主要集中于药物临床试验的伦理审查，未能适应日益复杂的 IIT 项目需求。部分伦理委员会缺乏独立性，审查人员对潜在风险的认识不充分，审查流程可能受到机构领导和项目负责人身份的影响，导致审查效果不尽如人意。此外，我国在临床科研项目的伦理审查标准和规范方面仍处于探索阶段，区域内伦理互认机制亟待进一步推动。知情同意书的设计存在模板化、简单化的现象，未能根据研究项目的实际情况进行调整，导致受试者对研究风险的理解不足，从而影响了研究的合规性和受试者权益的保障[11]。

3. 临床研究协同平台功能有限，影响 IIT 开展的效率

当前，许多 IIT 项目主要由单一医疗机构主导，且通常依赖于该机构的内部资源和设施进行开展。这种局限性导致了跨机构、跨行业的协同合作平台的缺失。虽然在部分地区已有一些尝试，例如建立临床研究促进发展中心、CRU 联盟、CRO 联盟等组织，以推动临床试验的进展，但这些平台的整体协同能力依然较为薄弱，未能形成有效的跨部门、跨行业协作的长效机制。这直接影响了 IIT 项目的效率，制约了其快速推进和成果的转化。

医疗机构之间的资源共享和对接效率较低。许多医疗机构的研究基础设施、临床数据资源和技术能力无法充分共享，导致同一试验的不同环节可能会因资源匮乏或沟通不畅而出现延误。尤其是不同地区和不同等级医院之间，往往存在信息壁垒和利益分割，使得跨地区、跨机构的协同合作面临诸多困难。尽管有些机构已尝试通过信息化手段建立协作平台，但这些平台的实际运作效果并不理想，部分地区甚至存在平台之间缺乏互联互通的情况，从而使得资源的使用效率和合作潜力未能得到充分释放。

机构与企业之间的合作也存在一定的障碍。许多医疗机构在开展 IIT 项目时，往往与制药企业、科研院所等外部机构的合作不够紧密，资源的共享和技术的对接也未能达到最佳效果。企业通常缺乏对医疗机构内部科研需求的了解，而医疗机构则对制药企业的产品研发流程和商业化路径不够熟悉。这种信息不对称和协同不足，往往导致项目启动缓慢，甚至影响临床试验的成功率和后续的研究成果转化。

临床研究的网络体系尚未实现全覆盖[12]。目前，很多市级医院和基层医疗机构的参与度较低，导致临床研究网络的构建呈现局部性、零散性特点。尽管一些地区已经试图在推动区域性的临床研究协作，但由于缺乏统一的标

准和规范，且医院间的资源配置存在差异，研究资源的分布常常不均衡，进而影响到 IIT 项目的整体效率。尤其在疾病的多中心、多区域的临床试验中，医院之间缺乏有效联动，难以形成优势互补，进一步影响了试验的质量和进度。

4. 临床研究支撑平台建设滞后，制约了 IIT 项目的高效推进

IIT 的顺利开展离不开高质量的支撑平台。然而，当前医疗机构在这方面的建设存在显著滞后，导致临床研究的效率和质量难以达到理想水平。具体来说，存在研究型床位设置比例不足、缺乏统一的质量管理平台、设施设备不完善以及核心资源建设投入不足等问题，严重制约了 IIT 项目的顺利实施。

研究型床位设置比例过低，许多医院尚未建设示范性、规范化的临床研究病房[13]。这些病房是临床研究不可或缺的基础设施，能够为研究提供专门的场所。然而，在一些医院中，临床研究床位仍然是临床病床的一部分，研究活动往往只能在繁忙的临床环境中进行，缺乏专门的空间和支持，导致研究效率低下，干扰了日常医疗工作的开展。此外，由于没有专门的研究病房，一些创新技术或新药的临床试验难以进行或受到很大限制，影响了新医疗方案的推广。

缺乏统一的临床研究综合质量管理平台也是当前医疗机构在 IIT 开展中面临的一大瓶颈。临床研究涉及从项目立项、患者招募、数据采集、质量控制到结果分析等多个环节，每一环节都需要精细化、标准化的管理。目前，许多医院和科研机构在这些环节中使用的管理系统和工具各不相同，缺乏统一的标准和规范，导致数据的采集、分析和管理存在重复、混乱和低效的问题。此外，缺少智能化、自动化的质量管理平台使得各个环节的协作效率大打折扣，且难以实时监控和优化研究过程中的质量问题，增加了项目管理的复杂性和风险。

临床研究所依赖的设备和设施仍显不完善。专病数据库、生物样本库以及全链条信息平台的建设进展缓慢，严重影响了临床研究数据的整合与共享[14, 15]。专病数据库是进行精准医疗、个性化治疗和疾病预测的基础，但由于缺乏标准化的建设和维护，这些数据库往往存在数据分散、不全面、更新不及时等问题，无法为临床研究提供足够的高质量数据支持。生物样本库作为医学研究的重要资源，其建设投入不足，导致样本采集、存储、管理等方面存在瓶颈，限制了大规模临床试验的实施和后续的数据分析。此外，尽管信息技术的迅速发展使得数据共享成为可能，但由于缺乏统一的标准和平台，各个医院、科研机构和企业之间的资源共享效率低，造成了信息孤岛，极大影响了科研成果的整合和应用。

在重大设施建设方面，专病数据库、生物样本库等核心资源的建设投入仍然远远不足，导致数据整合能力有限，难以满足日益多样化的研究需求。为了推动精准医疗和个性化治疗的发展，需要更多的高质量数据和样本支撑，而这些核心资源的建设进度却滞后于科研需求的增长，影响了研究成果的快速转化和应用。

尽管医企协同创新平台在理论上具备推动临床研究和成果转化的潜力，但在实际操作中，医企之间的合作仍然存在诸多障碍。医疗机构与生物医药企业之间的合作通常受到信息不对称、目标不一致、知识产权保护等问题的制约，导致临床试验与成果转化的对接效率低，难以形成高效的产业链合作[16]。医企协同平台未能充分发挥作用，未能有效支持生物医药产业的创新发展，限制了新药和新技术的快速应用和推广。

5. IIT 项目辅助团队人员配置不足，难以保障 IIT 的高质量开展

IIT 项目的顺利开展依赖于高效的团队合作，但目前许多医疗机构在实施 IIT 项目时面临辅助团队人员不足的问题。这一问题直接影响了项目的质量和进展，导致研究无法达到预期的标准。在许多医疗机构中，IIT 项目的辅助团队成员短缺，导致研究者不得不承担多个角色的工作，从研究设计、患者招募到数据收集、药物管理和后期分析等各个环节，研究者的工作压力和精力负担过重，难以集中精力提高项目的深度和质量。缺乏专职的辅助人员，如数据管理人员、统计学专家、研究协调员和伦理审查员，导致项目实施过程中无法进行有效的质量控制和数据管理。研究中数据的收集和分析环节常常缺乏系统性和准确性，容易导致结果的偏差或不可靠。药品管理和受试者随访等环节也因缺少专职人员的支持，容易出现错误或疏漏，增加了研究的风险和不确定性。再者，由于团队成员的缺乏，项目中的各个环节无法进行有效协调，导致工作分散，缺乏统一的管理，影响了研究的整体进展。许多医疗机构在 IIT 项目中未能充分配备必要的辅助人员或进行专业化的人员培训，导致项目管理水平低下，团队协作效率不足，进而影响了研究质量和临床应用的推广。此外，当前缺乏针对临床研究的高层次、国际化培训体系，医疗机构与高校科研院所及生物医药企业的联合培养机制尚不完善，这使得 IIT 发展所需的人才支持无法持续提供。因此，IIT 项目辅助团队人员的不足，已

成为影响项目高质量开展的关键因素。为此，迫切需要加强辅助团队建设与人员培训，确保临床研究能够顺利、高效地推进[17]。

二、持续提升 IIT 规范管理水平的措施和有关建议

近年来，随着医学科技的飞速发展，我国医疗机构内 IIT 呈现出蓬勃发展的态势，数量显著增长，质量也稳步提升，在推动临床医学创新、优化诊疗方案以及促进医学成果转化等方面发挥了极为重要的作用。自《医疗卫生机构开展研究者发起的临床研究管理办法》在上海市率先试点以来，上海市级医院积极响应，率先实现了全覆盖。各医院纷纷建立了实体化运作的院内临床研究中心，并成功搭建了集临床科研及转化为一体的临床研究协同支撑平台。该平台为院内临床研究项目提供了全方位、一站式的技术支持与服务，涵盖研究方案设计、数据管理、统计分析、生物信息挖掘等多个关键环节[18]，极大地提升了临床研究的效率与质量。

在此基础上，上海市紧密结合 33 家市级医院的临床专科特色，精心布局研究型病房，覆盖肿瘤、呼吸、消化、泌尿、血液、神经等 30 余个特色专科或专病领域。这些研究型病房囊括了乳腺癌、肺癌、胰腺癌等在上海地区发病率高、死亡率高、疾病负担重的重大疾病，以及儿童先天性胆道闭锁及骨肉瘤等罕见病，为相关疾病的研究提供了坚实的临床基础。

上海市还规划建设了若干个标准化数据库，聚焦上海地区高致死（残）率、高疾病负担的重大疾病。通过统一建设架构、数据指标、质控要求和信息化平台建设，搭建起“一集、两库、一平台、一机制”的专病库建设模式，即通用专病数据集、专病诊疗数据库、生物信息全息库、医联临床研究大数据平台以及专病数据和生物样本共享机制，为临床研究提供了强大的数据支撑。

为确保研究质量，上海市自主开发了临床研究专业数字化工具，对研究全流程实施严格的监查和监管，保障了临床研究的科学性与规范性。同时，自主开发了医企协同研究创新平台（HI-CLIP），为企业、医院和患者提供临床试验服务对接，满足了规范化的生物医药企业与医院临床试验机构线上线下的对接机制和流程需求，并已成功接入“一网通办”系统，极大地提高了

临床研究的协同效率。

笔者团队在此进一步分享上海市在大力推进临床研究发展过程中积累的宝贵经验，特别是在临床研究中心建设、创新体系和支撑平台建设等方面的成功实践。同时，结合我国医疗机构在 IIT 管理中的实际情况，并借鉴国际 IIT 管理的经验，提出以下建议和对策，以加速临床研究成果向现实生产力的转化，充分发挥临床创新策源的最强功能，为我国医学科技的高质量发展贡献更多力量。

1. 打造高水平医疗机构临床研究中心

支持有条件的医疗机构建立运行规范化的院内临床研究中心，明确支撑院内临床研究的技术服务管理部门，从组织构架、机制体制、技术服务、支撑平台和专业人员队伍等方面进行标准化功能建设。建立健全临床研究的管理体系、管理架构、管理制度，制定完善有利于原创性临床研究的相关制度。配备相应的设施设备，完善基础性信息系统建设。包括院级层面的专病数据库、生物样本库和覆盖临床研究全链条的信息平台。深化业务功能内涵，强化对临床研究的服务支撑。

2. 推进医疗机构临床研究工作体制与机制建设

围绕医疗机构向研究型医院转型，创新临床研究医院管理制度，完善医疗机构临床研究工作相关的体制机制，探索创新医企合作模式，发挥管理创新在临床研究中的引导效应以及制定临床研究过程管理和质量控制的标准操作规程。为了优化伦理审查关键流程，简化统一受理资料和流程，建立“一套材料，一次递交”工作机制，增加伦理审查会议频次，缩短伦理审查时间。加强伦理审查结果互认，完善伦理审查治理体系，健全伦理审查组织保障。在推动市级医院成果转化制度落地方面，依据国家和本市科技成果转化法规条例，建立并完善医院内部的医学科技成果转化制度，实现制度可落地和可操作，保障成果转化流程的合规性；实行以增加知识价值为导向的分配政策，完善医务人员职务发明成果权益分享机制，探索赋予医务人员职务科技成果所有权或长期使用权，保障医疗机构和医务人员的合法权益。

3. 建设高水平的集成枢纽型的临床研究促进发展平台

提升临床研究协同能力。根据临床研究环节要素和支撑要素，充分发挥以市级医院临床研究促进发展中心为核心的各临床研究联盟的作用。进一步推动临床医学专家组成的专家委员会、市级医院院内临床研究中心组成的

CRU 联盟和新创企业及临床研究服务企业组成的 CRO 联盟在临床研究中的协同作用，加速医企对接效率，缩短伦理审查周期。形成全覆盖的临床研究网络体系。发挥由临床研究专家委员会的指导作用，对研究者发起或企业发起的临床研究项目的临床创新应用价值开展权威研判和咨询评估；发挥市级医院院内临床研究中心组成的 CRU 联盟作用，优化医企对接路径；发挥新创企业及临床研究服务企业的 CRO 联盟作用，为临床研究项目提供高水平、标准化的共性服务，并建立市级医院层面的共享机制，发挥最大功能；发挥市级医院伦理委员会联盟作用，提速临床研究伦理审查，进而推动高水平的原创临床研究成果的产生，形成全覆盖的临床研究网络体系。

4. 全面加强支撑平台公共服务能力建设

根据临床研究需要，设置编制床位数 10% 左右的研究型床位，专业合理化分布。在市级医院中择优建设研究型病房，优化空间布局和基础设施设备，建立示范性、规范化、有特色的临床研究病房，为医务人员开展临床研究提供专门场所，成为新技术、新方法和新方案的策源地。搭建临床研究综合质量管理平台。从临床研究项目的立项前期准备、项目实施、数据采集、质量管理、安全警戒到研究项目结束，为临床研究全过程提供统一标准的高质量、高效率、智能化的全流程、全链式信息化服务和质量管理。

进一步搭建医企联动协同创新平台。面向本市生物医药企业和医疗机构，提供临床研究试验及成果转化的需求对接和管理服务，实现产业需求、医院资源和政府服务与管理对接，推动医学科技和生物医药产业的创新协同发展。积极联合企业开展产品的研发，建立流程化、制度化、实体化的对接转化机制，为打造医企协同的医学创新联合体打好基础。

大力推进专病数据库、生物样本库的建设。加大临床研究投入力度，依托重大临床研究项目，建设符合国际标准的专病数据库、生物样本库、基因检测与生物信息平台等重大设施，推动临床医疗数据、随访数据以及生物样本数据的整合，建设覆盖全疾病周期的临床医学研究大数据平台，建立数据开放共享新机制，为具有自主知识产权的高水平临床研究科技创新攻关提供基础性支持。

创新临床研究评估方法。从研究体系、支撑平台、生物医药创新开发和成果转化等多个维度研究建立市级医院临床研究工作考核体系。形成市级医院临床创新指数，发挥绩效引领作用，推动市级医院不断完善临床研究和创新转化的管理体系，激发医院的创新活力和创新潜能。

5. 建立临床研究人才队伍培养机制

开展医疗机构参与高层次、国际化的临床研究培训，整体提高上海市临床研究水平和氛围。

结合全球科创中心建设和上海生物医药产业高质量发展的需求，支持医疗机构与高校科研院所、生物医药企业联合建立融合创新型人才和团队培育机制，临床研究队伍能力全面跃升，临床研究创新人才加快汇聚，培养一批具有国家意识、人文情怀、科学精神、专业素养、国际视野的顶尖研究型医师，形成一支留得住、用得上、能发展的卓越临床研究专业辅助人才队伍，为临床研究创新策源提供强劲持续、全方位全周期的智力支撑。

三、总结

《医疗卫生机构开展研究者发起的临床研究管理办法》为进一步提升 IIT 规范管理水平提供了法规制度保障。随着政策支持的不断增强、支撑体系的逐步完善以及人才培养的深入推进，我国 IIT 将在更加规范化、科学化和国际化的方向上持续发展，IIT 的研究质量和社会影响力有望得到显著提升。在制度层面，建设全国或区域统一的伦理审查和资源共享平台，将显著提高试验审批效率和资源利用率；在技术层面，人工智能、大数据等新兴技术的应用，将进一步优化试验设计和数据分析，提升研究的精确性与创新性。此外，跨学科协作的加强，也将加速临床研究成果的转化，惠及更多患者。

当前，我国 IIT 项目的管理仍面临诸多挑战，主要包括缺乏高水平的临床研究支持、管理体制与伦理审查不完善、研究平台功能的局限性，以及辅助团队人员的不足等。这些问题制约了 IIT 项目的规范化实施，影响了研究进展与成果转化效率。通过现状分析可以看出，我国在临床研究领域与国际先进水平相比，仍存在一定差距，尤其在多中心、大规模临床试验的技术支持、伦理审查流程以及跨机构协作方面，存在较大的提升空间。

面对这些挑战，未来应重点推动医疗机构建立标准化的临床研究中心，完善技术服务和管理平台，提升基础设施建设；同时，创新医疗机构的管理体制和工作机制，优化伦理审查流程，减少时间成本，提升研究效率；最后，应建设高水平的集成枢纽型临床研究促进平台，加强各部门、机构和企业之间的协同合作，推动医疗研究成果的快速落地与转化。同时，增加对 IIT 项目辅助团队的投入与培训，确保项目实施过程中具备充分的技术与管理支持。通过这些措施的落实，IIT 将逐步克服现有瓶颈，推动我国临床研究向更高水平迈进，为生物医药产业的发展提供更强有力的支撑。

参考文献

[1] 程晓华，舒展，徐文炜，等. 新形势下研究者发起的临床研究立项管理要点[J]. 医药导报，2022, 41(2): 266–270.

[2] 卢伟锋，徐璐，周平，等. 推动研究者发起的临床研究立项管理的探索与思考[J]. 中华医学科研管理杂志，2024, 37(5): 429–433.

[3] 张玥，谢双华，张宁宁，等. 我国研究者发起的临床研究管理现况分析[J]. 中华医学科研管理杂志，2024, 37(4): 356–360.

[4] 冯钰，陈仲林，李榕. 研究者发起的临床研究管理体系建设探索[J]. 医药导报，2024, 43(10): 1620–1624.

[5] 杨志敏. 对研究者发起的临床研究的认识和思考[J]. 中国新药杂志，2014, 23(4): 387–390.

[6] CFDA. 已上市抗肿瘤药物增加新适应症技术指导原则[EB/OL]. (2012-05-15) [2019-05-20]. http: //www.cde.org.cn /zdyz.do?method=largePage & id=143.

[7] 何萍，金鹿，夏来保，等. 生命科学及医学新型研发机构成果转化机制研究[J]. 中国工程科学，2023, 25(5): 81–91.

[8] 张玥，谢杨晓虹，许卫卫，等. 研究者发起的临床研究管理体系建设探讨[J]. 中国医院管理，2023, 43(11): 77–80.

[9] 蔡渊，熊建华，金立君，等. 药物临床试验经费管理中的问题与对策[J]. 中国现代应用药学，2021, 38(10): 1241–1244.

[10] 曹烨，王欣，曹玉，等. 我国研究者发起的临床研究管理现况调查与分析[J]. 中国新药与临床杂志，2018, 37(7): 395–400.

[11] 李会娟，苑杰，武阳丰. 研究者发起的临床研究中常见伦理问题及监管考量[J]. 医学与哲学，2022, 43(7): 6–10.

[12] 张梅，高强，任孟尧，等. 国外临床研究协同创新网络管理模式研究及对

我国的启示［J］. 中华医学科研管理杂志, 37(3): 235–240.
［13］王帅雨，聂杰，陈闽江，等. 建设以研究型病房为核心的临床研究基础设施初探［J］. 中华医学科研管理杂志, 37(4): 351–355.
［14］王耀国，李鹏，刘迷迷，等. 临床专病数据库建设现状与思考［J］. 医学信息学杂志, 2024, 45(3): 65–69.
［15］朱璐，廖苗. 生物样本库数据采集的问题及其治理思路［J］. 国际公关, 2023(21): 117–119.
［16］上海产医融合加速生物医药企业创新发展［J］. 张江科技评论, 2022(6): 36–39.
［17］宋岩，胡晓，张兰. 药物临床试验中研究者团队建设的探索与实践［J］. 中国临床药学杂志, 2024, 33(4): 299–302.
［18］钱颖，钱碧云，范天豪，等. “申康式革新”赋能临床研究和科技创新［J］. 中国卫生, 2024(10): 40–41.

药品上市许可持有人委托生产管理现状和监管对策研究

唐民皓[1]，沈建华[1]，魏俊璟[1]，孙佳斐[1]
1. 上海市食品药品安全研究会课题组

摘要：2019 年修订的《中华人民共和国药品管理法》（以下简称《药品管理法》）正式在法律层面确立药品上市许可持有人（MAH）制度，明确药品上市许可持有人可以自行生产药品也可以委托药品生产企业生产，充分释放了药品创新活力。为持续发挥 MAH 制度在保证药品安全、促进生物医药产业创新发展中的积极作用，课题组以药品上市许可持有人、药品受托生产企业、药品监督管理部门三个主体为研究对象，对目前药品委托生产的现状、存在的管理风险进行调研和分析，就新形势下的药品上市许可持有人委托生产的管理要点和监管对策等内容提出建议。

关键词：MAH 制度；委托生产；监管

一、研究背景和目的

药品上市许可持有人制度作为新版《药品管理法》一项重要的制度创新，对鼓励药品创新研发的积极性，以及提高研发资金和药品生产企业设备设施的使用效率等方面发挥了积极作用。从效果来看，药品上市许可持有人制度在我国的全面实施充分释放了药品创新活力，促使企业对其生产要素具有更大的自主支配的权利，进一步加快了医药行业产业分工细化的进程，充分发挥了市场配置资源的优势。

从全国范围来看，2019 年以来国家药审中心受理的 1 类新药 IND 品种数量逐年上升。2023 年全年批准上市 1 类创新药 40 个品种，其中部分创新药的快速上市，得益于 MAH 制度的实施。以上海为例，截至 2024 年 7 月，上海市范围内共有药品生产企业 248 家，其中纯 B 证持有人 68 家，占比 27%。68 家 B 证持有人中，委托生产品种含 1 类新药的有 36 家，占比 53%。上海市所有 1 类新药品种中，通过 MAH 委托生产模式获得药品注册证的占 85%。全国范围看，MAH 制度也助力了诸多创新药上市，如由百济神州自主研发的百泽安（替雷利珠单抗注射液），由勃林格殷格翰生物药业（中国）有限公司受托生产制造，于 2019 年 12 月 28 日获批上市。由深圳奥萨制药有限公司自主研发的氨氯地平叶酸片，于 2018 年 12 月 18 日获批上市，是广东省药品生产企业的创新药委托生产案例。还有富马酸安奈克替尼胶囊是正大天晴委托正大天晴药业集团南京顺欣制药有限公司生产，是集团内资源优化配置的典型。

药品上市许可持有人制度充分释放药品创新活力的同时，也带来了新的监管难题和挑战。为强化 MAH 制度实施过程中的安全风险防控，国家药品监督管理局（以下简称国家药监局）陆续发布了一系列加强监管的规范性文件。2022 年 12 月，国家药监局发布《药品上市许可持有人落实药品质量安全主体责任监督管理规定》（2022 年第 126 号，以下简称"《126 号公告》"），进一步落实药品上市许可持有人的质量主体责任。2023 年 10 月，国家药监局发布《关于加强药品上市许可持有人委托生产监督管理工作的公告》（2023 年第 132 号，以下简称"《132 号公告》"）《国家药监局综合司关于印发药品上市许可持有人委托生产现场检查指南的通知》（药监综药管〔2023〕81 号），进一步落实药品上市许可持有人委托生产药品质量安全主体责任，保障药品全生命周期质量安全，强化药品上市许可持有人委托生产的监督管理，对委托生产许可管理、质量管理和监督检查等提出了明确要求。

上述文件的出台，体现了监管部门通过制度建设和规则维护的方式进一步提高 MAH 的合规能力和合规意识的力度，也释放出强化持有人药品全生命周期监管的强烈信号。但由于 MAH 制度在我国起步时间不长，在初期实施过程中出现一些问题，如个别企业对 MAH 制度的实质意义理解不到位，特别是对药品安全责任的承担意识和能力不足，委托双方的合同生产与质量管理协议不能贴合实际等因素，以及部分省级药品监管部门之间的工作合作衔接机制和工作标准尚不完善统一等等，引起医药行业和社会各界对该项制度实施前景的高度关注。因此，有必要对 MAH 制度实施以来的情况进行较为深入的调研与分析，探讨有针对性的解决方案，为下一步 MAH 制度更好赋能生物医药创新发展、更好发挥市场资源配置作用，满足公众对药品安全、质量、可及的需求。

二、药品委托生产现状调研与分析

（一）全国药品委托生产基本情况

1. 整体情况

根据国家药品监督管理局数据查询中药品生产许可证信息及国产药品信息，截至 2023 年 12 月底，共有药品生产企业 8569 家。其中含 B 证药品生产企业 2170 家，占药品生产企业总数的 25.39%，分布 31 个省、市、自治区。根据最新统计，截至 2024 年 6 月，全国现有含 B 证药品生产企业 2290 家，纯 B 证企业约 1200 家。从分布情况看，广东、江苏、四川、湖北、山东、北京、海南这几个省数量较多。从 B 证企业占生产企业的比例来看，海南占 68.32% 位居第一，其次为西藏。委托生产中跨省委托占近半数。

2. 委托生产药品类别和剂型分析

从国家药品监督管理局数据查询统计分析，委托生产化学药为 1668 家，占 67.56%；中成药为 736 家，占 29.81%；生物制品 46 家，占 1.86%，其中生物制品各省市数量靠前的分别为数量前分别为上海 13 家、广东 10 家、江苏 8 家；按药品管理的体外诊断试剂为 4 家，涉及江苏、上海、山东和海南；中药饮片为 3 家，占 0.12%，均在西藏；医用气体为 1 家，位于广东。

从课题组《企业调查问卷》（以下简称：“企业问卷”）获悉，委托生产的药品中化学药品占 69.49%、中成药占 24.04%、治疗用生物制品占 2.09%、多组分生化药 0.64%、中药注射剂占 0.64%。选样比例基本符合官网数据，具有代表性。

从剂型看，企业问卷反映委托生产药品剂型数量比较集中的是口服固体制剂占 38.68%、小容量注射剂占 18.55%、口服溶液剂占 11.80%、注射用冻干制剂占 6.28%、外用制剂占 6.41%、大容量注射剂占 5.25%、注射用粉针剂占 3.89%、吸入剂占 2.73%。

3. 受托生产企业及受托生产范围分析

全国含 C 药品生产企业 1285 家，占药品生产企业总数的 15.00%。其中，

ABC 药品生产企业 319 家（24.82%），ABCD 药品生产企业 213 家（16.58%），AC 药品生产企业 494 家（38.44%），ACD 药品生产企业 208 家（16.19%），C 药品生产企业 43 家（3.35%），BC 药品生产企业 4 家（0.31%），CD 药品生产企业 4 家（0.31%）。

受托生产范围分别涉及化学药、中成药、生物制品、按药品管理的体外诊断试剂、中药饮片、医用气体和其他。

（二）药品委托生产品种来源分析

1. 自主研发和持有人变更是主要来源

受访的企业中，已获 B 证产品来源中自主研发（含集团内自主研发）为 43.2%，注册前技术转让为 3.29%，持有人变更为 53.44%。自主研发和持有人变更是主要来源。

2. 基于新注册药品申请 B 证

根据《药品注册管理办法》规定药品上市许可时，申请人和生产企业应当已取得相应的药品生产许可证。受访企业的数据中，通过自主研发的以化学仿制药为主，为 95.01%，在调研中了解到，不少企业自主研发的仿制药为全国首仿，委托生产加快了国内仿制药的上市进程。受访企业中 109 家企业的 186 个创新药品种通过委托生产形式组织，虽然占比不高，但数量可观，委托生产加快了国内创新药的上市速度。从注册前技术转让的品种看，来自于国内研究机构、高校的数量为 161 个，占比超过一半，MAH 制度很好地推进了技术转化。

3. 转让已有品种为目的申请 B 证

《药品上市后变更管理办法（试行）》中明确申请变更药品持有人通过变更路径转让的要求，明确药品持有人变更时药品的生产场地、处方、生产工艺、质量标准等应当与原药品一致；发生变更的，可在持有人变更获得批准后，由变更后的持有人进行充分研究、评估和必要的验证，并按规定经批准、备案后实施或报告。这就决定了转让中允许场地一并转移。结合《药品生产监督管理办法》，明确了持有人变更的程序，可以梳理出持有人变更法律法规要求的大致步骤为：一是应当由受让方在取得相应生产范围的药品生产许可证后，向国家药品监督管理局药品审评中心提出补充申请；二是，药审中心同意变更的，核发药品补充申请通知书，抄送转让方、受让方和生产企业所在地省级药品监管部门；三是，转让的药品在通过药品生产质量管理规范符合性检查后，符合产品放行要求的，可以上市销售。同时受托生产企业方也需要变更相关生产许可。

受访企业中，以持有人变更的形式获取B证的产品超过一半，其中集团内产品集中持有为2631个，占比54.00%；集团内新设公司持有为588个，占比12.07%；其他持有人转让为1653个，占比33.93%。集团内持有人变更占多数，为66.07%。

4. 已获B证企业产品未实际生产销售的占比高

受访900多家企业填报了1468个已获B证的产品，在这些产品中，目前属于临床试验阶段或者申报中的占36.99%，已生产的占29.28%，已实现销售的占26.36%，已获B证但未签约受托企业的占7.36%。由此可见，占44.35%的品种企业虽然取得了B证还未到实际生产的阶段。

5. 持有人变更产品多数为常年不生产产品

根据受访企业填报数据，从持有人变更前产品情况来看，药品注册证转让未生产产品居多：纯B类持有人产品变更前3年内未生产的占25.63%、变更前5年及5年以上未生产的占42.97%。部分停产品种转移确实存在运用新持有人的管理对老品种进行“赋能”的可能，但大多数情况下老品种恢复生产的客观条件及临床价值均已不再具备；即在停产品种转移的商业模式下，产品“注册证”本身的资产属性往往会大于其后续的产品价值。

（三）药品B证企业（不含A）主体和能力分析

总的来说，现有的纯B证企业中能力差异比较大，产品来源为研发的，其研发人员、研发能力较强，但生产管理能力和经验相对比较欠缺。产品来源为转让的、能力差异更明显，如仅是单个企业管理品种销售的，其能力无论是对产品的技术的掌握、质量管理能力都比较弱；但如属于证照归集到总部的，总部的质量管理能力相对较强。

1. 无制剂生产能力的B证企业是重点研究对象

调研发现，因含A的B证企业，其具有生产药品的条件和能力，在硬件设施、人员配备、管理经验等方面都相对比较成熟，其需要根据委托生产的要求调整优化管理体系、做好与受托企业的衔接。分类统计看，同时有A证和B证的（AB+X）的药品生产企业1023家，占药品生产企业总数的

11.94%。从各省分布看，海南、黑龙江、河南等省市这一类型的比例也较高。相对而言，不含A的B证企业（包括纯B、B+C和B+D证）其管理经验和条件相对比较弱，故课题组对这一类型企业做了深入分析。不持有A证的B证（B+X）药品生产企业1147家，占药品生产企业总数的13.39%。这一不具有制剂生产能力类型企业的比例海南和西藏均超过40%，比例较高，其次为上海、四川和广东。这一类别的企业包含纯B、B+C，B+D等不同类型，虽然有的具备生产条件和能力，但相比较有A证的企业来说，比较典型的特点是不具有制剂的管理经验。后续课题组将重点关注这一类型的企业的条件、能力和风险。

2. 纯B证企业增长数量放缓

自《药品管理法》及配套法规修订后，纯B证企业的数量增幅较大，从2020年的62家增长到2023年的1065家，其中2022~2023年一年新增575家。随着《132号公告》等文件的出台，企业评估自身条件和能力后更加谨慎地申请B证，纯B证企业的数量增速放缓明显，截至2024年4月，纯B证企业为1127家，6月约为1200家，2024年上半年新增仅为130余家。

3. 纯B证企业研发占比较高

受访的581家仅持B类药品生产许可证企业中，在取得许可证前为药品研发企业的224家（38.55%），在取得许可证前为新设立企业的199家（34.25%），在取得许可证前为药品经营企业的75家（12.91%），在取得许可证前为药品生产企业的68家（11.70%），其他生产经营或投资型企业15家（2.48%）。从产品来源看，自主研发占比接近50%，比所有受访企业自主研发占43.27%比例高，这也显示了MAH制度在实施过程中赋能了生物医药创新公司，使得这类企业能够加快产品上市，促进创新发展。

4. 质量管理机构和人员配备需逐步完善

质量管理部门设置满足法规底线要求，根据实际生产需求调整。仅持B类药品生产许可证企业中，生产管理部门配置人员为1~3人的企业462家（79.52%），配置人员为1~5人的企业522家（89.85%）。配置1人的企业占28.57%，配置2人的企业占33.73%。质量管理部门配置人员为1~3人的企业283家（48.71%），配置人员为1~5人的企业459家（79.00%）。有7家企业药物警戒部门人员数为0，未实质性设置药物警戒部门。573家企业在药物警戒部门配置了1~3人，占比94.55%。

企业问卷填写时间基本为2024年初，正处于各企业按照《132号公告》自查阶段。从各省药监部门了解到，随着《132号公告》的落地实施，向机构和人员的配置也进一步落到实处，如受访中的一家未配备质量管理人员的企业，也已完成相关人员配置。

此外，存在质量管理人员经验较丰富但部分企业留人难的现象。部分质量管理人员存在多省挂靠、虽从业时间长但中间经历断档、原从业经验与多管理品种关联度不大等现象。新设企业、持有产品为持有人转移或CRO形式研发等的关键人员对持有产品特性、工艺特性熟悉度不高等现象。如前文所述约44.35%的品种，企业虽然取得了B证还未到实际生产的阶段，这些企业的典型特点是机构设置和人员配置往往以最低限度满足法规要求。在访谈中，机构设置需要人员维持，企业在没有实际品种生产销售时，即使是有实力的外资、民营大集团也很难吸引资深的质量人员长期留在企业。

三、药品委托生产管理中存在的风险及问题分析

（一）药品委托生产中的风险分析

“委托生产风险有哪些”的问卷，收集有效词条1779条，受访者认为委托生产的风险主要集中在共线生产风险、全过程监督风险、委托生产管理风险、产品工艺及变更风险、无效沟通风险、双方质量管理体系衔接风险等方面（表1）。

表1　药品委托生产风险问卷信息统计

内容	数量	占比
共线生产风险	212	34.98%
全过程监督风险	202	33.33%
委托生产管理风险（生产计划、多点委托、跨省委托）	187	30.86%
产品工艺及变更（技术转移）风险	175	28.88%
沟通有效性风险	155	25.58%
质量管理体系衔接风险	115	18.98%

1. 药品委托生产中的共线生产风险

在合适的生产线进行共线生产，合理利用资源，在一定程度上可节约企业运行成本。而由于药品自身特性和工艺等因素，共线生产的实际情况十分复杂、交叉污染评估风险很大。持有人需要对持有品种的共线生产可行性和可控性负主体责任；应当向受托药品生产企业提供品种相关的药理毒理或基于健康的暴露限度（HBEL）等信息；审核批准受托生产企业提供的共线生产风险评估报告；对受托药品生产企业共线生产风险控制措施进行定期审核；变更告知、变更评估和变更控制、变更相关申报工作。受托药品生产企业需要根据产品共线情况进行共线生产风险评估，评估内容包括但不限于共线生产的产品信息［如共线生产产品的药理毒理或基于健康的暴露限度（HBEL）等信息］、厂房、生产设施、设备情况以及现有清洁方法等。

通过问卷调查所收集到的共线生产存在的问题主要包括：一是受托生产企业对共线生产风险评估不充分，持有人的产品配方保密，也将造成风险评估不充分。持有人对受托生产企业的共线生产情况了解不透彻（如，受托生产企业自产品种及其他持有人委托在同生产线生产的品种的特性例如含毒性成分等）对评估报告审核不全面。二是受托生产企业未对产品共线生产中的交叉污染风险，及时告知持有人。三是未充分对共线设备残留物质限度进行评估等。

2. 异地委托及多点委托的风险

根据调研数据，异地委托占总品种数的一半以上，虽然国家层面有相应规范，但在实际操作层面，各省的行政许可和日常监管等政策仍存在差异，地域环境的差异，给持有人跨省委托生产增加了管理难度（现场监督、沟通和成本、受托地监管部门对委托生产产品的重视）。另外，同一产品多点委托生产，存在物料来源、设备设施不同、工艺多数微变动，带来的产品质量不一致的风险。随着受托生产企业，同生产线的受托产品增多，提高了按协议要求组织生产的难度。

3. 药品委托生产中全过程监督不足的风险

受访企业认为委托方对受托方全程监督不足也是主要风险之一。虽然问卷中 70.22% 受访者认为自己能够在委托产品生产全过程派人指导和监督。但在访谈中 B 证企业认为全过程监督仍然无法达到预期，通过问卷调查所收集到的全过程监督存在的问题主要包括：一是由于持有人生产质量管理人员配备不足，无法在委托生产全过程实施现场监督。二是持有人对委托产品生产工艺不熟悉，在生产监督过程中，无法及时发现问题及潜在风险。三是受托生产企业以技术保密等为由，拒绝持有人深入现场监督。四是持有人配备检验能力不足，无法对物料及产品的检验进行监督。

4. 药品委托生产中质量管理体系衔接上的风险

因委托双方管理理念、企业文化不同导致对质量安全风险分析、评估及采取的控制措施存在差异（34.08%），现场或文件审核受托方，耗时耗力、不全面（31.84%）、相关质量管理体系中具体涉及委托管理的相关要求针对性不强（20.14%）等因素，使得委受托双方质量体系衔接方面存在的障碍。

委托受托双方沟通方面也存在障碍，主要包括洽谈合作时，委托受托双方交流信息不充分。受托方在生产检验等方面出现问题时未及时与持有人交流沟通。在解决问题时沟通的及时性、有效性较低。《132 号公告》要求每季度不少于一次风险研判，课题在后续的跟踪调研中也了解到委托方和受托方基本能够做到。但双方的沟通方式、能力等方面还有待提升。

（二）药品委托生产监督管理中的问题和困惑

在跨省委托生产的模式下，受访企业认为药品委托生产监督管理中存在的问题排序依次是：跨省监管沟通不顺畅，占 93.75%；监管机构人员不足，占 75.00%；尚未建立统一的监管标准，占 68.75%；监管机构能力需要提升，占 56.25%；尚未建立有力的惩戒措施，占 31.25%。

1. 跨省监管协作机制和信息化建设需进一步加强和重构

在对跨省委托监督管理的建议中，93.75% 的受访企业认为，应当加强区域间检查结果互认。上述数据客观上反映了在药品上市许可持有人跨省委托生产过程中，各省监管要求和标准存在差异、检查结果互认存在障碍的问题。

此外，87.50% 的受访企业认为应当加强监督检查信息化建设，监督检查的信息共享。在跨省监管沟通方面，由于地方药监部门基本数据库不足，基于品种的信息部分缺失，属地监管确实存在盲人摸象的问题。此外，由于信息系统无法覆盖需求，“信息孤岛”现象依然存在，地方监管部门仍然依靠“函来函往”，跨省监管沟通不畅的问题依然影响了跨省委托生产的监管效能。

2. 跨区域委托陡增致使现有的监管人力资源无法应对

在问题中，75.00% 的受访企业认为监管机构人员不足。机构改革后人员数量和能力都存在不同程度的缺口，这客观上导致了对持有人委托生产的检查无法面面俱到。药品上市许可持有人委托生产风险不在于委托生产行为本身，而在于委托生产模式下排列组合产生的委托生产情形复杂且涉及主体较多，相应监管要求是否与风险相匹配、相应监管措施是否跟进配备。需要根据风险来分类、分频次，进一步提高监管的效能。特别是跨省的检查占用人力、时间较多，更应该在跨区域监管协同、检查互认等方面进行制度完善，避免重复检查。

3. 委托生产中 MAH 主体责任和受托企业相应责任有待进一步明确

B 证主体本身并不对于生产实际操作，受托生产主体才是相应药品的实际生产者，是药品质量的直接“产出者”。一方面其有条件控制药品从物料到放行每一环节的风险，另一方面对于有生产经验且有其他在产品种的受托生产主体，其有一定的能力帮助持有人提升质量管理能力和风险防控能力，在理想情况下，其出于自身的企业商誉考虑应当更重视生产的合规性，避免影响其他在产品种而有一定的“内驱力”。虽然 B 证主体对药品的全生命周期承担责任，但是受托生产企业也应当对其生产行为负责。而对于 B 证主体本身，考虑在目前存量的情况下，形成一定的退出机制，让 B 证回归品种的安全性、有效性和临床价值本身。

四、委托生产监督管理建议

（一）持续发挥 MAH 制度优势，深化监管制度创新

按照二十届三中全会关于“发挥市场在资源配置中的决定性作用，更好发挥政府作用”的国家战略，按照药品管理法确定的 MAH 法律制度，继续推动改革的深化，既“放得活”又“管得住”，持续提升药品安全治理能力和水平，更好地服务生物医药产业创新高质量发展。

在《药品管理法》确立的 MAH 责任主体的基础上，梳理全产业链中其他药品生产经营主体的责任，构建科学的责任分配机制，持有人和药品受托生产企业的主体责任和相关责任的有机结合，强化 B 证企业的同时，加强受托生产企业的管理和要求。同时发挥大数据、AI 技术在风险研判中的作用，进一步完善优化相关制度并强化落实。

在建立全国统一大市场的国家发展战略下，进一步积极推动药品监管的

“全国一盘棋”，继续探索构建属地监管与区域协同监管联动模式，可以在长三角等区域率先试点，逐步形成全国统一的监管工作规范标准。

（二）基于风险对不同类型品种采取相应管理措施

如前文所述，老品种转让和新品种申请在程序要求和品种风险上存在差异。老品种转让中存在转让后不实际生产、转让后生产场地不变、转让后再恢复生产等几种情形。新品种基于自行研发和委托研发而风险不同（表2）。

表2 对不同类型品种采取相应的管理措施

类型	重点风险	管理措施
老品种转让，不实际生产	转让科学性 质量管理上风险不高	建议考量后续是自行生产还是其他途径，转让程序的优化
老品种转让，持续生产	新老体系衔接	建议可以适当简化，重点考核新老体系衔接
老品种转让，恢复生产	是否可以按照原注册资料生产 变更的风险	出让方在一定时限内对品种安全、有效性承担一定责任；该产品能够恢复生产，在环节中增加考核环节；重点关注 受让方条件能力中的产品掌握能力
新品种，自行研发	研发和生产的管理意识存在差异 质量管理人员的能力	重点提高质量管理意识和能力
新品种，委托研发	对品种的掌握能力	重点加强委托方对产品掌握的能力

（三）进一步提升药品上市许可持有人质量管理能力

1. 提升关键岗位人员能力

建议监督企业加强对B证企业生产负责人、质量负责人和质量受权人进行持有产品的特性、工艺、生产要求和检验等内容的培训，以确保持有人的生产质量管理关键人员熟悉所持有产品，确保对委托生产产品生产和检验全过程实施有效监督，对受托企业进行有效监督。督促持有人确定生产负责人、质量负责人、质量受权人和药物警戒负责人时，严格审核相关人员的资质、药品生产和质量经历。

企业应当依据生产规模或受托生产企业等情况，设置多个质量受权人，覆盖企业所有产品的放行职责。各省级药品监管部门给予信息化支持，在生产许可证或相关平台中允许载明多个质量受权人。

2. 进一步管理多点委托生产

基于同一产品多点委托生产的风险高于一对一的委托生产风险，故建议：一是要求持有人在开展多点委托生产活动前，充分评估自身管理能力和受托生产企业在生产设备设施等方面的差异，制订多方协同的质量协议，以减少产品的不一致性。二是建议持有人加强多点委托生产中原辅料等关键物料管理，统一采购，尽量采用源于同一生产企业生产的同批次的原辅料，以减少原辅料的产品质量差异；尽可能选用生产条件（如型号参数相近的设备）相近的生产企业作为多点委托生产的受托方，缩小工艺参数的差异，以减少影响产品质量的因素。

3. 压实共线生产管理责任

《132 号公告》第（十三）条规定，对于同一生产线生产其他产品的，持有人和受托生产企业应当根据《药品共线生产质量风险管理指南》，制定可行的污染控制措施，排查污染和交叉污染风险。持有人应当定期对受托生产企业执行污染控制措施的情况进行检查，并根据风险评估情况设置必要的检验项目、开展检验，确保药品质量安全。受托生产企业应当积极配合，并在委托生产协议中明确双方责任义务。

2023 年 3 月 6 日我国发布的《药品共线生产质量风险管理指南》（以下简称“《指南》”），为企业的共线生产的管理和风险评估提供了指导。故建议持有人和受托生产企业，共同依照《指南》要求，对引入进行共线生产产品进行风险评估。共线生产风险评估，以受托生产企业为主导，持有人共同参与完成。对后期新引入产品的共线生产风险评估结果（尤其是对可能持有人委托产品质量风险），应当及时告知持有人。

4. 质量协议与实际生产管理有机衔接

通过各种措施使得药品上市许可持有人和受托生产企业的实际管理与质量协议一致，并能够有效运行。一方面建议可以组织力量对《药品委托生产质量协议指南（2020 年版）》进行回顾性分析，引导行业组织根据新的要求和总结使用过程中经验出台相应的共识。另一方面加强培训引导，敦促双方根据自身产品的特点和双方的实际情况，按照组织生产过程、管理要求细化责任界定、质量管理体系的衔接、关键工艺参数和生产过程合规性监督规定和委托双方的沟通机制等内容，使得管理过程和协议能够有机衔接。

5. 责任赔偿能力方面的建议

责任赔偿能力方面，重点评估是否具备与品种风险相匹配的责任赔偿能力。责任赔偿能力应当与产品的风险程度、市场规模和人身损害赔偿标准等因素相匹配。建立明确持有人责任赔偿能力评估的原则，例如以下要点：财务状况评估、保险覆盖情况、风险储备金、市场规模和产品风险、信誉和信用记录、行业经验和声誉、法律合规情况、应急计划和风险管理能力。

各省监管部门应当督促持有人建立责任赔偿的相关管理程序和制度，积极引导持有人通过购买商业保险等形式，保证持有人具备符合法律要求的责任赔偿能力。建议持有人所在地药品监督管理部门根据各省实际情况，细化明确应提供证明的具体要求。

（四）强化受托生产企业责任与要求

1. 制定《委托生产药品上市许可持有人对受托生产企业遴选指南》

鼓励各省级药品监管部门组织制定《委托生产药品上市许可持有人对受托生产企业遴选指南》，引导药品 B 证持有人选择与委托药品品种匹配性高、业界认可度高、合规意识强、质量体系健全、GMP 实施规范、风险处置水平高的受托生产企业。相关内容可以纳入委托生产协议指南中。条件成熟时，建议国家局指导行业机构组织具有较好委托生产管理经验的 B 证企业联合制定《委托生产药品上市许可持有人对受托生产企业遴选指南》。

2. 明确受托生产企业名单及信用情况公开主体

明确受托生产企业所在地省级药品监管部门作为发证部门的职责：受托生产企业所在地省级药品监管部门应当定期公布辖区内受托生产企业名单及信用情况。

3. 明确受托生产企业共线生产责任

虽然 B 证主体对药品的全生命周期承担责任，但是受托生产企业也应当对其生产行为负责，避免受托生产企业忽视生产行为合规的重要性和违规的法律后果。调研中企业普遍反馈共线生产应当是委托生产模式下较大的共性风险，且受托方出于商业秘密保护的需要存在拒绝提供委托方需要的信息的情况。建议明确受托生产企业是共线生产的主要责任主体，委托方与其共同承担责任。

建议强化受托生产企业所在地省级药品监管部门对受托生产企业药品共

线生产的监督管理。明确受托生产企业所在地省级药品监管部门应当加强受托生产企业药品共线生产的监督管理。

（五）药监部门监督管理方面的建议

1. 建立信息化管理工具

建议国家局牵头带领各省药品监管部门建立以监管业务需要为依据，以数据为核心，覆盖全国的持有人药品安全信用档案系统，完善监督检查手段，建立药品生产企业药品安全信用档案的全景化监管档案信息库，实现监管信息的归集、分类、统计，推进药品全生命周期数字化管理。

建立统一的动态准确的基本数据库供监管部门随时查阅；以属地监管为基础，建立全国统一的省局间协同工作机制；借助 AI 等新工具，优化管理措施。

2. 明确药品委托生产的许可程序

明确 B 类许可证及 C 类许可证办理时间顺序。受托生产企业所在地省级药品监督管理部门应当在拟上市药品完成商业规模生产工艺验证并经受托生产企业提出申请后，依法出具药品 GMP 符合性检查告知书及同意受托生产意见。委托生产企业所在地省级药品监督管理部门应根据委托生产企业申请材料、检查结果等材料，结合受托生产企业所在地省级药品监管部门出具的药品 GMP 符合性检查告知书及同意受托生产意见，作出是否同意的决定。明确先 C 证后 B 证；受托生产企业所在地省级药品监督管理部门出具的材料合并为“药品 GMP 符合性检查告知书及同意受托生产意见”。

为避免重复检查，明确有生产管理经验的申请人增加生产范围的检查要求。已获 B 类许可证新增生产范围（品种）的，委托方所在地省级药品监管部门可以结合既往检查和风险研判情况，确认是否增加生产范围。明确“仅限注册申报使用”换证要求：申请人获得药品上市许可后，持药品注册证书复印件申请直接换取相应生产范围的药品生产许可证。

3. 明确受让停产品种的要求

通过培训、宣传及行业共治，引导企业充分评估长期停产的品种（俗称“僵尸批文”）转让的风险，谨慎受让。提高转让长期停产品种的要求，一方面可以要求生产工艺验证可生产后再允许转让，该生产可以在出让方所在地完成也可以在受让方所在地完成。另一方面采取公告注销等方式，加速无法获批品种的退出。

4. 细化申请人药品质量安全主体责任能力的检查要求

由于注册环节关键岗位人员没有实际工作业务，调研中反馈确实存在重复任职情况，考虑允许 B 证企业在实际获批后关键岗位人员专人专职，并对关键岗位人员履职情况进行重点检查。各省级药品监管部门重点检查申请人关键岗位人员配备及履职情况、质量管理体系建设和运行情况、对委托生产的管理情况等内容，确认申请人具备履行药品质量安全主体责任的能力。

明确对无药品质量管理经验的受让品种申请人三大能力进行重点审核。调研中发现，无药品质量管理经验的受让品种 B 证持有人委托生产相对其他情形风险更大。建议明确变更后的持有人应当具备符合药品生产质量管理规范要求的生产质量管理体系，承担药品全生命周期管理义务，完成该药品的持续研究工作，确保药品生产上市后符合现行技术要求，并在首次年度报告中重点说明转让的药品情况。出让方应当在合理的期限内协助变更后的持有人完成该药品的持续研究工作。各省级药品监管部门可根据各地实际监管情况细化审核方式。

5. 优化跨省委托监管机制

建议在《药品生产监督管理办法》第五十条法规要求的基础上，明确双方所在地省级药品监管部门监管的权责分配和监管衔接机制。

一是明确双方监督管理重点，委托方所在地省级药品监管部门负责对申请人质量管理能力、风险防控能力及责任赔偿能力的审核及上市许可持有人持续合规性考核和检查；受托方所在地省级药品监管部门负责对受托方生产行为检查、处罚及信用档案的管理。

二是明确委托生产药品委托检查和检查结果互认。委托方或受托方所在地省级药品监管部门可以委托对方开展监督检查，并认可委托方的检查结果。

三是明确委托生产药品质量抽查检验程序和要求。委托方所在地省级药品监管部门应当将委托生产品种纳入药品质量抽查检验计划并列入预算，可以委托受托方所在地省级药品监管部门负责具体开展药品质量抽查检验和送样等工作。

本文为上海市食品药品安全研究会 2023 年度研究课题。项目负责人：唐民皓（上海市食品药品安全研究会首席研究员）；主要执笔人：沈建华、魏俊璟、孙佳斐。

MAH 制度下集团型企业一体化质量管理模式的实践与探索

阮克萍[1, 4]，陈洁[1, 4]，张羽嘉[2, 4]，李茜[3, 4]
1. 赛诺菲；2. 上海交通大学药学院；3. 上海医药股份有限公司；
4. 上海市食品药品安全研究会药品安全专委会

摘要： 在制药行业中，质量是企业生存和发展的基石，它不仅关系到企业的核心价值，更是赢得消费者信任和巩固市场竞争力的关键因素。当下制药企业面临的挑战日益复杂，需要不断创新发展并增强国际竞争力，数字化转型和集团化管理是企业做大做强的必然选择，越来越多的制药企业在逐步实践并完善集团一体化质量管理模式。它通过跨部门的资源和流程整合优化，最大程度优化资源配置，提升质量管理能力和效率，从而实现对产品质量的全面管理，并保证无论在哪个国家，药品生产和销售质量管理都有一致的标准。集团化管理模式之下，集团的中心职能部门能够统一调配企业的各项资源，充分发挥各个职能部门的作用，实现资源共享，优势互补，提升企业运作和管理效率。对于制药企业来说，在集团化一体化质量管理的模式之下，整个企业必须执行一套完整全面的质量管理体系，同时通过内外部审计确保在集团下属各企业（包括各持有人和各生产场地）之间真正落实实施了这一套质量管理制度，这样有利于实现企业的标准化一体化规范管理，更好地落实上市许可持有人对产品全生命周期的质量管理职责。

关键词： 药品上市许可持有人；集团一体化；质量管理；质量管理体系；质量控制；合规性；创新

2019 年新修订并颁布实施的《药品管理法》明确了药品上市许可持有人（Market Authorization Holder）在药品管理方面的职责和义务，MAH 制度正式以法律的形式在我国建立，从而对于强化主体责任、优化资源配置、鼓励创新起到积极推进作用[1]。区别于过去药品上市许可与生产许可“捆绑”的管理制度，药品上市许可持有人制度下市场资源进一步被盘活，科研机构、药品生产企业均可持有品种，同时持有人可自行生产、销售、储存或运输药品，也可委托生产、销售、储存或运输药品。药品上市许可可以自由转让，同时《药品管理法》中明确了持有人的责任，要求持有人对药品的安全性、有效性、质量可控性负责，同时需要承担药品全生命周期的管理责任。伴随着全球医药产业的快速发展，经济全球化、国际分工的不断推进，集团化的管理模式在持续推进，以进一步优化市场资源配置、节约运营成本，并加快药品上市。

一、集团化质量管理的理论基础

1. 企业集团化的含义、特点

企业集团化的含义：企业集团，由其母公司、子公司、参股公司以及其他成员单位组成。母公司是依法登记注册，取得企业法人资格的控股企业；子公司是母公司拥有全部股权或者控股权的企业法人；参股公司是母公司拥有部分股权但是没有控股权的企业法人[2]。通常企业集团是指在一个统一机构的协调下，由一定数量的企业以互相之间在经营管理方面形成稳定关联关系为基础，依据一定原则，形成以一个或若干企业为核心，通过控股、企业合同或其他方式，使核心企业管控一系列的从属企业，从而形成众多企业的结合体，在企业集团的内部，核心企业为管控企业，从属企业为被管控企业。企业集团一般是以资本为主要联结纽带的母子公司为主体，以集团章程为共同行为规范的母公司、子公司、参股公司及其他成员企业或机构共同组成的具有一定规模的企业法人联合体，联合体内的企业为关联企业的关系。

企业集团是现代企业为了在生产经营、市场开拓、技术研发、资本运作等多方面获得目标、规模、协同效应优势而产生的，单体企业向企业集团的过渡是社会经济发展的必然需要，在世界各国，包括我国都很常见。

企业集团的特点包括：企业集团的形成以《公司法》《合同法》等我国基本法律规定，以及企业间合同和集团章程、关联企业章程等法律文件为基础，从法律概念上可以界定。企业集团通过股权控制、订立企业间的合同、集团章程、关联企业章程等形式实现核心企业对从属企业的控制，联合体内部的管理体制上，表现为企业集团中各成员企业，既保持相对独立的地位，又实行统一领导和分层管理的制度，建立了集权与分权相结合的领导体制，在联合体的规模和经营方式上，表现为规模大、跨部门、跨地区、甚至跨国度多角化经营的企业联合体，并形成了企业集团内为了共同目标而制定的共同行为规范。联合体内的企业具有集团统一领导，根据共同行为规范经营的特点，因此企业集团的管理机构设置和管理制度的建立往往是以企业联合体为单位的。

2. 制药企业集团化管理的优势以及运用实例

随着企业规模的增长，为了达成规模经济和协同增效，企业逐渐由单一经营实体向集团化企业转变。通过实施控股和兼并等策略，主导企业得以掌握多家子公司，形成企业集团。集团化管理通过整合成员企业在研发、采购、制造、销售和管理等关键环节的资源和能力，实现紧密协作和统一运作。通过这种管理模式，企业集团能够优化资源配置，实现成本效益最大化。共享的资源和协同的运营不仅降低了运营成本，还增强了企业的市场反应速度和专业化服务能力。此外，集团化管理还提升了企业的整体竞争力，使企业能够更有效地应对市场变化和挑战。

企业集团化管理目前在各行各业是一种领先的管理模式，特别是在能源行业、制造业、金融服务业、科技与互联网行业等，通过集团化管理的资源整合来优化配置并提高整体运营效率。

在我国企业集团化管理中比较突出的典型案例有华为、格力、上海医药、复星，其中华为成功地通过优化将集团化的大质量管理体系融入公司管理中，通过管理优化不断增强研发投入和质量投入、实施全球化发展策略使产品和管理模式更具有国际竞争力，有效实现企业发展规模的最大化并推进可持续发展。

二、国际大型制药企业集团一体化质量管理模式的实践

国际上大型跨国制药企业是由众多关联公司组成，在全球范围内拥有多个

国家的上市许可和生产设施。这些企业的产品生产不仅涉及集团内部的不同生产企业，也可能委托外部企业进行。根据企业发展历史的沿革以及产品和业务的不断扩展，其在各国建立了一个或多个法律实体作为当地上市许可持有人或者代理机构，管理模式通常都是集团化模式，包括人力资源管理、财务管理、供应管理等方方面面，质量管理也不例外。

1. 制药企业质量管理的基本原则

制药企业必须建立一个全面、稳健的质量管理体系，实现对药品从研发到产品终止的全生命周期进行严格的质量管理，确保药品的安全性、有效性，具体包括研发、技术转移、商业生产以及产品退出市场的过程（如图 1 所示的 ICH Q10 药品质量体系模型），这是制药企业质量管理的基本原则和要求[3]。一个高效成熟的药品质量体系应具备以下关键要素：

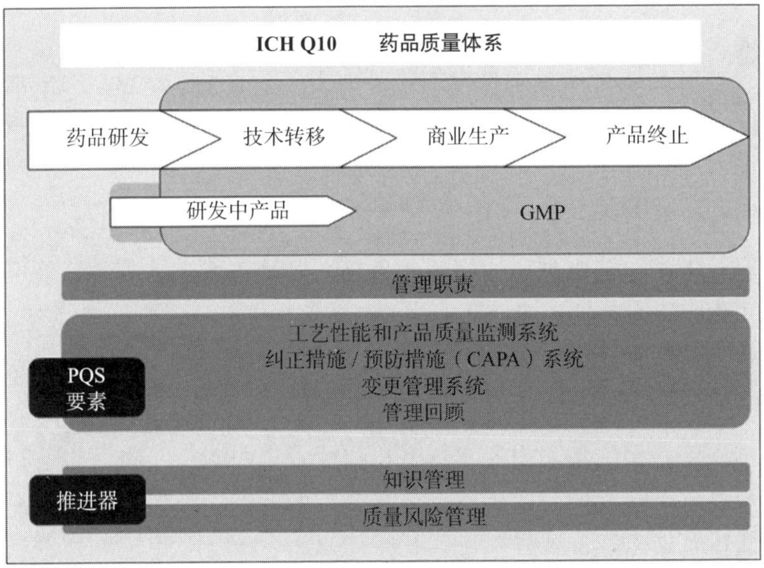

图 1　ICH Q10 药品质量体系模型示意图

- 明确的质量管理职责：确保每个环节都有清晰的责任分配和执行标准。
- 四大支撑要素：
  - 工艺性能和产品质量检测系统：确保生产过程和最终产品符合既定的质量标准，确保维持受控状态。
  - 纠正和预防措施（CAPA）系统：对质量问题进行调查，并及时的纠正和预防，减少风险发生。

- ○ 变更管理系统：对任何可能影响产品质量的变更进行严格管理，确保变更对产品质量没有不良影响。
- ○ 管理回顾：定期评审质量管理活动，确保体系的持续适宜性和有效性。

- 两大推进器：
  - ○ 知识管理：通过收集、分析和应用质量数据，促进知识的共享和创新。
  - ○ 质量风险管理：系统地识别、评估、控制和回顾风险，以支持基于风险的决策。

2. 集团一体化质量管理模式实施要点

对于国际大型制药企业而言，为保证产品在全世界不同区域合规销售运营，基于上述 ICH Q10 药品质量体系模型，集团必须按照国际高标准建立一套完整、稳健的质量体系和标准要求，集团内企业无论在哪个国家都执行公司集团层面建立的这一套质量体系和要求，确保在全球范围内维护质量体系的一致性和合规性。

这一整套全面的质量管理体系必须覆盖整个产品生命周期包括产品开发、临床研究、生产、销售推广、售后质量等；以及各类良好质量管理规范，包括药物非临床研究质量管理规范（GLP），药物临床试验质量管理规范（GCP），药物警戒质量管理规范（GVP），药品生产质量管理规范（GMP），以及药品经营质量管理规范（GSP）等；并通过定期独立的全球质量审计作为至关重要的反馈回路，确保集团内各实体真正执行了集团统一的质量体系和标准要求，这也是实现成熟的集团一体化质量管理的关键。国际大型制药企业实施集团一体化质量体系的关键要点概述如下：

- ○ 统一的质量方针：明确制定并传达质量方针，确保集团及其子公司的员工都能理解并遵循统一的质量目标。
- ○ 统一的标准化流程和质量文件管理系统：建立统一的质量管理程序和标准化文件，以减少差异并确保实施协同一致性。同时采用计算机化的质量文件管理系统集中管理所有质量文件、质量记录和文档，确保集团内公司都易于访问和追溯管理。
- ○ 统一的风险管理：建立集团层面的风险管理流程，以识别、评估和统一管理集团内公司的潜在风险。

- ○ 法规遵从性：确保质量管理体系符合所有适用的国际和地区法规要求，以支持全球运营。
- ○ 定期的质量审计：定期对集团内公司进行质量审计，以验证其执行了同一套质量体系和要求，保证质量体系有效性。
- ○ 共享资源和知识：创建共享平台，使子公司能够访问集团范围内的质量资源、最佳实践和知识。

一般通过质量手册或同等的文件来阐述集团一体化质量管理体系的基本情况及其适用范围（如，适用的企业或实体、适用的药品质量管理生命周期）。通过管理、监测、回顾来确保同一质量管理体系在适用范围内一致、有效的实施和持续改进。实施了集团化质量管理体系的企业或实体，通过流程、文件和协议确保满足药品质量管理要求。

3. 集团一体化质量管理模式实施的组织架构

为了更好地实施集团一体化质量管理，国际大型制药企业的组织结构中，专业化的集团共享职能部门发挥着核心作用。通过集约化管理，这些部门为各子公司提供强有力的支持，包括但不限于：

- ○ 药物警戒部门：负责监控药品安全，确保及时响应并处理药品不良反应事件。
- ○ 质量审计部门：定期进行企业内外部质量审计，确保质量管理系统的持续合规性和有效性。
- ○ 供应链管理部门：优化供应链流程，确保原材料和产品的质量和供应的连续性。
- ○ 质量管理部门：负责产品的质量，确保产品全生命周期的质量保障。
- ○ 医学部门：提供专业的医学支持和咨询，确保药品使用的安全和有效性，同时支持临床研究和市场准入。
- ○ 注册部门：负责药品的注册事务，确保药品符合监管要求，顺利通过审批流程，加快产品上市。
- ○ 研发部门：驱动创新，负责新药的研发和现有产品的改进，确保产品线的持续更新和技术领先。

这些共享职能部门不仅加强了集团对子公司的质量管理和控制，而且通过集中专业知识和资源，提高了整个集团的运营效率和市场响应速度。这种组织模式还促进了最佳实践的分享，统一了质量标准，加强了对药品全生命周期的管理，从而确保了全球产品和质量的一致性，并有效落实了药品上市许可持有人的主体责任，下图 2 为行业实践企业集团机构设置图[4]。

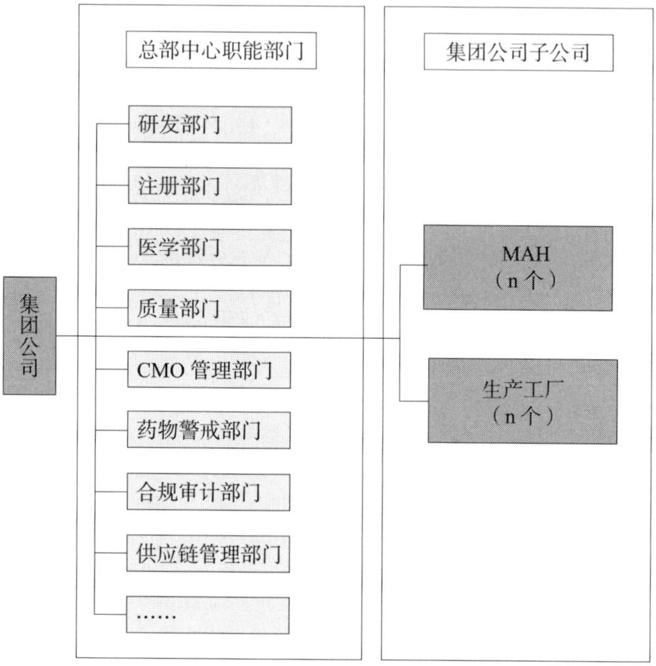

图 2 行业实践企业集团机构设置图

4. 集团一体化质量管理模式实践举例

（1）质量审计管理

对于国际大型制药企业，每年都需要基于风险针对全球范围内数以千或万计的供应商或第三方 GxP 服务机构进行定期或不定期的质量审计活动，为了保证这些审计活动的有效性和高质量，通常会建立一支集团内部专业、独立且专职的审计队伍，统一部署落实质量审计工作，确保集团对各供应商和第三方服务商质量监管标准统一，避免集团内多家企业重复审计同一供应商/服务商所造成的社会资源浪费，同时提高物料供应商/服务商对质量审计工作的配合度，图 3 阐述详细了集团化质量管理模式下统一的质量审计管理工作模式。

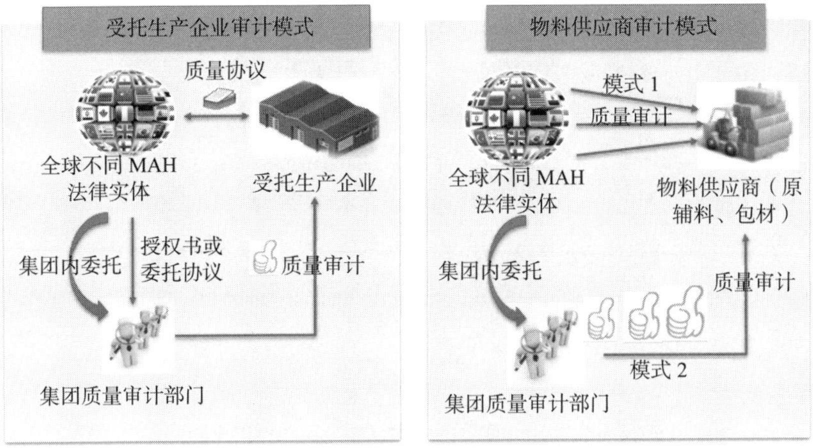

图 3　MAH 集团化质量管理模式实践分享—质量审计管理

（2）其他 GxP 质量管理活动

集团一体化质量管理还可以应用在整个产品生命周期包括产品开发、临床研究、生产、销售推广、售后质量等；以及各类良好质量管理规范，包括药物非临床研究质量管理规范（GLP），药物临床试验质量管理规范（GCP），药物警戒质量管理规范（GVP），药品生产质量管理规范（GMP），以及药品经营质量管理规范（GSP）等。

药物警戒管理：通过建立集团内专业且专职的药物警戒管理部门，建立并实施同一套良好药物警戒管理规范体系和标准，来确保产品无论销售在哪个国家或区域，其药物警戒管理标准的一致性和数据的完整性，这样可以更加全面保障产品全生命周期的安全性。

药品上市后质量管理：通过建立集团内专业且专职的药品上市后质量管理部门，参考上市国家 / 区域的法规要求并结合集团内质量管理要求，建立并实施同一套上市后质量管理体系，来确保产品无论销售在哪个国家或区域，其上市后产品质量管理持续合规有效，具体包括但不限于产品分销活动管理、上市后质量投诉管理、药品召回管理、药品追溯管理等。

图 4 列举了集团化质量管理模式下其他 GxP 活动管理模式实践。

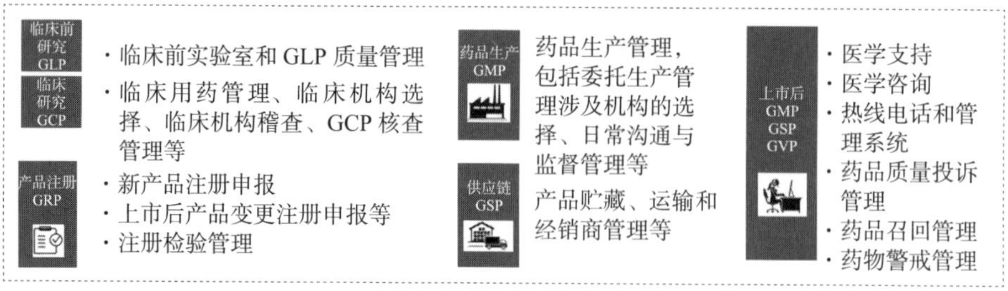

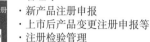

图 4　MAH 集团化质量管理模式实践分享—其他 GxP 质量管理活动

三、国内制药企业集团化质量管理现状

1. 国内制药企业集团化发展态势

在我国，制药企业大多正处于集团化运作发展过程中，即逐步建立统一的质量管理体系，对下属子公司进行统一管理。国内集团公司目前主要通过两种方式进行资源整合，扩大公司规模，提高实力和影响力。其一，是集团母公司通过收购、并购的方式，吸纳一些符合集团发展战略需要的医药公司作为子公司。在这种模式下，被收购公司可能已经具备自身的质量管理体系和药物警戒系统，需要与集团公司相应的管理体系进行整合、磨合，融入到统一的体系当中。其二，是集团母公司根据公司战略发展自建子公司，如自建生产场地等。这种模式下，集团可以在自建早期就贯彻统一的质量管理体系，将原先的职能和战略规划直接植入到子公司当中，整合的效率会相对较高。

2. 国内制药企业集团化发展实践

以复星医药为例，该公司在 1998 年 A 股上市后，逐渐通过并购整合的模式，发展成目前国内大型的制药集团，在 2023 年工信部工业百强榜上排名第 4 位。复星医药成立初期，收购整合了江苏万邦、重庆药友等公司，其逐步成为公司发展的重要力量，近年来收购整合了大连雅立峰，成都安特金等，开始涉足疫苗领域。2018 年成功收购了印度仿制药企业 Gland Pharma，迅速整合了其注射剂领域的专业优势，进一步提升公司走向欧美市场的能力。这一举措不仅扩大了复星医药在全球的销售网络和市场份额，而且优化了其全球战略布局，也是复星医药走向国际化的重要支撑。复星医药的子公司均配备了完善的组织结构，收购完成后，集团向子公司提供了人力资源与管理经验的支持，并将子公司的管理体系纳入集团管理体系之中。在质量管理体系和药物警戒体系方面，复星医药建立了相对完善管理策略，确保整个集团的质量管理体系保持一致性，并逐步指导子公司成员企业通过 WHO、FDA 等国际监管机构的认证，实现集团质量管理的一体化。

3. 持有人制度下国内企业集团化发展

MAH 制度的建立和实施给了国内企业面对未来的全球资源配置、全球市场供应，以及企业集团化发展带来了政策机遇[5]。但随着持有人制度的实施，也逐渐看到了一些风险，对药品上市许可持有人检查情况开展的调研分析发现[6]，持有人在人员资质，质量管理能力，质量沟通方面的缺陷，而集团化企业的管理模式能有效缓解委托企业和受托企业可能存在的潜在风险，首先集团化企业大多建立了一体化的质量管理体系，能提升委托企业和受托企业的质量沟通效率，降低沟通成本。其次大型集团化企业多采用信息化系统进行管理，并和子公司在管理数据上进行打通，减少委托生产过程中的信息不对称、不透明而带来的质量风险。因此集团化管理能有效增加企业抗风险能力，集团总部可以为子公司提供财务融资支持、担保等，并提供专业的风险控制团队和调查团队，强化风险防控能力。

鼓励医药企业集团化发展，能有效提升资源配置的效率，提升企业质量管理水平，建立具有国际竞争力的国内医药大型企业。随着我国进一步推动医药企业高质量发展战略的实施，鼓励医药企业参与国际竞争，国内医药企业集团化发展也是不可避免的发展趋势，必然也有很多的国内企业建立起集团化运营和管理模式。

四、国内外医药行业集团一体化质量管理的法规概要

国际药品监管已将集团化管理纳入其法规框架。

欧盟法规第二卷人用药品申办人通知及注册指南第一章上市许可中明确指出：

属于同一公司集团或受同一自然人或法人控制的申请人和上市许可

持有人应被视为一个实体。（“Applicants and marketing authorisation holders belonging to the same company group or that are controlled by the same physical or legal entity are to be considered as one entity.）[7]”

EMA 发布的 GMP 和 MAH 反思文件（*Reflection paper on Good Manufacturing Practice and Marketing Authorisation Holders 20220110*）也强调了大型全球组织共享药品质量体系的普遍性：

许多 MAH 都是大型而复杂的全球组织的一部分，这些组织运营共享的药品质量体系。（“It is acknowledged that many MAHs are part of large and complex global organisations which operate shared Pharmaceutical Quality Systems.”）[8]

这些规定体现了国际监管机构对药品生产和上市许可持有人实施统一质量管理的重视，旨在确保药品的质量和安全，同时提升监管效率。

相较之下，我国《药品管理法》《药品管理法实施条例（征求意见稿）》[9]以及《药品上市许可持有人落实药品质量安全主体责任监督管理规定》[10]等法规尚未对集团化管理作出明确规定。目前，仅《药物警戒质量管理规范（GVP）》[11]在药物警戒委托管理章节中提及了集团化管理内容，允许集团内各持有人之间以及总部和各持有人之间签订药物警戒委托协议，并明确法律责任由持有人承担[12]。

五、我国上市许可人制度下集团型企业一体化质量管理模式的思考和展望

我国上市许可持有人制度设立的初衷就是为了有效促进社会资源的整合、优化，鼓励药品研发创新，激发市场活力。由于种种原因，我国 MAH 制度的政策红利尚未完全发挥。

目前国内集团公司大多以股权、经济效益作为链接，尚未形成完善的统一质量管理体系。而相关政策的缺失也使得集团型企业质量一体化发展的方向不明，从而限制了市场资源的自由流动和进一步的有效整合，一定程度上制约了中国企业的出海及全球化发展。

鼓励集团一体化质量管理模式，将有利于充分发挥集团型企业的特色与

优势，进一步促进市场资源的自由流动和进一步资源整合。

建议可参考国际法规和最佳实践，出台相关的政策，从政策层面认可集团型企业实施一体化质量管理模式，及时出台配套的技术指南，明确集团型企业一体化质量管理的基本要求，指导企业全面开展一体化质量管理的能力建设，推动集团型企业质量体系的发展，鼓励企业质量管理的全面标准化。

展望未来伴随着更多新技术和大数据的综合应用发展，尤其是集成人工智能（AI）的质量管理系统可以通过 AI 实现持续监控，结合大数据分析预测就可以实现提前解决潜在的质量问题。各种新技术的应用将使质量管理成为一个连续且灵活的过程，从而大幅提高质量控制的响应速度和准确性，优化资源利用并提升效率。

当下制药企业正面临前所未有的机遇和挑战，数字化转型在质量管理中的应用是企业不断进化发展的必然选择。提高质量管理的标准化和一体化水准是企业数字化转型成功的关键，而集团一体化质量管理的实施和完善将助推企业更好地应用 AI 和数字化工具不断优化质量管理，提升效率并更好地保证产品质量。最终将有利于强化上市许可持有人的质量安全主体责任，并推动企业可持续发展，有助于更多中国制药企业做大做强，发展成为国际化的大型制药企业。

六、参考文献

［1］全国人民代表大会常务委员会关于发布《中华人民共和国药品管理法》（中华人民共和国主席令第 31 号）［2019-12-01 生效］. https：//www.nmpa.gov.cn/xxgk/fgwj/flxzhfg/20190827083801685.html

［2］国家市场监督管理总局关于发布《企业名称登记管理规定实施办法》（2023 年 8 月 29 日国家市场监督管理总局令第 82 号）［2023-10-01 生效］.https：//www.samr.gov.cn/zw/zfxxgk/fdzdgknr/fgs/art/2023/art_1e269e76abdb405ab5253b7c78e45f6a.html

［3］国际人用药品注册协调会 ICH 三方协调指导原则 Q10 药品质量体系 https：//database.ich.org/sites/default/files/Q10%20Guideline.pdf

［4］［期刊］中国 MAH 制度实践中相关问题与对策研究 – 中国药科大学国家药物

政策与医药产业经济研究中心和中国外商投资企业协会药品研制和开发工作委员会（RDPAC）[2022-12]
[5] 王芸. 我国上市许可持有人制度的长期机遇（上）[J]. 中国食品药品监管，2021,（05）：46-53.
[6] 颜若曦，曹轶，俞佳宁，等. 对药品上市许可持有人检查工作的调研分析 [J]. 中国药物评价，2022，39（01）：83-86.
[7] 欧盟法规第二卷人用药品申办人通知及注册指南 https：//health.ec.europa.eu/medicinal-products/eudralex/eudralex-volume-2_en
[8] EMA 发布的 GMP 和 MAH 思考性文件（Reflection paper on Good Manufacturing Practice and Marketing Authorisation Holders）[2022-01-10 生效]. https：//www.ema.europa.eu/en/documents/scientific-guideline/reflection-paper-good-manufacturing-practice-and-marketing-authorisation-holders_en.pdf
[9] 国家药监局综合司关于公开征求《中华人民共和国药品管理法实施条例（征求意见稿）》[2022-05-09]. https：//www.nmpa.gov.cn/xxgk/zhqyj/zhqyjyp/20220509222233134.html
[10] 国家药监局关于发布《药品上市许可持有人落实药品质量安全主体责任监督管理规定》（2022 年第 126 号）[2023-03-01 生效]. https：//www.nmpa.gov.cn/xxgk/fgwj/xzhgfxwj/20221229195805180.html
[11] 国家药监局关于发布《药物警戒质量管理规范》（2021 年第 65 号）[2021-12-01 生效]. https：//www.nmpa.gov.cn/xxgk/fgwj/xzhgfxwj/20210513151827179.html
[12] 江丹娜，赖文健，赵希平，等. 药物警戒制度下制药集团公司建立药物警戒体系的思考 [J]. 中国药物警戒，2021-04-20.

世界卫生组织监管评估体系概况及对我国药品监管国际化的思考

张帆[1]，张志娟[1]，宋瑞霖[1]
1. 中国医药创新促进会

摘要：为应对全球复杂监管环境带来的挑战，推动医疗产品全球化监管协同，世界卫生组织制定了一套统一的全球基准评估工具，并在此基础上发布世界卫生组织列名监管机构清单，为监管机构获得全球认可提供透明且基于证据的途径。长久以来，我国高度关注与世界卫生组织的交流合作，在疫苗监管和全球化领域已取得了丰硕的成果。在药品监管领域，我国已重塑了整个药品监管生态系统，具备了独立审查创新产品的能力，但在国际社会尚未形成普遍认知。本文从全球基准评估工具和列名监管机构清单关注的监管透明度建设角度出发，探索分析我国药品监管体系面临的挑战，并提出改进建议，以期助力我国更加深入地融入全球监管协同、监管信赖的国际大趋势中。

关键词：全球基准评估工具；成熟度水平；世界卫生组织列名监管机构；监管能力评估；监管国际化；国际互信；透明度

世界卫生组织是联合国系统内世界卫生问题的指导和协调机构，其职责在于引导全球公共卫生事务，拟定全球卫生研究议程，制定相关规范和标准，向成员国提供所需的技术支撑，以及监测和评估全球卫生趋势[1]。世界卫生组织官方调查统计显示[2]，截至2022年4月，其194个成员国中约71%缺乏能够满足人民健康需求的药品监管体系，且难以耗费大量人力、物力和财力筹建一个运行良好的监管系统，绝大多数国家和地区仍需要依赖其他值得信赖的成熟监管体系国家或地区的监管决策结果作为其药品注册审批的参考依据。

对此，早在 1997 年，世界卫生组织就开始制定并发布评估指标用于评估监管系统的体系和能力，后将其作为申请疫苗预认证的先决条件，为欠发达国家和地区药品监督管理部门的审批、联合国采购等提供指引。在多年的评估实践中，世界卫生组织不断优化、多次调整其评估指标，于 2014 年着手开发适用于药品和疫苗的统一评估指标，并于 2016 年正式引入了药品和疫苗全球基准评估工具（Global Benchmarking Tool，GBT）（现行为 2021 年修订第六版）。全球基准评估工具不仅能够帮助世界卫生组织评估医疗产品的监管制度，各成员国监管部门也能使用其对监管体系进行自评估，以实现提升和改进。在全球基准评估工具评估基础上，世界卫生组织进一步发布了列名监管机构（WHO-Listed Authorities，WLAs）标准和名单供全球参考，其本质上是一种国际资质认可，目的是推进国际监管协同。

目前，我国监管机构的国际化认可水平仍处于起步阶段，虽然国家疫苗监管体系先行一步，被评为世界卫生组织监管成熟度水平（Maturity Level，ML）3 级，但药品监管体系尚未获得相关认证。需要看到，我国药品研发管线和上市新药数量均稳居全球第二梯队之首，药品监管体系建设取得了飞跃式进步，但我国药品监管决策结果尚不能在国际社会获得认可，我国创新药品出口仍任重道远。

一、世界卫生组织致力于推动基于证据的国际协同

1. 监管机构能力评估

根据药品监管全生命周期各个环节监管能力、资源配备和监管要点的要求，世界卫生组织将全球基准评估工具指标分为 9 个模块，62 个相关指标，268 个子指标[3]，从而基于证据实现对药品、疫苗等医疗产品国家整体监管体系和相关组成部门的监管职能的系统性评估，即成熟度水平评估。268 个子指标可进一步分为 1~4 级，其中成熟度水平 4 级为最高级别指标，代表达到先进水平且在持续改进的监管体系应当具备的能力要素；成熟度水平 3 级代表具备稳定、功能良好、一体化的监管体系，该级子指标数量最多，占比达 56%，是逐步构建较为健全的国家监管体系并能够实现充分履行监管职能的关键要素；成熟度水平 1 级和成熟度水平 2 级代表存在监管体系某些要素及

部分执行基本监管职能的国家监管体系应当满足的要求（表 1）。

表 1　全球基准评估工具各评估模块各级子指标的分布

模块	成熟度水平 1级	成熟度水平 2级	成熟度水平 3级	成熟度水平 4级	总计
国家监管体系（National Regulatory System）	4	7	27	22	60
注册和上市许可（Registration and Marketing Authorization）	6	2	23	4	35
临床试验监管（Clinical Trials Oversight）	2	8	17	3	30
实验室检验（Laboratory Testing）	2	2	18	6	28
市场监管（Market Surveillance and Control）	3	4	15	5	27
药物警戒（Vigilance）	5	3	14	4	26
监督检查（Regulatory Inspection）	3	2	13	8	26
机构许可（Licensing Establishments）	2	1	13	3	19
批签发（NRA Lot Release）	1	3	11	2	17
总计（占比）	28	32	151	57	268

来　源：*WHO Global Benchmarking Tool (GBT) for Evaluation of National Regulatory System of Medical Products - Revision VI*

世界卫生组织对监管机构的评估基于自愿原则，有意愿的监管机构提出申请，随后基于证据对申报监管机构每个级别子指标的完成情况进行评估，最终确认监管机构成熟度水平。如以认证为成熟度水平 3 级为评估目标，需要所有成熟度水平 1 级和成熟度水平 2 级子指标，以及不少于 90% 的成熟度水平 3 级子指标达到完全实施。评估为成熟度水平 3 级和 4 级的监管机构代表有较高水平的监管能力。在世界卫生组织 194 个成员国中，只有 56 个国家（占比 29%）被认为能够达到成熟度水平 3 级或 4 级，其他 138 个国家（占比 71%）的监管体系欠佳（表 2）[2]。

表 2　成熟度水平评估规则

成熟度水平级别	已实施子指标	正在或部分实施子指标	成员国数量（个）
1	100% 1 级	—	98
2	95%（1 级 +2 级）	5%（1 级 +2 级）	40
3	100%（1 级 +2 级） 且 90% 3 级	10% 3 级	56
4	100%（1 级 +2 级 +3 级） 且 80% 4 级	20% 4 级	

来源：*Manual for benchmarking of the national regulatory system of medical products and formulation of institutional development plans*

目前，全球仅有 16 个国家正式申请并通过了世界卫生组织全球基准评估工具评估，被评为成熟度水平 3 级或 4 级，涉及 16 个疫苗监管体系、8 个药品监管体系（表 3）。其中，新加坡药品监管机构积极推动，成为全球首个获世界卫生组织最高评级（4 级）国家监管机构；韩国、沙特阿拉伯是全球唯二同时在药品和疫苗（生产）方面达到成熟度水平 4 级的国家监管机构；另有土耳其、加纳、尼日利亚、坦桑尼亚、津巴布韦 5 个发展中国家的疫苗和药品监管体系达到成熟度水平 3 级水平。2022 年，我国第 3 次通过世界卫生组织疫苗领域评估，确认疫苗国家监管体系达到成熟度水平 3 级[4]。在药品监管体系成熟度方面仍有较大提升空间，未来在药品国际化认可方面仍有较长的路要走。

表 3　监管机构达到成熟度水平 3 级或 4 级的国家

序号	国家	监管机构成熟度	产品范围
1	新加坡	4 级	（1）疫苗（非生产） （2）药物
2	韩国	4 级	（1）疫苗（生产） （2）药物
3	沙特阿拉伯	4 级	（1）疫苗（生产） （2）药物
4	坦桑尼亚	3 级	（1）疫苗（非生产） （2）药物

续表

序号	国家	监管机构成熟度	产品范围
5	加纳	3 级	（1）疫苗（非生产） （2）药物
6	尼日利亚	3 级	（1）疫苗（非生产） （2）药物
7	土耳其	3 级	（1）疫苗（生产） （2）药物
8	津巴布韦	3 级	（1）疫苗（非生产） （2）药物
9	中国	3 级	疫苗（生产）
10	印度	3 级	疫苗（生产）
11	印度尼西亚	3 级	疫苗（生产）
12	塞尔维亚	3 级	疫苗（生产）
13	越南	3 级	疫苗（生产）
14	泰国	3 级	疫苗（生产）
15	埃及	3 级	疫苗（生产）
16	南非	3 级	疫苗（生产）

来源：*List of National Regulatory Authorities (NRAs) operating at maturity level 3 (ML3) and maturity level 4 (ML4)(as benchmarked against WHO Global Benchmarking Tool (GBT)*

2. 达到成熟度水平 3 级和 4 级是成为列名监管机构的前提

全球基准评估工具评估是监管机构在全球范围内进行统一评估的基础，能有效识别监管机构的优势与差距，并进行持续改进。世界卫生组织认为出于推进全球化监管信赖与依赖的目的，需要引入一套更加全面的监管机构评估体系，以促进监管机构之间的合作和信息共享，加强全球监管体系的连通性和一致性。经全球基准评估工具评估和公开为成熟度水平 3 级和 4 级水平的监管机构，再次评估符合世界卫生组织列名监管机构要求后，代表该国家监管体系在质量和标准上达到了国际水平，可被列为列名监管机构，以供全球参考。

因此，列名监管机构诞生的重要意义在于逐步取代以往世界卫生组织各个指导原则、技术标准，以及在全球采购和国际监管互信与依赖实践中广泛运用的“严格监管机构”的概念。同时，由于列名监管机构是建立在证据基础上的推动国际认可、互信的体系，在监管能力方面，列名监管机构与严格监管机构名单内机构监管能力相同，且在监管透明度和基于证据进行决策方面优于严格监管机构[5]。

在国际协调与互信实践中，全球基准评估工具评估和列名监管机构列名在全球推广应用效果良好。例如，世界卫生组织引入列名监管机构用以替代严格监管机构，成为世界卫生组织秘书处和全球基金各种全球药品采购程序的可信赖监管机构库；东盟联合评估程序将参考国家监管机构资质条件设置为获得世界卫生组织预认证产品、严格监管机构名单中国家监管机构批准产品以及被评为成熟度水平 3 级或 4 级的监管机构批准产品。

3. 列名监管机构效能评估框架概述

列名监管机构效能评估框架（Performance Evaluation Framework，PEF）是在全球基准评估工具基础上建立的（图 1）。国家监管机构及监管机构若想被列为列名监管机构，除需要通过全球基准评估工具评估外，还需要通过 3 项评估程序：①满足相关模块中所有全球基准评估工具成熟度水平 3 级子指标

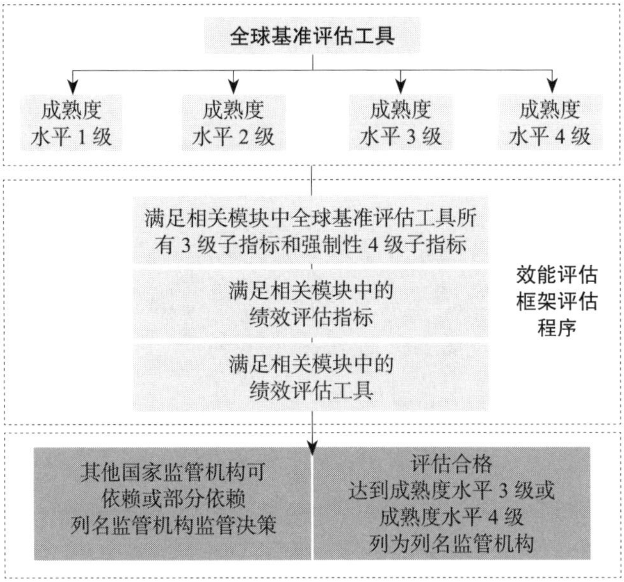

图 1 WLAs 效能评估框架

来源：*Operational guidance for evaluating and publicly designating regulatory authorities as WHO-listed authorities*

（151 个）和强制性的全球基准评估工具成熟度 4 级子指标（36 个）要求，成熟度水平 3 级和 4 级监管机构若想被列为列名监管机构，则必须符合特定成熟度水平 4 级子指标要求。②满足相关模块中的绩效评估（Performance Evaluation，PE）指标要求。③满足相关模块中绩效评估工具要求。

全球基准评估工具中成熟度水平 3 级和 4 级子指标的设置致力于促进药品监管质量管理规范的实施，关注风险管理理念和外部控制机制，以保证国家监管的效率、透明度、一致性及灵活性。绩效评估指标关注监管体系中所有监管机构的职能实施和产出，在实际评估过程中，监管机构能够提供的证据越多，评估流程就越快。利用绩效评估工具根据不同模块的特点进行评估，如：针对注册和上市许可、临床试验监管及实验室检验模块设计专家评估量表，组建专家小组进行评估；针对药物警戒模块进行实地考察；针对监督检查模块通过设计检查员评估量表对良好质量管理规范实施执行过程进行观察审计。由此形成了列名监管机构效能评估框架，监管机构需要分别根据相应的要求，经评估合格后即可被列为列名监管机构。

此外，对于严格监管机构等通过世界卫生组织以往其他认证资质的监管机构，则可采用简化的效能评估框架评估程序，经评估合格后被列为列名监管机构。2024 年 5 月 20 日，世界卫生组织公布了首批正式列名监管机构清单，涉及 34 个国家，包含美国食品药品管理局、欧洲药品管理局、欧盟各国国家药品监管机构、韩国国家药品监管机构、新加坡国家药品监管机构等[6]，这表明列名监管机构已经逐渐取代严格监管机构成为了新一轮的国际认证趋势。

二、世界卫生组织框架下监管协同的特点

1. 列名监管机构评估指标关注重点

在长期应对全球复杂监管环境带来的挑战中，世界卫生组织认识到无论成员国监管机构的规模和监管成熟度如何，促进国际协同、信赖始终是加强全球监管体系能力和效率建设最核心、有效的战略方法。协同、信赖建立在证据之上，列名监管机构正是提供了这样一个基于证据的、透明的框架，来为指定的监管机构获得全球认可奠定科学的循证基础。因此，列名监管机构评估关注的重点内容极具参考意义，能够帮助监管机构更快、更深入地融入

全球化监管体系。

笔者对上述所有强制性成熟度水平 4 级子指标和绩效评估指标进行了梳理，表 4 展示了各模块中强制性成熟度水平 4 级子指标和绩效评估指标的评估关注点。两者关注重点有所不同，但又高度相似，主要集中在监管公开透明、监管活动质量和效率、风险管理理念等方面。

表 4　各模块中强制性成熟度水平 4 级指标和绩效评估指标评估关注点梳理

	国家监管体系	注册和上市许可	药物警戒	市场监管	机构许可	监督检查	实验室检验	临床试验监管
风险管理理念	Δ		Δ	√				
拥有并遵守相关监管流程、政策文件、指南、标准操作规程等	Δ	√	Δ					√
监管协同共享	Δ√							
质量管理体系	Δ√							
能力提升	Δ√						Δ√	
监管透明度	Δ	Δ√	√	Δ	Δ	Δ	Δ	√
绩效管理	Δ√	Δ	Δ	Δ√	Δ	Δ	Δ√	Δ
内外部控制机制	Δ					Δ	√	
提供科学建议和支持		Δ						Δ√

注：“Δ”表示各模块中强制性成熟度水平 4 级子指标评估关注点；“√”表示绩效评估指标评估关注点；批签发模块无绩效评估指标且仅涉及疫苗，故本表未包含该模块

2. 世界卫生组织高度重视监管体系透明度

监管活动和决策的透明度是在全球和区域建立信任、实现依赖，以及提高监管效率的重要推动力量，因此，世界卫生组织将其作为列名监管机构体

系组成的一个重要领域[7]。首先，在药品监管体系全球基准评估工具评估中，每一模块均有专门的系列指标用于考察监管体系透明度；其次，世界卫生组织强调整个监管体系的公开透明，而不仅局限于监管决策信息的公开；最后，以促进全球和区域监管信赖与协同为目标的列名监管机构框架体系中，透明度亦是其考察重点。

笔者以国家监管体系模块为例，对该模块所有涉及提高监管活动透明度全球基准评估工具子指标、绩效评估指标进行了梳理，具体见表5。

表5　国家监管体系模块对监管透明度的考核

指标编号和内容	需要审查的证据
RS01.06：规定信息透明度和向公众和利益相关者传播信息要求的法律条款和法规	（1）公开法律和法规所需要依据的法律、法规、其他规章、方法和程序； （2）网站或官方公报或其他法律出版物上的公共信息； （3）存在运用电子设备或其他平台或方式进行与法规相关的外部交流的证据； （4）直接的传播形式，如信件和电子邮件； （5）信息传播和发布后的反馈记录（例如，接收确认、投诉或问题）
RS09.01：国家监管机构参与区域和（或）全球网络，来促进趋同和协调工作，并扩大其在监管领域的合作	（1）全球、区域和（或）次区域网络的成员资格和协议； （2）这些网络的会议记录、高级决策的文件（例如，指南修改）和沟通记录
RS09.02：关于法律、法规、准则和程序的信息已经公开，且保持及时更新	（1）公开可用的法律、法规、指南和程序； （2）存在信息共享的机制（例如，网站或其他公共沟通渠道）； （3）描述过程的书面程序
RS09.03：公众可获得与监管活动相关的决策信息	（1）描述公众沟通过程的规章或指南； （2）公开可用的与不同监管过程（例如，上市许可、临床试验、检查、市场监督、药物警戒和许可）相关的最终决策和辅助文档及报告的列表； （3）来自网站或发布此类信息其他方法的相关文件
RS09.04：上市医疗产品、获得授权的公司和许可设施的信息已公开	（1）描述应予以公开的信息的指南； （2）有关上市产品、授权企业和设施的公开信息

续表

指标编号和内容	需要审查的证据
RS09.05：定期审查和维护所有公开可用信息	（1）描述发布信息类型、指定发布格式、确定负责人和明确更新频率的信息发布指南； （2）遵循此类程序的记录
RS09.08：国家监管机构使用计算机系统来处理信息、管理记录和分析数据	（1）证明电子系统和工作站可用性的证据； （2）证明开展监管活动所需软件的可用性的证据； （3）使用计算机系统流程的清单； （4）国家监管机构内正在使用或正在开发的数据库； （5）可供被监管方和公众查阅的、正在使用中的数据库和系统
RS09.09：国家监管机构拥有自己的网页，并及时更新，向公众提供有关法律条款、指南和决策信息	（1）国家监管机构网站及其提供的信息； （2）国家监管机构信息传播政策； （3）描述网站信息审查和更新频率的书面文件
PE.RS.04：监管机构拥有一个由适当法规、指南和（或）标准操作规程支持的机制，用于与其他机构共享技术信息、评估报告或与其监管决策相关的任何其他信息	（1）支持信息共享的文件化法规、指导方针或程序； （2）谅解备忘录、保密协议或其他相关信息共享工具的模板； （3）存在与其他监管机构共享信息的机制的任何其他证据，包括通过私人数字平台共享信息的记录；应要求与相关联系人共享的电子邮件信息；根据保密协议与监管机构在发布前共享的受时间限制的信息；监管机构之间保密讨论的书面记录； （4）评估员选择的被拒绝的上市许可申请的共享文件； （5）由评估员为已授权和暂停或撤销的申请人选择的一些共享的良好质量管理规范检查报告； （6）应要求与其他监管机构共享的其他类型信息（例如，临床试验评估和实验室检测结果等）

来源：WHO Global BenchVIrking Tool (GBT) for Evaluation of National Regulatory System of Medical Products - Revision VI、Manual for performance evaluation of regulatory authorities seeking designation as WHO-listed authorities

三、对标国际，我国药品监管体系面临的挑战

公开、透明的监管体系不仅是对本国公众、产业和政府负责，也是开展良好合作与协调的基础，有利于推进国际监管协同。对标世界卫生组织对于

国家监管体系模块的指标要求，我国自 2015 年以来一系列变革性实践贯彻落实，药品监管科学性、可预期性、规范性全面升级，药品监管透明度建设取得了飞跃式进展，如《药品管理法》从法律法规角度强调对批准上市药品的审评结论和依据以及产品召回信息的公开，符合世界卫生组织全球基准评估工具中子指标“RS01.06”要求。但同时需要看到，我国药品监管体系仍存在一些优化调整空间。

1. 关键决策信息公开不够全面

根据世界卫生组织列名监管机构要求，子指标“RS09.03”属于强制性成熟度水平 4 级指标，必须完全实现，即国家监管机构必须系统地公布积极和消极的监管决定。同时，全球基准评估工具指南也指出，一些国家法律规定不允许公布负面的监管决定，在这种情况下，评估可以仅限于公布积极的监管决定[3]。我国法律法规并未有此类规定，但在一些方面如上市许可环节，国家药品监督管理局仅公布积极的批准上市决策和依据，对于不批准上市和终止加快上市等负面情况有时未及时公布。

对于已公布的信息，世界卫生组织要求公众能够获得监管流程中支持最终决策的所有信息和报告。同样以注册上市环节为例,2020 年国家药品监督管理局药品审评中心发布《药品审评审批信息公开管理办法》[8]，详细阐述了技术审评环节信息公开内容，我国药品审评工作透明度取得了巨大进展。同时，专家咨询委员会在药品注册审评工作中发挥着专业能力和优势，有力支持我国药品审评工作的开展[9]。然而，与国家药品监督管理局药品审评中心审评环节高度透明化不同，尽管我国药品注册审评专家咨询委员会名单是向社会公示的，但专家评审意见是保密的，这不完全符合世界卫生组织及国际社会推行的提高监管透明度的理念，逐渐成为推动国际监管互信的重要掣肘因素之一。

2. 公开信息的维护需进一步加强

子指标“RS09.04”“RS09.05”“RS09.08”“RS09.09”分别从信息发布、维护、信息公开工具与媒介角度对国家监管体系的公开透明度提出了要求。

当前，我国药品监管信息基本能够做到及时高效公开。例如，根据子指标“RS09.04”的要求，国家药品监督管理局每季度更新发布药品编码本位码，公开上市产品相关授权、生产等信息，以促进对监管过程透明度的支持。根据子指标“RS09.09”的要求，国家药品监管信息主要通过门户网站方式进行公开，利益相关者可以通过检索直接查询其所需要的法律法规、指导方针及监管决策等信息。

根据子指标“RS09.05”的要求，国家监管体系应当有书面文件或信息发布指南，规定发布信息的类型、格式、负责人及更新频率，以便公众能够查阅到最新更新的信息。为完善药品监管信息公开制度，国家药品监督管理局定期开展年度直属事业单位网站评估工作，作为药品监管的两个重要职能部门，国家药品监督管理局药品审评中心和食品药品审核查验中心分别发布了《药品审评审批信息公开管理办法》和各年度信息公开工作年度报告，以提升信息公开质量，提高药品监管的透明度。需要注意的是，当前除《政府信息公开条例》外，我国已有的信息公开指南仍有待细化和健全，公开信息被审查和更新频率、信息公开的范围等内容应当给予明确。新旧指导原则衔接性和时效性需要优化，部分已废止指南未进行标注，造成查询和使用不便。

此外，在实操层面，近年来我国数字化产业发展迅速，有待高效应用于药品监管领域，尽管子指标“RS09.08”只属于一般性成熟度水平 4 级子指标，并不要求强制性执行，但世界卫生组织在评估体系中反复强调药品监管电子数据库的建立、应用和共享，我国建立统一的药品监管数据库、强化药品科学监管建设任重道远。

3. 监管流程及规则的透明度有待提高

监管流程及规则的公开、可预见也是提升药品监管活动透明度的重要方面。根据子指标“RS09.02：关于法律、法规、准则和程序的信息已经公开，且保持及时更新”的要求，有关监管部门应当确保公众和利益相关者能够获得医疗产品的法律法规、指南和程序。随着药品审评审批制度改革持续深化，国家不断推进药品全生命周期监管相关法律法规、部门规章、技术指南等制定与颁布，公众和利益相关者可便捷地通过门户网站查询使用，我国药品监管可预期性大大提升。

以技术指导原则为例，为规范药品研发过程，指导产业研发走向高质量发展道路，2015 年以来，国家药品监督管理局药品审评中心不断加强共性和个性技术指导原则制定工作。但从技术指导原则制定计划角度来看，我国尚未公开公布每一年度拟修订及制定原则主题清单，使得产业更广泛地参与并提出相关建议，从产业角度进行监督。从技术指导原则整体数量和体系分类上来看，2015 年以来，国家药品监督管理局药品审评中心已累计发布技术指导原则 396 个，其中共性技术指导原则覆盖有效、多学科、安全性等方面与美国基本一致，但在质量相关共性和个性技术指导原则整体数量和体系分类上仍有明显差距，相关指导原则的制定需要更加细化[10]，以增强药品研发生产过程规则的清晰性。而从技术指导原则发布效率来看，我国在国际人用药品注册技术协调会指导原则转化方面仍需加速，部分草案与最终指导文件的发布时间相隔较远，需要进一步提升制定和发布效率。同时，率先发布相关指南可能会对国际规则的制定产生重要影响，我国药品监管部门还需持续保持未来发展战略目光，加速前沿技术领域指导布局。

4. 尚未迈出与海外监管机构信息共享步伐

从提升药品监管规则透明度以增强国内外监管机构间信赖的角度来看，国家监管体系可以从两方面发力。一是积极参与所在区域或全球协作组织信息共享、监管趋同和协同活动（符合子指标“RS09.01”要求），转化落实已获得广泛认可的国际标准，参与新的监管标准的制定，在推动国家监管规则加速与国际接轨的同时，增强新兴技术监管的透明度。二是建立适当的法规、指南及标准操作规程，从而支持与海外监管机构共享监管信息（符合绩效评估指标“PE.RS.04”要求），在国际合作中提高效率，促进更透明的监管决策。

近年来，国家药品监督管理局的身影始终积极活跃在药品监管国际协调组织工作中，我国在与国际人用药品注册技术协调会国际标准和规则接轨方面取得了丰硕成果。同时，面对新兴技术带来的机遇与挑战，我国需要更加重视提升监管国际化水平，探索促进全球协作网络下的融合。

在与国际社会交流与合作方面，国家药品监督管理局与 60 余个国家和地区药品监管机构建立了工作联系，并与印度尼西亚、韩国、德国、英国、巴西、意大利等近 30 个国家和地区的药品监管机构签署了 30 余份合作文件[11]，以加强药品监管机构之间法律法规和监管信息交流。总体而言，我国与海外药品监管机构的信息和工作共享还有待深入，指导国际交流与合作的相关法规、指南和程序尚未建立，合作形式较为单一，监管信息共享机制有待真正建立。

四、对于我国进一步融入全球监管体系的建议

从当前药品监管全球化协同趋势来看，推动我国药品监管体系获得国际认可至关重要，这将有利于展现大国担当，推动中国创新药品国际化，广泛惠及全球人民。对于我国而言，药品监管部门参与世界卫生组织列名监管机构药品监管体系评估和列名，正是为提升我国药品监管在国际的声誉和影响力提供了重要机会。未来，我国仍需以更深层次的变革、更高水平的开放建立科学高效权威的药品监管体系，迎接国际化发展面临的机遇与挑战。

建议进一步完善顶层制度设计，提高对药品全生命周期监管信息公开的重视程度。数据必须具备可分享性才更具价值，建议药品监管部门建立数据管理机制，确保临床试验数据、检查数据、药物警戒数据等真实、准确、完整和可追溯。如此，既有助于提高我国药品监管质量和效率，提高行业声誉，又能挖掘数据的潜在价值，助力中国医药创新。

对于关键决策信息，建议全面公开，包括积极和消极的监管决策结果，也包括对决策起到决定性作用的依据。这不仅有利于提高监管决策的透明性，也有利于规范决策者的行为，科学高效问责。例如在上市许可环节，药品监管部门除了公布批准的产品信息及其技术审评报告外，还应当公布撤回、拒绝及专家审评意见等信息。

对于提升药品监管可预期性，建议持续细化完善相关政策法规、技术指导原则等。近年来，我国药品监管部门不断落实改革成果，在监管实践中积累了丰富的经验和共识。同时需要看到，部分领域对外公开的文件和指南有待落实，从而有利于规范和引导新药研发，以及统一各地监管标准和尺度。

在加强我国药品监管体系在全球的影响力和话语权方面，核心在于持续深化药品监管体系，提升药品监管能力建设。建议在参与全球和区域协作组织时发挥更大的主观能动性，深耕已有平台或创建新的国际协作平台，牵头前沿技术和新兴领域的探索与国际规则的制定和探讨，积极参与国际监管协作网络决定和决议，促进在全球和区域协作组织框架下的融合、协调、协作和依赖。同时，建议药品监管部门在已有的与海外监管机构战略合作框架基础上，探索监管机构间信息和工作共享与交流机制，促进从监管机构间建立

相互受理，到药品检查互认协议的签订与执行，再到实现互信。

此外，建议制定并颁布相应的指南和文件，明确和细化药品监管法律法规等的公开方式和程序，以及决策信息公开的类型、范围、方式、更新频次等，建立公开信息的维护和考核工作机制，进一步提高信息公开工作质量及其透明度。

在持续深化药品监管改革的新时期，我国融入全球监管体系应当具有新的内涵、迈上新的台阶，相关政策制定者应当具备更加广阔的国际化视野和自我革新精神，时刻关注国际药品监管动态，及时根据国情调整本国政策，塑造中国药品监管体系的国际新形象，助力中国创新药品和药品监管体系走出国门、走向国际。

参考文献

[1] 李晓娴. 世界卫生组织的建立、运行和改革[D]. 北京：中共中央党校，2022.

[2] WHO.WHO Good Reliance Practices（GRelPs）[EB/OL].（2023-08-24）[2024-04-10]. https：//www.standardsalliance-mdrc.org/wp-content/uploads/2023/09/18-Reliance-applied-to-Medical-Devices-IVDs-OCo-International-References-and-Experience-of-National-Regulatory-Authorities-OCo-New-Regulation-on-GRelP.pdf.

[3] WHO.WHO Global Benchmarking Tool（GBT）for Evaluation of National Regulatory System of Medical Products - Revision VI [EB/OL].（2021-05-10）[2023-11-08]. https：//www.who.int/publications/i/item/9789240020245.

[4] WHO.China's vaccine regulator reaches new WHO rank to ensure safety，quality & effectiveness [EB/OL].（2022-08-23）[2024-04-10]. https：//www.who.int/news/item/23-08-2022-china-s-vaccine-regulator-reaches-new-who-rank-to-ensure-safety--quality---effectiveness.

[5] MACÉ C，RÄGO L，RAVINETTO R.How the concept of WHO-listed authorities will change international procurement policies for medicines [J]. BMJ Glob Health，2022，6（Suppl 3）：e008109.

[6] WHO.List of WHO-Listed Authorities（WLA）（in alphabetical order）as of May 2024 [EB/OL].（2024-05-20）[2024-06-28]. https：//cdn.who.int/media/

docs/default-source/medicines/regulatory-systems/wla/list_of_wla_may24.pdf?sfvrsn=1f6c2140_34&download=true.

[7] WHO.Manual for performance evaluation of regulatory authorities seeking designation as WHO-listed authorities [EB/OL] . (2023-11-14) [2023-11-30]. https：//iris.who.int/bitstream/handle/10665/374058/9789240076969-eng.pdf?sequence=1.

[8] 国家药监局药审中心关于发布《药品审评审批信息公开管理办法》的通告 [EB/OL] . (2020-12-31) [2023-11-30]. https：//www.cde.org.cn/main/news/viewInfoCommon/f8151f91f120c69c9a6ee3ddc6bbc59b.

[9] 袁利佳，杨志敏．国外药品审评专家咨询制度在药品审评体系中的作用及思考 [J]．中国药事，2021，35 (5)：558-564.

[10] 沙明泉，张亚伟，周红洁，等．我国药品技术指导原则体系建设回顾与展望 [J]．中国药物警戒，2022，19 (10)：1045-1049，1059.

[11] 医药经济报．徐景和：坚定不移改革创新，加快推进中国药品监管"四化" [EB/OL]. (2023-04-02) [2024-06-28]. https：//mp.weixin.qq.com/s/vwACtQFpCO9HgJQ2DNnVhw.

本文首发于《中国食品药品监管》，2024 年第 7 期（总第 246 期），有修改。

国外细胞治疗产品监管体系介绍及对我国的启示

王广基[1]，王越[2]，李洁[2,3]，常桂红[4]，周新腾[5]，李付英[6]，曹凤朝[7]，于冰[8]，廉云飞[9]，陈玉洁[3]，王婧[10]，刘娟[11]，王芸[8]，韩亮[7]

1. 中国药科大学；2. 中国药品监督管理研究会细胞与基因治疗产品监管研究专业委员会；
3. 瓴路药业（上海）有限责任公司；4. 科济药业控股有限公司；
5. 复星凯特生物科技有限公司；6. 上海邦耀生物科技有限公司；
7. 北京尚质合规科技有限公司；8. 中国外商投资企业协会药品研制和开发工作委员会；9. 江苏拓弘康恒医药有限公司；
10. 江苏睿源生物技术有限公司；
11. 合源生物科技（天津）有限公司

摘要：在国家政策的大力支持下，我国已初步形成从研发、注册、生产和上市后全生命周期的细胞治疗产品监管体系，但是与其他生物制品的成熟监管体系以及发达国家或地区的监管体系相比，仍有很大的完善空间。本文全面梳理我国细胞治疗产业及监管体系现状，分析国外细胞治疗产品监管体系，并探究对构建我国监管体系的启示，旨在为我国进一步完善科学合理的细胞治疗监管制度提出兼具科学性和实操性的参考方案。

关键词：细胞治疗；产业发展现状；国外监管体系；启示

随着细胞治疗技术的不断发展和突破，细胞治疗成为生命科学和医学领域的一个重要前沿领域。细胞治疗产品面对许多传统治疗无效的严重或难治性疾病，如癌症、遗传性疾病和器官损伤等，展示出巨大的应用潜力。全球企业纷纷加速布局和投资该领域，加大对该领域的研发和商业化力度；同时，各国政府也都高度重视并给予政策支持。目前，细胞治疗已成为国内外生物医药领域重点支持和发展的方向。

《中华人民共和国国民经济和社会发展第十四个五年规划和 2035 年远景目标纲要》指出，我国应加快发展和壮大战略性新兴产业，其中就包括细胞和基因治疗药物在内的生物医药产业。自 2021 年以来，北京、上海、天津、深圳等相继发布《"十四五"时期中关村国家自主创新示范区发展建设规划》《上海市浦东新区促进张江生物医药产业创新高地建设规定》《天津滨海高新区关于促进细胞和基因治疗产业高质量发展的鼓励办法》《深圳经济特区细胞和基因产业促进条例》等地方政策，大力支持细胞治疗产业的发展。

细胞治疗产品具有技术发展迅速、差异性较大、产品作用机制复杂等特点，其监管相比其他生物制品或化学药品更为复杂，给患者的使用带来了不同程度的风险，也给研发人员和监管部门带来了前所未有的挑战。因此，迅速发展与时俱进、科学完善的细胞治疗产品监管体系是该行业发展的基石，行业快速高质量发展所带来的挑战也将不断促进行业监管完善。虽然我国明确鼓励细胞治疗产业发展，且在制度建设方面也在不断进步，但是与其他生物制品的成熟监管体系以及发达国家或地区的细胞治疗监管体系相比，仍未形成系统规范的法律、法规和指导原则三级体系。在中国药品监督管理研究会的大力支持下，细胞与基因治疗产品监管研究专业委员会《中国细胞治疗产业发展现状研究及监管建议——成药性评价体系的探索与建立》课题正式立题，从全面梳理我国细胞治疗产业及监管体系现状着手，结合欧美日等国家或地区监管经验，对进一步完善我国细胞治疗产品监管体系提出建议。

一、我国细胞治疗产业及监管体系现状

1. 产业现状

我国细胞治疗产业正处于与全球其他地区类似的爆发式增长阶段。从研发环节看，Citeline 的 Trialtrove 数据库显示，若按照临床试验启动时间在 2022 年 12 月 31 日前计算，全球范围内细胞治疗产品临床试验项目共计 10 223 个，我国细胞治疗产品临床试验项目有 2253 个，约占全球细胞治疗产品临床试验的 22%，中美两国的临床试验数量约占全球细胞治疗产品临床试验的 60%，研究呈现出"两强相争"引领世界的格局。中美两国开展的细胞治疗

类临床研究以Ⅰ期、Ⅱ期为主，以CAR-T细胞为主，靶点的选择也较为类似，特别是在淋巴和造血系统恶性肿瘤领域。同时，我国部分企业也在实体瘤领域以及通用型CAR-T领域开展积极的研发活动。

随着技术逐渐发展成熟，2010年后全球细胞治疗产品进入收获期。截至2022年11月，根据Insight数据库统计，全球共获批细胞治疗产品48个[1]，包括22个干细胞治疗产品、8个CAR-T产品、2个T细胞产品及16个单独类型以“其他”来计算的产品。获批的细胞治疗产品最初主要应用于遗传性疾病、罕见病领域，随后逐步推广应用于恶性肿瘤、感染性疾病、心血管疾病以及自身免疫性疾病等领域，其中CAR-T产品的靶点比较集中于CD19。

与此同时，我国企业在政府的鼓励下，也积极推进细胞治疗领域的产业化发展。2021年被称为中国“细胞治疗元年”：复星凯特生物科技有限公司的阿基仑赛注射液和上海药明巨诺生物科技有限公司的瑞基奥仑赛注射液2款靶向CD19的自体CAR-T产品获得国家药品监督管理局批准上市。我国第三款CAR-T产品，南京驯鹿生物医药有限公司的伊基奥仑赛注射液，靶向B细胞成熟抗原（BCMA）的自体CAR-T，也于2023年6月获得国家药品监督管理局附条件批准上市。2023年11月合源生物科技（天津）有限公司的纳基奥仑赛注射液，2024年2月上海科济制药有限公司的泽沃基奥仑赛注射液，2024年8月南京传奇生物科技有限公司的西达基奥仑赛注射液也分别获得国家药品监督管理局附条件批准上市。截至2024年8月30日，我国已有6款产品获批上市，还有多家企业已经申报国内上市申请。此外，部分领先生物科技企业走出了着眼全球、国内外布局共举的发展路径。南京传奇生物科技有限公司在2017年与西安杨森制药有限公司就西达基奥仑赛签订了全球合作开发协议，2022年2月西达基奥仑赛获美国食品药品管理局（FDA）批准上市。

全球细胞治疗研发活跃，细胞治疗的发展前景十分广阔。2015年以来，大量资本进入细胞治疗研发领域成为细胞治疗行业加速发展的推动力，同时细胞治疗药物的陆续获批上市也增强了投资者持续投入的信心。与此同时，大型药企掀起了细胞治疗领域的并购大潮，吉利德、百时美施贵宝、诺华、拜耳、罗氏、武田等药企巨头通过并购交易接盘成熟的细胞治疗技术或产品，以快速补充或增强自己的研发能力与产品管线，为自己赢得在细胞治疗“争夺战”中的先发优势，同时也大力推进了相关技术从研发到市场应用的转化。

由此，随着新的细胞治疗、基因治疗和 RNA 治疗技术的不断涌现，全球细胞治疗产业进入快速发展阶段，伴随新技术的突破和新产品的问世，全球市场规模将持续攀升。我国细胞治疗产业市场规模在政策利好及研发投入增长的背景下也将快速增长，复合年增长率可能实现高于全球平均水平。

总体而言，虽然我国细胞治疗的获批产品数量低于领先国家，产品种类与治疗领域较为集中，但研发管线数量已跻身第一梯队，潜力可观。就技术领域而言，尽管我国仍存在一些技术卡点，但与国外相比前端研发能力差距较小，甚至在某些领域处于国际领先水平。

2. 监管体系现状

目前，我国细胞治疗监管分为以下两种形式：一种是以上市为目的治疗性产品需按照药品管理相关法规进行研发和注册申报，经由国家药品监督管理局药品审评中心（以下简称“药审中心”）技术审评后，再由国家药品监督管理局审批后上市；另一种是不以上市为目的细胞治疗技术可以由医疗机构为责任主体开展临床研究，需遵循国家卫生健康委员会及其下属机构的相关规章。

2019 年，国家药品监督管理局启动中国药品监管科学行动计划，“细胞和基因治疗产品技术评价与监管体系研究”作为第一个重点任务，纳入首批研究项目范围，充分体现了国家药品监督管理局对细胞和基因治疗等战略性生物医药产业发展的重视和建立科学的监管体系的决心。自 2020 年至今，药审中心密切回应行业诉求，引领行业标准，发布了细胞和基因治疗产品相关指导原则（包括征求意见稿）31 项，占其发布总数的 60% 以上。从药审中心发布的指导原则来看，着重点在质量、安全性和有效性，即涉及产品质量、非临床和临床研究，以及上市后的药物警戒和风险管理。

2015 年，《干细胞临床研究管理办法（试行）》印发，推动了以临床机构为主的细胞治疗技术探索性研究。2023 年，基于干细胞临床研究管理的模式和经验，《体细胞临床研究工作指引（试行）》发布，采用与干细胞临床研究管理类似的方式，加强对医疗机构开展体细胞临床研究工作的指导，以促进医疗机构研究者发起的体细胞临床研究健康发展。

伴随科学认知提升和产业政策支持，我国细胞治疗产品监管已基本形成从研发、注册、生产和上市后全环节的监管框架，使得我国细胞治疗研究和成果转化不断拓展。

二、国外细胞治疗产品监管体系

本课题组对美国、欧盟和日本等国家或地区的细胞治疗产品监管体系进行了梳理，包括相关定义、法规框架、监管体系、监管路径及上市许可程序等，整理了已发布的技术指南，并将其与我国监管体系做了相应的对比。在此主要介绍与监管体系和监管路径相关的研究结果。

细胞治疗或再生治疗技术或产品是近些年发展起来的新兴技术或疗法，既有技术属性又有药品属性，在全球范围内对此类技术或产品的临床应用认知尚有诸多不清晰的方面，在技术或产品的开发和监管方面也存在挑战和争议，且不同国家或地区的卫生与药品监管体系职能有所不同。因此，对于细胞治疗产品的监管，在全球范围内目前尚未形成统一协调的、完善的监管体系。各国或地区都在根据自身情况探索建立适合本国或本地区的监管框架体系，细胞治疗产品的监管方式存在不同。

尽管各国或地区的监管体系职能不同，从监管与审批角度看，细胞治疗产品与临床应用主要分为 2 种路径：第一种是由药品监管部门按照药品进行监管，如美国和欧盟；第二种是采用“双轨制”，医疗技术由卫生部门进行监管，在医院直接进行临床应用，而上市产品则按照药品进行管理，如日本。总体而言，对于以上市为目的的细胞治疗产品，国际上通行管理模式是按照药品进行监管。

1. 美国

对于药品，美国采用法律、法规和指南三级结构组成其监管体系。FDA 依据联邦法规第 21 篇食品与药品（CODE OF FEDERAL REGULATIONS Title 21 Food and Drugs, 21 CFR）对细胞治疗产品进行监管，2005 年对 21 CFR 进行了更新，增加了第 1271 部分“人体细胞、组织以及基于细胞和组织的产品”（Human Cells, Tissues, and Cellular and Tissue-Based Products，HCT/Ps）；法规层面由 FDA 依据《公共卫生服务法案》（*Public Health Service Act*，PHS）第 361 节、第 351 节和 21 CFR 1271.10 的标准根据产品风险类别进行管理。低风险产品可依据 361 路径，只需在 FDA 备案登记，无需递交新药临床试验申请（IND），无需上市前审评批准。高风险产品则根据《美国食品、药品和化妆品法案》和 PHS 法案第 351 节，按照 351 路径作为药品或生物制品进行监管。这类产品需要通过 IND 进行临床试验，递交生物制品上市许可申请（BLA）并接受上市前许可审批，同时还需进行上市后监管。除符合 HCT/Ps 的相关法规外，人体细胞、组织以及基于细胞和组织的产品还必须符合生物制品和药品的相关法规，如 21 CFR Parts 600s、Part 312 和 Parts 210 & 211。为规范和引导细胞治疗产品的研发，FDA 还发布了一系列细胞治疗相关的指导原则。

细胞治疗产品由 FDA 生物制品评价与研究中心（CBER）治疗产品办公室（OTP）监管。为应对细胞治疗产品的指数式增长，在 2016 年成立的组织和先进疗法办公室（OTAT）基础上，2022 年 FDA 成立超级办公室 OTP，OTP 由 6 个办公室构成，负责 14 个处级部门（Division）和 33 个分支机构（Branch），OTP 现在有 300 名员工，未来 5 年内计划再雇佣 100 名审评员[2-3]。

2. 欧盟

欧盟采用由法律、法规和指南构成的三级监管体系。欧盟成立了先进疗法委员会（CAT），负责新技术、新疗法、新产品的技术审评，并规定先进治疗产品（ATMP）必须执行集中审评程序。考虑到该类产品的特殊性，在进行正式上市审评前，需要先提交产品分类申请；对提交的 ATMP 提出审评意见；这些意见被提交至人用药品委员会（CHMP），由 CIIMP 做出批准上市许可的建议；然后由欧盟委员会（EC）做出最终对所有成员国均具有约束力的决定[4-5]。对于未满足医疗需求，患者又急需 ATMP 进行治疗，且可以持续从正在进行的临床研究中受益，ATMP 在满足一些条件的情况下，可以在未获得上市许可的情况下使用，即所谓的“医院豁免（Hospital Exemption）”条款。但欧洲药品管理局（EMA）对此类产品态度非常审慎，强调不推荐“医院豁免”作为 ATMP 供应市场的首选途径[6]。

EMA 为支持 ATMP 的开发，提供一系列咨询服务和激励措施，通过以下方式为开发人员提供正式支持：科学咨询和方案协助[7]；罕见病药品认定[8]；微、小、中型企业办公室[9]；ATMP 分类支持[10]；微、小、中型企业质量和非临床数据的认证[11]以及系列减费措施。

3. 日本

日本也采用由法律、法规和指南构成的三级监管体系。2013 年 5 月，日本颁布了《再生医学促进法》，确立了再生医疗的安全有效基础发展的方向[12]。基于该法，2014 年 11 月实施了《医药品、医疗器械等品质、功效及安全性保证等有关法律》和《再生医学安全法》，对再生医学监管体系进行了改革[13]。《医药品、医疗器械等品质、功效及安全性保证等有关法律》替代了《药事法》，并在原来药品分类的基础上专门设立再生医学产品分类，确定了“再生医学产品”的定义，规范了再生医学产品的商业化，包括上市申请、生产、流通、使用及上市后监测等多环节的管理。以上市为目的的再生医学产品的临床试验需按照《医药品、医疗器械等品质、功效及安全性保证等有关法律》的相关要求开展，由日本药品及医疗器械综合机构（PMDA）下设的细胞与组织产品审批办公室负责监管审评，由厚生劳动省做最终批准上市许可的决策。不以上市为目的的再生医学临床研究，则按照《再生医学安全法》的要求进行，由厚生劳动省负责认证 / 备案监管[13-17]。即日本对再生医学实行“双轨制”监管模式。

三、对构建我国监管体系的启示

美国、欧盟和日本等代表性国家或地区均从法律角度明确了细胞治疗产品的定义，并从法规和技术指南层面不断健全和完善，建立了法律、法规和指南三级监管体系，由上到下系统地进行了分层监管，对包含细胞治疗产品在内的多种先进疗法有相对明确清晰的定义、分类和管理流程，还通过创立组织和先进疗法办公室、建立先进疗法委员会、专设细胞与组织产品审批办公室等措施，向该领域投入了大量的监管资源，为细胞治疗产品提供了强有力的监管支撑。随着行业和技术的快速发展，这些代表性国家或地区监管机构前瞻性地投入更多的监管资源来促进自身发展，提高监管能力，为业界提供及时的技术咨询和建议，进一步加速了新技术、新研究的转化利用，从而促进了行业健康而快速的发展。其监管体系和监管路径的不同特点对于我国完善细胞治疗监管体系有着积极的借鉴作用。

1. 出台国家鼓励政策，推动新产品的审批和新技术的引进

国家发展和改革委员会于 2021 年发布了《“十四五”生物经济发展规划》，但针对细胞治疗产业尚无清晰的具体计划。建议在《“十四五”生物经济发展规划》基础上，制定促进细胞治疗产业发展的具体路径和实施计划。

经过几十年的努力，尤其是在 2017 年以来，药审中心陆续发布了 30 多项技术指南，我国已初步形成了从研发、注册、生产到上市后全生命周期的技术支持体系，为我国细胞治疗研究成果转化及产业健康发展奠定了一定的基础。但在操作层面，这类创新产品还需通过相关数据的审评且在确定其创新性和临床价值后，才可能被优先审评审批。建议在相关法律法规中明确细胞治疗产品的定义和解释，参照儿童用药和罕见病用药，将创新性细胞治疗产品纳入优先审评审批程序。

我国虽然在细胞治疗技术方面取得了一定进展，但该领域的一些关键技术还需应用国际专利技术。建议制定相关领域的外商投资和相关技术引进的鼓励政策，适当调整和修订《外商投资准入特别管理措施（负面清单）（2021 年版）》中“禁止投资人体干细胞、基因诊断与治疗技术开发和应用”的有关规定。

2. 配置充足监管资源，优化升级监管体系

与传统的化学药品和大分子药品不同，新兴的细胞治疗产品涉及的技术面广、迭代快，生产过程复杂，潜在安全性风险高。对于各国监管机构而言，如何科学监管细胞治疗产品，如何制定和建立与行业快速发展相匹配的不断优化升级的监管政策和体系，是一个需要长期摸索的课题。

在多方因素的合力下，我国细胞治疗领域近年来发展迅速，仅 2023 年上半年药审中心就受理了 50 多项临床申请。近几年，药审中心充分调动内部资源，通过各类沟通交流会议的方式，积极与申请人就研发项目的难点重点问题进行讨论，提供技术指导。但目前药审中心针对细胞治疗产品的审评资源比较分散，生物制品药学部同时负责生物制品、疫苗和细胞与基因治疗产品，生物制品临床部同时负责疫苗、血液制品和细胞与基因治疗产品，而药理毒理学部及统计与临床药理学部则同时负责药审中心所有注册申请，审评和沟通交流工作相当繁重。核查中心情况类似。在这种情况下，目前细胞治疗产品的沟通与交流及审评、核查需遵循与其他产品一样的程序和时间。为此，如何根据快速的技术进步配置相应的审评资源，不断优化细胞治疗产品的审评标准和体系，进一步提升我国在该领域的监管效率，对产业进行及时指导是一个挑战。建议国家药品监管部门加大细胞治疗产品监管资源配备，或增加额外的人力资源，专门用于细胞治疗产品监管，或在现有的监管人力资源基础上，通过相关监管部门的结构优化或调整，将现有资源向细胞治疗产品倾斜，以进一步提高监管效率和精细化程度。在优化监管资源配备的基础上，建议将细胞治疗产品相关沟通交流会议按照 I 类会议管理，加强对申请人及时的技术指导，以迎接我国细胞治疗产业爆发式增长可能带来的挑战。

细胞治疗产品在研发和生产中涉及大量新技术、新模式的应用，对相关产品的科学认知处于快速积累过程中，建议国家药品监管部门遵循鼓励创新的原则，探索针对细胞治疗产品的创新监管模式，如建立容错纠错机制，实行科学的包容审慎监管，为建立符合细胞治疗产品研发科学规律的监管制度与法规体系提供保障。

指导原则对于细胞治疗产品的共性问题提出了一般性要求，但在具体的研发实践中会出现指导原则无法涵盖的个性问题，甚至出现技术发展速度快于指导原则发布速度的情况。因此，为提高研发效率，需要及时更新技术要求，产业界和监管部门需就重大问题及时达成共识。建议监管相关部门依据《药品审评中心外聘专家管理办法》，设立专门的细胞治疗产品专家咨询委员会，吸纳国内外药学、非临床、转化医学和临床等相关领域顶级专家，对细胞治疗产品涉及的新技术、新工艺、新研发模式进行交流讨论，对重大问题进行决策，对重大监管决定进行咨询。

在监管资源增加配备及优化的基础上，建议监管相关部门在其官网开设细胞治疗产品技术指南实施专栏，建议行业协会组织发布相关行业共识，集中收集并解决该领域在现有的或新的法规和技术指南实施过程中遇到的问题。

对于复制型病毒检验类实验室建设投入大、对技术和人员资质要求高的、细胞治疗产品特有的关键性质控项目，建议有关部门支持有资质的检定机构或实验室建立或协调相关资源，以解决细胞治疗产品特有的内控检验难题。

3. 做好细胞治疗产品领域的监管人才和产业人才的培养、引进和储备

细胞治疗产品领域的监管人才和产业人才均处于缺乏状态，建议制定国家层面关于该领域监管人才和产业人才的培养、引进和储备战略，鼓励国家或地方药品监管部门建立相关人才的培养、保留和评定体系，并将相关政策纳入政府支持计划。

4. 不断优化和完善研究者发起的临床研究（IIT）管理，以进一步推动细胞治疗产品的研发

细胞治疗产品的 IIT 研究目的为在产品研发的早期快速获得药品的临床安全性和有效性数据，完成产品的概念验证，以便更快地了解候选产品，提高产品试错迭代的效率，以加速细胞治疗产品的研发。《干细胞临床研究管理办法（试行）》《体细胞临床研究工作指引（试行）》的先后印发，对规范 IIT 研究起到了积极作用。建议国家卫生健康主管部门进一步加强医疗机构中有关新技术新材料、学术、伦理等委员会在 IIT 研究审查中的作用。

2023 年 6 月 21 日，药审中心发布《人源性干细胞及其衍生细胞治疗产品临床试验技术指导原则（试行）》，明确了干细胞类产品 IIT 研究适用于药品注册审评的要求，对于促进干细胞临床技术转化起到积极的指导作用。建议尽快出台体细胞治疗产品相关适用指南，明确医疗技术转化成产品的技术要求。

对于同靶点同作用机制已有相应细胞治疗产品获批上市的，建议国家卫生健康主管部门限制批准同类医疗技术或产品的 IIT 研究，避免其因不同监管路径而造成的混乱。

5. 积极参与国际人用药品注册技术协调会（ICH）相关工作，加强我国在国际标准制定中的话语权

2023 年 6 月，ICH 宣布成立细胞和基因治疗讨论组（CGTDG），负责制定该领域的协调路线图。细胞治疗技术标准的国际统一和协调，有助于我国细胞治疗产业避免研发人力和物力资源浪费。若按产品首次批准时间计算，我国细胞治疗产品和国际的差距仅为 4 年，与国际代表性国家处于同一发展阶段。虽然我国细胞治疗产品的获批数量低于领先国家，产品种类与治疗领域也较为集中，但研发管线数量已跻身第一梯队，潜力可观。2018 年，国家药品监督管理局当选为 ICH 管理委员会成员。这些优势为我国通过加强与世界各国药品监管部门之间的互动，提高我国在国际标准制定过程中的话语权、推动标准的国际协调性，保证细胞治疗产品监管的可预期性及高效性提供了难得的机遇。

四、结语

细胞治疗是创新性和颠覆性的治疗方法，现处于快速发展阶段。在相关政策的支持下，我国细胞治疗产业自 2021 年以来得到快速发展，已有 6 款 CAR-T 新药获批上市，我国自主研发的 CAR-T 产品在国际代表性国家上市，表明我国细胞治疗产业已在国际舞台上实现并跑。

细胞治疗产品生产用原材料种类多，技术迭代快，生产过程复杂，起始原材料、工艺和质量的变异性大，但临床价值突出，因此该类产品的开发和监管存在诸多挑战。为提升我国整体创新能力和前沿领域的国际影响力，实现我国细胞治疗行业从并跑到引跑的跨越，需在我国现有的监管体系基础上，及时借鉴国际代表性国家或地区的监管理念、新技术和新方法，积极推进国际标准协调，不断优化我国细胞治疗产品监管体系，使监管体系、监管政策与创新技术的进步和突破实现同频共振。

参考文献

[1] Insight 数据库. 细胞基因技术（CGT）产业报告[EB/OL].（2022-10）.

[2] EGLOVITCH JS. RAPS. FDA elevates OTAT to “Super Office” within CBER[J/OL].（2022-09-30）.

[3] 识林 -Acorn. FDA 生物制品中心改组，增加人手应对未来基因治疗浪潮.（2022-01-29）.

[4] European Parliament. Council of the European Union. Regulation（EC）No 1394/2007 of the European Parliament and of the Council of 13 November 2007 on Advanced Therapy Medicinal Products and Amending Directive 2001/83/EC and Regulation（EC）No 726/2004[S/OL].

[5] European Medicines Agency. Procedural advice on the evaluation of advanced therapy medicinal product in accordance with Article 8 of Regulation（EC）No 1394/2007（EMA/630043/2008）[S/OL].

[6] European Medicines Agency. EMA/345874/2016. Advanced therapy medicines：exploring solutions to foster development and expand patient access in Europe[R/OL].

[7] European Medicines Agency. Scientific advice and protocol assistance – European Medicines Agency. p. Scientific advice and protocol assistance[S/OL].

[8] European Medicines Agency. Orphan designation：Overview – European Medicines Agency. p. Orphan designation：Overview[S/OL].

[9] European Medicines Agency. Support to SMEs – European Medicines Agency. p. Support to SMEs[EB/OL].

[10] European Medicines Agency. Advanced therapy classification – European Medicines Agency. p. Advanced therapy classification.

[11] European Medicines Agency. Certification procedures for micro–, small– and medium–sized enterprises (SMEs).

[12] Government of Japan. The Regenerative Medicine Promotion Act, Act No.13 [S]. 2013.

[13] KUROIWA K. Regulatory frameworks of regenerative medicines and products review in Japan (PPT) [C/OL] . (2018).

[14] 高建超. 关于我国细胞治疗产业发展现况和监管思路的浅见（下）[J]. 中国医药生物技术, 2019. 14 (4): 289–293.

[15] MAEDA D, TERUHIDE Y, TAKAMI I, et al. Regulatory Frameworks for Gene and Cell Therapies in Japan [J]. Adv Exp Med Biol, 2015 (871): 147–162.

[16] AZUMA K. Regulatory Landscape of Regenerative Medicine in Japan [J]. Current Stem Cell Reports, 2015: 118–128.

[17] 李昕，宋晓亭. 日本再生医疗法律制度述评 [J]. 国外社会科学，2017 (3): 125–135.

本文为中国药品监管研究会 2022 –2023 年度研究课题。课题完成时间是 2023 年 9 月。项目负责人姓名：王广基（中国药科大学）；主要执笔人：曹凤朝、于冰、廉云飞、李洁。

本文首发于《中国食品药品监管》，2023 年第 9 期，有修改。

疫苗储运管理规范问题及其改进监管政策研究

唐民皓[1]，魏俊璟[1]，韩慧兰[1]，孙佳斐[1]
1. 上海市食品药品安全研究会课题组

摘要：疫苗作为预防和控制传染病的关键手段，在全球公共卫生领域发挥着不可替代的作用，而疫苗的效力和安全性高度依赖其储存和运输过程，任何环节的疏忽都可能导致疫苗失效，不仅造成资源浪费，还会对公众健康构成严重威胁。然而，当前疫苗储运管理面临一系列复杂难题，亟需深入研究以探寻有效解决方案。本文聚焦疫苗储运管理展开深入探究。在研究背景方面，国家免疫规划历经起源、扩展，相关政策文件不断演进，疫苗在公共卫生领域作用重大，但其储运管理面临法规滞后等挑战，凸显研究必要性。回顾疫苗储运管理历史进程，从早期探索到法规体系确立、全面法制化，再到当前面临挑战与未来发展趋势，呈现出动态变化。国际组织和发达国家在疫苗储运管理方面有诸多引领性规范，如 WHO、ICDRA、IATA、ISO、欧盟、美国、日本等，通过比较分析可获取宝贵经验。当前我国疫苗储运规范存在多层面问题，法规文件上有滞后性及执行矛盾，监管执行力度和应急处理能力不足，疫苗报废销毁流程复杂，实际操作中技术标准与操作有差异，人员培训、温度湿度监测、接收配送管理等存在问题，信息化管理层面系统不完善且数据共享困难。基于此，提出加快法规更新、提高监管力度、增强应急能力、简化报废销毁流程、统一技术与操作标准、提升人员专业水平、强化温度监测控制、规范接收配送管理、解决湿度监测与冷藏车通行问题、加快信息化建设等针对性建议，旨在为构建科学、高效、完善的疫苗储运管理体系提供理论支持和实践指导，推动我国公共卫生事业实现高质量发展。

关键词：疫苗储运管理；法规滞后；国际经验；冷链；问题与优化

在公共卫生体系中，疫苗堪称预防和控制疾病传播的核心武器，对保障公众健康起着至关重要的作用。国家免疫规划自开创以来，一路不断拓展和深化，相关政策法规也历经多次调整与完善。但不容忽视的是，当前疫苗储运管理领域存在法规更新不及时、监管执行力度不够、实际操作偏离技术标准等突出问题。这些状况严重威胁到疫苗的质量和效力，进而影响到公共卫生安全。因此，深入研究疫苗储运管理，参考国际先进经验，制定优化改进策略，对于健全我国疫苗储运管理体系，意义重大且十分迫切。

一、研究背景

（一）国家免疫规划的发展概况

1. 起源与初期发展

国家免疫规划（National Immunization Program,NIP）的起源可以追溯到 20 世纪 50 年代，当时我国政府为了有效控制特定传染病，如天花、结核和霍乱，启动了一系列计划免疫工作。这些早期的免疫活动，特别是针对这些疾病的突击接种，标志着我国公共卫生免疫策略的初步形成。随着时间的推移，这些计划免疫工作逐渐演变为更加规范化和系统化的国家免疫规划。到了 1978 年，计划免疫制度的正式确立，不仅为我国免疫规划的进一步发展奠定了基础，也标志着 NIP 迈入了规范化发展的新阶段，为后续疫苗种类的增加、管理和服务流程的完善奠定了坚实的基础。

2. 扩展与深化

随着 21 世纪我国经济的蓬勃发展和人民生活水平的提高，国家免疫规划（NIP）经历了显著的扩展和深化。2007 年，政府采取了里程碑式的措施，将乙肝疫苗和卡介苗等关键疫苗品种纳入 NIP，为适龄儿童提供免费接种服务，这一政策不仅有效提高了儿童的免疫覆盖率，也显著增强了整个群体的健康水平。随后，《预防接种工作规范》的连续修订，从 2016 版至 2023 版，反映了我国对免疫规划工作的持续优化和规范化管理，展现了国家对提升国民健康和强化疾病预防控制能力的坚定决心。NIP 的进步不仅标志着公共卫生政策的巨大飞跃，也是国家综合实力增强和人民福祉不断提升的重要体现，彰显了我国在全球公共卫生领域的责任和贡献。

（二）政策文件的演进与当前指导原则

1. 政策发展与法制化进程

我国免疫规划政策的发展历程凸显了国家对公共卫生重视程度的持续加深，并体现了法规体系的不断完善。1992 年《儿童计划免疫工作规范》的发布，标志着我国免疫规划工作开始步入法制化轨道。2005 年，《疫苗流通和预防接种管理条例》的实施，进一步将疫苗管理纳入法制化轨道，为疫苗的全链条监管提供了法律依据，确保了公众健康和疫苗安全。随着社会的发展和科技进步，相关法规不断更新，以适应新的公共卫生需求和挑战，确保法规的前瞻性和适应性，为维护国家公共卫生安全和推动健康中国建设提供了有力的法律支撑。

2. 疫苗管理法的实施与指导原则

2019 年《中华人民共和国疫苗管理法》（以下简称《疫苗管理法》）的颁布与施行，作为我国疫苗管理领域的里程碑，确立了我国疫苗管理法制化的全新高度。该法律覆盖疫苗全生命周期的监管，体现了国家对疫苗质量和安全监管的严格要求。“四个最”原则：最严谨的标准、最严格的监管、最严厉的处罚和最严肃的问责，凸显了国家对维护公众健康和强化疾病预防控制的坚定决心和高度责任感。这些原则的贯彻实施，增强了法规的执行力和威慑力，确保了疫苗的安全性和有效性，保障了人民群众的切身利益。《疫苗管理法》的出台，持续完善和加强了监管力度，为提升国民健康水平、构建健康中国提供了坚实的法律支撑和制度保障，同时也为全球疫苗治理贡献了中国智慧和中国方案，展现了我国在全球公共卫生领域的重要影响力和责任担当。

（三）疫苗的重要性与社会影响

1. 公共卫生作用

疫苗在公共卫生领域扮演着至关重要的角色，是预防和控制传染病的关键工具。它们利用人体的天然防御机制，通过接种激发免疫反应，产生抗体，从而在未来遇到相应病原体时能够迅速有效地抵御感染。这种个体层面的保护，进一步在群体中形成免疫屏障，有助于减少甚至阻断疾病的传播链，对于根除某些疾病具有决定性作用。此外，疫苗接种还为那些因健康原因无法接种疫苗的个体，例如免疫系统受损者或新生儿，提供了间接的群体保护，确保了社会的全面健康。

2. 科技进步与疫苗效力

随着科技的不断进步，疫苗的研发和应用已经取得了显著进展。创新疫苗，如 HPV 疫苗，不仅扩大了可预防疾病的范围，还增强了人类对抗某些癌症等疾病的能力。然而，疫苗的效力和安全性是多方面因素共同作用的结果，除了研发和生产阶段的质量控制，疫苗的储运管理同样至关重要。严格的储运管理确保疫苗在整个供应链中保持其效力和稳定性。随着法规的不断完善和监管的加强，我国在免疫规划方面正朝着更加科学、规范的方向发展。这不仅为国民健康提供了坚实的保障，也为全球公共卫生事业做出了积极贡献。持续的政策支持和技术创新将进一步巩固疫苗作为维护公共卫生安全的重要工具，为构建健康社会、促进社会和谐与可持续发展提供支持。

（四）疫苗储运管理的现状与挑战

1. 法规滞后性问题

当前，《疫苗储存和运输管理规范》（2017 版）面临的首要问题在于法规更新的滞后性。自 2019 年《药品管理法》和《疫苗管理法》的修订，以及 2022 年《疫苗生产流通管理规定》的更新以来，对疫苗全流程管理提出了更为严格的要求。然而，现行的《疫苗储存和运输管理规范》尚未能及时吸纳这些上位法的更新要点，导致了规范内容与新的法规要求之间的不一致。这种滞后性影响了法规的统一性和权威性，削弱了执行力，并可能在实际操作中造成管理上的歧义、漏洞和风险，影响疫苗储运的质量和效率。

2. 管理挑战的具体表现

法规滞后性在疫苗储运管理中引发的挑战主要体现在：从业人员因未能及时接受更新法规的培训而对法规精神和操作细节把握不准确，这直接影响了疫苗储运操作的规范化和标准化；监管部门因法规不一致性在执行监督检查时遇到难题，难以保证法规得到有效实施，从而影响了监管的质量和效能；此外，滞后性还可能导致疫苗储运过程中质量控制的松懈，增加疫苗在储运过程中变质和失效的风险，对公众健康构成潜在威胁。这些挑战突显了对现行《疫苗储存和运输管理规范》进行及时更新、加强人员培训、强化监管执行以及提升质量控制标准的必要性。

（五）研究的必要性

在我国经济的快速增长和人民生活水平的显著提高背景下，公众对疫苗安全性和有效性的要求日益增长，催生了对疫苗储运管理的新期望和高标准。社会普遍期待疫苗在整个供应链“从生产到接种”都应接受严格的质量控制和安全管理，以保障每剂疫苗的效力和安全性。此外，全球化的加速发展要求我国的疫苗储运管理体系必须与国际标准接轨，满足全球供应链中对疫苗储运的严格要求。这不仅需要提升国内疫苗储运的质量和效率，还涉及到建立全程可追溯的系统、采用先进的冷链技术、更新法规以符合国际标准，以及制定应对全球化挑战的策略。因此，开展本课题研究，不仅是为了满足当前经济社会发展的需求，更是为了确保疫苗储运管理能够适应全球化趋势，保障公众健康，促进公共卫生体系的完善，为构建健康社会提供坚实的支撑。

二、疫苗储运管理的历史进程

（一）早期探索与规范建立（20 世纪 50 年代—2005 年）

1. 我国早期探索

在我国，疫苗储运管理的早期探索始于 20 世纪 50 年代，当时国家为了有效控制天花、结核等传染病，着手实施计划免疫工作。尽管基础设施相对简陋，依靠基础冷藏设备和地区性法规，这些早期措施不仅保障了疫苗的基本储存和运输条件，而且为后续的规范化和系统化管理奠定了基础。这一时期的努力展示了国家对公共卫生的初步关注，并预示着未来将逐步形成更为严格和统一的疫苗储运标准。随着时间的推移，这些基础性工作逐步演进，积累了宝贵的经验和实践基础，为我国疫苗储运管理体系的现代化发展打下了坚实的基石。

2. 监管工作的规范化起点

2005 年，我国迎来了疫苗储运管理规范化的重要里程碑，《疫苗流通和预防接种管理条例》的颁布，标志着监管工作的规范化起点。这一法规的实施，不仅为疫苗的全链条监管提供了坚实的法律基础，而且确保了公众健康和疫苗安全。它明确了疫苗生产、流通、接种等各个环节的监管要求，强化了对疫苗质量的全程控制，从而提升了整个疫苗储运管理体系的透明度和可靠性。《条例》的出台，反映了国家对提升国民健康和强化疾病预防控制能力的坚定决心，为后续法规的完善和监管体系的强化奠定了基石。

（二）法规体系的确立与关键转折点（2006 年—2017 年）

1. 我国首个规范发布

2006 年 4 月 4 日，卫生部和国家食品药品监督管理局联合发布了《疫苗储存和运输管理规范》的通知（卫疾控发〔2006〕104 号），这一标志性的文件为我国疫苗储运领域提供了首个全国性管理标准。该规范的发布不仅响应了《疫苗流通和预防接种管理条例》的实施要求，而且为确保疫苗从生产到接种各个环节的质量安全，奠定了坚实的法规基础。它明确了各级卫生行政部门和食品药品监督管理部门在规范实施中的监督管理职责，同时规定了疾病预防控制机构、疫苗生产企业、疫苗批发企业必须具备专业技术人员和相应的储存、运输设施设备。《疫苗储存和运输管理规范》的出台，显著提升了疫苗储运管理的规范化、系统化水平，是我国疫苗储运管理迈向现代化的重要里程碑。

2. 山东疫苗事件触发的规范修订与完善

2016 年的山东疫苗事件不仅引起了公众对疫苗安全的高度关注，也促使政府采取行动。作为对这一危机的直接响应，《疫苗储存和运输管理规范》经历了重要的修订，这一修订加强了对疫苗储运过程中的质量控制和安全保障措施。修订后的规范更加注重实际操作中的规范性和监管的严格性，确保了疫苗在整个供应链中的温度控制和完整性，从而提升了公众对疫苗安全的信心，为疫苗储运管理的持续改进和法规的进一步完善奠定了基础。

（三）法规的全面法制化与持续优化（2018 年—2022 年）

1. 我国法制化进程

2018 年长春长生疫苗事件进一步推动了国家药品监管法规的全面审视和修订。在这一背景下，2019 年《中华人民共和国疫苗管理法》的出台，以及同年《药品管理法》的修订，共同标志着我国疫苗和药品管理全面进入法制化、规范化的新时代。这些法律的更新和实施，为疫苗的全生命周期管理提供了更加严格的法律框架，强化了监管措施，确保了法规与实际操作的一致性。

这不仅提升了疫苗储运的安全性和有效性，回应了人民群众对健康安全的期待，而且解决了疫苗管理中存在的突出问题，为维护公共卫生安全和促进社会稳定发展提供了坚实的法律基础和制度保障。

2. 持续优化

2022 年，我国对疫苗生产和流通领域的管理规范进行了进一步的细化与强化，《疫苗生产流通管理规定》的发布，体现了国家对疫苗储运管理持续优化和更新的坚定决心。这一规定的出台，不仅对疫苗生产、流通环节提出了更为具体和严格的要求，而且通过明确各环节的操作标准和管理措施，加强了对疫苗储运全过程的监管力度。这一系列法规的更新，显著提升了疫苗储运管理的透明度和可追溯性，确保了疫苗从生产到接种的每一个环节都能得到有效监控，从而保障了疫苗的质量和公众的健康安全。

（四）当前挑战与未来发展趋势（2022 年—至今—未来）

1. 法规滞后性

尽管我国在疫苗管理方面已经建立了较为完善的法规体系，2019 年对《药品管理法》进行了重要修订和《疫苗管理法》起草出台，但现行的《疫苗储存和运输管理规范》尚未完全同步更新以吸纳这些新法规的要求，显示出一定程度的滞后性。这种滞后不仅影响了法规的统一性和权威性，也削弱了执行力，可能导致疫苗储运过程中的管理漏洞和风险。

2. 未来发展

展望未来，疫苗储运管理将趋向于更加规范化、科学化和信息化。法规的统一性将通过不断更新和完善现有规范来实现，确保法规能够全面覆盖疫苗的全生命周期管理。技术的创新性将引入更多高效、智能的储运监控系统，提升疫苗储运的质量和效率。

同时，面对全球化带来的国际合作机遇，我国疫苗储运管理将更加注重与国际标准的接轨，积极参与全球疫苗供应链的建设，提升国际竞争力。

三、国际组织和发达国家疫苗储运管理实践和启示

过去的两百多年来，国际组织和发达国家在疫苗储运管理方面积累了丰

富且成熟的经验，深入研究并借鉴这些先进做法，对提升我国疫苗管理水平、保障公众健康具有重要意义。

（一）国际疫苗储存和运输管理演化过程

1796 年，英国医生爱德华·詹纳（Edward Jenner）发明世界上第一份疫苗（小牛痘疫苗）后，早期疫苗的储存和运输主要依靠简陋的冷藏设备，缺乏统一的规范和标准。这使得疫苗质量难以保证，在运输和储存过程中容易出现失效的情况。随着疫苗在全球范围内的广泛应用，人们逐渐意识到规范疫苗储运环节的重要性。

20 世纪中叶，世界卫生组织（WHO）开始关注疫苗的质量控制，推动各国建立基本的疫苗冷链体系。最初，规范主要集中在简单的温度控制要求，确保疫苗在一定的温度范围内储存和运输。但随着技术的进步和对疫苗特性认识的加深，规范不断完善。

进入 21 世纪，特别是在应对全球性传染病疫情时，如 2009 年甲型 H1N1 流感、2014 — 2016 年埃博拉疫情以及 2020 — 2023 年新冠疫情，对疫苗储运规范提出了更高的要求。各国和国际组织在实践中不断总结经验，逐步完善冷链设施设备标准、人员操作规范、追溯体系等内容。如今，国际通用的疫苗储运规范已涵盖从疫苗生产出厂到最终接种的全过程，确保疫苗在每一个环节都能保持最佳质量状态。

（二）国际公认的疫苗储运管理规范性指南与实践经验

疫苗储运管理是保障疫苗安全有效的重要环节，国际社会在疫苗储运管理方面积累了丰富的经验，并制定了一系列国际通用的规范和标准。以下将从世界卫生组织（WHO）、国际药品监管机构联盟（ICDRA）、国际航空运输协会（IATA）、国际标准化组织（ISO）、欧盟、美国、英国、日本、全球疫苗免疫联盟（Gavi）、联合国儿童基金会（UNICEF）等方面进行概况性描述。

1. 世界卫生组织（WHO）

WHO 是疫苗储运管理的国际权威机构，其发布的指南和标准被全球广泛采用。

（1）《温度和时间敏感药品的储存和运输指南》（Model guidance for the storage and transport of time - and temperature-sensitive pharmaceutical Products，

2011）[1]；《疫苗管理手册》（Vaccine Management Handbook 系列）：该指南和手册是 WHO 发布的疫苗管理综合性指南，涵盖了疫苗储存、运输、冷链管理、温度监测、设备维护等方面的内容。手册强调疫苗储运全程冷链的重要性，并对疫苗储存温度、冷链设备、温度监测、应急处理等提出了具体要求。

（2）《良好储存和分销规范》（Good Storage and Distribution Practices, GSDP）[2]：该规范适用于疫苗和其他医药产品的储存和运输，旨在确保其在整个供应链中的质量。规范对储存设施、运输工具、温度控制、记录保存等方面提出了详细要求。

（3）《国际药典》（International Pharmacopoeia）[3]：国际药典收录了疫苗的质量标准、检验方法和储存条件等内容，为疫苗储运管理提供了技术依据。药典对疫苗的储存温度、稳定性、有效期等进行了明确规定。

2. 国际药品监管机构联盟（ICMRA）

2012 年成立的 ICMRA（International Coalition of Medicines Regulatory Authorities，https://www.icmra.info）由全世界不同地区的 29 个药品监管机构（中国 NMPA 2015 年加入）构成，世界卫生组织是其观察员。ICMRA 的主要工作集中在协调全球药品监管机构的合作，深刻认识到获得安全有效和高质量产品对于人类健康和福祉的重要性，积极倡导追随科技进步制定国际公认的新标准，推进决策程序，维持有效的监管，从而支持创新医药产品的研发，同时确保其收益超过相关风险，其发布的内容通常涉及药品安全、监管科学和创新等领域，对疫苗国际流通也起到具有重要影响。

（1）冷链管理建议：ICMRA 发布的冷链管理建议中强调疫苗在运输过程中必须保持冷链的完整性，确保温度控制在规定范围内，该建议对冷链设备的选择、验证、维护以及温度监测和记录等方面提出了具体要求，而使用验证过的设备是保证冷链完整性的关键措施。

（2）疫苗追溯性要求：ICDRA 多次强调建立疫苗追溯系统的重要性，要求各国实现疫苗从生产到接种的全过程可追溯，建议应使用新技术如数字化技术（如条形码、二维码、区块链）记录疫苗的生产批号、有效期、储存温度、运输路线、召回等信息，提高供应链的透明度和安全性，并呼吁加强国际合作推动疫苗追溯技术的标准化和数据共享，完善法规框架，明确疫苗追溯系统的技术要求和管理责任。

3. 国际航空运输协会（IATA）

IATA（International Air Transport Association）制定了疫苗航空运输的全球标准，特别是针对冷链运输。

（1）《鲜活易腐货物条例》（Perishable Cargo Regulations, PCR）[4]：该条例每年更新，主要规定了包括疫苗在内的和其他生物制品航空运输要求，包括包装、标签和温度控制。条例要求使用符合 IATA 标准的冷链包装，并确保运输过程中的温度监测。

（2）冷链运输包装标准：IATA 制定了冷链运输包装标准，要求使用经过验证的冷链包装（如冷藏箱、干冰包装等），并确保包装能够维持疫苗所需的温度范围。标准还对包装的标识、标签和文件记录等方面提出了具体要求。

4. 国际标准化组织（ISO）

ISO 发布了一系列与温度敏感的冷藏货物相关国际标准：

（1）ISO 23412:2020 ：间接温控冷藏运输服务—中途转运包裹的陆路运输（Indirect, temperature-controlled refrigerated delivery services — Land transport of parcels with intermediate transfer）：主要适用于冷链配送服务提供商，内容包括所有冷链配送服务阶段，如冷藏包裹在指定地点之间的中间转移冷藏车或集装箱、地理路线系统、交付服务用户的资源、操作和通信要求等。

（2）ISO 22982-1:2021：运输包装—包裹运输用温控运输包装—第 1 部分——一般要求（Transport packaging — Temperature-controlled transport packages for parcel shipping — Part 1 General requirements）：主要列出安全存储和分销温度敏感产品的运输包装的一般要求，包括包装分类、尺寸、安全性、性能、符号和标签等。

（3）ISO 22982-2:2021：运输包装—包裹运输用温控运输包装—第 2 部分：测试通用规范（Transport Packaging — Temperature controlled transport packages for parcel shipping — Part 2: General specifications of testing）：主要规定了用于包裹运输的温控包装的测试方法，包括使用隔热材料、以阻隔产品包装内外热传导的运输包装的物理性能、导热性能和隔热性能等。

5. 全球疫苗免疫联盟（Gavi）和联合国儿童基金会（UNICEF）

除之外，全球疫苗免疫联盟（Gavi）、联合国儿童基金会（UNICEF）等国际组织凭借其强大的国际影响力和广泛的合作伙伴关系，一方面致力于帮助发展中国家建立和完善疫苗冷链体系，提供资金支持，帮助这些国家购置先进的冷链设备，如冷库、冷藏车、冰箱等，另一方面还组织专业团队，为各国提供冷链管理技术培训和指导，提高当地工作人员的冷链管理能力。例如，Gavi 在非洲一些国家资助建设了现代化的冷库和冷链运输网络，并对当地卫生工作者进行了系统的冷链管理培训，确保疫苗在储存和运输过程中的质量安全。

6. 欧盟

欧盟的疫苗储存和运输管理规范主要依据欧盟《药品生产质量管理规范》（GMP）、《药品流通质量管理规范》（GDP）以及世界卫生组织（WHO）的相关指导文件，适用于其成员国及与欧盟进行疫苗贸易的国家，具体如下：

（1）《欧盟药品法典》（Eudralex, https://eur-lex.europa.eu）：欧盟 GMP 标准主要基于《欧盟药品法典》中的相关指令，如 2001/83/EC（人类用药指南）、2001/82/EC（兽药产品指南）和 2001/20/EC（临床试验药品指南）等，这些指南虽未专门针对疫苗储存和运输单列详细条款，但药品生产、储存等通用的基本原则和要求适用于疫苗，比如对生产设施、设备、人员、物料等方面的规定，间接影响疫苗从生产到储存环节的规范管理。欧盟药品 GMP 指南包含多个附录，针对不同类型的药品生产，如无菌药品、生物制品、放射性药品等有特定要求，疫苗作为温度敏感的生物制品，其生产、储存等环节需遵循相应附录中的规定。

（2）《欧盟人用药品良好分销规范指南》（Good Distribution Practice of medicinal products for human use，2013/C 343/01）[5]：该文件是欧盟药品 GDP 的重要组成部分，详细规定了药品在储存和运输过程中维持温度控制等方面的要求，疫苗的储存和运输必须严格遵循其中的温度控制、设施设备、人员资质、文件记录等相关规定，以确保疫苗在分销过程中的质量和安全性。

欧盟国家在疫苗储存和运输中高度重视风险评估与管理（Risk Assessment and Management），对温度变化、运输时间、包装破损等影响疫苗质量的因素进行全面评估（Comprehensive Assessment），并制定相应风险控制措施（Risk Control Measures）。

7. 美国

美国食品药品管理局（FDA）和疾病控制与预防中心（CDC）制定了疫苗储运管理的标准。

（1）《疫苗储存和处理指南》（Vaccine Storage and Handling Toolkit）[6]：该

指南提供了疫苗储存和运输的详细操作规范，包括温度监测、设备维护和应急处理。指南对疫苗储存温度、冷链设备的选择和使用、温度监测和记录等方面提出了具体要求。

（2）美国药典 USP（https://www.usp.org）：美国药典每年更新一次，其中第 1079 章节为《药品良好储存和运输规范》（USP Chapter <1079> Good Storage and Distribution Practices for Drug Products），美国药典中关于药品储存和运输管理规范的重要章节，旨在建立风险评估和缓解策略，保证药品在整个供应链中的质量和安全，主要内容包括药品储存和运输方法及风险缓解策略、临床试验用药品的储存和运输，平均动力学温度（MKT）在评估控温环境及控冷温度产品温度偏移中的作用和应用，并为药品贮存区域确认的温度测绘提供指导，涵盖影响温度的因素、合理布置温度监测探头、使用校准设备、制定测绘方案等关键要素。

8. 英国

英国《疫苗的储存、分发和处置 – 绿皮书第 3 章》（Storage, Distribution and Disposal of Vaccines–Green Book–3）[7]：该指南是英国疫苗接种计划的重要参考文件，主要内容包括疫苗储存、温度监控、疫苗分发、冷链设施设备的校准验证、疫苗处置等，旨在为医疗保健专业人员、疫苗生产、储运企业提供关于疫苗管理的详细指导，确保疫苗在整个供应链中的效力和安全性。

9. 日本

日本的疫苗储运管理规范由厚生劳动省（Ministry of Health, Labour and Welfare, MHLW；https://www.mhlw.go.jp）旗下的日本国立感染症研究所（National Institute of Infectious Diseases, NIID）发布，内容全面、操作性强。

（1）日本疫苗储存和处理要求：由厚生劳动省发布，其依据是《预防接种法》（Immunization Act）和《药事法》（Pharmaceutical Affairs Law），内容包括人员培训、应急管理、电子追溯及特殊地区配送方案，与国际标准（如 WHO 和 ISO）接轨，确保疫苗质量和安全性。

（2）推行精细化管理：日本在疫苗储存和运输管理中注重精细化操作，对储存条件、搬运方式、摆放位置等都有详细规定，从而规范每一个操作细节，提高疫苗管理的精准度和科学性。

（3）强化灾备与应急能力：鉴于日本自然灾害频发，其特别重视疫苗储存和运输的灾备工作（Disaster Preparedness），建立完善的灾害应对预案（Disaster Response Plans），包括地震、台风等灾害时疫苗的紧急转移（Emergency Transfers）、临时储存（Temporary Storage）措施，并加强冷链设施的抗震（Earthquake - resistant）、防风（Wind - resistant）设计和加固，不断加强疫苗冷链设施的抗灾能力建设，制定多场景的灾害应对预案，定期进行应急演练，提高应对灾害的能力。

（三）国际组织及发达国家疫苗储存和运输管理规范的比较分析

国际组织与发达国家在疫苗储存和运输管理规范上，既有共性，也有差异。

在管理模式上，双方都将保障疫苗质量安全视为核心，构建了完善的质量管理体系与监督机制。但国际组织主要负责提供技术支持、制定标准规范并协调国际合作，而发达国家依靠本国法规政策和监管机构直接管理，且能根据国情制定更细致严格的措施，管理覆盖范围和实施力度更强。

技术应用方面，国际组织大力推动新兴技术在发展中国家的应用，如UNICEF推广物联网技术用于疫苗冷链温度监测。发达国家技术更为先进成熟，注重集成创新，利用物联网、大数据、人工智能等实现智能化管理，覆盖疫苗供应链全环节，在技术应用深度和广度上领先。

法规政策上，国际组织的法规政策具有指导性和通用性，虽无强制约束力，但为各国制定法规提供参考。发达国家的法规政策针对性和严格性更强，像美国通过FDA严格审查疫苗冷链各环节，违规将予以重罚。并且发达国家还会依据技术发展和实际需求，及时修订法规，加强疫苗不良反应监测和处理的法规建设。

综上所述，国际通用疫苗储运规范涵盖了疫苗储存、运输、冷链管理、温度监测、设备维护和验证、人员培训、信息化建设、风险防控和应急能力建设等方面，为疫苗储运管理提供了全面的指导。这些规范强调冷链完整性、温度控制、记录保存、可追溯性等关键要素，以确保疫苗在储运过程中的质量和安全性。我国可以借鉴国际经验，完善疫苗储运管理法规体系，加强监管力度，提升技术水平，加强人员培训，加快信息化建设，不断提高疫苗储运管理水平，保障公众健康。

四、疫苗储运规范存在的问题

（一）法规文件层面的问题

1. 法规滞后性和分散性

如前所述，现行的《疫苗储存和运输管理规范》在法规更新方面存在显著滞后性。自 2019 年《药品管理法》和《疫苗管理法》进行重要修订，以及 2022 年《疫苗生产流通管理规定》的更新以来，对疫苗全流程管理提出了更为严格的要求。然而，现行规范是根据 2020 年 3 月已废止的《疫苗流通和预防接种管理条例》修订，尚未与最新的上位法同步更新以吸纳这些上位法的关键变更，部分规范内容与现行法律冲突或引用标准过时，导致了与新法规要求之间的不一致性，比如批签发证明复印件或者电子文件收集要求、进口药品通关单复印件或者电子文件的收集要求、运输和储存全过程温度监测记录等相关记录保存年限（上位法要求保存五年备查，而现行规范为 2 年）、冷链设备维护周期和使用年限参考标准等方面。

在疫苗储存与运输流程中，核心责任主体涵盖疫苗上市许可持有人、疫苗配送企业、疾病预防控制机构以及接种单位。当前，关于疫苗储存和运输的管理规范，分散于国家药品监督管理部门颁布的《药品管理法》《疫苗管理法》《疫苗储存和运输管理规范（2017 年版）》《疫苗生产流通管理规定》《药品经营质量管理规范（GSP）》，以及国家疾病预防控制局综合司与国家卫生健康委员会办公厅联合发布的《预防接种工作规范（2023 年版）》等法规文件里。这种分散的法规现状，给相关主体在准确理解和有效执行相关要求时造成诸多不便。与此同时，部分条款有待完善，例如在质量体系建设、人员资质与培训标准、内部审计机制、冷链设施设备验证流程、电子追溯体系构建、委托配送、温度偏差管理、特殊地区疫苗分发，以及应急管理预案等关键领域，仍存在优化空间，与国际上被广泛认可的标准相比，存在一定程度的差距。

另外，法规颁布主体也发生变化。现行规范是由当时的国家卫生和计划生育委员会、国家食品药监监督管理总局联合颁布，而《疫苗管理法》第三十七条已明确疫苗储存、运输管理规范由国务院药品监督管理部门、国务院卫生健康主管部门共同制定，后续还需要在统筹协同、综合监督和监管责任划分等方面进一步完善。

这种脱节不仅削弱了法规的统一性和权威性，而且可能在实际操作中引发管理歧义、漏洞和风险，影响疫苗储运的质量和效率。此外，滞后性还导致从业人员在执行规范时面临困惑，难以准确把握法规精神和操作细节，进而影响疫苗储运的规范化和标准化水平。

2. 法规执行中的管理困惑与矛盾

在我国疫苗储运管理领域，法规与实际操作之间的不一致性导致了疾控机构和接种单位在非免疫规划疫苗的储存和运输管理上面临显著困惑。虽然《疫苗储存和运输管理规范》提供了基本的指导原则，但它并未详细阐述非免疫规划疫苗的具体管理标准和程序，尤其是在与《药品经营质量管理规范》（GSP）的协调应用方面存在模糊性。这种不确定性使得疾控机构在执行非免疫规划疫苗的储存和运输任务时，难以明确界定其责任和管理方法，不确定是否需要完全遵守 GSP 或仅需参照其部分规定。

《疫苗生产流通管理规定》第二十四条和第二十五条进一步加剧了这一困惑，其中规定持有人可以委托符合 GSP 条件的企业进行疫苗的配送和区域仓储。同时要求疾病预防控制机构对配送企业的配送能力进行评估，确保其符合《疫苗储存和运输管理规范》的要求。这导致受托企业在面对不同委托方时，需要执行的法规文件不一致，从而在实际操作中可能产生冲突和管理上的混淆。

（二）监管执行层面的问题

1. 监管力度和执行力不足

疫苗储运监管领域面临的一大挑战是监管力度和执行力的不足。尽管法律法规框架不断完善，但在实际执行过程中，监管部门对疫苗储运的监督检查仍不完善，未能全面覆盖所有关键环节。这种监管上的不足，加上对违法违规行为的处罚力度不够，导致法规的威慑力和执行力大打折扣。例如，一些地区对疫苗储运的温度控制、设备标准等关键指标的监管不够严格，对违规行为的发现和处罚不够及时或不够严厉，从而影响了整个疫苗储运行业的规范性和安全性。此外，监管资源分配不均、监管人员专业能力有待提升，以及监管技术和方法更新滞后等问题，也制约了监管效能的发挥。

2. 应急处理能力不足

在疫苗储运过程中，应急处理能力的不足是一个亟待解决的问题。面对设备故障、自然灾害等不可预测的突发事件，部分疾控机构和接种单位尚未建立起一套成熟的应急预案和快速响应机制。这种不足表现在对突发事件的预警不敏感、应急资源配置不合理、应急流程不够明确，以及缺乏高效的协调和处置能力。例如，在冷链系统出现故障时，一些单位不能迅速采取措施保证疫苗温度的稳定，或在自然灾害发生时，缺乏迅速恢复储运能力的手段。此外，由于缺少定期的应急演练和专业培训，应急人员在实际操作中可能因不熟悉流程而延误处置时机。

3. 疫苗报废与销毁流程的复杂性

疫苗报废与销毁流程的复杂性是当前疫苗储运管理中的一个突出问题。现行流程缺乏统一性，导致不同地区在执行时存在差异，这不仅增加了基层单位的工作负担，也影响了整个流程的效率和效果。由于缺少一个标准化且操作简便的流程，各地区在处理报废疫苗时面临诸多不便和困难，如监督部门的不一致、监督方式的多样性以及对报废标准的不统一等。此外，疫苗销毁的相关规定在一些地区不够明确，导致实施难度较大，资源分配和利用可能出现不均衡。报废疫苗的处理不仅需要满足严格的安全和环保要求，还要遵循法律法规，但在没有明确和统一的操作流程指导下，基层单位在执行中容易遇到疑惑和误区。

（三）实际操作层面的问题

1. 技术标准与实际操作的差异

疫苗储运领域中，技术标准的不统一或缺失已成为制约质量与效率的关键因素。具体而言，冷链设备的配置、使用和维护在不同地区存在显著差异，这些差异直接源于对《疫苗储存和运输管理规范》等法规的解读和执行力度的不同。一些地区可能因技术、资金或专业人才的限制而无法完全达到法规所规定的标准，而监管的不统一进一步加剧了这一问题。例如，冷库建设标准、冷藏车和冰箱的技术要求在不同地区执行上存在宽松不一的情况，缺乏统一的技术规范和操作流程，导致难以保证一致的质量控制标准。此外，缺少明确的技术指导和冷链设施设备验证流程使得一些单位在设备的日常管理和维护上面临挑战，可能影响疫苗在储存和运输过程中的温度控制，增加了疫苗变质和失效的风险。

2. 人员配备与专业培训不足

我国疫苗储运管理中，人员配备与专业培训的不足已成为服务质量提升的瓶颈。疾控机构和接种单位在专业人才的配备上面临挑战，许多从业人员虽具备一定的库房管理经验，却缺乏必要的冷链管理专业知识。这种专业背景的复杂性和知识结构的不均衡导致了在实际工作中难以达到法规要求的专业标准，影响了疫苗储运的安全性和有效性。此外，业务培训的不足限制了管理人员专业技能的提升，缺乏针对性和系统性的培训计划，不仅影响了他们对疫苗储运管理规范的理解和应用，也影响了对疫苗储运过程中可能出现的风险和问题的准确识别与应对。

3. 温度监测与控制的挑战

疫苗储运过程中的温度控制是确保疫苗质量的关键环节，但目前我国在这方面存在显著挑战。尽管一些发达地区已经开始应用自动温度监测系统，提高了温度数据的准确性和实时监控能力，但不少地区仍然依赖于传统的人工记录方式，这种方式不仅效率低下，而且容易因人为因素导致数据监测的盲点和误差。此外，即便在采用自动监测系统的地区，也存在着不同系统之间的技术参数、测量范围、精度和误差等指标缺乏统一的国家或行业标准，这影响了温度监测数据的可比性和可靠性。温度监测的不准确或不可靠可能导致无法及时发现和处理温度异常，增加了疫苗变质和失效的风险。

4. 疫苗接收与配送管理问题

疫苗的接收与配送环节是确保疫苗质量和安全的关键步骤，但当前存在一些管理上的挑战。首先，对于疫苗在运输过程中可能出现的温度偏差，处理措施不够明确，缺乏统一的标准和指导，这可能导致对疫苗质量的误判。其次，监管主体责任不清晰，不同地区和单位对于疫苗接收和配送的监管要求存在差异，这不仅增加了监管难度，也影响了监管的一致性和有效性。此外，一些地区对于疫苗的接收和配送流程缺乏严格的规范和监督，导致在实际操作中可能出现违规行为，增加了疫苗安全风险。

5. 湿度监测与冷藏车通行问题

在疫苗储运管理中，湿度监测与冷藏车通行问题日益凸显。尽管湿度对疫苗质量的影响不如温度显著，但个别地区对是否需要监测湿度尚无明确规定，这可能导致在高温高湿环境下疫苗稳定性的风险被忽视。同时，冷藏车和疫苗运输车辆在市区内通行面临政策限制，这不仅影响了疫苗配送的时效性，也增加了配送过程中由于外部环境变化而影响疫苗质量的风险。此外，由于缺乏对冷藏车通行便利性的足够重视，疫苗储运企业在执行配送任务时可能遭遇额外的物流障碍和时间延误。

（四）信息化管理层面的问题

1. 信息管理系统的不完善性分析

疫苗储运信息化管理系统的不完善性主要表现在功能限制和用户体验上。功能上，现有系统可能未能覆盖疫苗储运管理的所有关键环节，如实时温度监控、库存预警，以及运输路径优化等，导致无法全面满足监管和操作需求。同时，系统操作的复杂性也影响了用户满意度和工作效率，尤其在紧急情况下，操作不便可能延误关键决策。此外，系统的稳定性和数据安全性也是亟待加强的方面，以保障疫苗储运数据的准确性和保密性。

2. 数据共享与互联互通的挑战

数据共享和系统互联互通的不足是信息化管理的另一大障碍。当前，不同地区和不同部门之间的疫苗储运信息系统往往独立运行，缺乏有效的数据交换和共享机制。这种分散的数据管理导致信息孤岛，影响了疫苗追溯的连贯性和监管的全面性。同时，由于缺少统一的数据标准和通信协议，系统间的对接和数据整合面临重重困难，限制了监管机构对疫苗储运全程的实时监控能力。此外，数据共享的不足也影响了跨区域、跨部门的协同响应和应急处理能力。

五、疫苗储运管理建议和意见

（一）加快法规的更新

为解决疫苗储运管理中法规与实际操作的不一致问题，建议迅速启动《疫苗储存和运输管理规范》的更新工作，以确保与现行《药品管理法》和《疫苗管理法》的同步性。建议组建一个包含法规、行业专家以及监管机构专家代表的修订工作组，细致对照现行规范与上位法的差异，并广泛征询行业意见。此外，还应考虑技术进步和行业发展的新动向，以确保规范的长期适用性和指导性。

（二）提高监管力度和执行力

加强疫苗储运领域的监管力度和执行力是确保法规得到有效执行的关键。建议从提升监管部门的能力建设入手，通过专业培训和技能提升，增强监管人员对疫苗储运相关法规的深入理解及执法的专业性和严格性。同时，通过引入先进的监管技术和方法，建立健全统筹协同机制，明确监管责任，提高监管部门的协同监管效率和响应速度。

此外，对违法违规行为必须实施严厉的处罚措施，以增强法规的威慑力。这包括对违规企业和个人进行及时的查处，并公开处罚结果，以示警诫。建议建立一套完善的违规行为记录和公示系统，增加违规成本，促使所有疫苗储运参与者严格遵守法规。

（三）增强应急处理能力

为应对疫苗储运过程中可能遇到的设备故障、自然灾害等不可预测的突发事件，必须制定成熟的应急预案，并建立快速响应机制。这些预案应涵盖从预警系统到应急资源调配、从应急流程到具体操作步骤的全方位内容，确保一旦发生紧急情况，能够迅速有效地采取措施，最小化对疫苗质量和供应的影响。

同时，建议定期组织应急演练，模拟各种可能的紧急情景，以检验和提高应急计划的实用性和应急人员的实际操作能力。通过演练，可以发现预案中的不足，及时进行调整和优化，确保应急响应团队在真实情况下能够熟练、有序地执行应急措施。

此外，应加强应急人员的培训，提升他们在紧急情况下的决策和协调能力，确保他们能够准确判断形势，迅速采取正确的应对策略。

（四）简化疫苗报废与销毁流程

建议对疫苗报废与销毁流程进行精简与标准化，以降低执行的复杂性并提升效率。建议制定一套全国统一的标准化流程，明确报废疫苗的定义、分类、处理程序以及记录保存等关键环节，确保流程简便、明确且易于操作。同时，为了加强流程的透明性和合规性，需要明确指定负责监督的部门，并规定其监督方式和职责范围，包括对报废与销毁活动的定期审查和评估。此外，建议建立一套完善的记录和报告系统，确保所有报废与销毁活动都有详细记录，便于追溯和审计。

（五）统一技术标准和操作流程

建议采取切实措施，制定一套全国统一的疫苗储运技术标准，全面规范冷链设备的配置要求、温度控制标准以及其他关键指标。这些标准应基于科学研究和行业最佳实践，确保疫苗在整个储运过程中的质量与安全。同时，需明确操作流程，制定详细的指导手册和操作规范，以消除不同地区和单位在执行疫苗储运管理时的不一致性。通过统一的操作流程，可以加强监管，提高执行效率，并降低因操作不当导致的风险。此外，建议建立技术标准和操作流程的定期审查和更新机制，以适应行业发展和技术进步的需要，确保疫苗储运管理的持续优化和改进。

（六）提升人员专业水平

鉴于疫苗储运管理对专业技能的高要求，建议加强疾控机构和接种单位人员的专业化培训，特别是对冷链管理的专业知识与技能进行重点培养。建议制定系统的培训计划，涵盖最新的法规要求、技术标准、操作流程以及风险管理等内容，以确保从业人员能够熟练掌握并应用这些知识。同时，建议建立和完善专业资格认证体系，通过资格认证和持续的专业发展机制，激励从业人员提升自身的专业水平。此外，加强应急处理能力的培训，通过模拟演练和案例分析，提高从业人员在面对突发事件时的快速反应和有效处置能力，从而为疫苗储运管理提供一支技术精湛、反应迅速的专业队伍。

（七）强化温度监测与控制系统

建议必须加强疫苗储运过程中的温度监测与控制，以确保疫苗的稳定性和有效性。为此，建议广泛推广采用高精度和自动化的温度监测系统，这些系统能够提供更为精确的温度读数，并且具备实时监控与自动报警的功能，从而显著提升疫苗储运过程中的温度管理水平。同时，为了确保不同地区和单位使用的监测系统之间数据的一致性和可比性，建议制定统一的技术参数和标准。这些标准应涵盖温度测量的范围、精度、记录频率以及数据存储等方面，确保所有监测系统都能达到相同的质量要求。

（八）规范疫苗接收与配送管理

为确保疫苗从生产到接种的每个环节均符合严格的质量标准，必须对疫苗的接收与配送管理流程进行规范化。建议制定明确的管理规范，包括对疫苗接收时的检查程序、温度记录的核实以及配送过程中的温度控制等关键环节进行详细规定。同时，应制定统一的温度偏差处理标准，确立在发现温度异常时的具体应对措施，以减少对疫苗质量的潜在影响。

此外，强化监管主体责任至关重要。建议明确各级监管部门的职责，加强监督和检查，确保疫苗在接收与配送过程中严格遵守既定的操作规程。通过提高监管的透明度和严格性，可以增强整个疫苗供应链的安全性和可靠性。

还建议利用信息化手段，如电子追踪系统，来监控疫苗的接收与配送过程，确保所有环节都可追溯、可监控。

（九）解决湿度监测与冷藏车通行问题

建议对湿度在疫苗储运过程中的影响进行深入评估，并基于研究结果制定合理的湿度监测标准，以确保疫苗在适宜的环境条件下进行储存和运输。鉴于湿度可能对疫苗稳定性产生影响，尤其在高温高湿环境下，明确的湿度控制标准对于维护疫苗质量至关重要。

同时，为了提高疫苗配送的效率和降低因运输过程中的延误而影响疫苗质量的风险，强烈建议优化现行的交通政策。具体而言，应为冷藏车和疫苗运输车辆提供更多的通行便利，例如，放宽对这些车辆的通行限制，并在必要时提供优先通行权。此外，建议与城市规划和交通管理部门合作，制定冷藏车在市区内通行的明确指导方针和政策支持，以减少物流障碍，确保疫苗能够安全、准时地配送至目的地。

（十）加快信息化建设

为适应现代疫苗储运管理的需求，必须加速推进信息化建设的步伐。建议积极构建一个全面、集成的疫苗储运信息化管理系统，该系统能够实现各环节信息的实时收集、处理和共享，从而打破信息孤岛，实现数据的互联互通。通过这样的系统，监管机构能够实时监控疫苗储运的每个环节，确保温度控制、运输状态和存贮条件等关键信息的透明化和可访问性。同时，信息化手段的应用将极大提升监管效率，通过自动化的数据采集和分析，减少人为错误，提高响应速度。此外，信息化建设还应包括建立一个完善的疫苗追溯系统，确保每批疫苗从生产到接种的全程可追溯，增强公众对疫苗安全的信心。这不仅涉及到技术平台的建设，还需要制定相应的数据管理标准和隐私保护措施，确保数据的安全性和合规性。

综上所述，本文围绕疫苗储运管理，详细梳理发展历程，精准揭示法规滞后、监管执行不足等多层面问题，并基于国际经验，建设性地提出涵盖法规更新、监管强化、操作优化及信息化等多方面的改进建议。这些研究成果对于构建更加科学、高效、完善的我国疫苗储运管理体系具有重要意义，不仅有助于提升疫苗的质量与效力，更能切实保障公共卫生安全。展望未来，随着疫苗行业的不断发展，疫苗储运管理必然会面临新的挑战，我们需时刻保持关注，持续优化管理策略，为疫苗行业的稳健发展夯实基础，为守护公众健康贡献力量。

参考文献

[1] World Health Organization.Annex 9，Model guidance for the storage and transport of time- and temperature-sensitive pharmaceutical Products ，WHO Technical Report Series，No.961，2011，[EB/OL].[2024-3-29]. https：//www.who.int/publications/m/item/trs961-annex9-modelguidanceforstoragetransport.

[2] World Health Organization.TRS 1025 - Annex 7：Good storage and distribution practices for medical products [EB/OL].[2020-6-17].https：//www.who.int/publications/m/item/trs-1025-annex-7.

[3] World Health Organization.11th Edition of The International Pharmacopoeia [EB/OL].[2023-3-2]. https：//digicollections.net/phint/2022/index.html#d/b.4.7.

[4] IATA. Perishable Cargo Regulations（PCR）24 [EB/OL].[2025-1-1].https：//www.iata.org/en/publications/store/perishable-cargo-regulations.

[5] EC. Good Distribution Practice of medicinal products for human use [EB/OL].[2013-11-5]. https：//health.ec.europa.eu/medicinal-products/eudralex/eudralex-volume-4_en#other-documents-related-to-gmp-and-gdp.

[6] USA CDC. Vaccine Storage and Handling Toolkit，Vaccines Storage and Handling

Information Addendum [EB/OL]. [2024-3-29]. https：//www.cdc.gov/vaccines/hcp/admin/storage/toolkit/index.html.

[7] UK Health Security Agency.Storage，distribution and disposal of vaccines，the-green-book-chapter-3 [EB/OL]. [2013-3-27]. https：//assets.publishing.service.gov.uk/media/5a7f08e3e5274a2e8ab49c03/Green_Book_Chapter_3_v3_0W.pdf.

本文为上海市食品药品安全研究会2024年度研究课题。项目负责人：唐民皓（上海市食品药品安全研究会首席研究员）；主要执笔人：魏俊璟、韩慧兰、孙佳斐。

我国跨境药品销售规则的体系性研究

刘云[1]，俞悠悠[2]
1. 清华大学法学院
2. 国际关系学院法学院

摘要： 跨境药品销售应当在保障药品的安全、有效基础上，不断探索药品的可及性，从而全面遵循《药品监管法》第3条所确立的药品管理原则。本文通过文献综述和行业调研的方式探究我国跨境药品销售的政策发展脉络，对药品网购保税进口、“行邮”药品和六部委在2018年发布的《关于完善跨境电子商务零售进口监管有关工作的通知》的主要内容做了总结，然后提出了跨境药品销售的现存风险与挑战。在药品跨境销售严格监管之下，通过跨境电商零售进口、跨境行邮方式购药等方式逃避监管的药品安全风险需要我们进行必要的疏导。下一步，需要逐步扩充药品准入名单，进一步探索基于可信主体或者可信渠道的信用监管机制，从而形成疏导和监管相结合的跨境药品销售治理体系。

我国每年跨境电商、跨境邮件快件已经达到70多亿件[1]，跨境贸易的快速发展正在深刻地影响着我国对外贸易的产业链布局。药品，作为跨境电子商务中的重要商品种类，事关使用者生命健康，具有其他商品所不具有的特殊风险、隐患，各国往往结合本国的监管能力对于药品的跨境销售实行有针对性的规则。本文对跨境药品的特殊风险作梳理，梳理我国跨境药品销售的规范体系，探讨在跨境销售中兼顾用药安全和扩大海外药品可及性的平衡治理路径。

一、跨境药品销售的背景和相关基础概念

（一）跨境电商的快速发展

随着互联网科技的高速发展，网络购物这一交易模式应运而生。截至2024年6月，我国网络购物用户规模达9.05亿，在网民群体中占比接近82.3%[2]。相关统计数据显示，2023年全国电子商务交易额达46.83万亿元，按可比口径计算，较上年增长9.4%[3]。网络购物将传统的国际贸易网络化、电子化，帮助不同国家、不同地区的客户进行交易，不受时间、地理位置的限制，因其交易方式之便捷性、交易速度之高效性，成为许多人日常生活中购置物品的优先选择。海关总署统计数据显示：2023年我国跨境电商进出口总额达2.38万亿元，同比增长15.6%，足见我国电商交易日益兴起、流行，这种跨境交易趋势也在激发新的药品销售模式（表1）。

表1　2019—2023年全国跨境电子商务进出口额变化

年份	进出口总额（万亿元）	增长率	出口额（万亿元）	出口增长率	进口额（万亿元）	进口增长率
2019	0.18621	38.3%	0.0944	68.2%	0.09181	16.8%
2020	1.69	31.1%	1.12	40.1%	0.57	16.5%
2021	1.98	15%	1.44	24.5%	0.54	–0.9%
2022	2.11	9.8%	1.55	11.7%	0.56	4.9%
2023	2.38	15.6%	1.83	19.6%	0.5483	3.9%

（二）药品的分类

1. 特殊管理类药品与非特殊管理药品

根据《药品管理法》第61条第2款的规定，疫苗、血液制品、麻醉药品、精神药品、医疗用毒性药品、放射性药品、药品类易制毒化学品等属于国家实行特殊管理的药品，不得在网络上销售。此类药品一旦流入非法渠道，通常会引发严重的危害后果，所以对此类药品通常需保证合法、安全、合理的

使用。除此之外的药品属于普通药品的范畴。

2. 处方药与非处方药

处方药（Rx），是必须凭执业医师或执业助理医师处方才可调配、购买和使用的药品。非处方药（Over he Counter Drug, OTC），又称“柜台发售药品”，则是为方便公众用药，在保证用药安全的前提下，经国家卫生行政部门规定或审定后，无需由医师或其他医疗专业人员开写处方即可购买的药品。对于非处方药，一般公众凭借自我判断，按照非处方药品的标签及使用说明即可自行使用。

3. 禁止或限制进境类药品和非禁止或限制进境类药品

禁止或限制进境类药品，主要是指国家《禁止进出境物品表》和《限制进出境物品表》范围内的药品，包括鸦片、吗啡、海洛因、大麻以及其他能使人成瘾的麻醉品、精神药物属、贵重中药材等药品。此类药品禁止或限制入境，否则将予以严厉扣留。非管制类药品，是指管制类药品以外，个人在自用、合理的范围内且符合海关个人物品通关限值的情况下，可以按照个人物品办理通关的药品。如遇新型药品则交由海关进行个案判断分析。对于非常用药品，海关在要求收件人出示诊断单证明“个人自用”后也可放行。另外，在个人物品方面，海关也有明确的入境要求，包括根据《中华人民共和国禁止携带、邮寄进境的动植物及其产品名录》等规定，动物源性中药材类药品禁止入关。药品进口环节中的药品管理较为特殊，在满足个人少量自用原则下，因治疗疾病需要，处方药甚至是部分特殊管理类药品也可以放行入境。

（三）跨境电商的销售模式：B2B、B2C、O2O 模式

我国目前的跨境电商销售主要有 B2B、B2C、O2O 三种模式。B2B 模式指企业之间通过自建的综合性商务平台进行跨境交易。B2C 模式下，企业通过自建网站或第三方平台向消费者销售商品，凭借企业自建的商务平台，消费者可以在网站上下单，企业负责发货和售后服务。O2O 模式则是线上网店销售渠道与线下商业活动相结合的电商运营模式，商家通过线上平台为消费者提供信息获取、产品选择和支付等便利，进而引导消费者到线下实体门店进行消费和服务。

（四）两种主要的跨境销售方式：跨境零售进口与个人行邮

跨境电子商务中，分属不同关境的交易主体，通过电子商务平台达成交易、进行支付结算，并通过跨境物流企业送达商品、完成交易[4]。目前，跨境电商零售商品进口分为“跨境零售进口”与“个人行邮”两大类型，其中“跨境零售进口”包括“网购保税进口”“直购进口”两种运递进境的方式。

1. 跨境零售进口的两种方式：网购保税进口与直购进口

网购保税进口与直购进口是《关于完善跨境电子商务零售进口监管有关工作的通知》中跨境电子商务零售进口项下的两种方式，二者在适用条件、参与主体、税收征管、通关要求等方面基本一致。所涉及的跨境电商零售进口商品均按照个人自用进境物品监管，不执行有关商品首次进口许可批件、注册或备案要求（明令暂停进口的疫区商品、对商品启动风险应急处置时除外）。

网购保税进口，是指跨境电商企业利用海关特殊监管区域政策和保税仓储政策，将其在跨境电商交易平台销售的商品提前运入特殊监管区域或保税物流中心进行暂存仓储。消费者通过跨境电商交易平台下单后，商品即能够从特殊监管区域的仓库中由物流公司分装运至消费者手中，通关手续由跨境电商企业或物流公司向海关保税部门办理。

而在直购进口的消费模式中，消费者通过电子商务交易平台下单后，境外商品通过邮件、快件等物流运输方式进口至跨境电商专门的监管场所，按照个人邮递物品征税的方式入境。不同于网购保税进口方式下批量进口的模式，直购进口则是少量商品单独进口，属于预备备案模式，进口商品从运输工具上卸货后即可入境报关，而没有网购保税进口方式中保税仓储期的要求。

2. 个人行邮

行邮，是行李物品和邮递物品的统称，是区别于货物通关进境的一种进境方式。跨境电商行业兴起后，以邮递个人物品的方式进口海外商品的采购方式兴起。跨境行李物品，即进出境旅客将所购商品放置于行李中入境过关。跨境邮递物品，则指消费者下单后进行网上申报和计税，商品由快件邮递等渠道直接从境外寄递进境。根据《中华人民共和国海关法》第四十六条，“个人携带进出境的行李物品、邮寄进出境的物品，应当以自用、合理数量为限，并接受海关监管”。包括处方药在内的药品在满足“个人少量自用”前提，且满足如实报关与相应申报以及限值要求的情形中可以入境。“行邮”方式入境与“跨境电商零售进口”在税收征管中不同，行邮征收行邮税，而跨境电商零售进口包括网购保税与直购进口，征收跨境电商综合税。两者的适用情形也不同，跨境电商零售进口主要指境外商家在境内跨境电子商务平台向境内用户销售商品的情形，行邮则一般指消费者“出境购”或在境外网站购买商品并通过“寄递”获得商品的情形。

二、我国跨境药品销售相关政策的发展

（一）我国跨境药品销售政策、法律规范概览

目前，我国对于不同类型的药品进出口作出区别性规定，具体如下（表 2）。

表 2　我国对不同类型药品进出口的区别性规定

药品种类	我国规定
麻醉药品、精神药品	根据《刑法》《禁毒法》的规定，毒品是指鸦片、海洛因、甲基苯丙胺（冰毒）、吗啡、大麻、可卡因，以及国家规定管制的其他能够使人形成瘾癖的麻醉药品和精神药品。根据《中华人民共和国禁止进出境物品表》和《中华人民共和国限制进出境物品表》（海关总署第 43 号令）规定，鸦片、吗啡、海洛因、大麻以及其他能使人成瘾的麻醉品、精神药物属于禁止进出境物品。 国务院令第 442 号《麻醉药品和精神药品管理条例》规定： （1）因治疗疾病需要，个人凭医疗机构出具的医疗诊断书、本人身份证明，可以携带单张处方最大用量以内的麻醉药品和第一类精神药品；携带麻醉药品和第一类精神药品出入境的，由海关根据自用、合理的原则放行。 （2）医务人员为了医疗需要携带少量麻醉药品和精神药品出入境的，应当持有省级以上人民政府药品监督管理部门发放的携带麻醉药品和精神药品证明。海关凭携带麻醉药品和精神药品证明放行

续表

药品种类	我国规定
中药材、中成药	根据《中华人民共和国限值进出境物品表》(海关总署第43号令),贵重中药材属于限制出境物品
抗癌药、罕见病药	为满足患者对进口药品的需求,自2018年以来,我国先后公布了三批使用增值税收政策的抗癌药品和罕见药品清单,对清单以内的药品,减按3%征收进口环节增值税。 根据《国务院关税税则委员会关于调整进境物品进口税有关问题的通知》(税委会〔2019〕17号),对国家规定减按3%征收进口环节增值税的进口药品,按照货物税率征税。海关总署公告2019年第63号明确,对纳入清单范畴的应税抗癌药品和罕见病药品,按3%税率征税;其余药品按13%税率征税。 根据《财政部、海关总署、税务总局、药监局关于发布第三批适用增值税政策的抗癌药品和罕见病药品清单的公告》第三条,各批清单中的抗癌药品和罕见病药品制剂需已获准上市,对应剂型以国家药品监督管理部门实际批准上市剂型为准
普通个人自用药品	根据《药品进口管理办法》进出境人员随身携带的个人自用的少量药品,应当以自用、合理数量为限,并接受海关监管。 进境个人邮递药品应当以海关规定的包值为限,符合“自用、合理数量”,并接受海关监管

随着电子商务行业的兴起掀起跨境药品销售的热潮,我国对于跨境药品先后相继出台了众多规则,目前大致有法律、法规类规范,批复、意见及通知类规范以及清单类规范,其均对电商经营者义务、消费者权益保护、网络销售药品范围等作出了较全面的规定,建立起了相对完善健全的政策与法律规范体系。笔者检索后整理如表3所示。

表 3 我国跨境药品销售政策、法律规范梳理[5]

文件类型	文件名称	发文字号	效力位阶	公布日期	实施日期	发布单位
法律、法规类	《中华人民共和国电子商务法》	中华人民共和国主席令第 7 号	法律	2018 年 8 月 31 日	2019 年 1 月 1 日	全国人大常委会
	《中华人民共和国药品管理法（2019 修订）》	中华人民共和国主席令第 31 号	法律	2019 年 8 月 26 日	2019 年 12 月 1 日	全国人大常委会
	《中华人民共和国海关法（2021 修正）》	中华人民共和国主席令第 81 号	法律	2021 年 4 月 29 日	2021 年 4 月 29 日	全国人大常委会
	《最高人民法院关于审理食品药品纠纷案件适用法律若干问题的规定（2021 修正）》	法释〔2021〕17 号	司法解释	2021 年 11 月 18 日	2021 年 12 月 1 日	最高人民法院
	《最高人民法院、最高人民检察院关于办理危害药品安全刑事案件适用法律若干问题的规定》	高检发释字〔2022〕1 号	司法解释	2022 年 3 月 3 日	2022 年 3 月 6 日	最高人民法院、最高人民检察院
	《中华人民共和国药品管理法实施条例（2019 修订）》	中华人民共和国国务院令第 709 号	行政法规	2019 年 3 月 2 日	2019 年 3 月 2 日	国务院
	《药品进口管理办法（2012 修正）》	中华人民共和国卫生部、中华人民共和国海关总署令第 86 号	部门规章	2012 年 8 月 24 日	2012 年 8 月 24 日	国家食品药品监管局、海关总署
	《互联网药品交易服务审批暂行规定》	国食药监市〔2005〕480 号	部门规范性文件	2005 年 9 月 29 日	2005 年 12 月 1 日	国家食品药品监督管理局（原国家药品监督管理局）（已撤销）
	《药品网络销售监督管理办法》	国家市场监督管理总局令第 58 号	部门规章	2022 年 8 月 3 日	2022 年 12 月 1 日	国家市场监督管理总局

续表

文件类型	文件名称	发文字号	效力位阶	公布日期	实施日期	发布单位
批复、意见及通知类	《国务院关于同意在河南省开展跨境电子商务零售进口药品试点的批复》	国函〔2021〕51号	国务院规范性文件	2021年5月8日	2021年5月8日	国务院
	《国务院办公厅关于加快发展外贸新业态新模式的意见》	国办发〔2021〕24号	国务院规范性文件	2021年7月2日	2021年7月2日	国务院办公厅
	《商务部、发展和改革委员会、财政部、海关总署、税务总局、市场监管总局关于完善跨境电子商务零售进口监管有关工作的通知》	商财发〔2018〕486号	部门规范性文件	2018年11月28日	2019年1月1日	商务部、国家发展和改革委员会（含原国家发展计划委员会、原国家计划委员会）、财政部、海关总署、税务总局、市场监管总局
	《北京市药品监督管理局关于加强北京市跨境电商销售医药产品试点相关工作管理的通知》	京药监发〔2020〕331号	地方工作文件	2020年12月03日	2020年12月03日	北京市药品监督管理局
清单类	《财政部、发展改革委、工业和信息化部、农业部、商务部、海关总署、国家税务总局、质检总局、食品药品监管总局、濒管办、密码局公告2016年第40号——关于公布跨境电子商务零售进口商品清单的公告》	财政部、发展改革委、工业和信息化部、农业部、商务部、海关总署、国家税务总局、质检总局、食品药品监管总局、濒管办、密码局公告2016年第40号	部门规范性文件	2016年4月6日	2016年4月6日（失效）	财政部、国家发展和改革委员会（含原国家发展计划委员会、原国家计划委员会）、工业和信息化部、农业部（已撤销）、商务部、海关总署、国家税务总局

续表

文件类型	文件名称	发文字号	效力位阶	公布日期	实施日期	发布单位
清单类	《财政部、发展改革委、工业和信息化部、环境保护部、农业部、商务部、中国人民银行、海关总署、国家税务总局、质检总局、新闻出版广电总局、食品药品监管总局、濒管办公告 2016 年第 47 号——关于公布跨境电子商务零售进口商品清单（第二批）的公告》	财政部、发展改革委、工业和信息化部、环境保护部、农业部、商务部、中国人民银行、海关总署、国家税务总局、质检总局、新闻出版广电总局、食品药品监管总局、濒管办公告 2016 年第 47 号	部门工作文件	2016 年 4 月 15 日	2016 年 4 月 16 日（失效）	财政部、国家发展和改革委员会（含原国家发展计划委员会、原国家计划委员会）、工业和信息化部、环境保护部（已撤销）、农业部（已撤销）、商务部、中国人民银行、海关总署
	《财政部、发展改革委、工业和信息化部等公告 2019 年第 96 号——关于调整扩大跨境电子商务零售进口商品清单的公告》	财政部、发展改革委、工业和信息化部、生态环境部、农业农村部、商务部、人民银行、海关总署、税务总局、市场监管总局、药监局、密码局、濒管办公告 2019 年第 96 号	部门工作文件	2019 年 12 月 24 日	2020 年 1 月 1 日	财政部、国家发展和改革委员会（含原国家发展计划委员会、原国家计划委员会）、工业和信息化部、生态环境部、农业农村部、商务部、中国人民银行、海关总署、国家税务总局、国家市场监督管理总局、国家药品监督管理局（已变更）、国家密码管理局、国家濒危物种进出口管理办公室

续表

文件类型	文件名称	发文字号	效力位阶	公布日期	实施日期	发布单位
清单类	《财政部、发展改革委、工业和信息化部等关于调整跨境电子商务零售进口商品清单的公告》	财政部、发展改革委、工业和信息化部、生态环境部、农业农村部、商务部、海关总署、中华人民共和国濒危物种进出口管理办公室公告2022年第7号	部门工作文件	2022年1月28日	2022年3月1日	财政部、国家发展和改革委员会（含原国家发展计划委员会、原国家计划委员会）、工业和信息化部、生态环境部、农业农村部、商务部海关总署、国家濒危物种进出口管理办公室
	《中华人民共和国禁止进出境物品表》《中华人民共和国限制进出境物品表》	海关总署第43号令	部门规章	1993年2月26日	1993年3月1日	海关总署

虽然目前我国已陆续发布十余部效力位阶不同的法律规范，但针对跨境药品销售的专门规范数量较为有限，内容上呈现出碎片化特征，且以暂行规定、批复意见占多数，在跨境药品销售的实际治理中尚不具备很强的实操性与可行性。

（二）药品网购保税进口的监管

2016 年，《跨境电子商务零售进口商品清单（第二批）》首次将橡皮膏、药棉、纱布、绷带、凝胶、无菌医用材料等药品纳入跨境电商零售进口药品清单。2018 年 4 月、6 月，李克强总理两次主持召开国务院常务会议，决定对进口抗癌药实施零关税并鼓励创新药进口，加快已在境外上市新药审批、落实抗癌药降价措施、强化短缺药供应保障。会议提出，要研究利用跨境电商渠道，多措并举消除流通环节各种不合理加价，致力于让群众切实感受到急需抗癌药的价格有明显降低[6]。2018 年 11 月 28 日，商务部、发展改革委、财政部、海关总署、税务总局、市场监管总局共六部委联合印发《关于完善跨境电子商务零售进口监管有关工作的通知》，明确跨境电商零售进口商品监管“按个人自用进境物品监管，不执行首次进口许可批件、注册或备案要求”的总体原则，并将进一步将政策扩大适用于新批跨境电商综试区城市。

目前，我国跨境电子商务零售进口商品整体上采取“正面清单”管理。财政部、海关总署、国家税务总局于 2016 年 4 月 8 日出台《关于跨境电子商务零售进口税收政策的通知》，该通知指出，跨境电子商务零售进口税收政策仅适用于《跨境电子商务零售进口商品清单》范围内的商品，这标志着跨境电商零售进口正式开始施行正面清单管理。这份正面清单经过了多次更新调整，例如增设了健身器材、冷冻水产品、酒类、电器等商品，删除了下剑、短弯刀、刺刀等类似武器，以更好满足人民群众美好生活需要。跨境电子商务零售进口的商品在进口通关、检验检疫等环节全程严格监控，各流程链路清晰，出现风险时海关可溯源，能够较好地保证商品品控。但值得关注的是，尽管历经多次增改、删减（最近一次更新为 2022 年版[7]），正面清单中仍鲜少有与医疗相关的商品，并且未涵盖医疗设备类商品。

（三）“行邮”药品的监管

此前，早在 1990 年 6 月，海关便关注到对于“行邮”中药品的监管，海关总署第 12 号令发布《中华人民共和国海关对旅客携带和个人邮寄中药材、中成药出境的管理规定》，对前往或寄往港澳地区的旅客或个人携带或邮寄中药材、中成药出境、出国的价格总值作出了限制性规定。2022 年 3 月 1 日，海关总署第 257 号令废止了上述规定。目前，我国海关对行邮物品的监管主要根据《中华人民共和国海关法》第四十六条的规定开展，即“个人携带进出境的行李物品、邮寄进出境的物品，应当以自用、合理数量为限，并自觉接受海关监管”。海关行邮监管，指海关对进出境旅客行李物品和个人（也包括一些单位、团体等）邮递物品的监管。因这些物品多以个人自用为目的，在数量上呈现出单独、少量的特征，并非批量进口。对于无法适用正面清单、境内没有注册上市的其他境外药品，消费者在个人自用的前提下，只能通过行邮的方式通过海关。

1. 海关对进出境旅客行李物品中药品管理办法

中华人民共和国海关总署令第 235 号发布的《中华人民共和国海关对进出境旅客行李物品监管办法（2017 修正）》作为部门规章，对进出境旅客携带的行李物品监管作出规定，但其中并未涉及有关药品的专门性规定。

2. 海关对进出口个人邮递物品中药品管理办法

2010 年 9 月 1 日生效的海关总署公告 2010 年第 43 号《关于调整进出境个人邮递物品管理措施有关事宜》虽规定了个人邮寄进出境物品的总限额，但并无对中药材、中成药等药品的特殊规定。在邮寄中，整个包裹不超过 1000 元的包裹（单间不可分割的个人物品除外）属于行邮清关。经梳理，有关进出口个人邮递物品海关监管的专门法律规范如下（表 4）。

表 4 我国海关总署有关进出口个人邮递物品监管的专门性法律规范

文件名称	效力位阶	发布时间	生效时间	发布单位	时效性及失效依据
《中华人民共和国海关对进出口邮递物品监管办法》	部门规章	1984 年 9 月 25 日	1984 年 10 月 1 日	海关总署	失效（失效依据：海关总署公告 2004 年第 41 号——关于公布第二批废止的规范性文件目录）

续表

文件名称	效力位阶	发布时间	生效时间	发布单位	时效性及失效依据
海关总署公告 2010 年第 43 号《关于调整进出境个人邮递物品管理措施有关事宜》	部门规范性文件	2010 年 7 月 2 日	2010 年 9 月 1 日	海关总署	现行有效
《中华人民共和国海关对进出境快件监管办法（2024 修正）》	部门规章	2024 年 10 月 28 日	2024 年 12 月 1 日	海关总署	现行有效

（四）《486 号通知》下的监管

为做好跨境电子商务零售进口监管过渡期后政策衔接，促进跨境电商零售进口健康发展，2018 年公布的《关于完善跨境电子商务零售进口监管有关工作的通知》（以下简称《486 号通知》）对跨境电商零售进口的商品范围、参与主体以及各方参与主体承担的责任、个人自用进境物品监管等内容作出了规定，明确了“政府部门、跨境电商企业、跨境电商平台、境内服务商、消费者各负其责”的原则，使有关主体的责任划分更为清晰明确。但随着跨境电商进口业务模式不断更新，还需在《486 号通知》的框架下进一步完善对各方参与主体的职能分工的认定规则。

《486 号通知》第一条对跨境电商零售进口的商品范围进行规定，第二条规定了跨境电商零售进口的参与主体[8]。据此，河北省高级人民法院在（2021）冀知民终 131 号判决中总结称，跨境电商零售进口的参与主体包括跨境电商零售进口经营者即境外注册企业、境内服务商、跨境电商平台及境内消费者四方，其中跨境电商零售进口经营者和境内消费者为交易双方，境内服务商、跨境电商平台为交易双方提供申报、仓储、信息发布等服务，该交易模式与国内企业进口并销售货物的贸易方式不同[9]。司法实践中常作为判断某一纠纷是否适用该通知的依据，一方当事人可能以此“商品不属于跨境电商零售进口商品”为由试图逃避《486 号通知》下的行政处罚，如（2021）渝民终 66 号判决中二审上诉人诉称一审法院适用《486 号通知》错误[10]。而针对跨境电商零售进口的参与主体的规定，消费者权利受侵害时并非只能针对跨境电商企业进行维权，其也可以直接向接受跨境电商企业委托、承担申报责任的境内服务商主张权利；消费者向境内服务商主张民事连带责任的前提条件是境内服务商办理登记注册时做出的连带责任承诺或声明，倘若该境内服务商未在相关部门办理了登记注册或未承诺将承担民事连带责任，则消费者向其主张权利将陷入困境[11]。

三、跨境药品销售的现存风险与挑战

（一）跨境电商零售进口的风险考虑

作为监管相对较为健全的跨境药品电商零售进口模式，我国跨境药品销售面临的主要风险之一是国家间药品准入清单不一导致的安全隐患。尽管正面清单近年的更新增加了中药酒、清凉油、橡皮膏等商品种类，使消费者能够得以通过跨境电商购买止痛贴、风湿膏贴等药品，但目前药品种类仍然相当有限，难以满足群众的日常生活需要。目前，部分试点城市跨境电商销售的试点药品品种包括已在我国境内取得上市许可的若干种非处方药，其中以护理类产品为主，试点药品品种中并不包括民众广为关心的针对恶性肿瘤、危重病、罕见病的处方药品种。另外，由于我国正面清单中准入药品与境外药品存在分类管理规则的差异，部分零售进口商品无法在我国现行的药品分类管理规则下被归为某一具体种类，导致其面临境内销售的困境[12]。虽然现实中也存在一些国外已经上市的药品未经批准备案在国内销售、取得良好治疗效果的先例，但是如何事先界定某一未经备案的药品能否进入国内仍是一大难题，境内外药品准入清单的区别使药品的安全性难以得到保障，消费者安全用药面临挑战。

（二）跨境行邮方式购药的潜在风险

目前，《跨境电子商务零售进口商品清单》中未列举境内没有上市的药品，意味着消费者如欲购买该类药品，仅能通过个人物品进境的方式通关。然而，以行邮药品进境的行为，其法律基础是消费者和境外商家之间的买卖合同，属于个人邮购行为，绕过境内药品上市、销售等的监管要求，对于药品的来源、质量、可靠性存在一定的监管困难，消费者权利受到侵害时也容易陷入维权困境。另外，不同于网购保税进口中保障药品质量合格的责任可以由平台、企业承担，跨境直邮购药往往是一份份订单小批量通关，平台很难把控、检验药品质量的环节，不利于药品安全监管的实施。具体而言，跨境直邮购药的风险体现于以下三方面：

其一，各国对于处方药的销售要求较为严格，通常需要遵循医生处方、从正规渠道购买，通过代购等方式采购、跨境直邮处方药难以保证药品的真假及质量。尤其对于抗癌药等特殊药品，需要在医生的医嘱、指导下服用，而海外代购药不仅由于其说明书上多为外文、患者可能存在外文阅读障碍，还因缺少医嘱，服用药物错误的风险较高。

其二，存在药品质量管理风险。作为特殊商品，药品的生产、制造以及储存、运输等过程都要在《药品生产管理规范》（GMP）、《药品经营企业管理规范》（GSP）标准下进行[13]。跨境直邮的购药过程中缺失严格审批环节，消费者因缺乏专业知识技能，也难以判断代购药品是否符合质量标准，而代购者也往往疏于或难以把控部分药品需要避光、冷藏、防潮储存的特殊需要，难以确保药品质量不因储存、运输过程中管理不力而受损。

其三，海淘网站不规范、无资质的风险。对于海淘等境外网站而言，其在国内知名度不高、受众有限，部分境内网站向境外网站收取一定费用、增设跳转境外网站的功能，以加大宣传力度。倘若从经境内网站跳转后的境外网站购买的产品存在售后问题，在这类纠纷中，责任承担方是否包括提供跳转服务的境内网站，如何合理划分境内外网站的责任，目前法律并无明确规定，海外代购乱象频发。

（三）两种跨境电商零售进口方式的共性风险

1. 跨境电商交易主体信用的难以认定性

借助于互联网开展的电商交易因交易双方的匿名性、无形性，导致主体的诚信问题难以溯源，消费者个人利益受损时较难寻求救济。而在跨境电商交易中，卖方与买方可能分处两个国家，跨境电商交易主体信用问题凸显。当前，我国跨境电商零售进口行业尚未建立起完善且完整的诚信体系，对于经营者真假混卖、虚假宣传、售后服务态度消极等常见失信问题尚未形成行之有效的惩罚打击机制，消费者权益保护面临难题。此外，在实际通关过程中，跨境电商平台企业需要核对买方信息的真实性以代缴税费，但由于缺乏长期有效的监督机制，平台与海关难以确保订购者提供信息的真实性和准确性，跨境电商平台企业与海关监管平台都面临着信息不对称所带来的交易风险[14]。

2. 第三方支付机构监管难度高

首先，第三方支付机构承担着向外汇管理局传送真实的跨境交易信息的责任。对于交易金额较小、交易次数多而分散的跨境电商零售交易而言，第三方机构核实订单真实性的工作量相当繁重，一旦所传输的交易数据缺失，则可能滋生合同单据造假、逃汇、刷单、地下钱庄等违法行为，反欺诈、反洗钱的监管难度加大[15]。其次，第三方支付机构根据《支付机构外汇业务管理办法》等文件，负责跨境电子交易双方主体的信息、交易信息的审核工作，掌握着海量重要数据，倘若网站保护不力，不幸遭到黑客攻击，则将造成个人隐私泄露，其信息泄漏风险难以把控。最后，由于目前我国尚缺乏针对第三方跨境电商支付机构的专门法律规范，不仅在出现实际问题时较难确定责任各方，而且在第三方支付机构集权利行使和监督职能为一体的现实情况下，容易出现监管不公平的现象[16]。

四、完善跨境医药电商进口方案的方向

《药品安全法》第 3 条明确提出要保障药品的安全、有效、可及，我们需要在跨境药品销售规则中做好三者的平衡，特别是在加强“可及”性方面还有很多需要改革创新的工作需要努力。

（一）逐步探索，合理扩充药品准入名单

为开拓境外药品进口途径，使民众能够通过跨境电商平台购置生活所需药品，我国在跨境电商正面清单中明确包括药品在内的商品名单，并设立北京、河南等跨境电子商务零售进口药品试点，试图突破清单中对 OTC 以及医疗设备的限制，针对跨境医药产品销售进行有益尝试。

2019 年 12 月，《北京市跨境电商销售医药产品试点工作实施方案》的发布是国内跨境电商政策在涉及医药产品方面的“破冰”。2021 年，北京市顺义区在全国首创跨境电商销售医药产品试点，截至 2023 年 12 月，已有 70 种医药产品纳入跨境电商进口清单。河南省自 2019 年起在省内设立跨境电商综试区

后。2021 年 5 月 8 日，国务院下发《关于同意在河南省开展跨境电子商务零售进口药品试点的批复》，将已取得我国境内上市许可的 13 种非处方药列为首批试点品种，这意味着河南省将进一步开拓跨境医药电商产品进口的合法正规途径，在新发展格局中奋然以开放保民生（表 5）。

表 5 “北京跨境电商销售医药产品试点”与“河南跨境电商零售进口药品试点”的区别[17]

	北京跨境电商销售医药产品试点	河南跨境电商零售进口药品试点
试点期	暂无具体期限	自批复之日起 3 年
试点企业类型	注册在北京市，具备医疗器械网络交易服务第三方平台资格的企业	跨境电子商务平台企业、跨境电子商务企业（即境外药品销售企业）及其境内代理人
交易平台	试点企业或其关联公司建立的电子商务平台交易服务系统	按照“三平台一中心”的模式开展运营，即药品交易网、特殊监管区域平台、地方药品试点外综服平台、处方审核和流转中心
追溯体系	试点企业应以“一物一码、物码同追”为基本原则建立跨境医药产品追溯体系，并通过跨境医药产品追溯系统进行信息化管理	跨境电子商务企业境内代理人制定完善的追溯制度和信息化追溯体系，实现全链条可追溯管理
适用药品清单	由试点企业申请并提交备案审核，原则上不超过跨境电商正面清单	已取得我国境内上市许可的 13 个非处方药（不在跨境电商正面清单范围中），试点期内原则上不再扩大试点目录
企业责任	由平台企业作为组织中心，综合统筹管理入驻企业（指境外医药产品经营企业）、物流、仓储等各方参与者，并对产品质量、安全负责	平台企业、入驻商家、境内代理人均作为试点单位，各自承担其对应环节的相应责任

跨境电商零售进口药品试点助推跨境医药产品进口新模式。然而，目前进入到清单的药品范围过于狭窄，这导致很多患者、电商平台认为现有的清单基本是一种极端保守的做法，这种压抑的做法可能导致不得不通过黑灰产的方式解决相关需求。面向未来，有必要进一步完善“正面清单”中的法定准入标准，综合考虑相关地区进出口业务特点、风险管控能力，有必要动态评估拓展适用商品清单范围，同时更新对于产品追溯体系、责任承担等方面的

规定，这是对完善我国跨境医药电商进口体制的必要举措，最终可以在科学审慎的基础上稳步扩大零售进口商品清单。

（二）借鉴域外经验，建立更完善的监管体系

与我国设置“正面清单”的跨境药品进口模式存在相似之处，美国及欧盟国家实行机构认证与法律法规相结合的药品进口监管模式，为进口药品设置一定准入门槛。美国以 FDA（美国食品药品管理局）认证作为跨境医药产品进入美国市场流通的“通行证”[18]。欧盟则推行 CE 认证，用以表明特定药品满足不危及人类、动物和货品的安全方面的基本安全要求。在此基础上，美国与欧盟地区以法律规范为依据，对经认证、可流通的药品进行监管，例如美国《联邦食品、药品和化妆品法案》（Federal Food, Drug, and Cosmetic Act）、欧盟全面实施欧盟第 2019/1020 号条例来监管跨境市场等。面对跨境药品出现重大安全问题的责任分配难题，这一欧盟法规新增欧盟境内的经济运营者作为商品合规的负责人之一，可以进一步增强对 CE 认证基础下跨境医药产品进口的风险管理水平。对于我国而言，目前现有的跨境药品销售相关法律规范较为分散，不同的政策文件、法律规范在内容上可能存在一定重合之处，同时缺少针对性较强的法规。可以视情况实时更新现有规定或考虑出台专门性规定，以完善跨境药品监管体系，逐步解决跨境药品电商销售面临的难题。其中，在药品清单管理的基础上，可以进一步探索基于可信主体或者可信渠道的信用监管机制，认定一批具有相关风险管理能力的电商平台、医疗机构在限定的范围内从事跨境药品采购的磋商服务，同时对这些取得相关特别许可的组织进行更加深入的监管。

参考文献

[1] 新华社. 半年“跨”出 1.22 万亿元！跨境电商跑出“加速度”[EB/OL].（2024-08-01）[2024-11-05]. https：//www.gov.cn/yaowen/liebiao/202408/content_6965858.htm.

[2] 中国互联网络信息中心. 第 54 次中国互联网络发展状况统计报告 [R/OL].（2024-08-29）[2024-11-05]. https：//www.cnnic.cn/NMediaFile/2024/0911/MAIN1726017626560DHICKVFSM6.pdf.

[3] 国家统计局. 中华人民共和国 2023 年国民经济和社会发展统计公报[R/OL].

（2024-02-29）[2024-11-02]. https：//www.stats.gov.cn/sj/zxfb/202402/t20240228_1947915.html.

[4] 上海社会科学院经济研究所课题组，石良平，汤蕴懿. 中国跨境电子商务发展及政府监管问题研究——以小额跨境网购为例[J]. 上海经济研究，2014，（09）：3-18.DOI：10.19626/j.cnki.cn31-1163/f.2014.09.001.

[5] 对于我国海关总署有关进出口个人邮递物品监管的专门性法律规范，已在本文表 4 中整理，因此表 3 未重复展示.

[6] 中国政府网.4 月 12 日的国务院常务会定了这 3 件大事[Z/OL].（2018-04-13）[2024-11-20]. https：//www.gov.cn/guowuyuan/2018-04/13/content_5282188.htm.

[7] 财政部，发展改革委，工业和信息化部，等. 关于调整跨境电子商务零售进口商品清单的公告[Z/OL].（2022-01-28）[2024-11-20]. https：//www.gov.cn/zhengce/zhengceku/2022-02/21/content_5674854.htm.

[8]《商务部、发展改革委、财政部等关于完善跨境电子商务零售进口监管有关工作的通知》第一条本通知所称跨境电商零售进口，是指中国境内消费者通过跨境电商第三方平台经营者自境外购买商品，并通过“网购保税进口”（海关监管方式代码 1210）或“直购进口”（海关监管方式代码 9610）运递进境的消费行为。上述商品应符合以下条件：（一）属于《跨境电子商务零售进口商品清单》内、限于个人自用并满足跨境电商零售进口税收政策规定的条件。（二）通过与海关联网的电子商务交易平台交易，能够实现交易、支付、物流电子信息“三单”比对。（三）未通过与海关联网的电子商务交易平台交易，但进出境快件运营人、邮政企业能够接受相关电商企业、支付企业的委托，承诺承担相应法律责任，向海关传输交易、支付等电子信息.

[9]（2021）冀知民终 131 号判决.

[10]（2021）渝民终 66 号判决.

[11] 孙兴，郑博文，范家达. 跨境电商零售进口模式下各主体责任分析[Z/OL].（2023-10-12）[2024-10-12]. https：//www.ctils.com/articles/11099.

[12] 广东省 WTO/TBT 通报咨询研究中心. 2023 年前三季度 TBT 通报和出口欧美产品受阻情况[Z/OL].（2023-11-03）[2024-11-25]. https：//www.gdtbt.org.cn/html/note-368164.html.

[13] 三湘都市报. 海淘药品有风险网上购买需谨慎[N/OL].（2017-03-13）

［2024-11-05］. https：//www.zznews.gov.cn/news/2017/0313/248899.shtml.
［14］李墁墁，王谦. 我国跨境电商零售进口监管的问题及对策研究［J］. 中阿科技论坛（中英文），2022,（04）：68-71.
［15］荆新瑜. 我国第三方跨境支付发展现状及问题探究［J］. 农村经济与科技，2020，31（14）：91-93.
［16］毕马威. 跨境电商零售进口药品试点助推医药产品进口创新模式［Z/OL］.（2022-07-11）［2025-02-12］. https：//kpmg.com/cn/zh/home/insights/2022/07/china-tax-alert-14.html.
［17］U.S. Food and Drug Administration（FDA）. Resources for Information | Approved Drugs［Z/OL］.（2022-11-16）［2024-10-12］. https：//www.fda.gov/drugs/drug-approvals-and-databases/resources-information-approved-drugs.

本文为清华大学精准医学发展法律与政策研究实验室资助项目阶段性成果。

我国执业药师继续教育存在的问题及完善建议

唐民皓[1]，高惠君[1]

1. 上海市食品药品安全研究会课题组

摘要： 通过现场访谈以及问卷调查等方式调研和分析我国执业药师继续教育中存在的问题，在对比国外执业药师继续教育的方式和路径的基础上，提出完善我国执业药师继续教育的建议。

关键词： 执业药师继续教育存在问题完善建议

自 1994 年 3 月我国开始实施执业药师资格制度。这项制度随着社会主义市场经济体制的建立和不断完善而逐步走向成熟。

经过国家药品监督管理部门和相关部门多年的改革和探索，我国执业药师人才队伍管理体制机制不断完善。执业药师职业资格已纳入《国家职业资格目录》，是全国专业技术人员 33 项准入类职业资格之一，是针对药学技术人员的唯一准入类国家职业资格。

执业药师从无到有，发展到目前已超 80 万人，这支队伍在指导公众合理用药，保障公众用药安全有效、促进公众身体健康的职业使命中发挥了重要的作用。

一、课题研究的背景和目的

随着社会经济发展，医药卫生体制改革深入推进以及全民保健意识逐步增强，药学服务越来越受到关注。作为衡量药师药学服务能力的一项重要指标，药学服务胜任力是指药师在向公众提供直接的、负责任的、与药物使用有关的服务时，应具备的知识、技能、态度、特质及动机等的总和。

医药分家、处方外流使零售药店执业药师工作职能逐步由药品供应销售转变为向患者提供高质量的药学服务，零售药店执业药师将逐渐成为药学服务的关键提供方，药师专业能力的提升至关重要。

由于目前我国执业药师能力提升仍主要依托每年一次的继续教育，但是业界以及部分执业药师表示，现有的执业药师继续教育方式及内容对执业药师自身能力提升的帮助十分有限。

为更加深入了解执业药师继续教育中存在的问题，以及药师对培训需求，本课题通过梳理执业药师继续教育中存在的问题，并借助实地走访、“问卷星”微信小程序调研各省执业药师继续教育中碰到的困难以及培训需求，以期为完善执业药师继续教育提供相关的建议。

（一）我国执业药师资格制度及准入条件

自 1994 年起我国开始实施执业药师资格制度，1999 年 4 月对原有考试管理办法进行了修订，并明确执业药师、中药师统称为执业药师。2019 年 3 月 5 日修订并印发了《执业药师职业资格制度规定》和《执业药师职业资格考试实施办法》（国药监人〔2019〕12 号），对执业药师职业资格考试、注册、职责、监督管理等进行新的调整。

（二）全国执业药师注册情况

截至 2024 年 10 月底，全国累计在注册有效期内的执业药师 807,728 人，平均每万人口拥有执业药师 5.7 人。注册在药品零售企业的执业药师为 734,349 人，占 90.9%；注册在药品批发企业的执业药师为 42,293 人；药品生产企业 5,449 人；医疗机构 25,386 人；其他领域 251 人。与去年同期相比，注册在药品零售企业的执业药师人数增加近 3 万，注册在药品生产企业以及医疗机构的人数略有增加，而注册在药品批发企业的执业药师人数呈下降趋势。

（三）零售药店执业药师配备情况

为规范执业药师配备使用，国家药品监督管理局（以下简称“国家药监局”）于 2020 年 11 月 19 日印发《国家药监局关于规范药品零售企业配备使用执业药师的通知》(国药监药管〔2020〕25号)。20多个省根据国家药监局要求发布文件，细化落实执业药师配备要求。

药品零售企业的执业药师就业岗位主要有：驻店执业药师、质量负责人及质量管理部门负责人、连锁总部审方中心执业药师。

主要承担药品质量管理、处方审核和调配、合理用药指导以及不良反应信息收集与报告等工作。

我国注册在药品零售企业的执业药师人数达到734,349人，占注册人数的90.9%。目前全国的零售药店数为666,960家（截至2023年底），平均每家零售药店配备的执业药师人数为1.1人，基本满足每家零售药店配备1名执业药师的需求。

但具体到各地区，由于执业药师队伍发展的不平衡，部分地区零售药店执业药师配备难，甚至是无人可以配备。

针对部分地区执业药师不够用、配备难的实际现状，原人事部、原国家药品监督管理局出台了相应的过渡政策，发布了《关于修订印发〈执业药师资格制度暂行规定〉和〈执业药师资格考试实施办法〉的通知》(人发〔1999〕34号)，降低执业药师的准入门槛，允许中专学历的相关人员参加执业药师资格考试，增加可配备执业药师的数量。原国家药品监督管理局还允许省级药品监督管理部门根据辖区的情形，制定差异化配备执业药师的政策，并允许其他药学技术人员承担零售企业执业药师职责。

二、执业药师继续教育现状分析

（一）资料及数据来源

课题组整理了国家药监局、人社部以及中国药师协会等机构发布的相关管理规定等资料，并在2024年6月至9月，实地走访了河北、宁夏、上海等省市，组织召开了地方施教机构、批发、零售以及生产企业的执业药师参加的座谈会，就教学方式、教材内容以及学习模式等进行了探讨，来自药品监督管理部门、药师协会以及企业的执业药师出席了座谈会。

为更好了解各省对执业药师继续教育实施中存在的问题以及一线药师对教学内容的需求，课题组采用调查问卷的方式，共收集到问卷1558份，主要来自安徽、河北、宁夏、江苏、云南、四川等省份；少量来自北京、重庆、上海、福建、广东、山东等省市。

本次调查中，受访者的最高学历以本科为主，占比44.42%，其次是大专学历，占比39.47%，中专学历占比13.99%；硕士比例为1.54%，博士学历仅占0.19%。

受访者的专业以药学专业为主，达到47.82%，其次是中药学和医药类相关专业分别占比23.49%和24.9%。

所在单位主要是零售药店（74.71%）和药品批发企业（13.54%），占比达到88.25%。与国家药监局执业药师中心统计的药师就业岗位数据比例基本一致。

对注册在药品零售企业的执业药师的情况分析显示，由于准入门槛对学历层次、专业结构、药学实践年限的要求比较宽泛，导致执业药师队伍整体学历偏低、非药学（含中药学）人数比例偏高。以安徽为例，执业药师整体学历偏低、非药学（含中药学）专业占比较高，注册的执业药师低学历、非专业占比更高。这些现象在云南、新疆更为突出。即便上海这样的发达地区，到目前仍有相当数量的中专学历的执业药师。

（二）执业药师继续教育形式

2003年，国家食品药品监督管理局修订颁布《执业药师继续教育管理暂行办法》，执业药师继续教育的形式和手段可根据实际灵活多样，可采取网络教育、远程教育、短期培训、学术会议、函授、刊授、广播、视像媒体技术、业余学习等多种形式。倡导开展网络教育。

2015年，中国药师协会颁布《执业药师继续教育管理试行办法》，执业药师继续教育可采取面授、网授、函授等多种方式进行，并积极探索网络化培训方式。攻读药学专业的大专、本科、研究生、双学位课程者，在读期间可视同参加执业药师继续教育培训。中国药师协会负责组织面向全国执业药师的示范性网络培训，省级（执业）药师协会主要组织面向本辖区执业药师的培训。

2024年1月，国家药监局颁布《执业药师继续教育暂行规定》，执业药师继续教育可采取脱产培训、网络培训，采用学时管理，执业药师可自主选择继续教育方式和机构。明确执业药师参加继续教育情况，作为执业药师注册执业的必要条件。攻读药学专业的大专、本科、研究生、双学位课程者，参与课题研究以及发表论文等均可折算学时。

（三）执业药师继续教育管理主体及实施机构

2024 年 1 月，国家药监局与人社部联合发文，明确国家药监局会同人力资源社会保障部负责全国执业药师继续教育工作的综合管理和统筹协调，各省级药品监管部门和人力资源社会保障部门，共同负责本行政区域执业药师继续教育工作的综合管理和组织实施。

（四）执业药师继续教育课程及考核方式

执业药师继续教育内容包括公需科目和专业科目。公需科目包括执业药师应当普遍掌握的政治理论、法律法规、职业道德、技术信息等基本知识。专业科目包括从事药品质量管理和药学服务工作应当掌握的行业政策法规，药品管理、处方审核调配、合理用药指导等专业知识和专业技能，以及行业发展需要的新理论、新知识、新技术、新方法等。

公需科目由执业药师自主在人社部“国家人事人才培训网执业药师公需平台”或其手机客户端免费学习，学习后进行线上考核，考核形式大多为选择或判断题，考核合格认可学时。执业药师全年需学习公需科目 30 学时（每学时时长为 45 分钟）。

专业科目由地方执业药师继续教育的管理部门组织开展。主要的授课形式有网授、面授、函授或多种方式结合，执业药师全年需学习专业科目 60 学时（每学时时长为 40 分钟）。但各地的课程、学习时长、施教机构、授课形式并不统一，差异较大。

（五）执业药师继续教育施教机构及遴选方式

施教机构承担执业药师继续教育课程的具体施教工作，为执业药师提供学习平台并收取相关费用。自 2021 年以来，各省份普遍采取公开招标方式遴选施教机构，引入施教机构市场竞争机制，以保证执业药师继续教育施教机构选择的公平性和公正性。目前，我国执业药师继续教育施教机构主要包括高等院校、第三方教育培训机构、医药行业社会组织等。

各省份施教机构数量不一，一般为 2~7 家，执业药师可根据个人意愿和需求自主选择施教机构、教育内容和培训档期，以完成公需科目和专业科目的学习。

三、执业药师继续教育存在的问题

执业药师是开展药品质量管理和提供药学服务的专业力量，是合理用药的重要保障。零售药店按规定配备执业药师是维护公众用药安全的基本要求，也是实现“健康中国”战略、促进药品零售行业高质量发展的现实需要。我国执业药师药学服务能力欠缺，一直是制约执业药师队伍发展的重要因素。

（一）药师法缺失影响执业药师学习的积极性

自 1994 年实施执业药师制度以来，相关法律的缺失使得执业药师对于自己的责任和义务的法律界线不清，执业责任意识淡薄，依法执业基础薄弱，社会地位不高，极大地制约了执业药师真正去履行自己职责，执业药师“挂证”现象可以说是这种法律缺失的后果。同时也导致执业药师继续教育学习缺少主观能动性，调查结果显示，尽管执业药师具有非常强烈的提升执业能力的意愿（95.96%），但同时也有很大一部分就是单纯为获取学分完成继续教育考核（88.64%）。公益课程的参与率也是反映了这个倾向，参与和不参与比例相当，还有近 20% 的人员根本就不关注。

（二）继续教育课程缺乏针对性

继续教育是提升执业药师基本素质和专业能力，帮助其更新知识及保障其药学服务能力的重要途径，但目前继续教育教学形式与课程较单一，缺乏针对性。

首先继续教育课程没有根据不同学历层次的执业药师进行区分，从博士到中专水平的执业药师都使用相同的课程内容；其次执业药师岗位覆盖药品研发、生产、流通、使用、监管等环节，但未能针对不同工作岗位设计课程、分类教学，对基础药学教育知识结构不合理缺乏临床知识的药师，影响执业药师的持续发展和专业技能提升。

对于执业在零售药房的药师来说，为患者提供全方位的用药指导，防止不合理用药情况发生，药学专业知识及技能的完善与提高十分重要。对常见病症诊疗指南、药物合理使用技术规范等课程内容需求较多，但可提供的课程内容却很少甚至没有相关课程提供。

调研中执业药师反映的主要困难或问题集中在教学方式单一，缺乏互动性（33.12%）、课程时间过长，影响工作（38.77%）和课程内容与实际工作脱节（27.47%）三个方面。

（三）选课方式不合理

目前继续教育主要有面授、网络授课等方式，社会药房执业药师选择网络授课比例高于面授。

但很多地区不能同时选择网络教育与面授教育学习。选择网络课程时无法判断内容的质量和针对性。很多网络课程需要先付费才能打开学习界面听取相应的课程，在付费之前只能通过题目判断其内容是否为自己所需，往往会存在盲目选择的问题。比如一门课程“脑血管疾病的诊治”很难区分内容是适合西药执业药师还是中药执业药师。

（四）缺乏统一的课程管理标准

公需科目培训课程由人社部统一制作发布，课程质量有保障。而专业科目由各地自主开展，无统一的师资、课程形式、内容的标准。各地继续教育的施教主体差异大，导致课程质量参差不齐。“十一五”期间原国家食品药品监督管理局通过制定和发布《2006—2010 年全国执业药师继续教育指导大纲》，明确执业药师继续教育管理工作的总体目标和要求，发挥了一定的成效。但随着职能的调整，该项工作缺失。

各地药品监督管理部门对当地的施教机构的药学知识课程及成效均采取了分析总结，并在此基础上进行提升的做法，但关注点主要集中在重点的几门课程上，有一定的局限性。对课程的更新也提出了一定的要求，每年须更新 15%~30% 的课件。

在调研中了解到，一些施教机构的更新课程采用了外部采购的模式，多个省份的施教机构课程大部分来自北京的教育咨询机构，且占有较高的比例。

（五）缺乏有效的学习考核方式

课件学习后无量化的考评机制，学习质量堪忧。面授课程只要参与听课即可获得相应专业学分；网络课程有考核，执业药师完成相应课时后会采用固定试题进行在线考核，得分不低于60分即为合格，不合格者可以重考直至通过。但是缺少对错题进行解答分析的模块，因此无法达到预期培训的效果与提升专业能力的目的。

（六）缺少国家层面的认证与评价考核机制

缺乏国家层面的继续教育认证机构，也无专业的团队对机构认证的模式及内容进行有效研究，尤其是我国地区差异较大的情况下，如何形成相应的认证标准，有效指导各地区根据需求进行教育机构的建设更是各地药品监督管理部门的迫切诉求。

其次缺乏相应的考核机制，各省均根据自己的经验摸索开展教育机构的教学质量管理。

执业药师作为最终的接受教育者，并未成为教学效果的评价主体，缺失教育者与学习者之间的互动评价体系，施教者不能及时得到网络学习程度优劣、有无缺陷与不足的反馈信息，直接影响执业药师继续教育绩效和系统改进。

（七）缺乏合理的经费保障机制

目前只有江苏、江西、吉林等省份将执业药师继续教育纳入法定培训，工作经费由政府财政预算支出，执业药师参加继续教育无需缴费。

其余省份均无经费预算保证，因此需要收取一定的培训费来支付继续教学开展所需的费用。从收费情况来看，尽管各省的收费标准不一，但收取的费用都比较低，一般在每人每年150~300元这个范围内，低的省份仅150元，高的省份也仅300元。

而收取费用的管理以及合理使用就非常挑战管理机构的管理水平以及风险把控能力，这也导致一些省份在开展工作时出现违规现象。

（八）国际前沿的教育理念和方法应用不足

也正是由于缺乏国家层面的统筹管理和顶层设计，各省的执业药师继续教育仍以课程讲授的传统继续教育方式为主，理论性较强，缺乏对执业药师自我教育意识和实践教育的培养。

四、国外执业药师继续教育的做法

继续教育是提升执业药师基本素质和专业能力，帮助执业药师更新知识、保障其药学服务能力的重要途径。国外在执业药师继续教育上的做法值得借鉴和学习。国际药学联合会（FIP）早在 2002 年就提出了药师继续职业发展（Continuing Professional Development，CPD）模式，认为药师应保持、发展和扩充自身的知识及技能，以确保具有足够的专业能力。在 FIP 的推动下，部分发达国家执业药师的继续教育模式由传统的继续教育模式发展为继续职业发展模式。两种模式均旨在更新（执业）药师专业知识，保持其执业技能。与传统的继续教育模式相比，继续职业发展模式更注重自主化和个性化学习，对于提高专业技术人员的专业知识和技能的针对性更强。

（一）美国执业药师继续教育的做法

美国实施执业药师制度较早，执业药师继续教育是由州立法律支持并进行推动的，体系清晰，职责明确。施教机构具有较完整的管理制度和流程，而且对执业药师继续教育的课程管理有一套完备且富有特色的标准，其继续教育形式丰富、课程内容前沿，其管理制度经验对多国执业药师制度的发展具有深刻影响。

1. 美国继续教育内容

继续教育的内容包括知识型、应用型和实践型，多涉及药物治疗学、药事相关法律知识、患者安全用药等。对不同执业领域的执业药师继续教育内容有特殊要求。

2. 本土化 CPD 模式

美国不仅积极学习和接纳国际理论、汲取 CPD 模式的精髓，还将其内容本土化，优化为更适宜其国家需求的模式。美国本土化的CPD鼓励药师根据需求和目标制订个人的学习、发展计划，以记录和回顾为核心，在学习过程中不断对个人的学习效果和目标的实现情况进行评估、反馈（评估的内容不仅来源于详细的记录和回顾，同时也来源于药师在执业中的实践），然后根据评估结果改进个人的学习、发展计划安排并继续实行，形成良性循环。

3. 制定明确的教学认证标准

美国的药学教育认证委员会（Accreditation Council for Pharmacy Education，ACPE）负责制定并发布《ACPE继续药学教育认证标准》，并按照该标准中的相关规定对施教机构和教育课程进行管理。ACPE对美国执业药师的继续教育课程制定了清晰、详尽的课程标准，内容涵盖了继续教育的各个环节，包括教育目标、计划、课程内容设计、课程实施方式和意见反馈渠道等，以此保证各类型施教机构所提供的继续教育课程内容完整、质量较高且可进行持续优化。

4. 网络资源丰富

美国执业药师继续教育工作充分运用网络技术的便捷条件为执业药师开设以培养专业技能为主的继续教育课程，有多个网站可提供学习，如Power-Pak药学继续教育（Power-Pak Pharmacy CE Lesson）、临床最新动态CEU课程（Current Clinical Trends Study CEU Program）等。

（二）英国执业药师继续教育的做法

英国在药房、药师管理方面是立法最早的国家，早在1815年就颁布了《药师法》，对药师的行为规范作出了要求，并在此后相继出台《药房法》《药师与药房技术员法》等多部法案，因此对于药师继续教育的探索也较其他国家早，同时，除了立法方面的完备，完善的执业药师继续教育体系也在很大程度上促进了英国执业药师的规范发展。

1. 设立独立于政府的法定机构英国总药房理事会（GPhC）

承担英国执业药师、药房技术人员和注册药房的监管工作，负责执业药师继续教育管理，制订并持续更新继续教育课程大纲，指导施教机构的课程设置；不定期对执业药师的继续教育情况进行审核。

2. 制订课程大纲

英国总药房理事会制订继续教育课程大纲，英国所有执业药师都需要学习核心大纲的课程内容。同时针对不同领域制订部门教育大纲。

核心大纲一般包括：药学理论及相关知识包括下列内容：

①药品的性质、作用机制、不良反应、禁忌、配伍作用、用法用量、储存条件等；②慢性病的治疗与保健；③患者心态对药物疗效的影响；④患者信息档案管理；⑤处方与剂型设计；⑥药动学原理；⑦药物信息技术的应用；⑧相关法律法规要求；⑨职业道德教育；⑩健康教育与推广，职业培训与发展。

技能要求部分包括：

①解释处方；②治疗方案的选择与决定；③常见疾病症状的处理；④评估治疗方案及查找参考资料的技能；⑤职业评审的实施；⑥做咨询、判断及劝导的技能；⑦与患者、管理者、其他卫生技术人员的信息交流能力；⑧口头表达能力等。

部门大纲以社会药房大纲为例：

所有社会药房的执业药师除了掌握核心大纲的内容，还应掌握的内容包括：①国家或地方层面关于药师、药房业务的法律；②非英国国民健保制度 NHS 处方项目的内容及应用（如雾化治疗）；③“非药品治疗项目价目表”的内容及应用（如减肥产品、气道治疗、氧气治疗产品等价目表）；④药师的考评、资金、库存管理、安全教育等管理者能力；⑤对药物滥用、误用情况的处理；⑥居民家庭服务等。

3. 对施教机构进行认证管理

英国可为执业药师提供继续教育的机构包括药房协会、药学教育机构、药学院校等组织。这些机构都是由 GPhC、专业权威的药学机构（如 RPS）以及政府部门认证成立的，认证时有严格的标准规范，核心是对课程的所有过程进行审核，以确保该课程符合 GPhC 的认证准则或培训政策。

认证程序包括要求施教机构提交有书面证明文件支持的自我评估文件，然后由认证小组参加认证活动，最终作出正式的决定。认证活动包括以下部分：实地考察，与研究、教学和实践人员会面，与高级管理人员、学生、药师交流，参观教学设施等。

4. 设置多样化的继续教育课程

以面授为主，还包括在线授课、专业研讨会、讲座，或进行与药学服务相关的专业技能操作演练等灵活多样的继续教育形式。在确立持续职业发展理念的基础上，确保执业药师持续具备药学服务实践能力，锻炼其用药决策、沟通表达等能力，有效提高执业药师的专业素养和执业能力。使执业药师有明确的目标不断更新专业和技能知识，更专业地为患者提供药学服务的学习方向和动力。

5. 众多免费的继续教育课程可供选择

英国大部分执业药师继续教育的课程是免费的，在英国皇家药学会（RPS）官网为药师提供了很多免费的培训教育课程。RPS 会及时更新近期可供选择的继续教育课程，并标注合作方、授课时间、授课形式和培训费用等内容，执业药师可以根据需要选择。例如从 2020 年 10 月开始，RPS 为英国各地的社区药师提供免费社区药师咨询服务（CPCS）培训课程；RPS 电子图书馆给所有会员提供 24 小时免费服务，可使药师轻松获得各类电子书、指南及数据库等，为继续教育提供了基础保障。

五、执业药师继续教育完善的路径建议

（一）进一步健全完善我国执业药师培养和继续教育体系

1. 加强顶层设计，推进和加快药师法立法

由于缺乏相应的法律定位，使得执业药师对于自己的责任和义务的法律意识界线不清，执业药师的社会地位不高，依法执业基础薄弱，制约了执业药师履责和不断提升能力的主观能动性。

建议尽快出台药师法，明确执业药师的权利、义务和责任，明确执业药师药学服务定位，强调执业药师在保证药品质量和药学服务中应发挥的作用。加强依法执业的法律意识，使执业药师在维护自己职业地位、保证自己履职权力的同时自主学习，使责任和权力相适应，以法来推进执业药师队伍的高质量发展。

2. 引入药师培养的本科教育课程

我国药学专业人才的主要培养途径是高校的本科教育，但目前的本科药学教育课程设置与药师培养的目标未能较好地联系和衔接，建议在高校引入药师相关课程，定向培养药师，从源头解决我国执业药师药学服务能力参差不齐的现状，破解执业药师继续教育课程设置难、培训效率低的局面。

3. 组建国家层面执业药师继续教育管理主体

执业药师制度建立初期，国家药品监督管理部门一直承担了管理全国执业药师继续教育工作，出台相关的继续教育开展等指导文件，发挥了很好的引领作用。随着执业药师制度的推进，中国执业药师协会成立，并承担相应的管理作用，但由于政社脱钩要求，使得中国药师协会缺乏应有的法律地位，无法有效担当起全面规范执业药师管理职能包括对继续教育工作的规范等，因此执业药师的继续教育只能由各省相应的管理部门根据自己的能力开展相应的工作，由于缺少国家层面的指导，导致各省的执业药师继续教育管理要求缺乏一体性。

2024年年初，国家药监局和人社部的文件，明确了执业药师继续教育的主管部门，但是尚未明确中央层面应承担的统筹规划与协调的职责，尤其是缺乏考核机制以及明确的责任分工。建议借鉴美国、英国等国家的做法，一是组建中央层面的执业药师继续教育管理主体，可由我国药品监督管理部门、中国药师协会、中国药品监管研究会、国家药监局高研院等联合组成，共同承担我国执业药师继续教育的管理工作。二是出台具体的管理办法，明确各部门的管理职责。三是由国家药监局人事司牵头制定相应的工作规划和组织框架图以及行动路径，夯实执业药师继续教育管理主体的构建工作。

4. 强化执业药师继续教育培训的顶层设计

在各省执业药师继续教育施教主体多元化的情况下，要保障地方执业药师继续教育开展的质量，就需要从顶层出发设计明确、合理和具有指导意义的课程标准，且各省都可以借鉴的统一的继续教育课程标准，才能保障执业药师的药学服务能力逐步提升至相应的水平。

一是借鉴执业药师职业资格考试大纲与教材编写的成功经验，由国家层面执业药师管理主体制定继续教育大纲和课程方向性设计要求。

多年来《国家执业药师职业资格考试大纲》不断探索和改进，从最初药品生产、经营质量管理为主要内容，根据我国经济和医药行业的发展与变化，以及现阶段我国执业药师的执业领域绝大部分为社会药店的现状，调整为药品质量管理和药学服务（以指导合理用药为核心）两方面综合能力所必需的专业知识与技能，满足执业药师职责和岗位能力要求，较好地发挥了“以用定考、学以致用”的考试“指挥棒”作用，统一了执业药师准入的专业知识门槛。

目前继续教育工作由各省主管部门根据当地的执业药师的需求组织资源开展教学，尽管各地均拥有丰富的人才与资源，但是未能形成相对均衡的应达成的培训要求。建议充分利用各地的资源和人才优势，搭建专业团队，形成国家层面的执业药师继续教育大纲与课程设计体系，有效指导各省执业药师继续教育工作的开展。

二是制定《执业药师继续教育课程标准》，明确继续教育课程的类型、开展形式、内容和所需达到的培训成效以及考核方式。由各省继续教育的管理和实施机构依照标准对课程进行规范化管理，指导施教机构不断依据标准和参加学习药师的反馈对课程进行改进和优化，使继续教育能够切实满足执业药师的岗位需求，提高执业药师的专业能力。《继续教育课程标准》可以按不同执业领域形成满足执业需求的分层分类的课程标准。同时，充分利用各地的资源与人才优势，共同建设中央教学中心，充分发挥国家药监局高研院在专业教学方面的地位和资源，开发示范性专业课程，通过中央教学中心这类国家级的教学平台，向全国各省覆盖，以推动继续教育的规范化与标准化。可根据执业药师对师资的配备诉求，可优先考虑引进临床医师（85.75%），专业机构技术人员（81.71%），高校教授（72.27%），监管部门人员（65.02%），满足执业药师对相关知识的学习要求。

三是探索灵活多样的实训培训模式，形成梯度培训机制，如选拔部分优秀的执业药师进入医院药房进行短期见习或实习，让他们亲身体验医院药房的工作环境与流程。或利用医院的资源，为执业药师举办专项培训或讲座，并统一出题考核，助力执业药师提升专业技能与知识水平。

5. 完善继续教育课程考核机制

我国在继续教育中，为了确保参与率，更多是对教育程序和形式的考查，缺乏对教育效果的关注。以《继续教育课程标准》为指引，形成科学合理的课程考核机制，减少对课程形式和程序方面的限制，加强对药师学习过程、教育效果的反馈和考核，使继续教育真正发挥提高药师素质的作用。

6. 社会资源与属地执业药师培训协同的教育模式

借鉴英国皇家药学会的模式，利用社会资源开设各种类型的直播课程，让有资源的社会第三方提供灵活多样的且紧跟药物研究进展、临床应用进展以及沟通技能等的免费课程，供药师自行选择学习，使药师能及时了解和掌握相应的知识和技能，并大大提升学习的积极主动性，更好地为患者服务。

获取学时证明的课程依然由地方执业药师管理部门承担并负责管理。

（二）建设多元化的执业药师继续教育模式

调研中最受欢迎的网络课程形式是录播课件，占比为 87.68%，是被调查者认为适合的网络课程形式中最高的；其次是短视频课件，占比为 74.71%，有时间要求的网络直播选择比例下降为 61.55%，音频课件不直观也不受欢迎，占比为 48.52%，而卫星频道由于目前没有课程采用这种方式，所以选择的比例只有 9.31%。

最受执业药师欢迎的教学方法是案例引导式，占比为 92.11%，说明执业药师更倾向于通过案例来学习和掌握知识；其次是实践操作式，占比为 74.52%，说明执业药师对于能够进行实际操作的教学方式也比较青睐；课堂互动式和传统讲授式分别占比为 57.96% 和 55.97%，也是比较受欢迎的教学方法。

随着信息技术水平的提升与推广，利用互联网等远程直播系统，录制视频课程，并以 APP 软件可实现与学员的实时互动交流的诉求，建议在现有的网络教育平台的基础上，引进网络资源共享、直播等技术，可用来丰富执业药师继续教育的资源，实现优质资源全国互享，通过教学资源的数字化、教学平台的数字化建设，推动线上教育与线下教育相结合，建设新型的灵活多样的多元化执业药师继续教育模式。

1. 网络资源共享的学习模式

将国家层面以及国际上执业药师继续教育的网站资源通过验证后与地方执业药师继续教育网站相链接，在网络平台上增加执业药师学习机会。这些教育平台包括目前的课程视频讲座等资源，是执业药师登录后免费共享的资源，不采取每门课程论价收费获取学习资源的方式，从而减轻执业药师的经济负担。

为使这类网络资源免费共享的平台能够长久运营，建议对这类平台的性质重新定义为专业媒体，允许投放处方药广告，从而惠及执业药师的能力提升。

2. 在线教学平台的学习模式

网络技术公司开发的各类在线教学平台，可以支持直播、录播、在线讨论等。形式多样，场景丰富。但个性化强，区域覆盖面小。

调研中执业药师对引入第三方机构开设继续教育公益课程有一定的意愿，调研数据显示，针对执业药师提供继续教育公益课程，有以下需求比例：开设系列课程，并根据药师的知识储备设置不同等级（70.22%），增加创新药物用药资讯（81.71%），增加国际药学服务动态（56.35%），其他需求（2.89%）。

从数据可以看出执业药师对增加创新药的用药资讯需求最高，创新药的用药资讯以及国际上最新药学服务动态等更适合利用有丰富资源的平台来开设公益课程。而这类公益课程比较合适的数字化平台是直播类平台。

第一种直播平台采用互联网技术，包括视频会议、短视频平台、在线教室等，可支持直播、录播、在线讨论等。形式多样，场景丰富。可高度还原线下课堂场景，有完善的直播技术和互动功能，能满足教培机构的教学需求。可以采用手机或电脑接入，不受时间、场地等限制。但移动互联网信号在一些偏远地区或受到地形、建筑物干扰地区会比较弱，影响内容的传输。

第二种直播平台通过卫星频道，利用卫星信号的稳定性和覆盖面广的特点，进行实时课堂直播，为不同地区的学生提供同步学习的机会，并将教育资源传输到偏远地区，实现教育资源的广泛覆盖，促进教育公平。卫星频道的信号传输稳定，不易干扰，同一卫星信道可以并行播出多套节目，提高远程教育的服务能力，降低传输成本。但部署成本较高，需要定点安装接受装置，需要固定的教学场所、固定的时间进行集中授课等。

3. 利用人工智能等技术的学习模式

随着科技的飞速发展，人工智能技术已经渗透至各个领域，在教育领域更是得到了广泛的应有。如可利用人工智能分析药师的需求和适合的学习方式，在此基础上为药师推荐学习资源，满足药师的个性化需求，有效提高学习效果；也可尝试引入 VR 模拟技术，通过 VR 模拟技术，执业药师可以在继续教育过程中进行实操练习，既克服了现场模拟的局限性，又能有效评估他们的学习成果。以更多的人工智能技术支持的学习模式是今后继续教育领域不断探索和开发的方向。

参考文献

[1] 国家药监局，人力资源社会保障部. 国家药监局人力资源社会保障部关于印发执业药师继续教育暂行规定的通知［EB/ OL］.（2024-01-08）

[2] 国家药品监督管理局执业药师资格认证中心. 2024 年 10 月全国执业药师注册情况.

[3] 国家药品监督管理局. 药品监督管理统计年度报告（2023 年）.

[4] 国家药品监督管理局. 关于规范药品零售企业配备使用执业药师的通知.

[5] 国家药监局，人力资源社会保障部. 国家药监局人力资源社会保障部关于印发执业药师职业资格制度规定和执业药师职业资格考试实施办法的通知.

[6] 李朝辉，周玥，张婷婷. 执业药师继续教育实施情况的调查分析 [J]. 中国医药导刊，2022, 24(12)：1253-1257.

[7] 蒋蓉，朱佳文，邵蓉. 我国 31 个省份执业药师继续教育管理与实施方式比较研究 [J]. 中国药房，2022, 33(15)：1887-1892.

[8] 桑晓冬，李佳朋，陈敬，等. 美国药师继续职业发展模式介绍及对我国的启示 [J]. 中国药房，2017, 28(3)：424-428.

[9] 朱佳文，蒋蓉，丁瑞琳，等. 英国执业药师继续教育体系分析及对我国的启示 [J]. 中国药房，2021, 32(5)：530-535.

[10] 杨异卉，李畅，刘春月，等. 新加坡药师制度的发展与变化 [J]. 中国继续医学教育，2022, 14(8)：185-189.

[11] 朱佳文，蒋蓉，邵蓉. 澳大利亚执业药师继续教育模式介绍与启示 [J]. 中国药业，2022, 31(14)：14-19.

[12] 任明，许邦福，陶有福. 安徽省执业药师继续教育管理现状分析 [J]. 中国药业，2022, 31(3)：9-12, 13.

[13] 董红妮，蒲文，滕亮. 新疆执业药师继续教育现状调查 [J]. 中国药业，2022, 31(4)：11-15.

[14] 周宏，安徽省社会药房执业药师继续教育（专业科目）参培现状调研 [J]. 中国药业，2024, 33(14)：34-37.

[15] 李朝辉，张婷婷. “十四五”期间加强零售药店执业药师配备使用的思考 [J]. 食品与药品，2023, 25(2)：16-20.

[16] 翟取，蒋蓉，苗采烈，等. 北京市执业药师继续教育网络培训现状及培训需求调研 [J]. 中国药业，2024，33（16）：25-29.

本文为上海市食品药品安全研究会 2024 年度研究课题。项目负责人：唐民皓（上海市食品药品安全研究会首席研究员）；主要执笔人：高惠君。

重点国家和地区处方药广告管理分析及启示

陈晨[1]，贾菲[1]，兰钊[1]，黄楠[1]，黄宇帅[1]，董昱[1]
1. 百度法律研究中心

摘要： 随着全球医药市场的快速发展和消费者健康意识的增强，处方药广告（Directed–to–Consumer Advertising，DTCA）在药品信息传播、销售促进及公众健康知识普及中扮演着重要角色。然而，各国基于国情、医疗体系及公众认知的差异，对处方药广告采取了不同的法律法规框架和监管模式。本文全面梳理了美国、新西兰、加拿大、欧盟及中国香港的处方药广告管理现状，分析了各国（地区）的政策异同、历史背景及关键影响因素，旨在为我国药品广告监管提供有益借鉴。

关键词： 处方药广告；法律监管；美国；新西兰；加拿大；欧盟；中国香港

一、前言

在全球医药市场日益繁荣的背景下，处方药广告作为药品信息传播的重要手段，其法律监管成为各国政府及监管机构关注的焦点。不同国家基于各自的国情和医疗体系，建立了差异化的处方药广告管理政策，平衡公众知情权与用药安全。本文旨在通过深入分析重点国家和地区处方药广告法律及监管现状，为我国药品广告管理提供启示和借鉴。

二、重点国家和地区药品广告管理概况

（一）美国：用开放 DTCA 解决公众对健康信息的知情权

美国作为全球医药市场的领军者，其处方药广告的管理机制、法律法规与监管政策备受关注。美国允许处方药直接面向消费者发布广告，其处方药广告具有较长的历史和较大的市场规模，并受到严格监管。为了确保公众能够获得准确、全面的药品信息，同时防止虚假和误导性广告对消费者造成损害，美国食品药品管理局（Food and Drug Administration，FDA）和美国联邦贸易委员会（Federal Trade Commission，FTC）共同承担着处方药广告的监管职责。

1. 美国处方药广告法律法规框架构建

美国处方药广告的法律法规主要由《联邦食品、药品和化妆品法案》（FDCA）和《联邦法规》（CFR）构成。法案对处方药广告提出了广泛的要求，包括广告必须真实、非误导性，并充分披露药品的风险信息。《联邦法规》则进一步细化了这些要求，为 FDA 的监管提供了具体的操作指南。

1906 年，美国通过了《纯净食品药品法案》，标志着美国政府对药品广告开始实施管制，但该管制法案的出发点是美国公众认为消费者对于产品应当具有知情权，因此其立法目的并不是阻止自我用药，而是向消费者提供更多的可信信息，法案对产品标识作出了规范，立法禁止虚假和误导性宣传。

1938 年，美国通过了《联邦食品、药品和化妆品法案》（FDCA），构建了现代药品广告监管的框架，其中对药品广告的内容、形式及发布要求进行了明确规定[1]。该法要求所有药品广告必须真实、不误导，并需包含足够的药品信息，以便消费者做出明智的选择。对于处方药广告，更是强调了其必须提供药品的副作用、禁忌证、警告和注意事项等关键信息，为后续的药品广告监管提供了法律基础。

1962 年的《科夫沃 – 哈里斯修正案》进一步强化了处方药广告的监管，规定处方药广告必须同时提及药品的品牌名称和所治疗的疾病，且必须提供药品副作用、禁忌证、警告和注意事项的“简要介绍”，确保广告内容的公正平衡。

1985 年被视为美国处方药广告法律政策的转折点，因为在 20 世纪 80 年代初，美国食品药品管理局开始表达对处方药 DTCA 的严重担忧，提出暂停 DTCA 的投放。到 1985 年，美国食品药品管理局即撤销了对 DTCA 广告的禁令，并要求这些广告满足与面向医生的广告相同的法律要求。这一决策反映了美国社会上自我药疗呼声的日益高涨，以及 FDA 对公众健康信息需求的认可。

近年来，随着科技的进步和广告形式的不断创新，美国食品药品管理局不断更新和完善其法律法规，加强对互联网广告和社交媒体广告的监管，持续细化信息展示和风险披露的需求，提高新广告形式的安全性，让消费者能够依据准确的信息作出更加符合真实意愿的消费决策。

2. 美国处方药广告监管机构

美国食品药品管理局（FDA）是主要负责药品广告监管的机构。此外，美国联邦贸易委员会（FTC）也在某些情况下（如担保、定价声明、限时优惠等）对处方药广告拥有管辖权。《科夫沃－哈里斯修正案》将处方药广告的控制权从美国联邦贸易委员会（FTC）移交给美国食品药品管理局。美国食品药品管理局制定了各种不具约束力的草案和最终指导文件，涉及处方药广告中的各种问题，从直接面向消费者的广播广告到广告和社交媒体中的适当风险沟通。美国食品药品管理局在执行《联邦食品、药品和化妆品法案》及其实施法规以保护处方药产品的公众健康方面拥有很大的自由裁量权。美国食品药品管理局对处方药广告实行严格的审核制度。制药企业在首次投放广告前，所有广告必须使用 2253 表格提交给美国食品药品管理局药物评估中心（CDER）和处方药促进研究办公室（OPDP）。制药企业通常会提交审查拟议的广告和促销标签，这些广告和促销标签旨在与新批准的药物一起使用。美国食品药品管理局会对广告和促销标签中的药品信息、疗效声明、副作用描述等内容进行细致审查，确保内容真实、平衡、精确，符合法律法规的要求。处方药促进研究办公室将对提交的广告进行审查，提供建议或要求修改，并具体监督处方药广告活动。虽然，美国食品药品管理局不要求处方药广告的事前审查，但鼓励制药企业在发布前自愿提交广告内容审查，材料审查期间为 45 天。

3. 美国处方药广告监管实践

美国处方药广告的监管实践主要体现在广告分类、处罚措施、投诉处理以及行业自律等方面。

美国监管制度设计的方向是对处方药广告进行了形式分类，划分为声明广告、提醒广告、帮助广告，理念在于，广告让消费者了解更多信息，给了消费者更多知情权与选择权，有助于消费者更好地开展求医问药活动。《联邦食品、药品和化妆品法案》（FDCA）中“处方药营销”部分对处方药广告规定非常详细。第一类被豁免的广告为提醒类广告（Reminder Advertisements），广告的目的是向消费者呈现药品信息，提醒人们注意药品的名称，成分、剂型等与药品有关的陈述或建议信息，不得具有促销和推荐的目的和话语，这种广告可以不受处方药广告规则的规制。

美国食品药品管理局对处方药广告的内容有着严格的要求，处方药广告需要平衡对于副作用和禁忌证的信息与有关药物有效性的信息披露；禁止在广告中对药品进行比较；禁止引用对药物明显有利的文献或非大量证据或临床经验来证明药品的效力等。这一系列要求旨在确保消费者能够全面了解药品的信息，做出符合意愿的选择。同时，美国食品药品管理局还要求广告中的疗效声明必须有充分的科学依据支持，不得夸大或淡化药品的疗效。

美国食品药品管理局对处方药广告进行持续监测，一旦发现违规广告，将立即采取行动。对于轻微违规行为，FDA 会采用向有关生产企业发送“无题信”等方式，要求其改正广告内容。对于严重违规行为，FDA 将发出“警告信”，公布违法广告的相关材料，如企业仍不改正，则依法进行处罚，包括发出禁令、扣押等。此外，FDA 还鼓励消费者和医疗行业对违规广告进行举报，以便及时发现和处理违规行为。

美国食品药品管理局和美国联邦贸易委员会都设有专门的投诉渠道，接受公众对处方药广告的投诉。如果投诉被证实有效，监管机构将采取相应的措施，包括要求广告商撤回广告、发布更正广告或面临法律处罚。除了政府监管外，美国医药行业还遵循一系列自律准则，如美国药物研究和制造商协会（PhRMA）颁布的行业规范。这些准则鼓励制药公司制定适当的流程以保持合规性，并设立内部审查程序来确保广告和促销材料的真实性、准确性和平衡性。

（二）新西兰：长期存在政策争议，但最终坚持开放 DTCA 态度

新西兰是允许直接面向消费者处方药广告的国家之一。这种广告形式的

合法性及监管政策，不仅关乎新西兰公众健康，也深刻影响着新西兰的医药市场。新西兰民众能直接收到不同形式的处方药广告，包括印刷品广告、广播、忠诚度计划、免费样品券、企业赞助活动、网站、邮件以及一系列患者教育促销活动。

1. 新西兰处方药广告法律框架

新西兰的药品广告受到1981年《药品法》及其条例的监管，《药品法》中的第四部分规定了医疗广告的定义，其中涵盖了药品广告的概念，“医疗广告是指与任何药物、医疗器具及任何成分或部分、或任何治疗方法有关或很可能使别人相信与之有关的广告。”药品条例补充了《药品法》的规定，其中第8条规定，每个医疗产品广告必须包含并区分不同形式的药物的强制性信息。处方药广告必须包含“处方药”一词，说明该药的风险和益处，以及如何找到更多信息的说明。然而第8条并未规定信息需要以何种方式呈现，所以这些声明信息通常也不会突出显示给消费者，而是以小字体出现在页面底部。除此之外，DTCA也需要遵守1986年《公平交易法》的相关规定，包括禁止任何关于商品种类、质量、产品需求或具有任何利益的虚假或误导性陈述。

实际上新西兰并未直接允许DTCA，也未禁止DTCA。新西兰在1981年颁布《药品法》及1984年颁布药品条例有关宣传材料的内容时，并未考虑到直接面向消费者的营销方式，只考虑到针对医疗保健提供者和付款方的技术含量较高的信息营销方式，且立法时并未出现面向公众的处方药广告，因此并没有列入药品法立法考虑范围之内，因此《药品法》及其条例没有允许或者禁止处方药DTCA。针对公众和专业人士对DTCA的担忧，新西兰政府曾考虑于2003年底将DTCA禁令纳入正在起草的综合立法中，然而迄今为止，仍然没有通过相关立法。

2. 新西兰处方药广告的监管体系

除立法监管外，新西兰处方药广告的监管方式是政府管制与行业自律相结合，行业自律主要通过广告标准局（Advertising Standards Authority, ASA）及其下属的广告标准投诉委员会（Advertising Standards Complaints Board, ASCB）实现，而政府监管则由新西兰药品安全局（Medicines Safety Authority, Medsafe）负责[2]。

广告标准局负责制定广告标准，并通过其下属的广告预审（Therapeutic

Advertising Pre-vetting Service）系统对处方药广告进行预审。TAPS 是由新西兰广告商协会（ANZA）于 1999 年创立，协助广告商、广告代理和媒体遵守广告标准管理局的行为准则，其重点在于广告内容的形式和合规性，而不会对广告声明的科学依据的准确性或平衡性进行专业审批。

广告标准投诉委员会用于处理有关 DTCA 的投诉，并裁决广告是否符合 ASA 制定的标准。但作为自我监管团体，其无权对广告商进行处罚。广告标准投诉委员会由 4 名市民代表和 4 位广告行业成员组成，需要时邀请临床药理学家针对技术事宜提供意见。虽然法律中并未规定 DTCA 需要进行预审批，但实践上所有 DTCA 在发布前都需要通过 TAPS。

新西兰药品安全局（Medsafe）负责监管药品市场，包括处方药广告。尽管新西兰药品安全局不直接审批处方药广告，但它有权对违反广告法规的行为进行调查，并可根据《药品法》对违规者进行处罚，包括罚款甚至撤销药品注册。

（三）欧盟：禁止 DTCA 源于成员国不统一的保险预算及极度谨慎的卫生政策

欧盟对于处方药 DTCA 进行了相对严格的管理，欧盟处方药广告的立法规定主要存在于 2001 年通过的关于人用药品共同体法规的 2001/83/EC 指令。其中，第一条规定"'药品广告'包括旨在促进药品处方、供应、销售或消费的任何形式的上门信息、拉票活动或诱导"。该指令第 88 条规定禁止面向公众的处方药广告，而第 47 条规定允许向有资格开处方或供应药品的人宣传药品，然而这种广告应该受到严格的条件和有效的监督[3]。

欧盟成员国也对处方药广告做出了类似的规定，以英国为例，英国药品和保健产品管理局编制的《蓝色的指南：英国药品广告和促销》中规定英国药品广告的核心原则是禁止向公众进行处方药广告宣传（1.3 Regulation of Advertising）。而德国的《医疗广告法》规定，处方药不得在电视、报纸等大众媒体上进行广告宣传，处方药只能在专业药店中出售，并且只能在医学或药物专业杂志上刊登广告。

1. 欧盟处方药广告政策历史争论

1997 年至 2002 年是欧盟处方药广告政策的第一个起伏阶段。1997 年，美国放宽了要求广告主提供详细副作用清单的规定后，DTCA 产业飞速发展，在那之后，制药行业一直在向欧盟施压，要求允许 DTCA 进入欧洲，并设法将该问题提上政策议程。1998 年，欧盟委员会成员要求制药委员会成立工作组审查 DTCA 问题。然而，由于会员国只愿意为工作组提供极其有限的支持，因此工作组只举行了一次会议，分发了一次调查问卷。2000 年，尽管成员国缺乏意愿，但欧盟委员会提出了一项立法提案，部分解除对 DTCA 的禁令，允许药企在一项为期五年的试点研究中，向患者告知其治疗艾滋病、糖尿病和哮喘的药品。该提案并未与成员国或议会进行讨论，而是在审查正式提交前几天的一次特别会议上通知了成员国，该计划在欧洲议会和理事会遭到了严厉批评，欧洲议会和理事会以压倒性多数拒绝了该提案。

2006 年，欧盟委员会设立了为期三年的高级别制药论坛，而三大议题之一就是如何向患者提供药品信息，并形成了向患者提供药品信息的关键要素质量原则提交公众咨询。然而，这些工作遭到了保险公司、患者、医务人员等群体的批评，认为向患者提供的信息不应直接来自药品生产商，因为制药公司的主要目标是最大限度提高销售额，他们担心制药公司与消费者会在信息传递中产生利益冲突。最终，论坛并没有就此议题得出明确结论，只是建议所有相关群体开展合作，提供高质量药品信息。

2009 年，在独立健康和患者团体的强烈压力下，药品政策的职权从企业总司（DG Enterprise, DG ENTR）转移到了以健康为导向的健康和消费者事务总司（DG Health and Consumer Affairs, DG SANCO）。这一变动预示着处方药广告政策方向从商业宣传转向了对健康科普的关注，也标志着处方药广告的政策争议在欧盟层面暂时得到平息。

2. 欧盟处方药广告政策争议的影响因素

从欧盟处方药广告政策历史上的多次争议可见，欧盟处方药广告政策受到组织内部各方之间矛盾和博弈的影响，欧盟委员会在政策问题上往往存在分歧。欧盟委员会中的企业总司与健康和消费者事务总司之间存在着处方药广告政策方向的竞争，最终政策方向的决定也与二者的博弈结果有关。企业总司更倾向于支持制药行业的立场，推动取消或放宽对 DTCA 的禁令，以促进市场竞争和行业发展。而健康和消费者事务总司则更注重公共健康和消费者保护，支持维持禁令，避免不必要的药品消费和潜在的健康风险。这两个总司之间的竞争不仅体现在政策立场的对立上，还体现在资源分配、决策影响力等方面的争夺。另一方面，欧盟各个成员国的医疗卫生保健保险预算的政策并不一样，而 DTCA 的推广将可能导致各国医疗保健保险的预算被影响，使得各成员国也持不同态度。如法国与德国没有持反对意见，而一些经济水平较低的国家则强烈反对。

（四）加拿大：限制 DTCA 的情况下，允许品牌提醒性处方药广告

与美国、新西兰完全放开 DTCA 不同，加拿大是唯一禁止 DTCA 却允许品牌提醒性广告的国家。加拿大自 1996 年以来就引入 DTCA 举行多次磋商，虽然没有出台新的立法，但对法律的解释有了重大的变化，伴随着法律解释的出台，符合加拿大特定要求的处方药广告不断增加，为“特定”处方药广告的发展预留了空间。而 1996 年及 2000 年的法律解释文件，则为“特定”的处方药广告的落地提供了法律支持。

1. 加拿大处方药广告的治理理念变化

加拿大在 1934 年发布的《食品和药品法》第三条及附表 A 明确禁止面对公众的药品广告，并在 1952 年和 1953 年修订时保留了该条款，其实际上是当时处方药销售及广告的监管缺位，与医疗保障水平落后等因素共同作用下的决策。

然而，随着时间的推移，加拿大的监管机制和医疗保健水平经历了显著的发展。到了 1990 年代，随着医疗费用的不断增加以及公众对健康问题的认识不断提高，原有的《食品和药品法》第 3 条和附表 A 的立法国情基础已经出现变化，因此 1993 年，加拿大卫生部启动对《食品和药品法》的监管审查，建议对附表 A 进行审查。此外，在 1998 年，加拿大众议院卫生委员会发布的报告显示，《食品和药品法》第 3 节和附表 A1 的现行规定，可能会不适当限制对消费者有意的健康广告，并可能阻止必要的自我用药。委员会认为，随着医疗知识的普及和公众健康意识的提升，消费者有权获得关于药品的准确信息，以便在必要时进行自我治疗。基于此，2003 年，加拿大卫生部成立外部工作组，就修改或取消《食品和药品法》附表 A 和第 3 条提出建议。工作组认为在 1934 年之后，监管体系已历经长足发展，拥有更多制衡机制以防止虚假误导问题，随着加拿大医疗费用的不断增加以及公众对健康问题的认识不断提高，应向消费者提供有关产品益处的完整信息，以便他们就自己的健康做出明智的决定。

1996 年至 2005 年期间，加拿大卫生部一直在讨论改变国家健康保护立

法的提案，就引入 DTCA 的可能性举行了三次重要磋商。1998 年加拿大众议院卫生常务委员会发布的《天然保健品立法和监管制度的报告》显示，加拿大《食品和药品法》对 DTCA 的严格禁止可能会限制对消费者有益的健康广告的发布，并不利于公众健康愿景。该报告所提出的观点引起社会和加拿大政府的广泛关注，就此成立工作组，就《食品和药品法》第三条及附表 A 的修改、修正或者取消提出建议。虽然最终没有出台新的立法，但对法律的解释发生了重要变化，这使得加拿大法律针对 DTCA 有限度的放松获得了法律支持。

2. 加拿大对 DTCA 提醒广告的支持

1996 年，加拿大政府部门出台的政策文件《广告与其他活动的区别》中说明，传播和获取有关人用药物的非促销信息对制药行业和公众非常重要。如果有关药品的信息不被视为推销或处理药品，则不受《食品和药品法》中涉及广告条款的约束。在文件附录中明确了“求助公告”的定义，即代指要求患有特定疾病或出现特定症状的普通公众中的患者咨询医生以讨论治疗，或拨打电话以获取更多信息的公告。该文件限制了受监管活动的类型和数量，实际向社会说明，某些提醒就医广告在加拿大是合法的，允许在市场上发布。加拿大卫生部 2000 年针对某公司两则避孕药广告投诉作出裁定，依据《食品和药品法》对广告的定义、修正案 C.01.044 的具体解释以及 1996 年关于区别广告与信息的政策文件的解释，认为其中一则属于提醒广告，年轻女性讨论性关系场景，提到了品牌名称，并展示了避孕药包装的图片。而另一则属于求助广告，其中讨论了节育问题，但没有提及品牌或其包装。裁定认为，这两则“提醒”与“求助”广告单独看都是合法的，但两种类型广告放在一起就是非法的。实际上相较于 1996 年政策文件对求助广告的定义，提醒广告暗示了药物治疗领域，并露出药物品牌和包装，更具有处方药广告色彩。这份政策文件实际上变相承认了“提醒”与“求助”广告，这也是加拿大卫生部首次公开声明提醒式广告合法。

（五）中国香港：基于疾病风险分类，允许中低风险处方药进行有限制的广告发布

虽然中国香港的人口规模相对较小，但医药市场规模常年保持着较高的增长率。香港作为国际医药监管的典范地区，其药品广告管理制度以“风险

导向”为核心，通过科学评估疾病风险等级，实施差异化监管策略。对于处方药面向公众的广告，并没有一刀切禁止发布，而是根据疾病风险进行了豁免与限制的名单管理措施，允许中低风险处方药进行有限制的广告宣传。这一制度不仅平衡了公众健康保护与医药信息科学传播的需求，还为其他地区提供了可借鉴的监管框架。

1. 法律框架：以《不良广告（医药）条例》为核心

香港药品监管体系主要学习英国、美国、澳大利亚等地的经验。具体到药品广告的监管，主要依据《不良广告（医药）条例》（第 231 章），该条例于 1953 年颁布，并于 2005 年修订以纳入对保健食品的规范。条例的核心目标在于防止公众因误导性广告而自行用药，避免延误专业诊疗。此外，《药剂业及毒药条例》与《中医药条例》作为配套法规，分别对西药与中药的注册、销售及广告内容进行补充约束。

《不良广告（医药）条例》（第 231 章）的监管范围覆盖所有药物（包括处方药与非处方药）、医疗器械及医疗服务广告，且未严格区分处方药与非处方药的广告管理，而是通过疾病风险等级评估对广告内容进行统一规范。这一设计体现了香港“以风险为核心”的监管逻辑。

2. 风险分类机制：两级分级管理（表 1）

表 1　香港《不良广告（医药）条例》附表汇总

分级管理	疾病或病理	豁免
高风险，严格限制	1. 良性或恶性肿瘤	无（任何情况下均不容许广告宣传）
	2. 性病：包括梅毒、淋病、软下疳、性病性淋巴肉芽肿、生殖器疱疹、生殖器肉赘、尿道炎、阴道炎、尿道或阴道溢液、后天免疫力缺陷综合症（HIV）及其他经由性接触传染的疾病	
	3. 泌尿生殖系统疾病：包括肾结石、肾炎、膀胱炎、任何前列腺疾病及包茎炎	

续表

分级管理	疾病或病理	豁免
存在中低用药风险的疾病，有限豁免	1. 传染性疾病	（1）以药物施于身体外部，以治疗或预防轻微的皮肤感染。 （2）减轻口疮性溃疡症状。 （3）减轻伤风、咳嗽等流行性感冒情况及类似的上呼吸道感染。 （4）治疗口腔前庭及咽部的轻微急性发炎情况
	2. 呼吸系统疾病	（1）减轻花粉、鼻炎或黏膜炎症状。 （2）减轻鼻塞症状
	3. 心血管系统疾病	（1）调节血压，限于口服药品，且需标注重点提示语。 （2）调节血脂，限于口服药品，且需标注重点提示语
	4. 胃肠系统疾病	（1）减轻一般称为不消化、胃灼热、胃酸过多、消化不良、口臭或肠胃气胀的症状。 （2）减轻肠绞痛、胃痛或恶心症状。 （3）减轻偶发性或非持续的腹泻或便秘。 （4）预防旅行性腹泻或有关症状。 （5）以局部有效制剂或软化粪便剂及润滑剂治疗痔，以减轻症状
	5. 神经系统疾病	减轻头痛症状
	6. 肌肉与骨骼系统疾病	使用外用制剂以减轻肌肉疼痛、僵硬及痉挛症状
	7. 内分泌系统疾病	调节血糖，限于口服药品，且需标注重点提示语
	8. 眼、耳鼻喉疾病	（1）局部使用眼部制剂以减轻症状。 （2）局部使用耳垢溶剂以减轻症状
	9. 皮肤疾病	（1）以外用剂预防或治疗头皮屑。 （2）预防丘疹。 （3）以口服抗组胺剂减轻湿疹及敏感症状。 （4）以保护性外用剂预防和治疗接触性皮炎及晒伤。 （5）减轻或预防一般轻微皮肤情况，包括皮肤干燥及皲裂、唇疱疹、痕痒、昆虫咬伤、汗疹及尿布疹等

在《不良广告（医药）条例》（第 231 章）中，香港将疾病风险划分为两级，如表 1 所示，并据此对药品广告实施差异化管理。第一级为禁止类广告，针对高风险疾病，如肿瘤、性病、泌尿生殖系统疾病等。此类疾病因涉及复杂诊疗流程或严重健康后果，广告可能误导患者放弃专业医疗干预；第二级为限制类广告，适用于中低风险疾病，如糖尿病、高血压、高血脂等慢性病，以及伤风、咳嗽、鼻炎等轻微病症。此类广告允许有限制地发布，但同时需满足以下条件：

（1）必要展示要件：广告需包含“卸责声明”，明确标注药品是否通过《药剂业及毒药条例》或《中医药条例》注册。

（2）内容限制：不得使用绝对性词汇（如“最安全”“最快”），禁止渲染疾病痛苦或展示治疗过程。

（3）形式限制：不得采用赠品、优惠等促销手段，或利用医疗专业人士进行背书。

3. 动态清单管理：专家委员会与公众需求的结合

香港对药品广告的豁免机制以动态清单管理为核心，通过专家委员会的专业评估与公众咨询的民主参与相结合，实现监管政策的灵活性与科学性。这一机制基于慢性病管理的特点，一方面，患者需长期用药，亟需获取药品信息（公共健康需求）；另一方面，疾病诊疗指南成熟，患者定期复诊降低了自行用药风险（风险可控性）。

具体而言，动态清单管理通过以下路径实施：首先，由医学、药学及法律专家组成的专家委员会负责定期评估疾病风险，更新禁止类与限制类药品清单，例如将糖尿病、高血压等慢性病纳入可豁免广告宣传的范畴。其次，在清单调整前，监管部门需开展多方参与的公众咨询，广泛听取药企、消费者、媒体及医学专业人士的意见，确保政策既能反映行业实践，又符合公众健康利益。例如，针对调节血糖、血压的药品广告，虽允许宣传，但强制要求标注“需在医生指导下使用”，以平衡信息传播与风险警示。

这一双向机制的优势在于，既通过专家委员会保障了风险分类的专业性，又借助公众咨询增强了政策的透明性与适应性，避免因信息滞后或利益失衡导致的监管漏洞。最终，动态清单管理成为香港在慢性病广告监管中兼顾“风险控制”与“信息自由”的关键工具。

4. 广告监管体系：审查、警告与检控的三级监管

香港卫生署在处方药广告监管中扮演核心角色，负责执行药品广告监管政策，依据《不良广告（医药）条例》等相关法律，对处方药广告进行日常监督。卫生署设立审查队伍，人员具备医学、药学等专业背景，负责审查不同媒体的广告，包括印刷媒体（即报章杂志）、户外媒体（即小册子、海报和招牌）及电子媒体（即互联网、电视和电台）。对广告内容是否符合规定进行专业判断，重点关注广告是否夸大药品疗效、是否隐瞒药品副作用、是否未经批准擅自发布等问题。药剂业及毒药管理局协助卫生署进行药品广告监管工作，主要侧重于从药品专业角度提供意见和建议，尤其是在药品的安全性、有效性方面。例如，在审批新药广告时，药剂业及毒药管理局会依据药品的临床试验数据、药理特性等，评估广告内容是否准确反映药品的真实情况，确保广告不会对公众造成关于药品安全性和有效性的错误认知。

卫生署一旦发现违规广告，会向相关发布人和药物分销商发出警告信，提醒他们如再发现同一广告，卫生署可在不再发出通知的情况下把个案转介警方调查和采取处罚，包括罚款、吊销广告许可证等措施。

总体而言，香港药品广告监管模式的核心在于，依据不同疾病种类进行风险评估，使得对药品广告的监管更具科学性和精准性。对于严重、复杂且易受广告误导影响的疾病，严格禁止相关药品广告，能够有效避免公众因错误信息而选择不恰当的治疗方法，降低健康风险。而对于一些相对可控的疾病，在特定条件下允许广告宣传，既满足了患者对药品信息的需求，又将风险控制在合理范围内。这种监管模式有助于监管资源的合理配置，监管部门可以将主要精力集中在对公众健康影响较大的疾病相关广告上，提高监管效率，对于绝对禁止广告的疾病无需花费过多资源在其广告审查上，而可以重点关注例外豁免情形下的广告合规性。

三、对我国药品广告管理的启示

在信息传播途径日益丰富的背景下，药品广告作为健康信息传播的关键途径，其监管政策对公众健康与医药行业发展具有深远影响。我国《广告法》明确规定，处方药只能在国务院卫生行政部门和国务院药品监督管理部门共

同指定的医学、药学专业刊物上作广告，不得向公众进行传播。法律出台之时，考虑到当时公众健康意识及医药知识普及程度的参差不齐。客观来看，开放面向公众的处方药广告可能面临信息误导、药品滥用等风险，加重医疗资源的额外负担。然而，经过 20 多年的发展，公众的健康意识已经大幅度提升，“自己是健康的第一责任人”的观念已经深入人心，公众越来越迫切的需要准确、全面的医药信息和健康知识。针对我国当前国情，全面开放面向公众的处方药广告依然面临诸多挑战，但改善药品信息可及性、提升患者信任度和理解度，以及满足行业信息传播需求仍是重要目标。为此，结合重点国家和地区监管经验，本文提出以下政策建议。

（一）制定《处方药广告分类管理办法》及清单，探索分级分类监管模式

美国、新西兰，特别是中国香港和加拿大的管理模式的成功，印证了“风险导向”策略在医药监管领域的科学性与可行性，为处方药广告监管提供了重要范本。借鉴中国香港的处方药广告相关管理制度中疾病风险分级评估体系，笔者建议，通过制定《处方药广告分类管理办法（讨论稿）》，采用清单管理方式，对允许发布和禁止发布的处方药广告进行明确规定。具体条款为：“国家药品监督管理局负责定期制定并公布《允许发布的处方药广告清单》《禁止发布的药品广告清单》（详见附表），允许清单（表 2）应包含药品名称、生产企业、广告内容概要、宣传限定范围等信息”，“广告发布者在发布面向公众的处方药广告前，必须确保该处方药主要治疗允许清单中的疾病或病理，且广告内容必须严格符合清单中的宣传限定范围，禁止使用‘根治’‘完全治愈’‘无副作用’等缺乏科学依据的表述”。

表 2　允许发布处方药广告清单表

疾病或病理	宣传限定范围
1. 传染性疾病	（1）以药物施于身体外部，以治疗或预防轻微的皮肤感染。 （2）减轻口疮性溃疡症状。 （3）减轻伤风、咳嗽等流行性感冒情况及类似的上呼吸道感染。 （4）治疗口腔前庭及咽部的轻微急性发炎情况

续表

疾病或病理	宣传限定范围
2. 呼吸系统疾病	（1）减轻花粉、鼻炎或黏膜炎症状。 （2）减轻鼻塞症状
3. 心血管系统疾病	（1）调节血压，限于口服药品，且需标注重点提示语。 （2）调节血脂，限于口服药品，且需标注重点提示语。 （3）平衡血内胆固醇，且需标注重点提示语
4. 胃肠系统疾病	（1）减轻一般称为不消化、胃灼热、胃酸过多、消化不良、口臭或肠胃气胀的症状。 （2）减轻肠绞痛、胃痛或恶心症状。 （3）减轻偶发性或非持续的腹泻或便秘。 （4）预防旅行性腹泻或有关症状。 （5）以局部有效制剂或软化粪便剂及润滑剂治疗痔，以减轻症状
5. 神经系统疾病	减轻头痛症状
6. 肌肉与骨骼系统疾病	使用外用制剂以减轻肌肉疼痛、僵硬及痉挛症状
7. 内分泌系统疾病	（1）调节血糖，限于口服药品，且需标注重点提示语。 （2）需要长期管理甲状腺激素水平
8. 眼、耳鼻喉疾病	（1）局部使用眼部制剂以减轻症状。 （2）局部使用耳垢溶剂以减轻症状
9. 皮肤疾病	（1）以外用剂预防或治疗头皮屑。 （2）预防丘疹。 （3）以口服抗组胺剂减轻湿疹及敏感症状。 （4）以保护性外用剂预防和治疗接触性皮炎及晒伤。 （5）减轻或预防一般轻微皮肤情况，包括皮肤干燥及皲裂、唇疱疹、痕痒、昆虫咬伤、汗疹及尿布疹等

总体而言，参考中国香港处方药广告的分级分类体系，针对患者对药品信息需求较高且长期服用的慢性病、常见病，例如，治疗心脑血管疾病、消化系统疾病、呼吸系统疾病、代谢性疾病、皮肤疾病等药品，由专家进行风险评估。对于药品中不良反应较低，患者误用风险小，不易产生用药依赖的处方药，可以通过豁免清单管理，允许清单内的处方药广告向公众进行传播。允许清单的制定应基于药品的安全性、有效性以及广告内容的真实性、科学性，由药品监督管理部门负责组织政府监管部门、医学、药学专家、企业、消费者和媒体代表进行广泛评估和论证，并定期动态调整和发布。

（二）鼓励有条件的地方先行先试

在创新药品发展快、医疗服务需求高、管理水平较为完善的地区，选取部分疗效明确、安全性高、需求急迫的处方药进行广告试点，例如，在海南省研究制定《海南省药品、医疗器械、保健食品、特殊医学配方用途食品广告监管制度改革试点方案》，推动“三品一械”广告审批制改为承诺制，放开部分特许药品、医疗器械广告。

（三）完善药品广告监管体系

借鉴 FDA 等国外监管机构的监管模式，设立统一的处方药广告专业监管机构，负责广告的审查、监测和处罚工作。制定详尽且严格的广告审查发布程序、标准，紧密结合药品上市许可相关内容进行监管，确保广告内容的合法性和真实性。同时，鼓励医药行业建立自律管理机制，制定行业规范和标准，加强行业自律，维护市场秩序。

（四）利用新技术构建智能化监管平台

借助大数据、人工智能等现代信息技术，实时监测和预警药品广告，确保广告信息的合规性和真实性。通过大数据技术的全面监测和人工智能技术的精准分析，智能监管平台能够迅速识别潜在违法违规广告，防止其对患者造成不良影响。

综上所述，我国在处方药广告监管政策的制定上，应充分考虑国情、公众需求与行业发展，借鉴中国香港、加拿大等成功经验，探索适合自身的监管路径。通过允许低风险广告形式、完善监管体系、先行先试等措施，逐步改善药品信息可及性，促进医药行业的健康发展。

参考文献

[1] Federal Food, Drug, and Cosmetic Act, Pub. L. No. 75-717, 52 Stat. 1040（1938）.

[2] Lexchin J, Menkes D. Can direct-to-consumer advertising of prescription drugs be effectively regulated?（2019）.

[3] European Parliament (2001). Directive 2001/83/EC of the European Parliament and of the Council of 6November 2001 on the Community code relating to medicinal products for human use. Luxembourg:Publications Office of the European Union. Available at: https:/eurlex.europa.eu/legalcontent/en/TXT/?uri=CELEX%3A32001L0083.

医疗器械监管

关于我国医疗器械生产环节探索数字化监管的思考

林家颐[1]，崔天[1]，李丹荣[1]
1. 国家药品监督管理局南方医药经济研究所

摘要：近年来，我国医疗器械产业高速发展，其中，数字化转型成为推动产业高质量发展的重要力量。产业数字化水平不断提升推动了监管数字化的发展，为提升监管效能提供了新思路。目前，国内已有多个地区开展了医药数字化监管相关的试点工作，并取得初步成效。然而，也需正视当前面临的企业方面数字化转型成本高、转型进程参差不齐，以及监管方面数字化系统和平台存在重复建设现象、协同监管效能低等问题。本文围绕医疗器械产业数字化转型和监管数字化现状，探索了适用于生产企业和监管部门的数字化转型技术方案并提出建议，以期为推动医疗器械生产环节的监管数字化工作提供参考思路。

关键词：医疗器械；生产环节；新型信息技术；数字化转型；数字化监管

一、研究背景

近些年，我国医疗器械产业高速发展，截至2023年，我国医疗器械生产企业达到3.67万家，营业收入自2019年的7200亿元上升至13100亿元，医疗器械经营企业达到136.47万家，经营企业数量较2019年实现翻倍。随着产业规模的快速增长，医疗器械生产、经营企业数量的快速上升与监管资源紧张的矛盾日渐显现。据统计，医疗器械GMP检查员年人均任务量从2018年的4.27次/人上升至2023年的6.38次/人；与此同时，生产企业年均所受日常监管检查数从 2018 年的 1.77 次下降至 2023 年的 0.73 次，如图 1 所示。

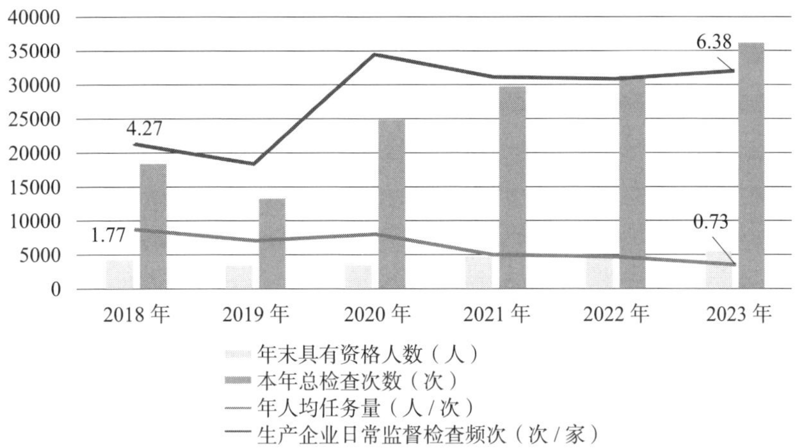

图 1　2018~2023 年医疗器械 GMP 检查人员任务量情况

注：生产企业日常监督检查频次 = 生产企业日常监督检查次数 / 生产企业数量

数据来源：《药品监督管理统计年度报告》、国家药品监督管理局南方医药经济研究所整理

传统监管手段以现场监督检查（日常检查、飞行检查、专项检查等）为主，监督抽验为辅，属于事后监管，其防范、发现和处理风险的能力略显不足[1]。本文对日常检查、飞行检查、专项检查和监督抽验 4 类监管方式的主要特点进行了总结，见表 1。

表 1　医疗器械生产环节传统监管手段的主要特点

监管手段	日常检查	飞行检查	专项检查	监督抽验
定义	日常的、定期进行的检查，注重合法性和规范性的监督活动	对医疗器械生产企业开展的不预先告知的监督检查	针对特定问题或领域的深入检查，以识别和解决特定问题	依法在规定的范围内对医疗器械质量进行抽查检验的工作
检查频率	定期	随机	较高	较低
检查范围	所有生产企业	特定生产企业	特定品种或某一项目组织环节	特定品种
检查方式	现场检查	现场检查	现场检查	产品抽样、质量检验检测

续表

监管手段	日常检查	飞行检查	专项检查	监督抽验
检查内容	检查合法性项目和质量管理重点项目	特定项目，一般为质量管理关键项目	涉及特定问题或领域，可能涉及整个产品线或特定产品	特定品种质量，以及特定指标检验项目
主要检查目的	关注质量管理体系是否合规和有效运行，以确保产品质量和安全	关注重点环节，以发现隐蔽的问题和风险，强化安全风险防控	加强对特定产品或环节的监管，确保关键产品的安全性、有效性	加强医疗器械质量监督管理，保障重点产品质量的安全、有效
执行单位	辖区内的药品监督管理部门	各级药品监督管理部门	各级药品监督管理部门	县级以上药品监管部门
优点	可以及时发现并纠正问题，具有常态化和普遍性的特点	注重突击性，可最大程度保证真实，防范风险的积累扩大	可以针对特定问题进行深入调查，提高产品质量和合规性	可对抽检品种的质量进行真实、全面评估，具有一定的威慑作用
缺点	对所有企业全覆盖成本较高、层次较浅，可能会存在监管漏洞和不足	可能会造成企业运营中断，被检单位有较大压力	可能会涉及多个方面，耗时长，对整体监管具有较高要求，且有一定的滞后性	可能存在抽样误差和片面性，不一定能反映整体情况，覆盖范围小，成本高

信息技术的快速发展，推动了医疗器械产业的数字化转型，显著提升了产业的数字化水平，加快了数据要素的积累与价值释放的进程[2]。同时，监管数字化与产业数字化相互依存、相互促进，为提升监管效能提供了新思路。

数字化监管是指运用信息技术和数字化手段，对传统监管方式的部分或全部流程数字化处理，实现监管信息的快速收集、精准分析和高效处理，以提高监管的准确性、及时性和有效性[3]。

数字化监管与传统监管相互补充、相互促进[4]。传统监管依赖于人工检查、纸质文件记录和现场审核等方式，注重对关键环节和重点问题的把控，具有直观、深入的特点，通过现场检查和与相关人员的直接交流获取详细信息，能够对复杂情况做出较为准确的判断；数字化监管则借助新型信息技术，通过实时监测、远程监控和大数据分析等手段，对关键质量参数进行采集与监控，利用算法等技术识别监管对象违规行为、有效管控和处置违规行为，实现风险闭环管理，具有实时、高效的特点，可以实现对医疗器械全生命周期的动态监管。

可以看出，数字化监管是对传统监管的有力补充和支撑，可以在传统监管的基础上，进一步拓展监管的广度和深度，提高监管的精准性和时效性[5]。例如，数字化监管可以为现场检查提供前期的数据分析支持，使检查更具针对性；同时，传统监管的实践经验和专业判断也为数字化监管的模型构建和算法优化提供了重要参考。在实际的监管工作中，应将两者充分结合并发挥各自优势，以传统监管的严谨性和专业性为基础，融入数字化监管的高效性和智能化，形成一个更科学、完善的监管体系，更好地保障公众的健康和安全。

目前，在医疗器械领域，数字化监管具有以下应用场景[6]：①远程监管。利用信息技术，根据关键环节数据识别风险因子，研究建立生产检验数据靶向分析模型和远程监管风险预警模型，为监管部门提供有力的数据支持，对各类风险趋势进行预判。②现场监管。信息技术可以辅助现场检查的准备工作，即将既往检查报告及企业信息等数据输入人工智能模型，进行深度分析和推理，以提供检查重点、潜在风险点、抽检方式等建议，提高检查效率与质量。还可以辅助检查人员撰写检查报告，提高报告撰写效率，减少人工编撰所耗时间和精力，保证报告的一致性和规范性，提高报告的质量和可靠性。③辅助抽检工作。通过自动提取关键信息，并与系统信息进行比对，大幅减轻工作人员手工输入抽样信息的压力，有效提升抽检数据的一致性和准确性。同时，还能够批量解读监督抽检报告，精准提取关键数据与结论，实现对报告的结构化处理，并在此基础上汇总监督抽检数据及总结结果，是数据分析的重要抓手。④药物警戒。辅助监管人员开展不良反应和不良事件报告的评估工作，借助先验知识图谱和信息技术，从“个例安全性报告”中自动提取关键信息实现结构化数据处理，排除重复报告后，基于提取信息的内容质量进行自动分级，筛选包含足够信息量、具备评估价值的安全性报告，以便进行后续的数据分析。⑤网络交易监管。基于网络交易敏感词库、交易风险检测提示词大语言模型、风险预警机制算法及异常识别机器学习模型等，实现前置风险评估和预警，形成医疗器械网络交易违法违规风险分析系统，以提供关于重点监管产品、重点监测平台、网络巡检目标等方面的建议，协助监管部门制定更加精准、高效的网络监管计划及方案，提升医疗器械网络交易监管的针对性和准确性。

本文对数字化监管的主要优势进行了总结，包括以下三方面：①优化资源，提高效率。通过信息技术收集、处理和分析数据，合理分配监管资源，提高资源利用效率，同时减少人为错误，提供更精确的监管结果。②实时监测，智能预警。突破时间和地域限制，对大规模的监管对象进行全面实时跟踪和监控，主动预测潜在风险和问题，及时采取防范措施，实现预防性监管。③驱动决策，高效协作。借助丰富的数据资源和深度分析能力，为监管政策的制定和调整提供科学依据，提高决策质量和速度，同时，数据的整合与共享更有助于不同监管部门之间的高效协作，形成监管合力。

总之，数字化监管不仅可以提高监管效率和质量，还有助于进一步保障公众的身体健康和用械安全。在“数字中国”持续推进的背景下，数字化、智能化的智慧监管体系也将成为推动监管治理流程再造和模式优化、不断提高决策科学性和服务效率的核心手段与发展趋势。国务院及相关监管部门先后出台了一系列有关加强生物医药领域数字化监管的政策，为医疗器械数字化提供了有力保障，见表 2。

表 2　聚焦监管数字化的相关政策文件

发布时间	发布部门	文件名称	相关内容
2021 年 12 月	国家药监局等八部门	《“十四五”国家药品安全及促进高质量发展规划》	提出了实施药品安全全过程监管、加强专业人才队伍建设、加强智慧监管体系和能力建设等 10 方面主要任务
2021 年 12 月	国家发展和改革委员会	《“十四五”推进国家政务信息化规划》	要顺应数字化转型趋势，以数字化转型驱动治理方式变革，充分发挥数据赋能作用，全面提升政府治理的数字化、网络化、智能化水平
2022 年 1 月	国务院	《“十四五”市场监管现代化规划》	综合监管制度机制更趋完善，信用监管基础性作用进一步发挥，智慧监管手段广泛运用，多元共治的监管格局加快构建，市场监管制度型开放水平进一步提高，推动构建与高水平社会主义市场经济体制相匹配的现代化市场监管体系

续表

发布时间	发布部门	文件名称	相关内容
2022 年 5 月	国家药监局	《药品监管网络安全与信息化建设“十四五”规划》	以信息化引领监管现代化。构建完善的药品智慧监管技术框架；推进药品全生命周期数字化管理；提高基于大数据的精准监管水平；健全药品信息化追溯体系；推进医疗器械唯一标识在医疗、医保、医药领域的联动应用；加大医疗器械监管数据共享与应用，逐步建设“全链条数字化监管 + 全方位智能化应用”的医疗器械监管信息化体系
2023 年 1 月	国务院办公厅	《关于深入推进跨部门综合监管的指导意见》	创新监管方式方法，建立健全跨部门综合监管制度，推动监管信息共享，组织联合执法检查。要利用信息技术手段全面提升监测感知能力，有效归集分析相关部门监管信息
2023 年 7 月	国家药监局	《关于加快推进省级药品智慧监管的指导意见》	明确了各级药品监管部门的建设分工，确定了制定规划标准、深化数据应用等 5 项主要任务，并配套印发了 3 个相关技术指南，对数据对接等方面提出技术要求
2025 年 4 月	工信部等七部门	《医药工业数智化转型实施方案（2025—2030 年）》	开展数智监管提升行动，包括探索智慧监管新模式、创新智慧监管新工具和研究智慧监管新方法

二、国内外药品数字化监管的探索与实践

（一）我国各地区药品数字化监管的探索

立足于保障药品质量安全，促进产业发展的目标，我国部分地区药品监管部门积极探索信息技术与监管业务的结合。

1. 河南省“千里眼工程”

河南省“千里眼工程”试点应用了生产现场远程监管，通过现场固定和移动在线视频检查、关键质量参数采集和数据分析技术实时识别违规行为并处置，实现“千里眼工程”与药品监管业务一体化联动。创新监管模式，由传统现场监管逐步向全天候、全时段、全过程转变，有效应对监管压力骤增，监管效能不足等挑战，显著提升了监管的预见性、靶向性和及时性[7]。

2. 辽宁省“疫苗追溯监管系统”

辽宁省“疫苗追溯监管系统”通过采集生产企业、运输配送单位、疫苗使用单位的各项关键环节数据，整合疫苗生产、流通等全过程追溯信息，形成疫苗追溯链条，实现产品的“来源可查、去向可追”[8]。疫苗追溯监管系统的建设有助于及时发现和控制风险，为疫苗药品监管和追溯提供抓手、为相关部门追溯疫苗提供信息。还能够充分发挥追溯信息在日常监管、风险防控、产品召回、应急处置等监管工作中的作用，提升监管效能。

3. 上海市“药品安全信用档案系统”

上海市“药品安全信用档案系统”涵盖了药品、医疗器械和化妆品，汇集了企业营业执照、技术审评、监督检查、信用评价、守信激励等信息[9]。该系统可根据企业、产品、人员三个维度构建企业信用档案，并根据信用档案对企业进行分级管理，对不同等级的企业实施不同级别的现场监督检查。通过对监管对象进行标签化、动态化、差异化处理，能够缓解监管任务重与监管力量不足的矛盾，实现高效能监管资源的分配。

4. 浙江省“医疗器械跨区域协同治理应用”

浙江省“医疗器械跨区域协同治理应用”通过建立实时可信的远程监管工具，明确属地责任、固化协同机制，利用信息化技术再造跨区域审批、检查流程，实现线上线下协同监管。通过“企业在线”“检查在线”“监管在线”三个应用场景，解决了跨区域监管中存在的监管信息互通、监管结果互认、监管人员互派等具体执行任务的高成本、低效率等难题[10]。

（二）美国和欧盟在生物医药行业数字化监管的实践

纵观全球，部分国家和地区数字化监管已广泛应用于生物医药行业包括医疗器械的全生命周期管理等[11-12]，涉及产品研发、注册审批、生产质量控制和不良事件监测等环节，替代或改进了部分传统的监管方式。

1. 美国

美国作为生物医药行业的发达国家之一，其产业基础扎实，技术创新活跃，且较为完善的法律法规为数字化监管奠定了良好基础。美国生物医药行业的数字化监管探索起步相对较早，其做法大体分为以下三方面：①在法规层面对电子数据、信息以及相关系统规定了广泛的、适用的、最低限度的强制要求。②通过及时发布法案、指南对相关法规进行修订与解释，以更好地实施数字化监管。③在监管科学层面与社会组织合作探索，构建完整的数据应用体系，以推动数字化监管。本文对美国在数字化监管探索实践进行了列举，包括：电子审批，美国食品药品管理局的医疗器械注册和上市前审批系统（eSubmitter），允许企业以电子方式提交注册申请和相关文件，加快了审批流程。电子记录，数字化监管要求企业建立和维护电子记录，包括生产记录、质量控制记录和不良事件报告等，替代了传统的纸质记录。远程检查和审核，数字化监管允许监管机构通过远程方式对企业进行检查和审核，包括视频会议、远程访问企业数据库等，远程检查和审核可以减少监管机构和企业的时间及成本，提高监管效率。数据分析和风险评估，数字化监管系统可以收集和分析大量数据，包括不良事件报告、召回信息和其他监管数据等，使监管机构更好地了解医疗器械产品的风险状况，制定更科学的监管政策和措施。

2. 欧盟

相较于美国，欧盟由于监管体制的差异和前期相对保守的政策，在生物医药领域数字化监管的探索工作相对滞后。近几年，欧盟也意识到数字技术及人工智能在生物医药监管中的巨大潜力，开始加速推进数字化监管工作。在药品方面，为防止假药进入合法供应链，欧盟强制药品上市许可持有人和制造商构建欧洲药品验证系统（European Medicines Verification System，EMVS），该系统由欧洲药品验证中心数据库和各国建立的国家药品验证系统（National Medicines Verification System，NMVS）组成；在医疗器械方面，与美国类似，欧盟也使用医疗器械唯一标识医疗器械进行标识，同时，建立基于医疗器械唯一标识码的欧盟医疗器械数据库（European Database on Medical Devices，EUDAMED）。此外，发布欧洲药品机构网络战略（European Medicines Agency Network Strategy，EMANS）将数据分析、数字工具和数字化转型列为重点，为欧洲药品监管提供战略方向，取得了一系列突破[13]。

美国和欧盟的生物医药产业数字化监管实践具有较多共性。两者均以控制质量和安全有效的“追溯”为核心，对生物医药产品的数字化监管均在明确的法律授权范围内，同时，均重视监管科学的应用研究，不断推进监管新工具、新标准、新方法的发展，并还会根据产业发展新形势，开展智能制造的相关研究，完善技术指南与标准。

3. 我国药品数字化监管实施存在的不足

由上可知，我国的药品智慧监管试点工作已形成了一些相对成熟、可靠的做法和经验，然而由于缺乏有效规划和统一的系统设计，尚存在一些不足。例如，重复建设情况较重；频繁变更系统和业务流程，管理复杂性和成本增加；监管业务标准化、规范化水平低，全流程数字化难度高，数据价值不足；信息数据化程度较低，数据共享、系统互通还不完善，协同监管效能低。同时，数字化监管未形成对产品和企业的全覆盖，尚存在对分析质量关键因素、精准预警等支撑能力不足，产品质量控制和安全有效追溯性有待加强等问题[14]，限制了数字化监管方式的持续探索与广泛应用。

根据江苏省开展的医疗器械企业信息化调研情况可知，企业开展智能制造动能较强，在江苏省 1181 家参与调研的企业中，38.0% 的企业决策层期望推动数字化，32.0% 的企业结合信息化开展创新，然而总体信息化水平还不高。85.6% 的企业信息化投入占营业收入的 0.5% 以下，主要原因是受限于技术与相关法规的要求，数字化的推进速度慢。同时，由于转型成本高，大部分中小企业无法负担高昂的数字化转型成本[15]，不同规模企业的数字化转型进程差距大，产业数字化推进存在困难。

三、数字化监管的技术方案

基于新信息技术特点、发展现状与趋势，立足医疗器械监管业务的现实需要，结合现有试点项目的优秀经验做法与共性问题，本文进行了医疗器械生产环节数字化监管探索，提出“企业生产与质量管理数字化方案”、“数据管理平台方案”和“数字化监管平台方案”三部分技术方案和建议，以期为构建“安全合规、兼容高效、经济适用”的医疗器械数字化监管体系提供参考。

1. 企业生产与质量管理数字化方案

为解决企业数字化转型的成本与合规困局，为解决企业数字化转型的成本与合规困局，围绕工艺开发与优化、生产作业、物料仓储配送、生产设备管理、能源管理、环保管理、安全巡检等环节，应用数智技术提高生产自动化水平。可开发企业生产与质量管理工具包，采集并分析医疗器械生产环节关键数据，为数据的汇集、管理和预警等功能打下基础。企业生产与质量管理工具包主要包括：生产监测模块、质量管理模块、溯源合规模块和档案管理模块，如图 2 所示。

（1）生产监测模块。通过知识图谱、区块链、5G+ 物联网等新技术，构建一体化的企业质量管理体系工具包，实现生产关键质量参数实时采集、设备运行状态实时监测、生产数据趋势分析以及生产异常状况预警，规范生产质量管理流程，获取标准化、规范化的质量关键数据；实时分析生产数据，快速识别生产瓶颈，优化生产调度和资源配置，提高生产执行效率和过程控制透明度，降低生产风险。

（2）质量管理模块。根据企业的实际业务场景构建产品细分知识库和知识图谱，部署信息化系统。通过图谱搜索与智能问答等功能，可快速准确地获取目标数据，围绕质量管理文件的新增 / 修订、审批等电子化管理、提高质量管理文件管理的高效性和规范化。充分利用企业数据与相关经验的积累，制定多种培训计划，提供多种在线学习方式，以实现全面的培训管理和记录。

（3）溯源合规模块。面对追溯体系覆盖不全、追溯数据不完整等问题，持续完善追溯信息化系统，及时上传关键数据和进行监督检查的预填报，以便高效追踪质量相关数据；结合数据异地备份、应急灾害可恢复性保障等方式，确保关键数据的完整性、有效性、准确性和可追溯性。完整可溯的数据有助于企业精准追溯与控制潜在风险，同时为远程监管、自动智能化执法提供可能性。

（4）档案管理模块。多渠道汇聚企业数据，借助“企业 + 产品 + 人员”多维度数据画像等手段，探索以医疗器械风险分析模型建设为核心的数据整合。通过数据关联建立企业全景和企业画像，实现风险信息动态预警提示功能，实现“一站式”管理。

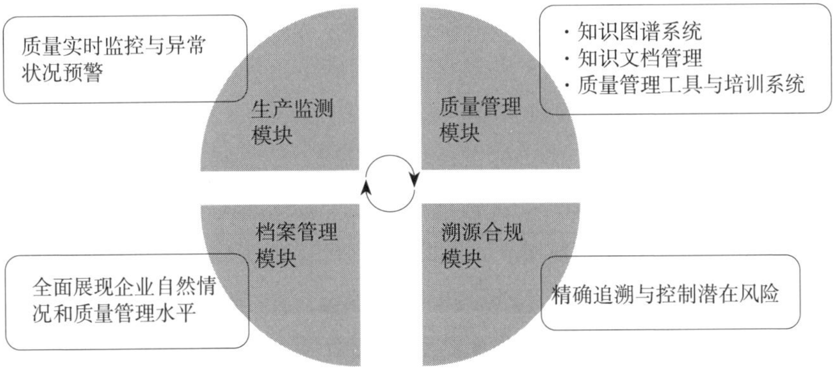

图 2　企业生产与质量管理工具包

2. 数据管理平台方案

从药品监管领域的实践看，数据含义不明确、数据质量不可控、数据共享不畅通等问题长期存在，这会导致数据的应用价值难以充分发挥。为解决数据应用问题，本文探索了数据管理平台建设方案，如图 3 所示，旨在深化数据资源的共享与开放，提升数据共享融通、风险研判、决策支持能力，推进监管和产业数字化升级。该平台主要通过以下几点实现数据价值的提升。

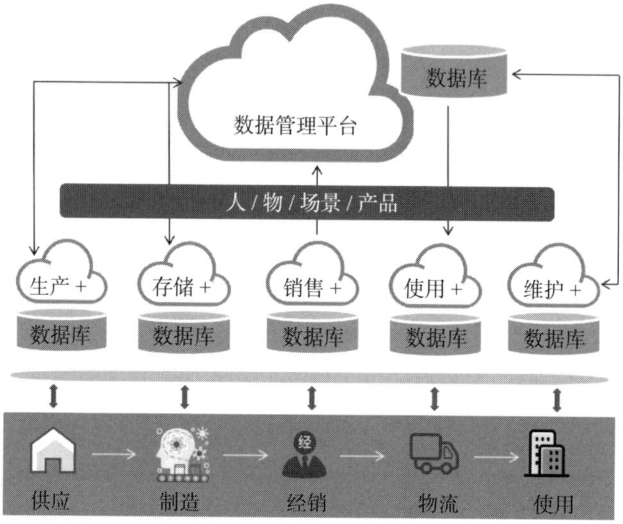

图 3　数据管理平台框架

（1）基于分布式存储技术，一方面对结构化数据进行数据标准化后存入标准化数据库，另一方面对非结构化数据构建索引，并在标准化数据库存储索引数据。为不同存储系统提供公共的存储管理服务，实现海量真实世界数据的标准化存储与持续积累，并通过分布式的节点共同维护数据的完整性和安全性，确保数据的可信度和可靠性。

（2）制定数据接入规范，包含数据接入的工作流程、接入数据分类、接入数据对象及范围、不同类型监管数据的采集要求、数据接入方式、数据传输模式、生产企业系统数据接入时的频次、智慧比对计算方法、监管部门和生产企业在接入工作中的职责划分以及对数据安全的保障等内容。

（3）通过区块链的去中心化及数据留痕等特点，实现数据流通共享全流程的可记录、可验证，保障数据的防篡改和可追溯，保证数据使用管理全过程的透明化、真实性和可信度，并通过分布式网络实现实时或准实时的数据更新，大幅提高数据传输的效率和透明度，降低信息不对称的风险。

（4）在各方数据不出本地、保障数据隐私和数据规范的基础上，利用信息技术打破数据孤岛，降低数据共享的成本和难度，实现数据的协作和共享。

3. 数字化监管平台方案

数字化监管平台方案如图 4 所示，开展医疗器械风险预警分析和处置，以问题为导向，使有限的监管资源聚焦到重点环节和风险隐患上，切实保障产品质量安全。其中，针对医疗器械生产环节，该平台可通过以下三点助力数字化监管。

（1）监管模型：建立医疗器械生产过程风险预警模型，包括不合格风险预警、超限值风险预警和波动异常预警等[16]。利用模型实时监控企业生产和质量管理过程，及时发现企业异常行为和风险情况，迅速识别监管靶点并快速响应，充分发挥数据要素在监管流程中的重要作用，做到“早监测、早发现、早预警”。将医疗器械质量监管关口前移，将风险控制在萌芽状态或苗头阶段，为监管部门提供事前识别、提前预警、提前管控的信息化手段，提升监管工作决策的精准性和有效性。

（2）风险预警：针对当前风险预警信息化程序低、风险识别与监测能力不足等问题，构建风险预警模型，预先设置风险预警模型的预警条件，实时监控和分析企业数据，发现符合预警条件的异常数据时立即向企业和监管部门报警风险信号。同时，可结合企业质量监管档案和风险会商会的研判内容，进行风险源识别、预测及管理优化，为药品监管部门提供大数据决策的风险预警信息。

（3）监管应用：当监管模型发生预警时，根据预设的规则自动将预警信息发送至监管部门，监管部门对风险预警信息进行分级分类后，可采用调阅详细数据、远程检查、现场检查等多种方式开展线上和线下相结合的全面性风险排查，并跟踪企业处置过程，强化企业主体责任，落实部门监管职责，实现风险闭环管理。

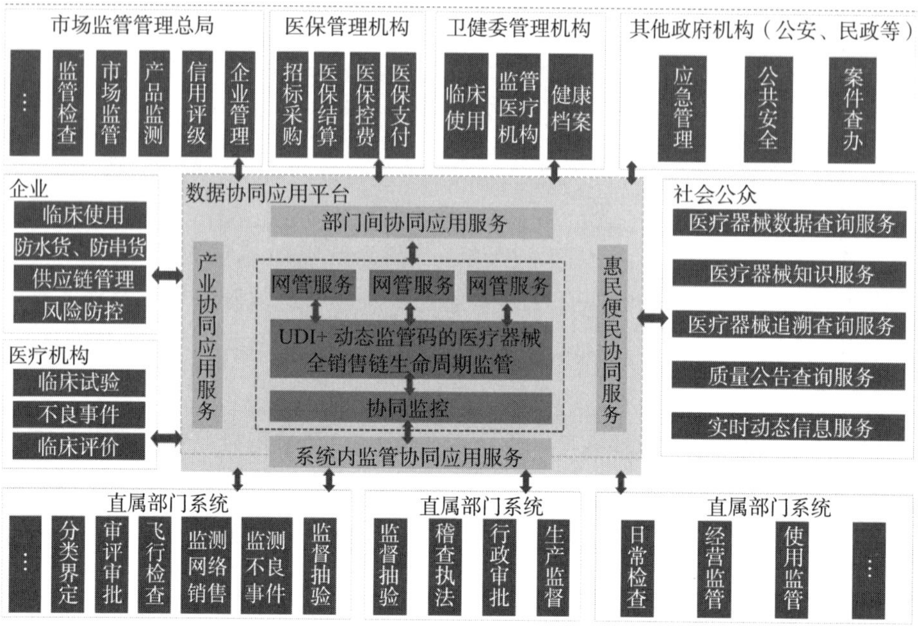

图 4　数字化监管平台框架

四、建议

为保障生产环节数字化监管探索的实施路径和效能提升，本文尝试性地提出以下四点建议。

1. 分步实施试点

为落实《关于全面加强药品监管能力建设的实施意见》《关于加快推进省级药品智慧监管的指导意见》有关部署，建议分步选择重点领域具有代表性的医疗器械生产企业开展数字化监管试点应用研究。按照医疗器械风险程度，探索分领域推动数字化监管，优先重点选取第三类植介入医疗器械作为第一批实施数字化监管的试点品种，从中选取具备一定数字化基础的企业作为试点企业。依据《医疗器械生产质量管理规范》，参照《医药工业数智化转型实施方案（2025—2030 年）》《血液制品生产检验电子化记录技术指南（试行）》《药品监管人工智能典型应用场景清单》等相关政策和指南，以产品生产为主线，重点对灭菌、质量控制等生产过程的关键工序采取实时自动监控，如因技术条件限制或其他因素导致生产环节相关设备无法自动采集、记录数据的，应采用人工录入或其他辅助方式及时将生产及检测过程信息转化为电子数据。未来逐步将不同种类的典型产品纳入试点工作，进一步推动医疗器械监管数字化。

2. 完善法律法规

逐步完善医疗器械生产过程数字化监管的法律法规，明确医疗器械生产企业建立信息化管理系统的义务，并定期接受监管部门对其信息化建设和数据管理情况的检查和评估。规范企业生产过程的电子化记录，包括设施设备、硬件要求、生产过程的物料管理、生产操作等，同时明确数据管理要求，规定企业必须按照要求记录和保存关键环节数据，并保证数据的真实性、完整性和准确性。明确企业和监管部门在数据存储、处理和传输过程中的数据安全和隐私保护责任，并需采取必要的技术和管理措施，防止数据泄露、篡改或滥用。明确不同监管部门之间数据共享互通机制，保证数据的及时性和准确性，促进市场监管、卫生健康和药品监管等部门之间的协同监管，形成监管合力。

3. 建立相关标准和指南

建立符合产业发展特点和监管需求的监管信息化标准体系，包括基础设施标准、数据标准、应用支撑标准、安全标准、管理标准等，解决各地区监管系统建设参差不齐、设计理念与监管服务实践不匹配、政府监管数据互联互通和外部数据共享程度水平较低、系统功能与事中、事后监管体系总体目标存在差距等问题[17]。同时，建立统一检查的操作标准规程，明确检查范围、内容、方式、程序等数据集规范，动态管理监管事项目录，强化检查结果的运用，实现电子文书标准化、规范化，提升医疗器械生产过程信息化监管的精准度。

4. 调动企业数字化转型积极性

贯彻落实医疗器械生产分级分类监管职责，出台相关鼓励政策，建议对纳入数字化监管的企业，提升其信用等级，降低监管级别，包括建立合并现场检查机制，降低现场检查、抽检比例和频次等，降低企业的监管成本。同时加强对信息技术研发人才、新技术创新应用人才等专业人才的激励。鼓励有条件的地区通过专项资金、补贴政策等方式，支持中小企业的平台建设，鼓励金融机构为中小企业提供数字化转型专项服务，调动各方推进企业数字化转型的积极性。

参考文献

[1] 张耀祺. 基于电子政务信息平台建设的药品监管信息化研究［D］. 天津：天津大学，2018.

[2] 邓子云，陈磊. 政府智慧治理创新思考［J］. 合作经济与科技，2017(22)：180–181.

[3] 法治日报. 马颜昕：数字化监管助力解决民生痛点［EB/OL］.(2021–04–07). http：//views.ce.cn/view/ent/202104/07/t20210407_36447070.shtml.

[4] 中国消费者报. 首届全国数字化监管典型案例公布湖北“三网一中心”智慧监管入选［EB/OL］.(2024–01–13). https：//www.chinatt315.org.cn/zljd/2024–1/13/240175.html.

[5] 遂平县人民政府. 新论 |“互联网 + 监管”新模式应全面推广［EB/OL］.(2024–05–06). https：//www.suiping.gov.cn/web/front/news/detail.php?newsid=5324.

[6] 国家药品监督管理局. 国家药监局综合司关于印发药品监管人工智能典型应用场景清单的通知［EB/OL］.(2024–06–18). https：//www.nmpa.gov.cn/xxgk/fgwj/gzwj/gzwjzh/20240618144318144.html.

[7] 河南省药品监督管理局. 省药监局召开会议强力推进药品生产智慧监管“千里眼工程”［EB/OL］.(2021–12–27). https：//www.henan.gov. cn/2021/12–27/2372336.html.

[8] 国家药品监督管理局信息中心. 辽宁省疫苗追溯监管系统［EB/OL］.(2023–4–28). https：//www.nmpaic.org.cn/zhuanti/ypzhjgdxalzjhd/dxal/zhjgal_958/202304/t20230428_387468.html.

[9] 国家药品监督管理局信息中心. 上海市药品安全信用档案系统［EB/OL］.(2023–6–13). https：//www.nmpaic.org.cn/zhuanti/ypzhjgdxalzjhd/dxal/zhjgal_958/202306/t20230613_387880.html.

[10] 绍兴市市场监督管理局. 医疗器械跨区域协同治理应用正式发布［EB/OL］.(2022–08–23). https：//www.sx.gov.cn/art/2022/8/23/art_1229365152_59380234.html.

[11] ACS. The Digital Transformation in Health Care：The FDA’s Perspective［EB/

OL］.（2021–06–03）.https：//www.facs.org/for– medical–professionals/news–publications/news–and–articles/bulletin/2021/06/.

［12］FDA .Unleashing the Power of Data［EB/OL］.（2022–09–06）. https：//www.fda.gov/science–research/focus–areas–regulatory–science–report/unleashing–power–data.

［13］徐润龙. 以强大药品监管支撑生物安全、生命健康“双生”体系建设：后疫情时代省域药品安全治理体系建设的思考［J］. 中国食品药品监管，2020（10）：4–9.

［14］新华网. 破解中小企业数字化转型困局［EB/OL］.（2023–11–03）. http：//www.xinhuanet.com/tech/20231103/2e2be94974764a119fa63c22132f340b/c.html.

［15］王广平，罗文华，宋金奇，等. 药品安全风险预警大数据决策模型设计和方法学研究［J］. 中国食品药品监管，2022,（9）：138–147.

［16］林伟强，郭晓敏，周宗梁，等. 基于检验数据的药品质量风险预警模型研究［J］. 软件，2018，39（12）：127–130.

［17］成协中.“放管服”改革的行政法意义及其完善［J］. 行政管理改革，2020，1（1）：36–44.

本文为中国药品监督管理研究会2023年度研究课题。项目负责人：李丹荣（国家药监局南方医药经济研究所）；主要执笔人：林家颐、崔天。

本文首发于《中国食品药品监管》，2024年第9期，有修改。

第三方机构参与国际医疗器械监管的概况及借鉴

陈昭惠[1]，方雄飞[1]，俞思聪[1]
1. 南德认证检测（中国）有限公司上海分公司

摘要：本文综合分析了第三方机构在国际医疗器械监管中的作用和影响。随着全球医疗器械市场的快速发展，各国监管机构面临着资源紧缺和监管标准提升的双重挑战。为应对这一挑战，许多国家和地区，尤其是欧盟、日本、美国和加拿大，开始引入第三方机构参与医疗器械的审批和监管过程。这些第三方机构不仅提供了专业的技术评估，还通过独立监督机制增强了市场的监督管理。本文详细讨论了这些国家和地区的第三方机构的职责、资质要求和监管体系，旨在为中国医疗器械监管体系的改革和完善提供借鉴和参考。此外，本文还提出了整合第三方资源的策略建议，包括认可标准制定、第三方机构能力建设和监管机制建立等关键领域，以促进中国医疗器械监管体系向更加开放、高效和透明的方向发展。

关键词：医疗器械；监管法规；第三方审评；医疗器械单一审核方案

随着全球医疗器械市场的快速增长和科学技术的不断进步，各国对医疗器械的监管标准和要求也在不断提高。为了提升监管效率并保障医疗器械的安全有效，越来越多国家和地区开始引入独立第三方机构参与医疗器械的审批和监管过程。第三方机构目前在世界各国不仅提供了专业的技术审批从而扩充了政府可以使用的资源，还通过独立的监督机制补充了政府对于医疗器械市场的监督管理，同时由于其独立承担责任的属性，使医疗器械领域的审批和监管的结构更加多样化，即政府审批和监管与第三方审批和监管的分工合作，让政府在管理市场的过程中有了更多的选择的空间。

本文探讨了国际上第三方机构在医疗器械监管中的应用实例，尤其是在欧盟、日本、美国和加拿大这四个医疗器械市场成熟的国家和地区。通过分析这些国家和地区第三方机构的职责权限、资质要求和监管体系等方面的信息，为中国医疗器械监管体系的改革和完善提供借鉴和参考。

在此基础上提出了针对中国医疗器械监管体系整合第三方资源的策略建议，包括认可标准制定、第三方机构能力建设、监管机制建立等关键领域。通过借鉴国际经验与实践，结合中国国情和市场需求，助力中国医疗器械监管体系向愈加开放、高效和透明的方向发展。

一、国际医疗器械监管概述

随着全球医疗器械市场的快速增长，各国监管机构均面临着如何在紧缺的监管资源下确保医疗器械的安全、有效与创新。国际上一些发达国家和地区面对难题，选择引入第三方机构参与到医疗器械上市前和（或）上市后监管中，以优化监管机制、释放监管资源。

不同国家和地区的第三方机构参与监管的程度不尽相同。在欧盟、日本和美国，第三方机构在不同程度上负责所有或部分医疗器械上市前的评估。他们通过技术审核、临床数据评估等方式，确保医疗器械在进入市场前满足所有相关的安全标准和监管要求。在日本、欧盟和加拿大，第三方机构还会负责审核和评估医疗器械制造商质量管理体系运行情况，以作为产品上市决定或产品是否能持续符合相关法规和标准的证据之一。在医疗器械单一审核程序（Medical Device Single Audit Program, MDSAP）下，第三方机构对制造商质量管理体系的现场审核结果可用于豁免一定程度上的美国、日本以及其他三个医疗器械单一审核程序成员国（加拿大、澳大利亚和巴西）的官方检查。

（一）欧盟的公告机构

欧盟是第三方机构参与监管程度最深的地区。欧盟在 1990（以欧共体名义）、1993、1998 年先后发布了三份医疗器械指令以规范医疗器械监管，在 2017 年发布了《医疗器械法规》（Medical Device Regulation, MDR）和《体外诊断试剂法规》（In Vitro Diagnostic Regulation, IVDR）取代之前发布的三份医疗器械指令，以更覆盖新技术领域并更严谨地管理医疗器械市场。

指令和法规均规定，欧盟市场内除极低风险的医疗器械可以自我声明，其余均由政府授权的独立第三方机构实施审批和常规监督，政府继续保持在必要时其独立行使调查与监管的权利。而独立第三方不仅仅是法律身份的独立，还必须避免运动员（例如制造商）、教练员（例如咨询）与裁判员（例如审批）的混淆，规避利益冲突。欧盟各成员国的第三方机构，需要通过欧盟联合审核组对其能力的审核，才能成为符合要求的第三方公告机构（Notified Body）并赋予识别机构的编号，欧盟会公开第三方机构可进行认证的范围。制造商的医疗器械经过公告机构审评并确定符合法规要求和相关标准要求后，该医疗器械方可贴上 CE 标志（并加上公告机构编号），允许在欧盟市场（包括与欧盟签订相关协议的非欧盟国家）中流通和使用。

1. 欧盟公告机构的职责

医疗器械在欧盟市场分为四个等级，分别是Ⅰ类，Ⅱa 类，Ⅱb 类和Ⅲ类（体外诊断试剂的等级为 A 类、B 类、C 类和 D 类），风险逐级上升。其中Ⅰ类医疗器械中，不带有测量功能、不是无菌状态和非重复使用的产品，以及非无菌的 A 类体外诊断试剂由制造商按照法规要求自我检查并自我声明后即可上市。除此以外的所有医疗器械都由公告机构按照法规要求进行审批和监督后方可在市场流通。欧盟会公开并更新公告机构的清单以及各公告机构的能力范围。

（1）上市前审批对于Ⅰ类带测量功能、Ⅰ类重复使用和Ⅰ类 /A 类无菌产品，公告机构不负责评审产品的全部性能，只负责评审测量功能、重复使用和无菌性能。

对于Ⅱa 和大部分Ⅱb 类产品（大部分 B 类和 C 类诊断试剂），公告机构基于制造商申报产品的风险等级和产品分类，以抽样的形式评审产品技术文件，至少评审每个产品类别中的一份技术文件。

对于Ⅱb 非豁免植入产品和Ⅲ类产品（D 类诊断试剂，自测、床旁诊断和伴随诊断的 B 类、C 类产品），公告机构评审制造商申报的所有型号的技术文件。

公告机构还需要评审制造商的质量管理体系是否符合医疗器械法规 / 体外诊断试剂法规的要求。最终结合技术文件评审和质量管理体系现场审核的结果，公告机构判定是否颁发 5 年效期的认证证书。

（2）上市后监督已取得医疗器械法规 / 体外诊断试剂法规证书的制造商和产品需要接受公告机构监督，若制造商和产品计划发生重大变更，这些变更也必须经过公告机构书面批准。

针对制造商的质量管理体系，公告机构必须在 5 年证书有效期内开展每 12 个月一次的现场监督审核，评估制造商的质量管理体系是否有能力持续符合法规要求，包括但不限于产品研发 / 生产 / 检验、不良事件监测和医疗器械警戒活动等。

针对产品，由于初次发证的技术文件评审是以抽样形式进行，故公告机构还会在每次现场监督审核前，继续以抽样形式评审剩余的技术文件。评审的结果会影响现场监督审核的活动，例如可能要求现场审核组额外跟踪制造商的标签控制情况等。

此外，这 5 年内公告机构至少开展一次飞行检查，检查制造商的活动是否存在违反法规的风险或重大变更未被识别的情况。若制造商的产品在欧盟市场出现质量问题等情况，公告机构也有权开展有因检查。

根据上述的上市后监督活动，欧盟公告机构有权决定制造商的证书的状态，即决定是否维持、暂停或撤销制造商的医疗器械法规 / 体外诊断试剂法规证书。

2. 欧盟公告机构的资质要求

公告机构参与监管的深度使得医疗器械法规 / 体外诊断试剂法规对其要求相当复杂。医疗器械法规 / 体外诊断试剂法规附录 VII 中对公告机构应满足的各项要求做出了详细规定，包括法律地位和组织结构、独立公正、保密、责任保险、财务能力、质量管理体系、人力资源（人员资格、培训、授权；分包方和外部专家；监测人员能力和经验交流）和开展合格评定活动的要求（合同评审、质量管理体系审核、技术文件评审、临床评价评审、发证决定 / 变更、监督审核）。

医疗器械法规 / 体外诊断试剂法规对公告机构的独立公正提出了许多要求。首先，公告机构要建立保障合格评定活动独立、客观和公正的程序。接着，公告机构、其最高管理层和负责执行合格评定的人员不得是评估的医疗器械的设计者、制造商、供应商、安装商、采购方、所有者或维护方。此类限制不应妨碍购买和使用对公告机构的运营和符合性评估所必需的评估设备，或者出于个人目的使用这些设备；不得参与指定医疗器械的设计、制造、营销、安装和使用或者维护等利益相关的限制要求。接着，公告机构的最高管理层和评估人员以及参与评估活动的分包商的报酬水平不应取决于评估结果。最后，在适当的时间间隔轮换评估小组成员。作为一般规则，审核员不得连续超过三年作为审核组长或审核组员审核同一制造商。

3. 欧盟监管公告机构的机制

欧盟成员国会指定一个负责公告机构的部门，负责管理公告机构，包括这些机构的分包商和子公司。负责公告机构的当局至少每年一次重新评估在其各自领土上设立的公告机构，以及在适当情况下由这些公告机构负责的子公司和分包商是否仍然符合附录 VII 的要求并履行其义务。审查应包括对每个公告机构的现场审核，必要时也包括对其子公司和分包商的现场审核。同时也可进行见证审核，见证公告机构对制造商开展的现场审核。

负责公告机构的部门对公告机构的监督包括对公告机构人员的见证审核，必要时还包括任何来自子公司和分包商的人员，即见证公告机构人员在制造商的工厂的质量管理体系审核过程。除定期监测或现场评估外，负责通知机构的机构还可在必要时进行临时通知、突击或有因审查，以解决特定问题或核实合规情况。作为对公告机构持续监督的一部分，负责公告机构的部门必须审查适当数量的公告机构对制造商技术文件的评估，特别是临床评价文件，以核实公告机构根据制造商提供的信息得出的结论。

公告机构初次获得认可的第三年，以及此后每个第四年，由该机构所在成员国负责公告机构的部门，进行一次全面的重新评估，以确定该公告机构是否仍然符合附录 VII 规定的要求。

4. 公告机构人员授权制度

由于欧盟公告机构关于人员授权制度的建设相对成熟，其他国家的监管部门会也作参考，故在此章节以南德认证检测有限公司的规定（基于公告机构业务组最佳实践指南 2017–2，Notified Body Operations Group Best Practice Guide 2017–2, 即 NBOG BPG 2017–2）为例介绍技术文件评审员和现场审核员的授权制度。后续章节不再详述其他国家第三方机构的人员授权要求。

在授权制度中，涉及的角色主要分为体系审核员、技术审核员、产品评审员、专家和发证官。产品评审员和专家负责技术文件评审，体系审核员、技术审核员和部分专家的角色负责现场审核，发证官则根据技术文件评审和现场审核的结果判定是否颁发医疗器械法规 / 体外诊断试剂法规证书。

角色的授权主要基于以下规则：学历和工作经验（基石），有授权制度规定（作业指导书），有培训和实战考核（记录）。公告机构中负责人员授权的部门针对以上信息进行评估，最终给出相应的授权。但这些授权并非是永久的，授权的有效期为 3 年。只有通过每 3 年一次的评估且每年均参与继续教育和在规定周期内从事一定次数的现场审核或者技术文件评审的人员，授权方可继续有效。

（1）对于体系审核员和技术审核员首先需要学历和工作经历要求：①学士学位及以上，电子、机械、医学工程、医药、化学、（微）生物，信息技术等相关科学的专业；② 4 年医疗器械相关行业工作经验；③ 2 年质量管理领域工作经验。

符合上述相关要求，并经过 ISO 9001，ISO 13485，认证项目管理以及适用欧盟法规的培训及考核，经过批准则可依据适用欧盟法规管理认证项目和进行有限制的现场审核。体系审核员不能审核采购管理、生产管理和质量控制等与医疗器械生产直接相关的内容。

技术审核员是在成为体系审核员的基础上，经过相关产品、工艺和国际标准的培训和考核，经过批准则可进行完整的现场审核。根据产品所属的不同的欧盟医疗器械代码，技术审核员的授权范围也有所不同。例如有源医疗器械代码 0203– 监测重要生理参数的有源非植入式装置，无源医疗器械代码 1103 – 非活性牙种植体和牙材料和体外诊断试剂代码 – 0301 用于癌症筛查、诊断、分析或监测的器械等。

（2）对于产品评审员和专家学历和工作经验的要求和技术审核员类似，但需要进行针对不同产品的深度培训以及技术文件评审法规和指南要求的培训，并在经过授权的产品评审员的见证下完成一定次数的技术文件评审后，给予相应医疗器械代码的产品评审员授权。

而专家的角色则不针对具体产品，而通常是通用的技术标准，例如针对电气安全、功能安全等有源产品通用标准和知识，设有电气安全专家和功能安全专家。针对生物相容性，设有生物相容性专家；针对灭菌，设有灭菌和包装专家授权等。获得授权的路径与产品评审员类似，即学历和工作经验，通过相应培训，以及在见证下完成一定次数的评审后，才能取得授权。

（3）对于发证官针对不同的欧盟法规，确保发证官的专业性，医疗器械法规和体外诊断试剂法规的发证官也是按照专业分工进行发证流程管理的。

一定年限技术审核员或产品评审员的授权履历是获得发证官授权的前提条件。在此基础上，经过相应法规知识、公告机构内部规则等培训，并在一名发证官的监督下完成一系列评审活动后，才可能给予发证官授权。

（二）美国的第三方评审组织（第三方 510k Review Organizations）

1. 美国第三方评审组织的职责

第三方机构主要以辅助角色参与美国医疗器械监管。

（1）上市前监管 1997 年，美国国会通过了《食品和药品管理现代化法案》，授权美国食品药品管理局（U.S. Food and Drug Administration, FDA）引入第三方技术机构开展医疗器械技术资料审评工作。现在，第三方组织的参与主要受《联邦食品、药品和化妆品法》（Federal Food, Drug, and Cosmetic Act, FD&C Act），尤其是第 523 条的管辖。该条款授权美国食品药品管理局认可第三方审查需要证明与市场上已有的合法销售的医疗器械实质等效的中等风险医疗器械的上市前通知，即通常所说的 510（k）提交材料，并对某些器械的初始分类提出建议。上市前批准程序（Premarket Approval, 上市前批准程序）针对的高风险产品，仍旧由美国食品药品管理局评估和批准。美国食品药品管理局会公开并更新经过认可的机构名单以及机构可评审的产品代码。

引入第三方机构旨在帮助美国食品药品管理局更快地做出 510（k）决定，并允许美国食品药品管理局将资源集中用于高风险器械，同时仍对符合第三方审查条件的低风险器械的审查进行监督。

第三方审查组织采用与美国食品药品管理局审查 510（k）申请相同的标准开展技术评审。第三方审查组织的审查可能包括与美国食品药品管理局的早期互动，以确保使用与该类型设备相关的最新标准和指南。它还可能包括要求 510（k）提交者提供更多信息。第三方审查组织将必需的文件记录提交给美国食品药品管理局，其中包括原始 510（k）递交材料、审查组织的审查以及实质等同或非实质等同的建议。

美国食品药品管理局根据从第三方审查组织收到的审查和建议对 510（k）申请作出最终决定。如果审查组织没有适当地应用 510（k）决定标准，或其文件存在实质性的审查质量问题，美国食品药品管理局可能需要重新审查全部或部分 510（k）递交材料。不过，美国食品药品管理局正在更新该计划，以避免对已由审查组织审查过的 510（k）递交材料进行例行重新审查。

从审批产品类型的范围上看，允许第三方审核的器械产品的种类越来越多。在 1996 年列入美国食品药品管理局试点交第三方审核的器械只有 15 种器械，到 2024 年 5 月的数据显示，第三方可以审核的器械种类达 1500 多种，占所有适用于上市前通告项目 510（k）产品的 50%。

（2）上市后监管

美国食品药品管理局接受医疗器械单一审核程序审核报告作为其通常两年一次的日常检查的替代，但这份报告不能替代美国食品药品管理局的有因检查或者合规跟踪检查，也不适用于上市前批准程序申请的预批准或批准后检查。

2. 美国第三方评审组织的资质要求

《联邦食品、药品和化妆品法》第 523（b）（3）条规定了第三方 510（k）审查组织必需的资格要求，涵盖法律地位、独立以及关于合规性、专业性和商业道德上承诺。此处的独立包括独立于联邦政府，也独立于医疗器械制造商、供应商和分销商等组织。

在人员专业性上，审查组织必须在其申请中证明指定人员将参加美国食品药品管理局的认可和重新认可培训。审查组织应在进行任何 510（k）审查之前完成培训。如果第三方 510（k）审查组织没有派至少一名指定人员参加美国食品药品管理局培训课程，美国食品药品管理局将不接受该组织的 510（k）审查和建议。

在质量管理体系上，美国食品药品管理局认为，符合良好审查工作组（Good Regulatory Review Practices, GRRP）和医疗器械单一审核程序文件的潜在第三方 510（k）审查组织很可能符合大多数美国食品药品管理局对第三方审查组织的要求。所以美国食品药品管理局希望第三方审查组织以《国际医疗器械监管者论坛 - 医疗器械单一审核程序 –WG/N3– 监管机构认可的医疗器械审核机构要求》和《国际医疗器械监管者论坛 - 医疗器械单一审核程序 –WG/N40– 监管审查人员的能力、培训和行为要求》这两份文件为基础，建立和维护质量管理体系。

3. 美国监管第三方评审组织的机制

美国食品药品管理局编写了一份《510（k）第三方评审计划指南》，概述了第三方机构的工作流程和美国食品药品管理局的监管要求。

美国食品药品管理局期望第三方机构在审查 510（k）项目过程多与其互

动，以保证审查的水平与美国食品药品管理局一致。第三方 510（k）审查组织要在初始认可申请中承诺——在审查其以前未审查过的设备类型之前，尽早与美国食品药品管理局互动，确保第三方 510（k）审查组织掌握美国食品药品管理局对该设备类型的相关指导、标准和其他考虑因素的最新想法。美国食品药品管理局还鼓励对所有第三方 510（k）项目的递交材料进行早期互动，特别是产品专家个人对任何器械类型的首次审查，以及对他们最近没有审查过的任何器械类型子集（即按产品代码划分的器械类型）进行早期互动。一般来说，美国食品药品管理局认为“最近”的审查是指在过去六个月内进行的审查。

美国食品药品管理局对第三方 510（k）审查组织的认可，会于授予认可之日起 3 年后失效。如要在上次认可或重新认可日期起 3 年后继续进行第三方 510（k）审查，第三方 510（k）审查组织必须获得重新认可。重新认可申请的处理方式与初始认定申请的处理方式相同。对于重新认可，美国食品药品管理局还可能考虑第三方审查组织过去的上市前审查表现，以及美国食品药品管理局注意到的有关第三方审查组织认可状况的任何信息，包括审计信息。

（三）加拿大的审核机构（经过医疗器械单一审核程序认可）

1. 审核机构在加拿大的职责

加拿大仅允许第三方机构开展现场质量管理体系检查。加拿大《医疗器械法规》（SOR/98-282）规定申请加拿大Ⅱ类、Ⅲ类和Ⅳ类医疗器械许可证的制造商都需要取得符合加拿大国家标准 CAN/CSA-ISO 13485 的质量管理体系证书。根据加拿大卫生部的官方公告，从 2019 年 1 月 1 日起，医疗器械单一审核程序正式成为加拿大认可的审核程序，用以替代原有的加拿大医疗器械合格评定计划。这意味着，制造商都必须持有医疗器械单一审核程序认证，才能获得或维持其医疗器械许可证。

医疗器械单一审核程序是对医疗器械制造商的质量管理体系进行单一的监管审核，以符合澳大利亚、巴西、加拿大、日本和美国至多五个不同医疗器械市场的标准和监管要求的一种方式，涵盖医疗器械 - 质量管理体系 - 法规要求（ISO 13485: 2016）、澳大利亚治疗用品（医疗器械）法规（SR 236, 2002）、巴西良好生产规范（RDC ANVISA 16/2013）、加拿大医疗器械法规

（第 1 部分）、日本 QMS 条例（MHLW MO 169）、质量体系规定（21 CFR 第 820 部分）以及参与医疗器械单一审核程序计划的医疗器械监管机构的其他特定要求，包括 21 CFR 第 803 部分和 21 CFR 第 806 部分。

医疗器械制造商的质量管理体系的单一审核将包括对质量管理体系流程的评估，包括管理责任、资源管理、产品实现、测量、分析和改进，以及不良事件报告，以及符合良好生产规范（Good Manufacture Practice）或医疗器械单一审核程序审核方法中概述的其他适用要求的合规性。根据三年的认证周期，参与医疗器械单一审核程序的医疗器械制造商每年至少接受一次常规审核。

医疗器械单一审核程序要求审核机构应向监管机构提供有关审核和符合质量管理体系要求决定的信息。如果审核确定了一个或多个 5 级不符合项，或两个以上的 4 级不符合项，或公共卫生威胁，或任何欺诈活动或伪劣产品，审核机构应在 5 个工作日内通知监管机构。

医疗器械单一审核程序审核报告如果看起来不可靠，例如未包括产品分销的国家，或未包括审核范围内的所有适当设备，则参与的监管机构可能无法接受证书或报告作为监管的证据。这可能会导致监管机构自行开展后续检查，或者要求审核机构进行特殊审核以跟踪问题。

2. 医疗器械单一审核程序项目审核机构的资质要求

医疗器械单一审核程序对第三方审核机构的定义是：对医疗器械制造商进行符合质量管理体系要求和其他医疗器械监管要求的审核的机构。审核机构可以是独立机构或执行监管审核的监管机构。这规定了医疗器械单一审核程序第三方审核机构的法律地位。

对于第三方机构的质量管理体系，医疗器械单一审核程序以 ISO/IEC 17021–1:2015《合格评定管理体系审核认证机构要求》作为通用基本要求，加上《医疗器械审核机构获得监管机构认可的要求》（国际医疗器械监管论坛 – 医疗器械单一审核程序 –WG N3）和《审核机构的能力和培训要求》（国际医疗器械监管论坛 – 医疗器械单一审核程序 –WG N4）的国际医疗器械监管论坛文件为第三方审核机构添加规定性要求。

除了和 3.1.2 章节中相近的独立公正、保密、责任保险、财务能力、质量管理体系、人力资源（人员资格、培训、授权；分包方和外部专家；监测人员能力和经验交流）等要求外，在独立公正上，医疗器械单一审核程序还要求审核机构的最高管理层和负责执行审核的人员，包括其配偶或子女，均不得与医疗器械制造商、供应商和分销商等方面有利益冲突。为了增强公正性的承诺，医疗器械单一审核程序规定审核员不能在同一制造商的工厂进行的连续三次审核中担任审核组长。

3. 医疗器械单一审核程序项目监管审核机构的机制

医疗器械单一审核程序下成立的技术审查和认可委员会负责在评估团队按照评估计划对审核机构的评估后起草认可决定。医疗器械单一审核程序下由所有成员国监管机构的代表组成的决策机构——监管机构委员会（Regulatory Authority Council），负责做出对审核机构最终的认可决定。

医疗器械单一审核程序根据国际医疗器械监管论坛的各项文件建立了一套公开的程序文件和表格，规定了风险管理、管理评审、内部评估、纠正预防措施、对审核机构的评估和对制造商的现场审核等关键过程的要求。其中，监管审核机构的机制主要依据《国际医疗器械监管论坛 – 医疗器械单一审核程序 –WG/N11– 医疗器械单一审核程序审核机构认可的评估和决策过程》。这份文件详细规定了以 4 年为一个认可周期的监管机制，包括对审核机构的初次评估、3 年的监督评估和第四年的再认可评估。每次评估至少包括审核机构总部的现场评估以及见证评估。

见证评估的目的是让监管机构验证审核机构是否充分使用医疗器械单一审核程序审核方法进行审核并适当报告审核结果。这是建立和保持对第三方审核机构可靠性的信心的重要评估活动。在见证审核期间，审核机构的审核团队对医疗器械制造商进行审核，监管机构的评估团队观察审核机构的工作，但不干预审核过程。监管机构的评估团队不会协助或指导审核员，也不会向审核团队提供额外信息或代表他们收集信息。

除了监管部门主动的监管外，医疗器械单一审核程序也允许制造商向参与的监管机构反馈有关审核机构执行的审核的投诉。

（四）日本的注册认证机构（Registered Certification Body）

1. 日本注册认证机构的职责

日本是第三方机构参与监管程度较深的国家。日本在 2002 年颁布了修订后的《药事法》，引入了第三方认证系统。厚生劳动省除了负责产品审批或做出审批决定外，还负责批准第三方机构作为医疗器械的认证机构并给予固定编号。2014年，修订后的《药事法》改名为《药品和医疗器械法》（Pharmaceuticals and Medical Devices Act, PMD Act），将部分高风险产品的审批权限下方给第三方认证机构。厚生省会公开注册认证机构的清单和各机构的能力范围。

对于极低风险（Ⅰ类）的产品，制造商通过向药品医疗器械综合机构（Pharmaceuticals and Medical Devices Agency, PMDA）提交通知书的方式进行生产和销售。对于高风险且没有相应认证标准（JIS标准）的产品（Ⅳ类和部分Ⅲ类），需要向药品医疗器械综合机构提交上市前审批申请，并通过厚生省的批准。而有现成认证标准（Japanese Industrial Standards, JIS）的产品（Ⅱ类和部分Ⅲ类），都由第三方机构进行认证（包括现场或非现场的质量管理体系检查），认证通过后方可进入日本市场。日本已于2022年4月1日起接受医疗器械单一审核程序的审核报告，用于豁免现场体系检查。

2. 日本注册认证机构的资质要求

《药品和医疗器械法》的第23-7条规定了第三方机构申请认可的必要条件，主要是第三方机构必须符合ISO/IEC 17021和17065（即GB/T 27021和27065）的要求，以及必要的独立公正的公司架构和没有利益冲突的雇员。认可资质的有效期为3年。

3. 日本监管注册认证机构的机制

在监管注册认证机构的机制中，两个官方机构参与到监管环节中，厚生省负责制定认证标准，注册认证机构的注册和行政处罚，编制《注册认证机构现场检查实施准则》，认可注册认证机构的业务规程。药品医疗器械综合机构的职责包括负责组织监督注册认证机构的活动，确保负责监督职责的工作人员的能力以及为注册认证机构提供培训等。

在首次注册和每3年的更新注册时，厚生省或其授权药品医疗器械综合机构对申请的第三方机构进行书面调查、现场检查和见证检查。在3年效期内每1年进行现场检查和见证检查（即参与到注册认证机构对制造商的现场检查中）。调查和检查的要点有二，一是是否符合ISO/IEC 17021和17065的标准，二是注册认证机构是否对认证项目进行充分的产品审核和质量管理体系检查。

二、对中国医疗器械监管体系的启示与建议

（一）我国引入第三方监管制度的意义

一是提升监管效率。第三方机构的引入可以帮助分散政府监管压力，允许政府监管机构将资源和注意力集中在更高风险的医疗器械或更复杂的监管问题上。

二是监管质量提升。第三方机构的参与可以增加监管过程的透明度和独立性，通过竞争和比较，促进整体监管质量的提升。

三是提高市场准入速度。通过第三方机构进行初步的技术和安全评估，可以加快医疗器械的市场准入过程，有助于快速响应市场需求，促进医疗器械行业的发展。

四是接轨国际标准。国际第三方机构往往具有全球视野，可以帮助国内医疗器械企业更好地理解和适应国际标准和市场，推动中国医疗器械产品的国际化。

（二）引入第三方监管制度的建议

1. 为第三方机构参与监管提供法律支持

《医疗器械管理条例》（国令第 739 号）并未明确允许第三方机构参与医疗器械的上市前和上市后监管。目前，第三方机构基本以政府采购检查服务 + 自行开展 ISO 13485 认证或出境产品认证（如欧盟 CE 认证）的形式，间接参与到中国医疗器械的监管流程中。为了确保第三方机构直接参与监管的合法性，建议在《医疗器械管理法》的立法过程中，考虑加入允许第三方机构参与上市前和（或）上市后的相关条款。可以参考日本《药品和医疗器械法》的第五章第二节对注册认证机构的规定。

对产品注册评审活动，可以参考日本的制度。有国家药品监督管理局医疗器械技术审评中心发布注册指导原则的Ⅱ类和部分Ⅲ类产品，由授权的第三方机构进行技术评审，并提交技术评审报告给国家或省级药监局，经确认后由相应发证单位签批。在制度实施初始，最好仅先开放部分Ⅱ类产品和部分医疗器械监管质量较高的地区的第三方评审，根据反馈，再考虑放开限制

或完善制度。

对于体系检查活动，可以参考美国和日本的制度。对于注册体系考核，若产品由授权的第三方评审，注册体系考核也可由对应的第三方评审，监管部门保留同时参与现场检查的权力。授权的第三方发放的有效的 GB/T 42061 证书或者是 GB/T 42061+《医疗器械生产质量管理规范》的检查报告，可以豁免监管部门的年度日常检查。有因检查和飞行检查仍由监管部门开展。在制度实施初始，也最好仅开放 II 类产品和部分医疗器械监管质量较高的地区的体系检查，根据反馈，再考虑放开限制或完善制度。

2. 推动 GB/T 42061 标准纳入国推认证制度

认证机构从事国家认证认可监督管理委员会或者国家认证认可监督管理委员会同国务院有关部门推行的认证制度，简称国推认证制度。目前国家统一推行的认证有食品安全管理体系和测量管理体系等。认监委根据相应国际标准，编制从事这些业务的认证机构的应当满足的各项要求，例如：认监委根据国际标准化组织（ISO）发布的 ISO22003-1: 2022《食品安全－第 1 部分：食品安全管理体系审核与认证机构要求》以及国际认可论坛（IAF）发布的换版要求，修订了专用的认可准则 CNAS-CC180:2023《食品安全管理体系认证机构要求》和认可方案 CNAS-SC180:2023《食品安全管理体系认证机构认可方案》等一系列文件。

以此为例，国家药品监管部门可以同国家认监委一起推动建设 GB/T 42061 认证机构的认可体系，统一管理 GB/T 42061 的第三方认证，任何发放 GB/T 42061 证书的第三方机构，其审核的准则必须包括 GB/T 42061 和中国医疗器械法律法规（主要是医疗器械生产质量管理规范）。

3. 建立完善的第三方机构监管制度

虽然在国际上没有通行的针对 ISO 13485 的认可准则和监管体制，但仍可以参考医疗器械单一审核程序管理第三方机构的方式，基于 GB/T 27021《合格评定管理体系审核认证机构要求》和 GB/T 27065《合格评定产品、过程和服务认证机构要求》的标准要求，综合医疗器械的相关法规和部门规章，建立一个包含严格的准入和退出机制和持续监督机制的第三方机构监管制度。

监管制度可以参考医疗器械单一审核程序的要求，如国际医疗器械监管论坛 / 医疗器械单一审核程序 WG/N11《医疗器械单一审核程序审核机构认可的评估和决策过程》。制度可以规定以 3 年作为一个认可周期，包括对审核机构的初次评估、2 年的监督评估和第三年的再认可评估。每次评估至少包括第三方机构总部的现场评估以及检查过程中的见证评估。

制度还要确保除了认可部门和监管部门开展主动监管外，也允许医疗器械注册人和备案人向上述部门反馈第三方机构的有关情况，包括对产品评审 / 体系检查过程和结果的投诉和申诉等。

4. 确保第三方机构的独立、公正和合规

应制定清晰的监管规则，确保第三方机构能够公正无私地执行其职责，避免潜在的利益冲突。在认可门槛上，可以参考欧盟和医疗器械单一审核程序对第三方机构的要求，规定第三方机构、机构最高管理层、实施注册评审和现场检查的人员及其配偶和子女应当避免的利益冲突，要求第三方机构人员的薪酬水平体系不与评审 / 检查结果挂钩。在事后监管中，基于现有对认证机构的监管，建立注册人 / 备案人以及任何利益相关角色的投诉、申诉渠道，建立合理的退出机制，以维持整个第三方监管体系的独立、公正与合规。

5. 持续确保第三方机构的专业能力

为确保第三方机构的专业能力，人员能力建设体系是必不可少的。

在准入门槛上，参考美国食品药品管理局的要求，即机构获得认可前必须有一定数量的评审员和（或）审核员通过国家局 / 省局的培训考核。在继续教育上，第三方机构需要建立人员能力授权体系，参考欧盟的要求。其人员能力授权体系也受到国家药监局和认监委的同时监管。国家局也需要为第三方的工作人员提供相应的法律法规培训考核，参考各地市优秀的检查员能力建设体系（例如实战考核），确保其专业水平和知识持续满足监管需要。在产品评审和体系检查过程中，第三方机构也应能及时和监管部门沟通交流，以期认知水平协调一致。

参考文献

[1] REGULATION（EU）2017/745 OF THE EUROPEAN PARLIAMENT AND OF THE COUNCIL，2023-03-20.

[2] REGULATION（EU）2017/746 OF THE EUROPEAN PARLIAMENT AND OF THE COUNCIL，2023-03-20.

[3] MDCG 2022-13，Designation，re-assessment and notification of conformity assessment bodies and notified bodies.

[4] MDCG 2019-13, Guidance on sampling of MDR Class IIa / Class IIb and IVDR Class B / Class C devices for the assessment of the technical documentation.
[5] NBOG BPG 2017-2, Guidance on the Information Required for Conformity assessment bodies' Personnel Involved in Conformity Assessment Activities.
[6] Federal Food, Drug, and Cosmetic Act (FD&C Act).
[7] 510 (k) Third Party Review Program | FDA, https://www.FDA.gov/medical-devices/premarket-submissions-selecting-and-preparing-correct-submission/510k-third-party-review-program, 2022-08-19.
[8] Third Party Review Organization Performance Report, Version 1 of FY2023, Q4
[9] MDUFA V Performance Report, March 8, 2024.
[10] 510 (k) Third Party Review Program, Guidance for Industry, Food and Drug Administration Staff, and Third Party Review Organizations, 2020-03-12.
[11] Medical Devices Regulations (SOR/98-282), 2024-04-16.
[12] Requirements for Medical Device Auditing Organizations for Regulatory Authority Recognition, IMDRF/MDSAP WG/N3 FINAL: 2016 (Edition 2).
[13] IMDRF/MDSAP WG/N4 FINAL: 2021 (Edition 2), Competence and Training Requirements for Auditing Organizations.
[14] IMDRF/MDSAP WG/N11 FINAL: 2021 (Edition 2), MDSAP Assessment and Decision Process for the Recognition of an Auditing Organization.
[15] MDSAP Documents |FDA, https://www.FDA.gov/medical-devices/medical-device-single-audit-program-MDSAP/MDSAP-documents, 2024-04-23.
[16] Act on Securing Quality, Efficacy and Safety of Products Including Pharmaceuticals and Medical Devices (PMD Act), Act No. 50 of 2015.
[17] Regulations and Approval/Certification of Medical Devices | Pharmaceuticals and Medical Devices Agency (pmda.go.jp), https://www.pmda.go.jp/english/review-services/reviews/0004.html, 2024-05-01.
[18] MDSAP | Pharmaceuticals and Medical Devices Agency (pmda.go.jp), https://www.pmda.go.jp/english/review-services/gmp-qms-gctp/0004.html, 2024-05-01.
[19] GB/T 27021.1-2017 IDT ISO/IEC 17021-1：2015《合格评定管理体系审核认证机构要求第 1 部分：要求》.
[20] GB/T 27065-2015 IDT ISO/IEC 17065：2012《合格评定产品、过程和服务

认证机构要求》.
[21] 市场监管总局关于在全国范围内推进认证机构资质审批“证照分离”改革的公告，2022年第28号.
[22] 国家认监委关于自愿性认证领域目录和资质审批要求的公告，2016年第24号.
[23] 认监委关于发布新版《食品安全管理体系认证实施规则》的公告，2021年第2号.

美国最新LDT监管政策的思路探究及启示

周良彬[1]，张春青[2]，汤智[1]，黄颖[2]，朱炯[2]
1. 广东省医疗器械质量监督检验所；2. 中国食品药品检定研究院

摘要：目的：探究美国FDA关于LDT最新监管政策中基于风险并兼顾历史延续性的分步推进分层管理的思路，为我国相关工作提供研究基础和参考。方法：剖析FDA的2024年LDT新政，对比研究其法规框架背景、实施措施、监管思路。结果与结论：FDA在关于LDT新政中基于风险管理，兼顾历史延续性，分阶段逐步取消已执行多年的自由裁量监管政策。基于部分特殊产品的风险特征和应用实际，制定了部分保留自由裁量的政策，在安全有效性、患者可及性、实验室负担、监管资源等要素之间寻求最佳平衡，其工作思路可作为我国相关工作的借鉴参考。

关键词：实验室开发试剂（LDT）；自由裁量；风险分析；逐步取消政策

临床上存在对罕见病检测特殊需求以及基因检测和肿瘤筛查等高技术产品的需求，但此类产品的受众相对少，且其技术发展快，为满足临床急需，参考借鉴美国等一些国家的管理经验和管理模式，我国也设置了实验室开发试剂（Laboratory Developed Tests，以下简称LDT）制度。2024年5月6日，美国食品药品管理局（Food and Drug Administration，以下简称FDA）在美国联邦公告（Federal register）上正式发布了题为《Medical Devices; Laboratory Developed Tests》[1]（医疗器械：实验室开发试剂，以下简称：LDT新政）的法规，对现行的实验室开发试剂（LDT）监管政策进行重大变更，分阶段逐步将其纳入FDA的体外诊断产品（in vitro diagnostic products，以下简称IVD）监管框架，按照其风险进行分类监管，但对用于罕见病等少数特殊需求的LDT仍维持现行监管模式。此法规的发布，标志着FDA关于LDT的监管政策进入一个新阶段。本文简述了 FDA 对 LDT 实行自由裁量监管政策的产生背景、发展现状、新政产生历程，从适用范围、分步实施情况、自由裁量权的部分保留情况等几个方面解析 LDT 新政，探讨其监管思路及其对我国医疗机构自制试剂监管的启示。

一、美国 LDT 监管变迁与新政历程

（一）监管历史与现状

1976 年，美国国会通过了《医疗器械修正案》[2]（Medical Device Amendments，简称 MDA）。自此法规开始，FDA 将 IVD 纳入医疗器械（Medical Device，以下简称 MD）监管体系。依据 MDA，一般 IVD 上市需要经过 FDA 按照相应程序（如：PMA、510k 等）审核。除此之外，还有一类特殊的 IVD，FDA 对其采取自由裁量政策，此类 IVD 由一些未经医疗器械生产质量管理体系认证的医学实验室设计和制造，供同一实验室使用（这些医学实验室已通过 1988 年临床实验室改进修正案（Clinical Laboratory Improvement Amendments ，简称 CLIA）认证，并符合 CLIA 关于执行高复杂性测试的监管要求）[1]，此类产品即 LDT。

1976 年，当时技术条件下 LDT 产品相对简单，风险较低，其特征主要表现为：①大多由当地实验室小批量生产；②用于罕见病诊断，或满足局部地区患者群体需求等；③依赖于实验室人员手动操作使用；④通常由患者所在医疗机构内的医师或病理学者使用并解读其结果；⑤使用已合法上市销售的具有临床用途的 IVD 组分制造。具备这些特征的 LDT，新政中被称为 1976 型 LDT。考虑到 1976 型 LDT 的特征和风险，FDA 一直对其行使执法自由裁量权。

随着科学技术发展、交叉学科应用、市场营销和商业模式的演变，当今在临床使用的 LDT 与 1976 型 LDT 相比，已发生很大变化。在现代，LDT 已经出现大批量生产、不限定本实验室使用、广泛用于常见疾病筛查、生产和使用环节高度复杂化、使用未获批临床用途组件（组分）制造等特点。FDA 认为现代 IDT 与纳入日常监管的 IVD 非常相近，对其继续采取“自由裁量权”豁免监管的方式存在较大风险[3,4]。

（二）新政历程

基于现代 LDT 的新特征及新技术带来新风险日益增长的实际情况，FDA 于 2014 年发布了监管 LDT 的指南草案《Framework for regulatory oversight of Laboratory Developed Tests（LDTs）》（LDT 监督管理框架）和《FDA Notification and medical device reporting for Laboratory Developed Tests（LDTs）》（FDA 关于 LDT 通告和医疗器械报告的要求），提出了一系列监管措施构想。在收集各方建议并进行广泛讨论基础上，2017 年 FDA 在官网发布了文件《Discussion paper on Laboratory Developed Tests（LDTs）》（LDTs 讨论文件）[5]。该文件在总结各方面意见的基础上，进一步探讨完善 LDT 监管。

在 2014 年和 2017 年两个文件基础上，FDA 于 2023 年 10 月 3 日发布法规草案（notice of proposed rulemaking，简称 NPRM）[6]。NPRM 提出了修改法规 21CFR809 中 IVD 的定义，加入"包括这些产品的制造商是实验室的情况"的表述，从定义层面进一步明确 IVD 涵盖 LDT，同时提出 FDA 将逐步取消对 LDT 的全面自由裁量政策。2023 年 12 月 4 日，征求意见工作结束，FDA 综合反馈信息和各方观点，进一步修改完善 NPRM，形成法规正式稿（即 LDT 新政），并于 2024 年 5 月 6 日发布，2024 年 7 月 5 日正式生效。

二、新政主要内容

LDT 新政基本保留了 NPRM 的框架思路，并对行业关注度高的问题明确了政策，如保留对特定类别 LDT 的自由裁量等。为使新政稳妥实施，采取了分阶段推进的方案。

（一）适用范围

在 LDT 新政文件中，FDA 明确监管对象范围外延至"以 LDT 形式提供的 IVD"（IVDs offered as LDTs）。LDT 新政范围是：由经过 CLIA 认证可执行高复杂性测试的实验室以 LDT 形式制造和提供、并在此类实验室内使用的 IVD。新政文件并不适用于如下情况：①根据 21 CFR 610.40 和 21 CFR 1271.80（c）分别用作献血者筛查或人体细胞、组织以及细胞组织产品（HCT/

P）供体筛查的传染病检测，或根据 21 CFR 640.5 确定血型和 Rh 因子所需的测试；②依据《FD&C 法案》第 564 条宣布用于紧急情况、潜在紧急情况或重大威胁的测试；③直接面向消费者的测试；④专门为公共卫生监测而制造和供应的测试，用于公共卫生爆发趋势的研判，不用于临床决策，如：用于分析和解释与疾病预防和控制相关的健康数据的样本测试，其测试结果不报告给患者或其医疗人员；⑤未经 FD&C 法案 564 条的声明，但在紧急情况下，旨在检测或诊断严重或危及生命的疾病或病症中可能归因于新发现的、以前未知的或不寻常的 CBRN（化学 / 生物 / 辐射 / 核子）物质，且缺乏足够的、获批的可及替代品。

（二）分步推进的实施方案

LDT 新政设计了一个为期 4 年的逐步取消政策。此后，除 2.3 规定情形外，FDA 将不再对 LDT 采取通用的自由裁量政策，以实现对不同 IVD 制造商执法政策的统一。分步推进、逐步取消政策包括以下五个阶段（各阶段起始时间均为新政发布日）。

第 1 阶段是在新政发布 1 年后，LDT 应符合医疗器械报告（MDR）要求、更正和撤回报告要求，以及 21 CFR 820.198 质量体系（quality system，简称 QS）中的投诉要求。MDR 及更正和撤回报告信息，可以帮助 FDA 识别和监测潜在问题，系统地监测重大不良事件，对于缺乏其他监管保障措施的产品非常重要。另外，虽然 FDA 希望从第 3 阶段开始符合 QS 要求，但根据 21CFR 820.198，制造商必须记录投诉、调查投诉并确定是否需要进行 MDR，也就是说投诉文件和 MDR 是紧密关联的，因而 FDA 对这两方面的要求同步。

第 2 阶段是新政发布 2 年后，LDT 应符合其他阶段未涵盖的要求，包括注册和列名要求、标识要求和研究性使用要求。这里的标识要求包括适用的唯一器械标识（Unique Device Identification，以下简写为 UDI）要求。

第 3 阶段是新政发布 3 年后，LDT 应符合 21 CFR 820 的 QS 要求（第 820.198 节除外）。该阶段很好地体现了 FDA 尽快提高实验室产品的质量的目标，同时，综合考量了建立质量体系所需的资源和时间。FDA 指出，根据 FD&C 法案，申请人需要符合 QS 要求，才能获得 PMA（Premarket Approval，上市前批准）的批准，因此把符合 QS 要求的阶段设置于 PMA 等上市前审查的符合阶段（第 4 阶段、第 5 阶段）之前。

第 4 阶段是新政发布 3 年半后，高风险 LDT 应符合上市前审查要求。为尽量保证患者可及性，实验室如在 3.5 年时限前提交了完整的 PMA 申请，在 FDA 完成审查之前可继续提供，时限后才提交 PMA 申请的产品则必须获批方可提供。

此外，若已符合第 3 阶段要求的实验室对其他制造商已合法上市（特别是通过 510（k）或 De Novo 方式）的产品做出某些改变，而未显著影响产品的安全性、有效性或预期用途（具体尺度参考 IVD 制造商需要提交上市前申请的变更程度[7]），且经改变的产品仅在本实验室使用，则 FDA 拟不做上市前审查的强制要求。该政策不适用于需 PMA 或 BLA（Biologics License Application，生物制品许可申请）的高风险产品。

第 5 阶段是新政发布 4 年后，中风险和低风险 LDT（需要上市前提交的情况）产品符合上市前审查要求。第 4 阶段和第 5 阶段之间的 6 个月间隔，使 FDA 能够优先审查高风险产品的申请，优先关注结果错误带来严重后果的产品。对于该阶段适用的产品，如有在 4 年内提交完整的 510（k）或 De Novo 申请，以及改变另一家制造商合法销售产品的情况，FDA 将采用和第 4 阶段相同的政策，延续产品的可及性。

此外，FDA 预期实验室可能会利用其第三方审查计划。FDA 目前强化实施的医疗器械第三方审查计划，多个组织被认可对某些 IVD 的 510（k）申请进行审查[8]。某些 CLIA 认证组织已表示了加入意向，由于实验室熟悉这些组织，因此也可能更加倾向于利用该计划满足第 5 阶段的要求。

（三）保留自由裁量政策

新政对已存在的部分 LDT 产品保留现行的自由裁量政策，分为完全保留和部分保留两种情况。

1. 完全保留

FDA 对以下四类 LDT 完全保留现行的自由裁量政策。

（1）1976 型 LDT。如本文 1.1 所述，1976 型 LDT 的低风险特征是 FDA 对 LDT 采取自由裁量政策的根本原因，因此 FDA 认为该类产品继续适用现有自由裁量政策。

（2）人类白细胞抗原（Human Leukocyte Antigen ，简称 HLA）移植测

试。具体指在同一个经 CLIA 可执行高复杂性组织相容性测试的实验室内设计、制造和使用的 HLA 检测试剂，用于器官、干细胞和组织移植以进行 HLA 等位基因分型，用于 HLA 抗体筛选和监测，或用于进行真实和“虚拟”HLA 交叉配型测试。一方面，移植手术具有特殊性，新的等位基因不断被鉴定，评估交叉配型程度的需求通常很急切，因此通常会在紧急情况下迅速改变移植用 HLA 检测试剂，满足严格时限内个性化的检测需求；另一方面，现有的移植方面法规和政策，如《器官获取和移植网络》（Organ Procurement and Transplant Network）、《国家骨髓捐献者计划》（National Marrow Donor Program）等，都有识别、调查和报告测试结果差异的程序，开展测试的实验室必须经过美国组织相容性和免疫遗传学学会或美国病理学家学会的认证，虽然 FDA 认为这些要求还不足以降低风险保障安全有效，但有助于降低 HLA 移植检测结果的不准确或不可靠风险。FDA 综合考量两方面因素，决定继续执行该类 LDT 的自由裁量政策。

（3）仅用于法医（执法）目的的测试。20 多年来，FDA 一直对此类测试执行自由裁量政策，无论它们是否作为 LDT 提供。执法环境中使用的测试授予特定司法程序（如证据使用规则）的保护和要求约束，以降低其测试准确性和样本采集相关风险。

（4）美国国防部（Department of Defense，DoD）或退伍军人健康管理局（Veterans Health Administration，VHA）制造和使用的 LDT。仅限于在 DoD 或 VHA 内接受测试和治疗的患者所用的 LDT。

2. 部分保留

部分保留自由裁量政策细分为两种，一是不要求上市前审查，二是不要求上市前审查和特定 QS 要求。

（1）不要求上市前审查

新政中，FDA 针对纽约州卫生部临床实验室评估计划（New York State Department of Health Clinical Laboratory Evaluation Program，简称 NYS CLEP）批准的 LDT，保留部分自由测量政策，不作上市前审查方面要求。NYS CLEP 提供了某些缓解措施，如对高风险和中等风险的 LDT 进行分析和临床有效性评估，有助于降低不准确、不可靠 LDT 造成的伤害风险。审查工作中，NYS CLEP 和 FDA 所要求的材料（如分析有效性数据、临床有效性的数据、样本测试报告和标准操作程序等）和发现的问题（如设计缺陷、验证数据不足）有颇多相似之处。FDA 与 NYS CLEP 合作审批了第一个的肿瘤分析测试试剂，发现 FDA 和 NYS CLEP 对该 LDT 的分析和临床有效性的评估实质上具有一致性。FDA 还认可 NYS CLEP 作为其第三方审查组织，具有对某些 IVD 的 510（k）进行审查的资格。新政的这一措施有助于更有效地利用 FDA 资源，避免重复监管。FDA 估计，由于这一自由裁量政策，有 12.1% 的 LDT 不会新增与上市前审查相关成本。

对于该类 LDT，FDA 仍然要求其按第 3 阶段安排符合适用的一些 QS 要求，特别是设计控制、采购控制、验收活动、纠正和预防措施（CAPA）以及记录要求。FDA 咨询 NYS CLEP 后认为，符合纽约州 CLEP 的临床实验室标准（在某些方面超过 CLIA 的要求）及其上市前审查要求，通常可以满足 QS 法规的部分内容（设计控制文件的某些方面除外），因而这些 QS 方面的要求不会对其产生明显的额外负担。

（2）不要求上市前审查和部分 QS 要求

为保障患者可及性，新政部分保留了以下三类 LDT 的自由裁量政策，不对其做上市前审查和 QS（除 21CFR820 中 M 部分（记录）要求）方面要求。

①用于“未满足需求”的 LDT。该类 LDT 由医疗机构的实验室制造和使用，以满足在同一医疗机构内接受诊疗的患者未满足的需求。FDA 指出，该政策不包括实验室和医院所有权不同的情况。如果实验室和主治医生属于同一公司实体，则对患者结果有共同的责任和潜在义务，有助于降低风险。

某些医疗机构的实验室经常进行满足患者个性化需求的测试，也会有患者被转介到这些机构，因为它们能够满足其他地方无法满足的患者需求。鉴于大部分该类 LDT 的市场有限，而符合上市前审查和 QS 要求的成本被认为太高（例如，FDA 的初步估计每次上市前申请的成本约为 25 万至 450 万美元），因此新政下实验室可能缺乏经济动力来开发这些类型的 LDT，停止生产和提供该类产品。

医疗机构作为一个责任主体，其内部临床部门和实验室之间通常有良好的日常沟通机制，使得临床医师和实验室之间可以及时就 LDT 的性能表现、临床一致性、存在问题、产品改进、质量控制等方面内容进行沟通，为产品的开发使用提供了一定程度的风险缓解。综合考量以上因素，FDA 认为在符合其他适用监管要求的情况下，可不要求该类 LDT 符合上市前审查和 QS 相关要求。

该政策所述未满足的需求，指没有可用的 FDA 批准 IVD 来满足患者的需求，可能出于以下原因：（a）没有 FDA 批准的用于某个疾病或症状的 IVD（例如，针对罕见疾病或症状的）；（b）有 FDA 批准的针对某个疾病或病症的 IVD，但不适合在某些患者身上使用，或者需要在 LDT 中添加独特属性以满足这些患者的需求；（c）有 FDA 批准的 IVD，但患者无法获得（如获批 IVD 仅在患者无法就医的机构提供）。如果 LDT 与获批的 IVD 相比，仅有性能的潜在改进或成本降低，则不适用本政策。

新政表明，如果新获批 IVD 满足了相关需求，不再有未满足需求的情况，那么对应的 LDT 将不再适用这一自由裁量权政策。FDA 认为这将鼓励制造商，包括属于该政策的 LDT 制造商，在不延迟患者获得 LDT 的情况下寻求上市前授权。它还将为患者和提供者提供更大的信心，一旦有产品获得 FDA 批准，所有类似的产品，无论由谁制造，都应符合上市前审查和 QS 要求，从而具有适当的安全性和有效性保证。此外，这种限制有助于确保自由裁量政策最终适用于没有足够经济动力寻求 FDA 批准的 LDT。

②已上市的 LDT。FDA 对在新政发布前已上市的 LDT 保留部分自由裁量政策，不要求上市前审查和 QS 要求（除 21CFR820 中 M 部分（记录）要求），该政策涵盖新政发布后进行细微修改的已上市产品。本政策中的“细微修改”，不包括可能会影响产品基本的安全性和有效性的情况，例如：（a）更改预期用途；（b）改变工作原理，例如改变关键反应成分；（c）引入明显不同的技术，例如从靶向测序到全基因组测序。

此项规定旨在保留患者和医疗机构目前所依赖产品的可及性。根据 FDA 的分析，相比第 1 和第 2 阶段的每个产品约 9522 美元的平均估计成本，上市前审查和 QS 要求的平均估计成本约为每个产品 302 万美元，新政的主要合规成本集中在上市前审查和 QS 要求部分。某些患者依靠定期检测来帮助监测他们的治疗或状况，这种监测必须使用同一 LDT 产品，因为监测需要对不同时间的结果进行对比，而这些 LDT 没有足够标准化，来自不同产品的结果不可互换，因无法继续获得之前使用的 LDT 可能会给患者带来严重的风险。另一方面，实验室可能已经进行了大量的财务投资，这些投资依赖于继续获得某些 LDT，（例如签订了对患者进行长期监测的合同）。无法获得这些产品将会使其产生较大经济损失，失去访问权限可能会损害他们的实践，并最终损害他们所服务的患者。一些小实验室可能因为合规成本增加，不得不放弃相关业务，甚至倒闭。基于以上考量，考虑到遵守标签、记录、MDR 等其他适用要求将有助于 FDA 识别和解决可能出现的安全性和有效性问题，以及符合上市前审查和 QS 要求的新 LDT 逐步进入市场替换现有产品，FDA 认为保留已上市的 LDT 的部分自由裁量政策适当地平衡了各方面利益，能取得最佳的公众健康服务效果[9]。

③某些罕见红细胞抗原的非分子抗血清 LDT。政策限定产品由血液机构（包括输血服务和免疫血液学实验室）制造和使用，且没有可替代的 IVD 来满足患者输血相容性检测需求的情况。在某些情况下，获批的抗血清 IVD 不可用于罕见的红细胞抗原，而对这些罕见抗原进行检测是必要的，以确保患者接受相容的输血，避免可能危及生命的反应。尽管 FDA 也批准了用于红细胞抗原基因分型的分子检测产品，但仍然可能无法检测所有稀有抗原。非分子抗血清 LDT 与“1976 型 LDT”具有某些共同特征，因为其使用由具有专业知识的实验室人员执行的手动技术。因此在没有可用替代方案的情况下，为保障患者可及性，FDA 已确定对该类 LDT 保留部分自由裁量政策。此政策不适用于红细胞抗原基因分型的分子检测产品。与血清学检测相比，分子红细胞分型是一种相对较新且复杂的红细胞抗原检测技术，风险更高。

三、启示

新政提出了对 LDT 类 IVD 产品新的监管思路，保留了部分已有的 LDT（如：1976 型 LDT 等）的自由裁量权。对基于现代高科技的 LDT，采取了分阶段逐步取消自由裁量的政策，贯穿其中的是对 LDT 类产品及监管政策的风险分析。在减少政策执行阻力、保障患者可及性的同时，对基于现代高科技产生的高风险 LDT 分阶段实现监管。具体措施和时间表的制定，主要考虑了产品风险、监管急需、实操时序、合规成本、监管资源。自由裁量政策的保留，则主要出于对患者可及性、实验室负担、产品风险特征、监管资源有效综合利用等综合考量。

现阶段 FDA 对 IVD 和 LDT 的定义范围与中国确定范围不完全相同[10]，但其监管思路，尤其是对于处理行业历史存量问题具有较强的借鉴意义——在保证安全有效性的前提下，对低风险特征的产品继续执行自由裁量政策，在保障患者可及性、减少实验室负担、有效利用监管资源等方面都有积极意义。随着技术和需求的更新，这些存量产品会自然逐步减少，新的替代产品不在豁免范围，逐步归流到监管体系中。

参考文献

[1] Food and Drug Administration. Medical Devices; Laboratory Developed Tests (final rule) [Z]. Federal Register, 89 (88), 2024–05–06.

[2] Office of the Law Revision Counsel of the United States House of Representatives. Medical device amendments of 1976 [Z]. 1976–05–28.

[3] U.S. Food and Drug Administration. Framework for regulatory oversight of laboratory developed tests (LDTs) [Z]. 2014–10–03.

[4] UC San Diego, Jacobs School of Engineering. How Unsecured, Obsolete Medical Record Systems and Medical Devices Put Patient Lives at Risk [EB/OL]. 2018–08–28 (2024–05–31). https://jacobsschool.ucsd.edu/news/release/2619?id=2619.

[5] U.S. Food and Drug Administration. Discussion paper on laboratory developed tests (LDTs) [Z]. 2017–01–13.

[6] Food and Drug Administration. Medical Devices; Laboratory Developed Tests (Proposed rule) [Z]. Federal Register, 88 (190), 2023–10–03.

[7] Food and Drug Administration. Deciding When to Submit a 510 (k) for a Change to an Existing Device; Guidance for Industry and Food and Drug Administration Staff [Z]. 2017–10–25.

[8] Food and Drug Administration. 510 (k) Third Party Review Program [EB/OL]. 2022–08–19 (2024–05–31). https://www.fda.gov/medical–devices/premarket–submissions–selecting–and–preparing–correct–submission/510k–third–party–review–program.

[9] Food and Drug Administration. Memorandum to File from Brittany Schuck, Ph.D., Deputy Office Director, Office of In Vitro Diagnostics (OHT7), Center for Devices and Radiological Health (CDRH), U.S. Food and Drug Administration, RE: Examples of In Vitro Diagnostic Products (IVDs) Offered as Laboratory Developed Tests (LDTs) that Raise Public Health Concerns [Z] .2023–09–22.

[10] 中华人民共和国国务院.《医疗器械监督管理条例》(国务院令第739号)[Z].
2021-02.

本文为2024年广东省药品监督管理局科技创新项目“体外快速诊断试剂质量评价与标准物质研究”(项目编号：2024ZDZ16)。项目负责人姓名：广东省医疗器械质量监督检验所－吴静标、汤智等；主要执笔人周良彬、张春青、汤智、黄颖、朱炯。

资助项目：本研究受广东省药品监督管理局科技创新项目资助。项目名称：体外快速诊断试剂质量评价与标准物质研究。项目编号：2024ZDZ16。

本文首发于《中国医疗器械信息》2024年第30卷第13期，有修改。

干细胞技术的边界监管：治疗方法、医疗器械与组合产品

魏俊璟[1]
上海市食品药品安全研究会

干细胞技术是医疗保健行业的一项新兴技术，有极大潜力彻底改变目前尚无适当治疗方法的疾病的治疗方式[1]。其实，许多干细胞技术产品如今已在世界各地销售，应用于各类适应证（表 1）。然而，开发一类特殊的全新医药产品，为监管带来了诸多挑战和不确定性[2]。

表 1　目前市场上精选的创收细胞治疗产品概述

公司	主打产品	适应证	当前市场
Dendreon（美国西雅图）	Provenge	前列腺癌	美国、欧盟
Organogenesis（美国马萨诸塞州坎顿）	Apligraf	糖尿病足溃疡	美国、加拿大
	Dermagraft	静脉性腿部溃疡 糖尿病足溃疡	美国、沙特阿拉伯
NuVasive（美国加利福尼亚州圣地亚哥）	Osteocel Plus	骨骼缺陷	美国
MTF Biologics（美国新泽西州爱迪生）	Trinity Evolution	肌肉骨骼缺陷	美国
Genzyme（美国马萨诸塞州剑桥）	Carticel	关节软骨修复	美国、欧盟
Vericel（美国马萨诸塞州剑桥）	Epicel	严重烧伤	美国、欧盟
Anterogen（韩国首尔）	Cupistem	克罗恩病	韩国

续表

公司	主打产品	适应证	当前市场
Avita Medical（澳大利亚珀斯）	ReCell	烧伤，疤痕	欧盟、澳大利亚、加拿大
Pharmicell（韩国首尔）	Hearticellgram	急性心肌梗死	韩国
Japan Tissue Engineering Co, Ltd.（日本伽马格里市）	J–TEC Epidermis/ Cartilage/ Corneal Epithelium	烧伤、软骨修复、眼睛修复	日本
Medi–Post（韩国首尔）	Cartistem	软骨损伤或骨关节炎	韩国
Osiris Therapeutics（美国哥伦比亚）	Prochymal	儿童难治性移植物抗宿主病	加拿大

资料改编自：*A, Buckler R L, Brindley DA. "Commercialization of Regenerative Medicine: Learning From Spin-Outs." Rejuvenation Res. 2013 Apr;16(2):164–70*。

如今，细胞与医疗器械组合产品越发普遍。相较于单独的干细胞产品，含有干细胞的组合产品在监管方面面临着更为艰巨的挑战。医疗器械监管的历史较为悠久，与其他医疗监管领域一样，在大多数情况下都是比较成熟和明确的[3]。然而，细胞治疗产品是一个相对较新的发展，带来了独特的监管问题[4]。对于监管机构来说，研发创新速度如此之快，要跟上步伐实属不易。因此，细胞治疗产品的监管路径并不总是完全清晰，往往被认为是干细胞产品面临的一大核心挑战[5,6]。面对复杂的细胞治疗产品全球监管格局，人们已经尝试对其进行简化和阐明；随之，为干细胞治疗产品以及干细胞 / 医疗器械组合产品提供了更清晰的监管路径。本文将梳理当前状况，加深对干细胞技术医疗器械监管的理解。

仅靠一章内容无法全面概述干细胞技术和医疗器械全球监管事宜，因此，本文将介绍干细胞治疗产品的一般监管思路和注意事项，并概述监管要求以及可行的监管策略。此外，文中强调了更为详细的信息来源。限于篇幅，本文主要探讨美国和欧盟的监管，因为这些是干细胞治疗试验方面最活跃的国家和地区[7]。

通常情况下，细胞和组织作为治疗使用在全球范围内都受到严格监管。干细胞的监管方式通常与其他细胞或组织类型相同。例如，美国 FDA 认为针对于细胞治疗产品无须采取与其他细胞疗法不同的监管方式[8]。大多数细胞治疗产品被视为药物 / 生物制品或医疗器械，这意味着这类产品通常受到多达三个监管体系的约束：公共卫生法规、药品法规和医疗器械法规[9]。不过，在某些情况下，只有公共卫生法规才适用。下文将列举美国和欧盟的相关示例，说明全球对产品分类和监管路径的不同观点。

在美国和欧盟，尽管将细胞治疗产品作为医疗器械进行监管的标准存在明显差异，但确定其是否作为药品进行监管的准则存在大量重合。如果一个产品符合以下标准，则仅受公共卫生法规的监管：在美国是最低程度操作或在欧盟是非实质性操作（表 2）。

产品需满足以下条件：1）供同源使用，即细胞在捐献者和接受者体内发挥相同功能和作用；2）不与其他产品或物品结合。具体而言，在欧盟，根据第 1394/2007 号（EC）法规（ATMP 法规），产品是指医疗器械或有源植入式医疗器械；在美国，根据 21 CFR 第 1271.10 条规定，人体细胞、组织及细胞组织产品（HCT/P）的制造过程不得涉及与其他物品的结合，除非是水、晶体、灭菌剂、防腐剂或贮存剂，且这些添加物不会对 HCT/P 产生新的临床安全问题。此外，HCT/P 需满足以下任一标准：（a）不具有全身效应，且其主要功能不依赖于活细胞的新陈代谢活动；或（b）具有全身效应或主要功能依赖于活细胞的新陈代谢活动，且供自体使用[10]、供一级或二级血亲异体使用，或供生殖使用。

这是一个重要的区别，因为上述情况无须上市前批准。在欧盟，此类产品受《欧盟组织和细胞指令》（EUTCD）监管。为实施该法案，欧盟委员会与成员国密切合作，提出并通过了多项实施指令：第 2006/17/EC 号指令规定了人体组织和细胞的捐赠、采购和测试的技术要求；第 2006/86/EC 号指令补充了可追溯性、严重不良反应和事件通知、编码、加工、保存、贮存和运输的技术要求；第 2015/565 号指令（第 2006/86/EC 号指令修订版）进一步明确了组织和细胞编码的特定技术要求；第 2015/566 号指令（执行第 2004/23/EC 号指令）规定了进口组织和细胞质量安全同等标准的验证程序；此外，第 2010/453/EC 号决定、第 2012/39/EU 号指令和第 C（2015）4460 号决定对其他相关内容进行了补充说明[11]。

表 2　被认为是最低限度（美国）或没有实质性（欧盟）的处理的定义

美国	欧盟
（1）对于结构组织，不改变其发挥重构、修复或替换效用的原始特性的处理； （2）对于细胞或非结构组织，不改变其相关生物学特性的处理（21 CFR 1271.3） 根据 66 FR 5447 at 5457*，被认为是最低限度的处理具体包括： • 切割 • 研磨 • 塑形 • 离心 • 抗生素溶液浸泡 • 环氧乙烷处理或辐照灭菌 • 细胞分离 • 密度梯度分离 • 冷冻干燥 • 冷冻 • 冷冻保存 • 选择性去除 B 细胞、T 细胞、恶性细胞、红细胞或血小板	细胞或组织未经实质性处理，保留了其发挥再生、修复或替换相关预期功能的生物特征、生理功能或结构特性（第 1394/2007 号条例）。 根据第 1394/2007 号条例附录 I，被认为是没有实质性的处理具体包括： • 切割 • 研磨 • 塑形 • 离心 • 抗生素或抗菌溶液浸泡 • 灭菌 • 辐照 • 细胞分离、浓缩或纯化 • 过滤 • 冷冻干燥 • 冷冻 • 冷冻保存 • 玻璃化

改编自 PAS 83:2012 Developing human cells for clinical applications in the European Union and the United States. 和 * 66 FR 5447 – Human Cells, Tissues, and Cellular and Tissue-Based Products; Establishment Registration and Listing。

FDA 生物制品评价与研究中心（CBER）负责监管细胞治疗产品、人体基因治疗产品以及与细胞和基因治疗有关的医疗器械，并将《公共卫生服务法》和《联邦食品、药品和化妆品法》作为监管的赋权法规[12]。

在美国，产品必须符合《人体细胞组织优良操作规范》，并根据《公共卫生服务法》（又称《PHS 法》或 42 USC 264）第 361 节所称的“361 产品”受到监管[13]。

此外，如果不符合上述任一标准，产品将作为生物制品、药品或医疗器械受《PHS 法》第 351 条监管，需要获得 FDA 的批准，此类产品被称为“351 产品”。

在欧盟，如果不符合上述任一标准，该产品将作为先进治疗药物（ATMP）依据 ATMP 法规和第 2001/83/EC 号指令（《医药产品指令》）进行监管。以前，第 93/42/EEC 号指令（《医疗器械指令》）明确排除“人体来源组织、细胞或移植物，以及含有或源自人体来源组织或细胞的产品”，但含有源自人体血液或血浆但不含血细胞的医药产品的医疗器械除外（如《医药产品指令》第 3 条所述）。2017 年 4 月 5 日，欧盟发布了医疗器械第 2017/745 号法规（欧盟 MDR 2017/745），废止并取代了第 93/42/EEC 号指令（《医疗器械指令》）和第 90/385/EEC 号指令（《有源植入性医疗器械指令》）。

依照第 1394/2007 号（EC）法规，“含有活细胞或组织的 ATMP 组合产品的复合需要采取特定的方法。对于此类产品，无论其中医疗器械起到何种作用，细胞或组织的药理学、免疫学或新陈代谢作用应视为组合产品的主要作用机制。此类组合产品应始终根据本法规进行监管[14]。”

对于 ATMP/ 医疗器械组合产品，无论其是否符合医疗器械的定义都不能主要作为医疗器械进行监管（监管路径和相关文件汇总详见表 3）。ATMP 产品和 351 产品需要上市前批准，包括提供安全性和有效性证明。

表 3　适用于干细胞和 / 或医疗器械产品的监管路径和文件综述

产品类型	美国	欧盟
适用于含细胞产品的公共卫生服务法	（1）良好的组织实践 （2）《公共卫生服务法》第 361 条（42 USC 264）	（1）《欧盟组织和细胞指令》（EUTCD） （2）欧盟第 2004/23/EC 号指令
细胞 / 医疗器械组合产品	（1）《公共卫生服务法》第 351 条（42 USC 262） （2）21 CFR 1271 （3）主要作用方式决定监管路径： • 生物制品：主要由生物制品评价与研究中心（CBER）监管，适用文件为 21 CFR 312； • 医疗器械：主要由器械和放射健康中心（CDRH）监管，适用文件为 21 CFR 812。 注：虽然已确定某一中心为负责中心，但其他中心在一定程度上仍然参与监管活动。	（1）欧盟第 2001/83/EC 号指令 （2）欧盟第 1394/2007 号条例（ATMP 条例） 注：第 93/42/EEC 号指令（MDD）明确不适用于 ATMP 产品。 注：关于医疗器械的第 2017/745 号指令（欧盟 MDR）废除并取代了第 93/42/EEC 号指令（MDD）和第 90/385/EEC 号指令（AIMDD）。
即时自体疗法和器械	（1）21 CFR 1271 不适用于在同一手术过程中进行的细胞处理； （2）相同外科手术组成相关信息可参阅《行业指南草案：用于生产最低程度处理自体外围血液干细胞之细胞选择器材管理》。	适用于非护理点细胞疗法或医疗器械产品同样适用。

续表

产品类型	美国	欧盟
边界产品分类	（1）21 CFR 3 规定了属性界定申请（RFD）相关要求； （2）FDA 发布的一篇题为《组合产品的上市申请数量》的评论文章涉及相关信息。	欧盟第1394/2007号条例（ATMP 法规）提供了分类建议。
附注	无	欧盟成员国可以实施附加要求并负责临床试验授权，无须再由中央EMA 进行授权。

一、美国对干细胞技术医疗器械的监管

在美国，包含 HCT/P 的医疗器械作为组合产品进行监管，监管中心由产品的主要作用机制（PMOA）决定。根据 21 CFR 第 3 部分，主要作用机制是“提供该组合产品最重要治疗作用的单一作用机制。最重要的治疗作用是预计对组合产品的预期总体治疗效果做出最大贡献的作用机制。”21 CFR 第 3 部分详细说明了分配到 FDA 的某个中心的组合产品的管辖权和适用法规，同时第 3.2 条规定了组合产品的定义[16]。

申请方必须按照 21 CFR 第 3 部分规定的程序提交属性界定申请（RFD），确定具有主要管辖权的中心或负责中心。此外，也可以与组合产品办公室（OCP）联系，讨论产品分类，这种做法在产品开发的早期阶段有助于了解可能面临的监管路径。不过，OCP 的任何非正式指定都不具备法律约束力[17]。

对于干细胞医疗器械，如果细胞组件负责提供主要作用机制，则指定 CBER 为监管中心；如果医疗器械组件负责提供主要作用机制，则指定设备和放射健康中心（CDRH）为监管中心。如果产品属于难以确定主要作用机制的“边界产品”，FDA 首先将参考以往可能构成与该组合产品系统类似的安全性和有效性问题的产品，并根据以往监管中心指定情况确定该产品的负责中心。如果无法找到以往的可比产品，FDA 便将该产品分配给被认为对呈现类似风险的产品最具专业经验的中心。

因此，在美国，与其他组合产品一样，干细胞技术医疗器械没有固定不

变且明确的监管路径。每一个特定的产品都需要单独进行评估，最终主要依据其主要作用机制确定监管路径。不过，一旦分配了主负责中心，其他次要负责中心仍继续参与评估，尤其是针对次要组件。

在大多数情况下，具有生物制品主要作用机制的产品进行临床试验前应进行新药临床试验（IND）注册申请，而具有医疗器械主要作用机制的产品进行临床试验前应完成试验用医疗器械豁免（IDE）申请[19]。有关 IND 申请的规定详见 21 CFR 第 312 部分，有关 IDE 申请的规定详见 21 CFR 第 812 部分。不过，在某些情况下，从监管的角度来看，为了确保产品的安全性、有效性或充分受到上市后监管，申请方可能需要同时进行生物制品许可申请（BLA）和上市前批准（PMA）申请。FDA 发布了一份题为《组合产品上市注册申请数量》的征求意见稿，其中讨论了组合产品所需的上市注册申请数量，以及可能需要两次市场申请的情况：

"如果组合产品整体作为医疗器械或药物进行监管，'深加工用 BLA' 适用于确保某些生物产品（如细胞治疗、基因治疗、治疗性蛋白质、单克隆抗体、血液制品）的属性、安全性、纯度和效力[21]。"

产品深加工可能需要 BLA，因为美国《公共卫生服务法》规定，用于制造生物制品的中间产品必须获得许可；因此，如果生物制品和医疗器械在生产过程中进行组合，制造商除了需要对整个组合产品进行一次上市申请，可能还需要进行第二次上市申请。对于这种潜在的复杂监管路径，建议制造商产品开发早期阶段就与有关监管机构提前沟通。此外，FDA 定期更新组织和先进疗法办公室（OTAT）发布的许可产品清单[22]。21 CFR 第 4 部分描述了组合产品的药品生产质量管理规范（GMP）要求[23]。

对于用于在手术过程中处理（"即时"处理）[24]自体细胞的医疗器械，其监管情况尤为复杂[25]。

如今，美国正在修改在即时使用设备分离自体细胞的细胞治疗产品相关法规。这类产品可以作为生物制品、医疗器械或生物制品 / 医疗器械组合产品进行监管[26]。

21 CFR 第 1271.15 节指出，"如果你是一个从在同一外科手术过程中从一个个体中提取 HCT/P 并将其移植到该个体的机构；如果你是一个没有回收、筛选、测试、加工、贴标签、包装或分销 HCT/P，而只是在你的场所内接收、储备 HCT/P 以用于植入、移植、输注或转移的机构，则您无须遵守本部分的要求。”FDA 于 2017 年 11 月发布的《人体细胞、组织以及基于细胞和组织的产品的监管考虑：最低限度的处理与同源使用》指南指出，尽管 FDA 依据《联邦食品、药品和化妆品法案》和《公共卫生服务法》相关要求监管符合药品、生物制品或医疗器械定义的产品，但根据这种基于风险的分层管理方法，符合特定标准或属于详细例外的 HCT/P 产品无须进行上市前的审查和批准[27]。

21 CFR 第 1271.10 节明确规定了 HCT/P 完全受《公共卫生服务法》第 361 条和 21 CFR 第 1271 部分规章管制的标准。如果 HCT/P 满足下列标准，则完全受《公共卫生服务法》第 361 条和 21 CFR 第 1271 部分规章的管制［21 CFR 第 1271.10（a）条］：

（1）HCT/P 经过最低程度的操作；

（2）HCT/P 仅供同源使用，如制造商的标签、广告或其他指示所反映的一样；

（3）HCT/P 的制造过程不涉及将其他物品与细胞或组织的结合，除非是水、晶体或灭菌剂、防腐剂或贮存剂，前提是添加水、晶体或灭菌剂、防腐剂或贮存剂不会对 HCT/P 产生新的临床安全问题；

（4）下列标准的任意一个：① HCT/P 不具有全身效应，且其原有功能不依赖于活细胞的新陈代谢活动；② HCT/P 具有全身效应或其原有功能依赖于活细胞的新陈代谢活动；且 a. 供自体使用；b. 供一级或二级血亲异体使用；c. 供生殖使用。

倘若细胞治疗产品满足以上五项条件，FDA 便不要求制造商遵从 21 CFR 第 1271 部分的规定，且不必申请 IND 或 BLA。此时，该产品作为医疗器械而非组合产品进行监管。

在这种情况下，医疗器械监管可以分配给 CDRH 或 CBER。2007 年 7 月，FDA 发布《行业和 FDA 工作人员指南：用于处理人体细胞、组织以及基于细胞和组织的产品的设备》，说明了产品管辖中心变更时哪些医疗器械将由哪一中心负责监管[28]。监管中心的分配取决于设备输出的预期用途：如果治疗效果是由该设备的生物制品输出带来的，则该设备很可能由 CBER 负责监管。相反，如果该设备仅用于分离或浓缩体外诊断用细胞（即不重新植入患者体内），则该设备可能由 CDRH 负责监管。

二、欧盟对干细胞技术医疗器械的监管

与美国不同，欧盟将所有含有细胞（包括干细胞）的医疗器械作为先进治疗药物（ATMP）进行管制，而不考虑其主要作用机制（PMOA）。2007 年 11 月 13 日，欧洲议会和理事会签发了关于先进疗法医药产品的第 1394/2007 号（EC）法规并修订了第 2001/83/EC 号指令和第 726/2004 号（EC）法规。第 1394/2007 号（EC）法规规定，ATMP 可包括医疗器械和有源植入性医疗器械，药品 / 医疗器械组合产品依据其 PMOA 决定其监管路径[29]。

根据第 1394/2007 号（EC）法规，ATMP 产品应与其他类型的生物技术医药产品遵循相同的监管原则，但技术要求更具针对性，尤其是在证明产品质量、安全性和有效性所需的临床前和临床数据的类型和数量等方面。第 2001/83/EC 号指令附录 I 中已经明确了基因治疗药品和体细胞治疗药品的技术要求，但仍需制定组织工程产品的技术要求。

因此，根据 ATMP 法规，ATMP 属于以下欧盟产品分类类别：

①基因治疗药品（GTMP，定义见《医药产品指令》附录 I 第四部分）；

②体细胞治疗药品（CTMP，定义见《医药产品指令》附录 I 第四部分）；

③组织工程产品（TEP，定义见 ATMP 条例第 2 条）。

这些分类之间存在层次关系，同时符合组织工程产品和体细胞治疗药品标准的 ATMP 被视为组织工程产品，而同时符合体细胞治疗药品或组织工程产品和基因治疗药品标准的产品则被视为基因治疗药品。

所有的 ATMP 上市许可申请（MAA）必须利用欧洲药品管理局（EMA）的集中程序，并由根据 ATMP 条例设立的先进疗法委员会（CAT）进行审评。先进治疗药物委员会[30]负责审评产品档案并起草意见草案，人用药品委员会（CHMP）负责最终批准。产品必须符合 ATMP 法规的要求和《医药产品指令》。

EMA 通过 CAT 和 CHMP 提供一般授权，但产品如果在成员国之间进行转移，可能需要开展额外的测试或证据以满足当地主管部门的要求[32]。成员国之间的要求通常都是相似的，大多数国家将 EUTCD 最低限度的建议纳入了国家法律。不过，成员国之间的要求也存在差异，导致欧盟法规的碎片化

不成体系，给行业专业人士带来了挑战，需要加以考虑。

在欧盟，含有器械的 ATMP 产品依然作为 ATMP 进行监管，但必须符合附加要求（详见 ATMP 法规第 6 条）。“（1）对于构成先进治疗药品组合产品的医疗器械，应满足第 93/42/EEC 号指令附录 I 规定的基本要求，该指令于 2017 年 4 月 5 日被第 2017/745 号法规（欧盟 MDR）取代。（2）对于构成先进治疗药物组合产品的一部分，有源植入式医疗器械应满足第 90/385/EEC 号指令附录 1 规定的基本要求，该指令于 2017 年 4 月 5 日被第 2017/745 号法规（欧盟 MDR）取代。”

上述两个指令分别适用于医疗器械和有源植入式医疗器械。这些标准由公告机构进行评估，EMA 在评估组合产品时也会将其纳入考虑之内，但仅要求提供一份 MAA，其中包含所有相关信息。

鉴于临床试验由国家审评程序进行管理，临床试验点所在欧盟成员国都要求申请人获得临床试验授权（CTA）[34]。申请人应同时递交临床试验用药档案（IMPD）和临床方案。IMPD 信息可查阅欧盟委员会 2010/C82/01 号公报第 2 部分[35]。

ATMP 产品除了需要通过集中程序外，在国家层面还应遵循 EUTCD 中有关人体细胞和 / 或组织的捐赠、采购和试验要求。除了获得欧盟药品管理局许可外，还需要获得国家主管部门（如英国的人体组织管理局）的批准。随着英国正式确定脱欧，《欧盟器官指令》和《欧盟组织和细胞指令》将不再适用于英国。而英国本国法律已经实施了欧盟指令，所以安全标准不会改变[36]。

对医疗器械和药物组件一起进行监管，只适用于产品作为单一整体在市场销售的情况；如果产品中医疗器械仅发挥药物输送作用，且明显与药物分开作为独立实体，则受到欧盟《医疗器械指令》的约束。如本文前文所述，关于医疗器械的欧盟 MDR 废除并取代了《医疗器械指令》（*MDD* 93/42/EEC）和《有源植入性医疗器械指令》（90/385/EEC）。

1. 医院豁免

ATMP 法规包含了一项特殊条款：医院豁免（hospital exemption），即在某些情况下，符合 ATMP 定义的产品无须申请上市许可。该条款规定：“根据第 3 条，先进治疗药物产品是根据特定质量标准在非常规基础上制备而成，并在同一成员国的医院内使用，由执业医生承担专属专业责任，以满足为个别患者的个别医疗处方的产品定制需求，该产品应在不损害与质量和安全有关的欧洲共同体规则的同时，从本法规适用范围中排除。

“根据第 15 条，先进治疗药物产品的上市许可持有人应建立和维持一个系统，确保可以对个别产品及其起始材料和原材料进行追踪，包括与其可能包含的细胞或组织发生接触的所有物质，以及这些产品和材料的采购、生产、包装、储存、运输和交付到医院、机构或私人诊所的过程。”

在 ATMP 法规正式实施之前，一些医院已经开始生产 ATMP 产品。医院豁免条款施行后，某些医院可以继续进行小规模的开发性治疗。医院豁免条款适用于罕见的定制治疗方法，这类产品禁止公开销售或进行广告宣传[37]。

2. 欧盟的即时自体疗法和器械

所谓“自体使用”，是指从个体身上提取细胞或组织并将其应用于同一个体。第 2004/23/EC 号指令不适用于同一手术过程中作为自体移植的组织和细胞。关于欧盟如何监管用于自体即时细胞处理的医疗器械，目前明确的指南暂时不多。

然而，如果这种医疗器械的细胞产物仍然符合排除 ATMP 分类的所有标准，那么细胞组件可能只受 EUTCD 监管，不视作 ATMP，因此无须申请上市前批准。值得注意的是，对细胞仅进行最低程度的操作并不足以避免其被归类为 ATMP 产品；如果细胞虽经最低程度操作但供异体使用，则仍会被归类为 ATMP。近期发布的一份反思文件指出，“一些产品由于基本上仅经受过最低程度操作或能够维持最初的生物特性和自体来源最初被划定为非 ATMP 产品，但由于其预期的异源用途而被先进治疗药物委员会归类为 ATMP。”[38] 这与美国的手术豁免标准（上文已详述）相反，后者并未提及细胞或组织的预期用途。EMA 发布的一份出版物记录了《关于先进治疗药物分类的反思文件》所收到的意见概述，认为“与其他医药产品相比，细胞疗法具有特殊的特点”。因此，ATMP 清单中应排除个体化的自体和异体即时细胞疗法，例如，骨髓浓缩物（BMC）被用于血液学以外的用途，以及通过酶解从脂肪组织中进行提取的基质血管片段（SVF）[39]。

3. 欧盟的边界分类

关于边界产品分类，ATMP 法规提供了明确信息：“该机构（EMA）应有权就某一基于基因、细胞或组织的产品是否符合定义先进治疗药物的科学标准提出科学建议，以便尽早解决随着科学发展可能出现的与化妆品或医疗器械等其他领域的边界不清问题。先进治疗方法委员会具备独特的专业知识，应为边界产品分类提供意见，发挥突出作用。”

最近发布的指南草案[40]以及以往已发布的指南[41]也为 ATMP 监管和边界问题提供了有用信息。与在美国的做法一样，如果监管路径或将十分复杂，建议申请人在早期阶段便同监管当局进行沟通。

三、对其他地区监管路径的评论

与美国和欧盟一样，细胞技术和医疗器械在全球其他法域的确切分类同样因当地法规而存在差异。在这种情况下，很难提供通用的建议。虽然具体监管路径因法域而异，但用来确定产品是否需要申请上市前许可（如 ATMP、HCT/P 和 351 产品）的标准是相似的；不过，日本和韩国等司法管辖区已经为再生医学（包括干细胞技术）引入了有条件批准法，以便有前景的治疗方法更快地获得上市许可[42]。无论通过何种监管路径，美国和欧盟都将组合产品视为一个整体，最终都要进行安全性和有效性评价（即使某些组成部分是单独评估的）；全球各地对大多数组合产品的监管方法都是如此。对于自体即时技术的监管，目前分歧较为明显，随着该领域的发展，监管路径也将进行调整，希望最终能够实现趋同。确定监管路径时，开发商应具体查看他们希望其产品上市的地区的相关立法。

四、细胞治疗产品的安全性和有效性

与生物制品、药品和医疗器械一样，为了获得上市批准，干细胞产品必须在产品和过程中证明其质量、安全性和有效性，并在上市批准后持续保持。不过，细胞治疗产品还面临其他挑战和注意事项，在某些情况下甚至还会带来其他监管要求。本节重点讨论干细胞技术相关具体问题，医疗器械相关问题详见本书其他章节。国际上，细胞治疗产品的安全要求是相似的，不过在某些地区，由于再生药品带来了新的监管模式，申请上市许可所需证据存在显著差异。总体而言，本文内容适用范围广泛，但除非特别说明，本文仅讨论美国和欧盟的监管。

1. 细胞材料

一般来说，捐赠、采购和测试干细胞技术的起始细胞材料遵循类似的原则。细胞材料捐赠应当遵循药物临床试验质量管理规范（GCP），包括伦理注意事项以及详细说明可接受的捐赠者标准和捐赠者历史和筛选的完整协议。对于干细胞来说，伦理问题尤其重要，因为理论上一位个体的细胞可用于治疗多位患者的不同疾病；因此，应明确获得捐赠者的同意，并向捐赠者解释细胞未来可能的用途。

《人体细胞、组织以及基于细胞和组织的产品的监管考虑：最低程度操作与同源使用》明确了 FDA 对 HCT/P 产品的监管范围，指出该指南“只适用于受 21 CFR 第 1271 部分监管的产品和机构。机构如果符合 21 CFR 第 1271.15（b）条有关同一手术流程例外性规定，可以不受 21 CFR 第 1271 部分规章的管制。该指南也不适用于 21 CFR 第 1271.3（d）条中 HCT/P 定义之外的产品。”

然而，对于自体疗法，这些要求通常并不适用。细胞材料捐赠或收获后，必须确定一些程序来确保其具备充分的安全性和可追溯性，包括细胞材料处理方法、贮存设施、标签、运输、追踪系统以及废弃组织处理方案。细胞材料必须检测是否存在各种潜在的传播性病原体，如艾滋病毒（HIV）和梅毒。细胞和基因疗法的涉及范围包含在具体的指南中。

每个程序的确切要求因地域而异；例如，即便在欧盟内部，成员国也可能对 EUCTD 中规定的要求提出额外要求。

2. 临床生产和运输

临床用产品生产应遵循 GMP 相关准则。生产设施可能需要符合特定的法规。例如，在美国，生产设施必须满足 21 CFR 第 1271.150 条规定的现行人体细胞组织操作规范（CGTP）要求和 21 CFR 第 210 部分和 21 CFR 第 211 部分的 GMP 要求，包括 21 CFR 第 4 部分所规定的组合产品的 GMP 要求（如适用）。

值得注意的是，2015 年 1 月，FDA 成立了药品质量办公室，负责监督全生命周期内药品质量的方方面面，这也可能适用于细胞疗法。在欧盟，GMP 要求的指南附在《欧盟人用及兽用药品良好生产规范指南》第 4 卷附录 II 中。与其他产品一样，建立标准操作规程是至关重要的。

医疗器械和细胞治疗产品在生产制造方面的根本区别在于细胞治疗产品本身存在可变性。与传统的生物制品（如单克隆抗体）在生产过程中与其细胞表达系统分离不同，在细胞疗法中，细胞就是产品。由于许多细胞产品的生产过程是手工操作的，无法确保过程的一致性，因此评价细胞产品生产过程的程序应具备一定灵活性。为了解决这个问题，人们提出了质量风险管理方法，监管指南也强调了其重要性。生产过程应进行检验；然而，与其他类型的产品相比，对细胞生产过程进行检验更为复杂，而且用于生产方法检验的参考材料也不容易确定。为此，应设定过程限制并在适当数据支持的基础上确定内部过程控制操作参数。

再次强调，与其他产品不同的是，干细胞产品的生产过程无法通过消毒或超滤等方式耗尽或消除外来物和污染物。因此，对起始材料以及生产过程中与细胞发生接触的所有材料都应进行风险评估，所有材料应尽可能按照GMP 标准生产。为了确保质量合格，所有材料都应考虑以下标准：

（1）标记：产品唯一标识符；

（2）纯度：理想的细胞群浓度；

（3）杂质：包括产品相关杂质（如死细胞）、过程相关杂质（如抗生素）和污染物（如细菌、病毒）；

（4）生物活性（如适用）；

（5）一般质量属性。

这些特性同样也用于确定产品释放规格以及产品特定剂量单位。

最后，如果生产过程发生了变化，应制定可比性方案，证明最终产品与原始方案中的产品等同。如果方案变更是为了提高产品质量（如去除杂质），制造商应证明已经达到预期目的。重点说明，对于重大的过程变化，可能需要进行临床或非临床产品评估。

此外，还需要遵守与成品相关的惯例。细胞产品特别容易受到环境变化的影响，因此其成品分销、贮存和包装非常具有挑战性。欧盟已根据第2001/83/EC 号指令发布了《药品优良运销规范》指南，不过该指南并不是专门针对细胞产品的。美国 FDA 没有使用相同的术语，而是采用《药品生产质量管理规范》，详见 21 CFR 第 211 部分。

3. 干细胞产品临床试验

干细胞产品临床试验要求与药品和医疗器械临床试验要求相似。与其他产品一样，干细胞产品临床试验应遵循 GCP，且需要明确定义目的和成功标准。不过，细胞疗法和传统药物之间存在差异，尤其是在 I 期临床试验。通常情况下，I 期临床试验招募身体健康的志愿受试者，主要试验的主要目的是安全性；但是，细胞治疗临床试验通常不招募健康的志愿受试者，主要是因为细胞治疗可能给健康人带来永久、不可逆的影响，而带来伦理问题。因此，细胞产品临床试验会选择目标患者群体，可以在 I 期临床试验显示出疗效。

由于一些细胞产品将用于外科手术，可能有必要增加安慰剂手术作为对照试验。由于安慰剂手术始终存在术中风险，导致其获益比例特别复杂。不过总体而言，安慰剂组比手术组更为安全，这类随机临床试验是证明外科手术疗效的有效手段。对研究者和（或）受试者进行保密可能具有一定挑战，不过在许多外科手术中已有成功案例，包括基于细胞疗法的试验。因此，细胞治疗临床试验可能需要设置安慰剂对照组来证明疗效。鉴于细胞治疗产品通常成本较高，为了证明细胞治疗产品比费用较低的当前疗法更为有效，可能还需要设置当前的“黄金标准”疗法和安慰剂手术对照试验。

此外，应特别注意：①在手术室贮存和处理细胞产品应制定明确方案；②如果产品较为复杂，手术室工作人员应接受充分培训；③伦理注意事项；④患者应清楚在 I 期临床试验证明安全性并不一定等同于有效性；⑤细胞捐献者应匿名；⑥鉴于细胞治疗领域仍处于初级阶段，需要对患者进行长期跟踪。

最近，美国 FDA 对未经证实的干细胞治疗的安全问题提出了警告，包括：①给药部位反应；②细胞从放置地点移动后变异或增殖的能力；③细胞未能如预期般运作；④肿瘤生长。

4. 上市后监督

鉴于干细胞技术仍处于新生状态，具体的上市后要求相对有限，并且仍在发展。因此，当前阶段，产品上市后的一个重要注意事项是维护和储存与患者、产品和起始材料的可追溯性有关的数据。此外，质量保证和质量控制工作应贯穿始终，进行药物警戒报告，包括不良事件记录、定期安全更新报告（PSUR），在某些情况下还需提供上市许可后的安全研究报告。随着时间的推移，这些数据可用于制定更为具体的干细胞技术上市许可后的监管策略。

五、国际标准趋同的努力

欧盟 ATMP 法规的成功实施表明，干细胞技术监管在一定程度上能够实现部分协调（尽管在 EUTCD 下，欧盟成员国主管部门保留了一些许可权，如前所述）。国际人用药品注册技术协调会（ICH）尚未发布专门针对细胞产品的指南，但已经发布了多份涉及质量、安全性和有效性的指南，包括关于生物技术产品指南。因此，ICH 地区的上市许可要求应该是类似的。ICH Q7《原料药的药品生产质量管理规范指南》不适用于疫苗、全细胞、全血和血浆、血液和血浆制品（血浆提取物）、基因治疗的原料药。但该指南涵盖由血液或血浆作为原材料生产的原料药。此外，细胞基质（哺乳动物、植物、昆虫和微生物的细胞、组织或动物来源包括转基因动物）和前期的工艺步骤可能需要遵守 GMP 规范，但不包含在本指南之内。FDA 发布《Q7 原料药的药品生产质量管理规范指南》，解释了 ICH Q7 的应用，而欧盟发布了适用于欧盟内部的《ICH Topic Q7 原料药的药品生产质量管理规范》。

目前还发布了一些不具备约束力的指导文件，如国际干细胞研究学会（ISSCR）发布的《干细胞临床转化指南》，该指南提供了“国际社会所有干细胞转化研究人员、临床科学家和监管机构应遵循的科学、临床和伦理行为总则”。总体而言，上市许可基本要求似乎都是相似的。此外，立法提案方面，美国 FDA 提出了“推进监管科学计划”，旨在加速向患者提供安全的医疗服务。这类立法可以生成数据和监管策略，为世界各地的监管机构提供信息，有助于推动国际社会在优化监管路径方面达成一致，还可能在对边界产品如何进行最佳分类和监管方面推进更多共识。

干细胞、基因疗法以及潜在的组合产品保持快速发展态势，需要不断地进行具备前瞻性的科学的监管指导才能支持新型和创新疗法。

六、结语

干细胞技术医疗器械的监管路径因司法管辖区和产品性质而异，欧盟和美国对含细胞产品的上市前许可标准相似，但在组合产品的监管上存在差异：欧盟的 ATMP 组合产品不能主要作为医疗器械监管，而美国的 351 组合产品可根据主要作用机制作为医疗器械监管。即时自体疗法医疗器械的监管在欧盟和美国之间也存在分歧。干细胞产品的安全性和有效性要求与其他产品类似，但需特别注意细胞起始材料的捐赠、采购和试验标准，生产过程需符合 GMP 指南并实施质量风险管理。临床试验方面，干细胞产品与其他产品类似，但需关注特定问题。尽管全球监管格局尚未完全协调，但上市许可标准总体相似。英国脱欧后，欧盟《器官指令》和 EUTCD 不再适用，但其本国法律已实施欧盟指令，安全标准保持不变。

参考文献

［1］ Mason C, Brindley D A. “Cell therapy industry：billion-dollar global business with unlimited potential.” Regen Med. 2011 May；6（3）：265-272.

［2］ Davies B M, Rikabi S. “Quantitative assessment of barriers to the clinical development and adoption of cellular therapies：A pilot study.” J Tissue Eng. 2014 Jan 1；5：2041731414551764.

［3］ French A, Buckler R L. “Commercialization of regenerative medicine：learning from spin-outs.” Rejuvenation Res. 2013 Apr；16（2）：164-170.

［4］ French A, Bure K, Brindley D A. “CASMI TSCC Launch Event, Paris, France, July 2013：An Assessment of the Key Barriers to the Commercialization and Clinical Adoption of Pluripotent Stem Cell Therapies.” Rejuvenation Res. 2014 Feb 1；17（1）：84-88.

［5］ French A, Suh J Y . “Global strategic partnerships in regenerative medicine.” Trends Biotechnol. 2014 Sep；32（9）：436-440.

［6］ Brindley D A, French A, Suh J, Pinedo-Villanueva R, et al. “The Implementation of Novel Collaborative Structures for the Identification and Resolution of Barriers to Pluripotent Stem Cell Translation.” Stem Cells Dev. 2013 Dec 1；22（Suppl 1）：63-72.

［7］ Daley GQ. “The promise and perils of stem cell therapeutics.” Cell Stem Cell. 2012 Jun 14；10（6）：740-749.

［8］ Fink D W. “FDA Regulation of Stem Cell Therapeutics.” Science. 2009 Jun 26；

324：1662.

[9] PAS 83：2012 Developing human cells for clinical applications in the European Union and the United States. 2012.

[10] 自体产品使用患者自身的细胞进行治疗，而异体产品则使用细胞捐赠者的细胞治疗其他患者。对于每一个需要自体治疗的新患者，都需要一个新的生产过程。异体治疗产品与传统的药品更为相似，其单次生产过程可以生产出用于多位患者的产品。

[11] Tissues and Cells. EC website. https：//ec.europa.eu/ health/blood_tissues_organs/tissues_en. Accessed 15 July 2020.

[12] Cellular and Gene Therapy Products. FDA website. https：//www.fda.gov/vaccines–blood–biologics/cellu–lar–gene–therapy–products. Accessed 15 July 2020.

[13] Regulation（EC）No. 1394/2007 of the European Parliament and of the Council of 13 November 2007 on advanced therapy medicinal products and amending Directive 2001/83/EC and Regulation（EC）No. 726/2004. https：//eur–lex.europa.eu/LexUriServ/LexUriServ.do?uri=O–J：L：2007：324：0121：0137：en：PDF. Accessed 15 July 2020.

[14] 21 CFR Part 3.2. Combination Product Definition：Combination Product Types. FDA website. https：//www.fda.gov/combination–products/about–combination–products/combination–product–definition–com–bination–product–types. Accessed 15 July 2020.

[15] Frequently Asked Questions About Combination Products. FDA website. http：//www.fda.gov/ CombinationProducts/AboutCombinationProducts/ucm101496.htm. Accessed 15 July 2020.

[16] 21 CFR Part 812 Investigational Device Exemptions. FDA website. https：//www.accessdata.fda.gov/scripts/ cdrh/cfdocs/cfcfr/CFRSearch.cfm?CFRPart=812. Accessed 15 July 2020.

[17] Siegel E B. "Detailed Regulatory Approaches to Development, Review and Approval." Development and Approval of Combination Products：A Regulatory Perspective. John Wiley and Sons. 2008.

[18] Approved Cellular and Gene Therapy Products. FDA website. https：//www.fda.

gov/vaccines-blood-bio-logics/cellular-gene-therapy-products/approved-cellular-and-gene-therapy-products. Accessed 15 July 2020.

[19] 21 CFR Part 4 Regulation of Combination Products. FDA website. https：//www.accessdata.fda.gov/scripts/ cdrh/cfdocs/cfcfr/CFRSearch.cfm?CFRPart=4&-showFR=1. Accessed 15 July 2020.

[20] 术中（Intra-operative）是指在同一手术过程中采集、处理和使用细胞。处理过程可能包括从组织样本中浓缩特定的细胞类型，目的是将浓缩的细胞植入另一位置。例如，这种方法已应用于浓缩骨髓中的特定细胞来修复骨缺陷。

[21] Lee P S. “The Changing Regulatory Landscape for Cell Therapy Products in the US and EU.” Cytotherapy. June 2016. Volume 18, Issue 6, S48. Accessed 15 July 2020.

[22] US FDA Guidance Regulatory Considerations for Human Cells, Tissues, and Cellular and Tissue-Based Products：Minimal Manipulation and Homologous Use. November 2017.

[23] Guidance for Industry and FDA Staff—Devices Used to Process Human Cells, Tissues, and Cellular and Tissue-Based Products（HCT/Ps）. FDA website. http：// www.fda.gov/RegulatoryInformation/Guidances/ ucm126052.htm. Accessed 15 July 2020.

[24] Advanced Therapy Classification. https：//www.ema. europa.eu/en/human-regulatory/marketing-authorisa-tion/advanced-therapies/advanced-therapy-classifica-tion. Accessed 20 July 2020.

[25] Committee for Advanced Therapies（CAT）. EMA website. https：//www.ema.europa.eu/en/committees/ committee-advanced-therapies-cat. Accessed 15 July 2020.

[26] Detailed guidance on the request to the competent authorities for authorisation of a clinical trial on a medicinal product for human use, the notification of substantial amendments and the declaration of the end of the trial（CT-1）. EC website. http：//eur-lex.europa.eu/legal-content/EN/ TXT/?uri=uriserv：OJ.C_.2010.082.01.0001.01.ENG. Accessed 15 July 2020.

[27] Quality and safety of human organs, tissues and cells if there’s a no-deal Brexit.

Gov.UK website. https：//www.gov.uk/guidance/quality–and–safety–of–human–organs–tissues–and–cells–if–the–uk–leaves–the–eu–without–a–deal. Accessed 15 July 2020.

[28] Bravery C. "A CATalyst for Change：Regulating Regenerative Medicines in Europe. The Delivery of Regenerative Medicines and their Impact on Healthcare." CRC Pres. 2010. p. 285–312.

[29] "Reflection paper on classification of advanced therapy medicinal products." EMA website. http：//www.ema. europa.eu/docs/en_GB/document_library/Scientific_ guideline/2012/12/WC500136422.pdf. Accessed 15 July 2020.

[30] EMA/CAT/224106/2015 Committee for Advanced Therapies (CAT). 28 May 2015. Overview of comments received on "Reflection paper on classification of advanced therapy medicinal products." (EMA/CAT/600280/2010 Rev. 1) EMA website. https:// www.ema.europa.eu/en/documents/comments/over– view–comments–received–reflection–paper–classifica– tion–advanced–therapy–medicinal–products_en.pdf. Accessed 15 July 2020.

[31] Cyranoski D. "Japan to offer fast–track approval path for stem cell therapies." Nat Med. 2013 May；19（5）：510–510.

[32] Regulatory Considerations for Human Cells, Tissues, and Cellular and Tissue Based Products：Minimal Manipulation and Homologous use：Guidance for Industry and Food and Drug Administration Staff. December 2017. https：//www.fda.gov/regulatory–information/ search–fda–guidance–documents/regulatory–consid–erations–human–cells–tissues–and–cellular–and–tis–sue–based–products–minimal. Accessed 16 July 2020.

[33] Cellular and Gene Therapy Guidances. FDA website. https：//www.fda.gov/vaccines–blood–biologics/biologics–guidances/cellular–gene–therapy–guidances. Accessed 16 July 2020.

[34] EudraLex The Rules Governing Medicinal Products in the European Union. Volume 4：EU Guidelines for Good Manufacturing Practice for Medicinal Products for Human and Veterinary Use. EC website. http：//ec.euro– pa.eu/health/files/eudralex/vol–4/vol4–an2__2012–06_ en.pdf. Accessed 16 July 2020.

[35] Brindley D A, French A, Baptista R, Timmins N, Adams T, Wall I, et al.

"Cell Therapy Bioprocessing Technologies and Indicators of Technological Convergence." BioProcess Int. 2014.

[36] Lopez F, Bartolo C D, Piazza T, Passannanti A, Gerlach J C, Gridelli B, et al. "A Quality Risk Management Model Approach for Cell Therapy Manufacturing." Risk Anal. 2010; 30(12): 1857–1871.

[37] Guidelines of 5 November 2013 on Good Distribution Practice of medicinal products for human use. EUR–Lex website. http: //eur–lex.europa.eu/LexUriServ/LexUriServ.do?uri=O– J: C: 2013: 343: 0001: 0014: EN: PDF. Accessed 2 March 2016.

[38] Wartolowska K, Judge A, Hopewell S, Collins G S, Dean B J F, Rombach I, et al. "Use of placebo controls in the evaluation of surgery: systematic review." BMJ. 2014 May 21; 348(may21 2): 3253–3254.

[39] Gross R E, Watts R L, Hauser R A, Bakay R A, Reichmann H, von Kummer R, et al. "Intrastriatal transplantation of microcarrier–bound human retinal pigment epithelial cells versus sham surgery in patients with advanced Parkinson' s disease: a double–blind, randomised, controlled trial." Lancet Neurol. 2011 Jun; 10(6): 509–519.

[40] FDA Warns About Stem Cell Therapies. FDA website. https: //www.fda.gov/consumers/consumer–up–dates/fda–warns–about–stem–cell–therapies. Accessed 16 July 2020.

[41] George B. "Regulations and guidelines governing stem cell based products: Clinical considerations." Perspect Clin Res. 2011; 2(3): 94–99.

[42] Guidelines for the Clinical Translation of Stem Cells. ISSCR website. http: //www.isscr.org/docs/de–fault–source/clin–trans–guidelines/isscrglclinicaltrans.pdf. Accessed 16 July 2020.

本文节选自《全球医疗器械监管战略》（原著第二版）第 19 章。

化妆品监管

化妆品小样经营活动规范指引及监管策略研究

欧盟化妆品监管法规及启示

以中长链脂肪酸及其甘油酯类为例实践分组 / 交叉参照方法在化妆品安全评估中的应用

化妆品小样经营活动规范指引及监管策略研究

陈晋华[1]、杨绎雯[1]、黄维丹[1]、晏焕新[1]、陈逸峰[1]、吴辰[1]、宋思根[1]
1. 上海市药品监督管理局课题组

摘要：本课题以规范指引化妆品小样经营活动为研究目标，立足构建健康安全的良好化妆品消费环境，营造公平透明、可预期的营商环境，促进化妆品产业高质量发展，对监管和行业提出可资借鉴的意见与建议。课题主要采用文献研究、访谈调研、数据分析等方法。通过对本市化妆品小样经营业态现状和发展趋势、法律法规等进行梳理分析，借鉴国内外治理经验，深入探索化妆品小样经营合规要求，拟定《上海市化妆品小样经营活动规范指引》，旨在进一步指导和规范化妆品小样经营行为，保障消费者合法权益。同时，结合近两年上海市化妆品经营监管情况和案件分析，深入挖掘化妆品小样经营风险关键点，提出精准有效的监管措施，拟定《上海市化妆品小样经营日常监督检查工作规范》。

关键词：化妆品小样规范指引监管策略

一、研究背景及意义：上海化妆品小样经营活动及市场现状分析

近年来，我国化妆品行业蓬勃发展，消费者对高品质、高科技及时尚、高端美妆产品的化妆品需求不断上升。据国家统计局公布的数据显示，2023 年我国化妆品类社会消费品零售总额为 4142 亿元，同比增长 5.1%。[1] 与此同时，化妆品新业态不断涌现，化妆品小样正是其中之一。

（一）化妆品小样消费市场发展现状

为充分了解本市化妆品小样消费市场现状，课题组开展了上海市消费群体化妆品小样问卷调查。从回收的 343 份问卷调查结果显示，69.09% 的受访者对小样有一定了解，82.8% 受访者有过化妆品小样的购买和使用经历；在使用化妆品小样的原因方面，92.61% 的受访者表示因方便旅行携带，另有 70.77% 受访者是为了试用新品以及 63.03% 的受访者认为试用小样的试错成本低（图 1）。此外，39.08% 的受访者认为化妆品小样综合性价比优于正装。调查结果显示，因便携、性价比高，以及能满足试用新品和试错成本低的需求，小样被消费者广泛接受，化妆品小样消费市场呈现多样化的趋势。

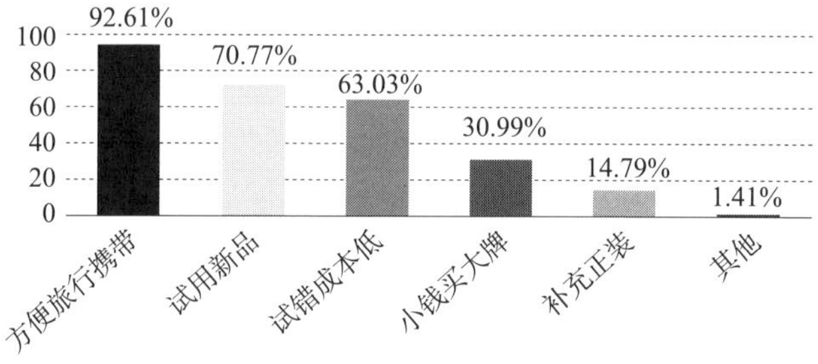

图 1　受访人员使用化妆品小样的原因

此外，消费者对于付费购买化妆品小样的意愿较高，有超过五成的受访者有意愿购买化妆品小样，其中 33.1% 的受访者“可能愿意”付费购买化妆品小样，“非常愿意”的受访者占比 23.94%（图 2）。同时，77.26% 的受访人员认为未来可能会付费购买化妆品小样。可见，化妆品小样具有较好的市场前景。

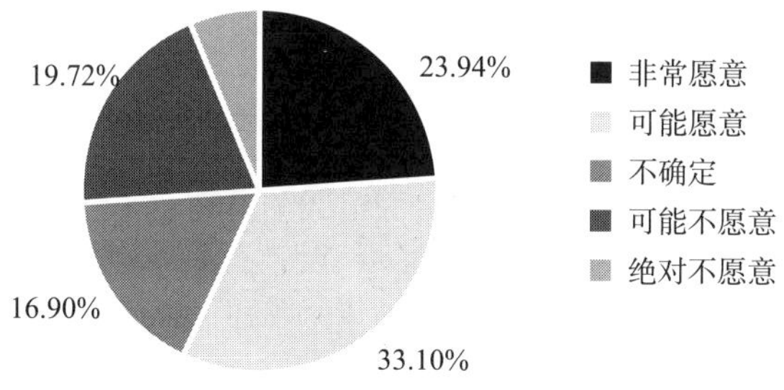

图 2　受访人员对化妆品小样的购买意愿

旺盛的消费需求得到生产企业的积极响应。课题组面向本市化妆品生产企业、注册人、备案人、境内责任人开展问卷调查，结果显示，49.51% 受访企业涉足化妆品小样的生产。

（二）化妆品小样网络经营市场发展现状

随着网络销售模式的兴起，化妆品消费市场容量不断扩大。化妆品小样已不再是专柜专属的拉新、优惠或附赠的工具。在网购平台上，化妆品小样销售有独立的细分市场。通过淘宝搜索可以发现，护肤品小样店铺数量为一万多家，按单位容量换算，价格为正装原价的 1/4~1/2，相当于在原价基础上打 2~5 折[2]。在小红书搜索“小样”，有百万篇笔记分享线上购买大牌小样的攻略和使用感受，最高笔记的点赞数高达 15 万以上，收藏数量高达 13 万，主要内容是分享线上靠谱的小样店铺，这反映出化妆品小样的价格和质量对消费者颇具吸引力。

（三）化妆品小样经营发展现状

化妆品小样是企业开展品牌推广、培养潜在客户的方式之一。近两年，部分商家瞄准商机，将高性价比或者较高知名度的化妆品品牌小样作为吸引客户的卖点，进行差异化竞争，吸引更多客流，提升门店销量，客观上推动了线下新型化妆品小样集合店快速发展，加速了小样从“赠品”向“商品”的转变。课题组面向本市化妆品行业开展问卷调查的结果显示，超过一半受访企业在化妆品小样上选择仅“赠送”（53.92%）的经营方式，其次为“赠送、销售并存”（40.2%），选择“仅销售”的占比仅 3.92%。综合统计后，“销售”占比 44.12%、“赠送”占比高达 94.12%（图 3）。这意味着化妆品小样的经营方式以赠送为主，但是“销售”的占比不容小觑。

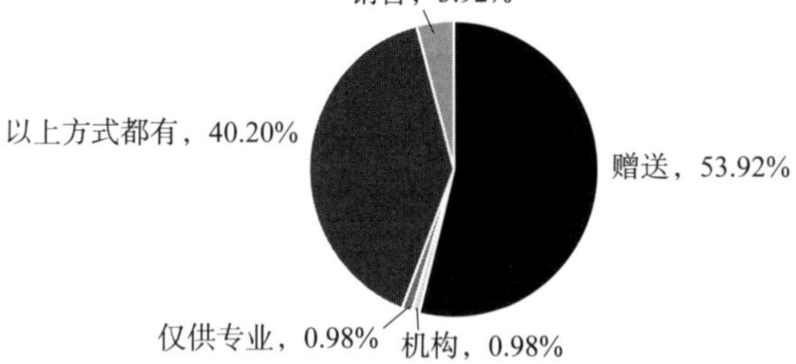

图 3　化妆品小样的经营方式

在多元化经营模式之下，化妆品生产经营者对于化妆品小样的定位仍是随正装产品使用，但同样重视独立的小样消费市场。问卷调查结果显示，94.66% 的受访企业选择将化妆品小样随正装产品赠送给消费者试用（图 4）。

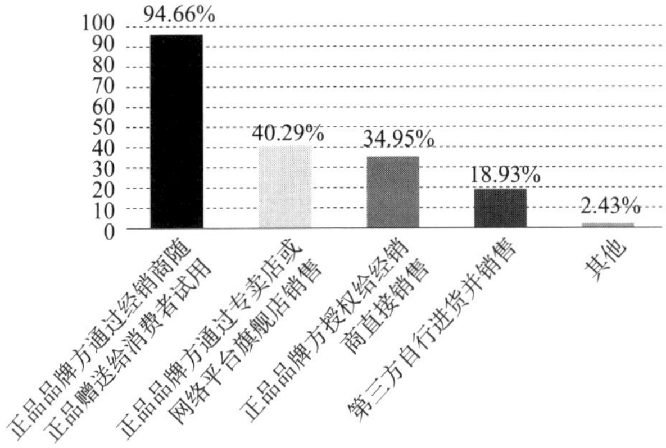

图 4　化妆品小样的主要销售模式

（四）化妆品小样经营潜在安全风险状况

随着消费观念的改变，线上线下的化妆品小样经营活动频繁，被称为“小样经济”的新模式应运而生。由于化妆品小样的销售行为与“赠送 / 试用 / 体验”等推广活动相互交织，部分企业对经营合规性要求以及普通消费者对于其在小样产品消费中的权益保护等易产生误解，潜在安全风险问题日益突出。如产品来源不明、质量无法保证、标签信息不完整、消费者维权难度大等实际问题[3]频现。这些问题不仅严重侵犯了消费者的合法权益，触及了法律法规的红线，而且也与“小样经济”应良性健康发展背道而驰。因此，探索化妆品小样经营活动主要风险与挑战，研究化妆品小样经营规范指引及监管策略具有重要的现实意义。

二、化妆品小样经营活动相关概念界定

（一）相关概念释义的挑战

化妆品小样的概念以及其与正装产品的关系是规范化妆品小样经营活动

的关键要素。目前，“化妆品小样”的定义存在较大的释义分歧，同时，对于化妆品小样定义中是否涉及容量及其表述也具有广泛争议。课题组调研发现，认为系规格较小的产品占比 36.27%，34.15% 的受访者则认为化妆品小样或者试用装的剂量应该相当于正装四分之一（图 5）。然而超七成的受访者认为“试用品”（74.65%）、“试用装”（73.94%）、“体验装”（72.89%）标识可以被认定为“小样产品”（图 6）。

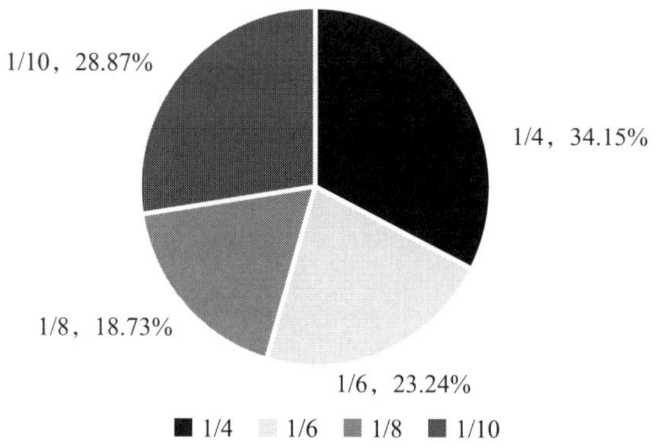

图 5　受访人员对化妆品小样或者试用装剂量的看法情况

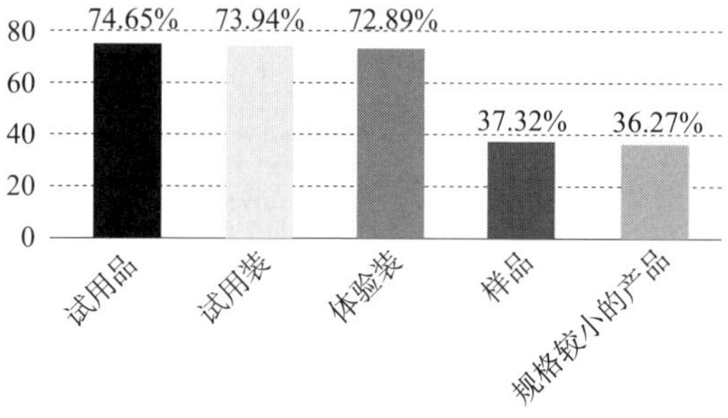

图 6　受访人员对“小样产品”标识认知情况

（二）化妆品小样产品定义及范畴的确立

明确化妆品小样的定义是规范小样经营活动的基础。调查发现，除了传统的销售外，化妆品经营活动中还经常以免费试用、赠予、兑换等形式向消费者提供小规格化妆品。小规格是化妆品小样在容量上的常见特征，但并不是唯一特征。小样产品原本依附或服务于正装产品而出现，但在后续市场流通中，可能基于不同的营销需求或盈利目的，因而产生脱离原正装产品的独立价值。

鉴于此，“小样”的含义可以包含两个要素：一是标有用于非销售目的的有关字样，如赠品、试用装、体验装、样品、非卖品等，或未标明上述字样，但实际上用作上述字样所示用途的小规格包装化妆品；二是与正常销售的包装尺寸相比，小样的包装尺寸规格更小。类似的定义出现在《徐汇区“化妆品小样”规范经营指引（试行）》，化妆品小样是指“相对于市场上销售的化妆品正装，用规格较小的容器包装的化妆品。小样产品和正装产品除规格外应保持一致，并与产品注册或者备案的相关内容一致。”

课题组经深入研究和广泛征求意见，认为化妆品小样是化妆品注册人、备案人通常以促销、宣传为目的生产，预期以免费试用、赠予、兑换等形式向消费者提供，产品标签一般标注有“赠品”“试用装”“非卖品”或者类似字样，相较于正装规格通常较小的化妆品。在课题组起草的《上海市化妆品小样经营活动规范指引》第二条中，将化妆品小样的定义概括为：本指引所称的化妆品小样是指以免费试用、赠予、兑换等促销、宣传为目的上市，相较于正装规格较小的化妆品。

（三）化妆品小样产品与正装产品关系的梳理

对于经营者，包括零售商、会员制发起人、美容美发机构等，将小样用于销售或者所谓非销售（如会员身份的对价支付物，现场使用试用等）的情形，依据上述化妆品小样定义，能够进一步明确小样产品与正装产品的关系及监管路径。

一是经营者任何声称买卖双方围绕小样的互动行为是非销售行为，并提出诸如“因小样标有赠品等相关字样而不属于销售物，不应受《化妆品监督管理条例》（以下简称《条例》）等法规文件中对‘最小销售单元’标签标识的约束”说辞的，均为误解误读或者属不诚信经营行为。因为小样作为正装产品销售或非销售的组成部分，其销售性质不因小样上是否标有相关字样而改变。

二是化妆品小样脱离正装产品进行单独销售的，应当遵守标签标识、台账管理等要求。例如，单独销售的化妆品小样不应改变或污损品牌商或进口商的原包装和所贴标签，不得对原包装中的内容物进行更小包装的拆分灌装或添加其他内容物，再进行售卖。同时，从事化妆品小样经营活动的经营者应保留小样来源和内部流转可追溯的原始单据和责任人名单，或出具品牌商同意小样与正装产品解绑并单独售卖的知情同意书，并在销售时告知顾客，确保顾客知情权。此外，经营者须保留小样的进货证明。

三、化妆品小样经营活动存在的主要风险与挑战

（一）法规要求尚不够明确

课题组调研发现，本市化妆品小样生产基本与化妆品正装产品生产相一致，主要挑战在于小样产品生产的留样、标签标识、产品包装等方面缺乏统一、明确的法规要求。比如留样方面，有 10% 的受访企业认为小样不需要进行留样，这可能导致产品追溯困难的潜在风险。

问卷调查结果显示，在化妆品小样产品包装和标签标识方面，18.63% 的受访企业认为化妆品小样标签与正装产品有所区别，反映了当前对化妆品小样生产环节的标签标识的认知没有完全统一，仍有部分标签存在差异。此外，产品包装信息方面中文标签（94.66%）、生产批号（94.17%）、生产厂家（84.95%）等信息占比较高；成分信息（75.73%）和使用说明（77.67%）也受到企业重视（图 7）。这反映出企业对化妆品小样的包装和标签信息的需求较为相近，提示监管部门在小样的标签标识方面的规定应进一步予以明确、规范和统一。

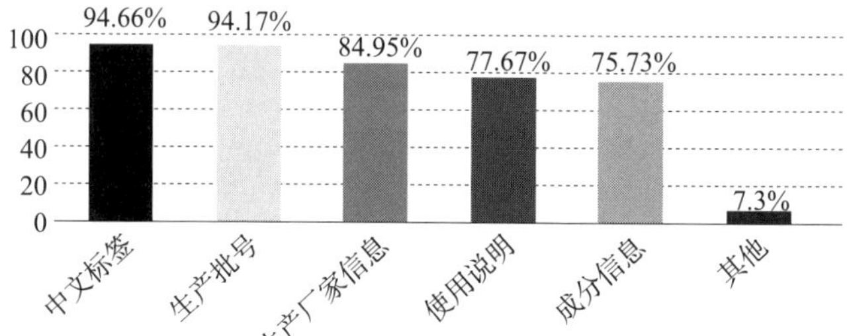

图 7　化妆品小样产品包装和标签信息的认知

此外，经营环节进货查验同样因为法规的不完善导致执法面临较大难度。主要表现为，小样进货渠道比正装产品更为复杂多样，有从品牌代理商手中购进，也有辗转多次从多级批发商处订购，还有通过网络采购或海淘境外采购进行二次销售。企业进货查验制度未履行或履行不到位、未索票索证、购销台账不规范等问题非常普遍，缺乏从生产、流通到使用各环节的信息记录，

给监管取证带来极大困难。

类似的，因法规制度不够明确，导致小样注册备案信息核验困难，监管实际中，执法人员经常遇到小样产品备案信息难以准确掌握的情况。对特殊化妆品而言，监管人员通过注册证通常能够准确查询到该产品的各种大小规格，但对普通化妆品来说，监管人员通过备案系统，往往无法准确获取同一普通化妆品项下较小规格的备案信息（例如产品 A，存在 100mL、30mL、5mL 三种形式规格，但备案系统不能查询到其所有规格，且上传的标签往往只是一个大规格产品的标签）。如化妆品注册人、备案人属外省市的，往往还需要通过协查来确定产品备案的准确情况。

（二）主体责任落实尚不到位

部分化妆品小样经营者的内部管理不太规范，特别是主体责任不履行或履行不到位的情况较为普遍。例如，不履行批次管理、台账管理、建立进货查验制度、产品上市后不良反应监测职责等。

问卷调查结果显示，6.86% 受访企业未对赠送、试用小样进行批次管理，5.88% 受访企业对赠送、试用小样不执行《进货查验记录制度》。执行《进货查验记录制度》的受访企业中，其主要记录内容有使用期限（90.63%）、批号（89.58%）等（图 8）。这意味着企业对于小样产品进货查验记录内容较为单一，关键产品信息和进货来源信息存在缺失，存在产品无法追溯、产品来源不明等风险隐患。

此外，8.74% 的受访企业不清楚顾客使用小样遇到过敏不适等反应是否需要在国家化妆品不良反应监测系统中上报。调查数据表明，仍有十分之一的企业不清楚化妆品小样的质量安全出现问题后如何处置，反映出化妆品小样经营者对履行经营主体责任规定的认识还不清晰。

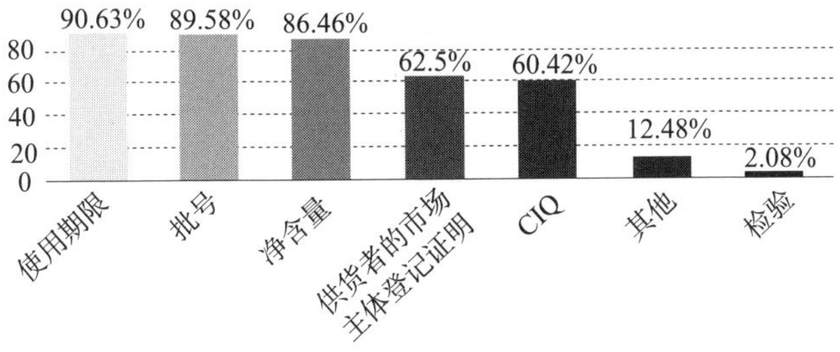

图 8　执行《进货查验记录制度》主要包括的记录情况

（三）消费者权益受损情况时有发生

问卷调查结果显示，67.25% 的受访人员认为在购买化妆品小样的过程中，最突出的问题是难辨真伪（图 9）。监管中也发现，有部分化妆品小样专卖店铺同时售卖正装产品，并附赠一批相配套的小样，还存在将真假小样混合销售的情况，致使消费者权益受损，甚至存在以真小样的发票来作为假小样的台账，以应付监管部门检查或者消费者投诉的违法行为。

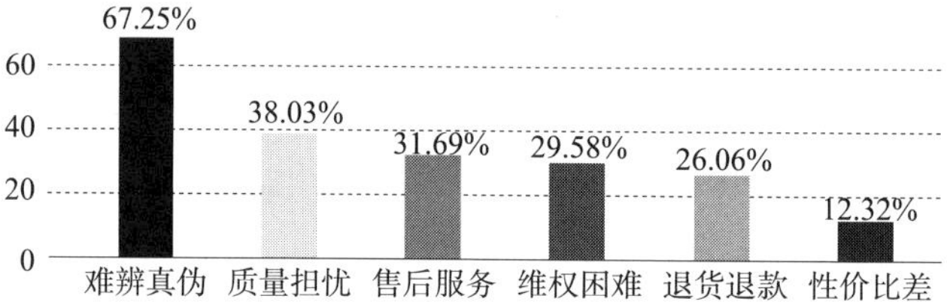

图 9　受访人员购买化妆品小样中遇到的突出问题

除了真假掺杂难辨，部分商家去除了小样瓶身上的生产批号，导致消费者无法获取小样的真实生产日期和其他信息，也可能掩盖了售卖假冒伪劣甚至过期小样的事实[4]，加剧对消费者权益的侵害。

（四）产品标签标识问题突出

化妆品小样产品标签标识问题加大了监管部门在市场流通环节的监管压力。问卷调查结果显示，受访企业选择标识为“非卖品”的占比最高（38.24%），其次为“试用装”（27.45%）。“赠品”“体验装”“机构专用”等标识同样有所出现（图 10）。这反映出当前市场上化妆品小样的标识较为混乱，各式各样的标识用语均在市场上有所流通，存在误导消费者的潜在风险。

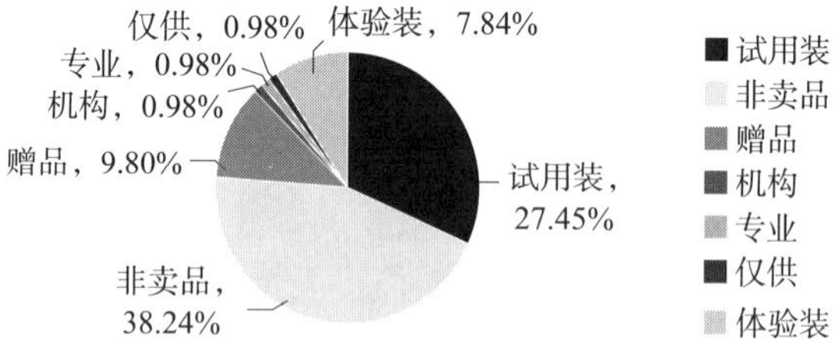

图 10　化妆品小样的标识情况

尚在过渡期内的小样标签规定加剧了执法困难。《化妆品标签管理办法》自 2022 年 5 月 1 日起实施，并明确对于此前已注册或备案的化妆品，给予一定的过渡期，应当在 2023 年 5 月 1 日前更新不合规标签。2023 年 5 月 1 日前生产上市且正常流通的化妆品小样，很多都存在标签不完善的现象，进一步加大了执法难度。另外，强制性国家标准《消费品使用说明化妆品通用标签》（GB5296.3—2008）的规定仍现行有效，其中对于净含量不大于 15g 或 15mL 的产品标注、供消费者免费使用并有相应标识（赠品、非卖品）的化妆品有可以免除标注的内容[5]。与现行的《条例》第三十五条、第三十六条要求最小销售单元应当有标签，且标签应当标注的内容不完全一致。

（五）监管执法力度不足

部分小样实体店存在经营者擅自分装再销售的严重违法行为。主要表现为商家自行采购正装化妆品进行二次分装，以化妆品小样销售提高利润。分装大多以品牌香水、遮瑕、腮红、高光、眼影等用量较小、个性化差异大的彩妆为主。因未经许可的个人分装在环境卫生、操作方式、包材材料等方面无法确保产品质量安全，在现行的法规中属于明确的违法行为。该途径获取利润高，受众群体广，不法商家往往通过电商平台以直播带货的形式进行销售，隐匿性强。目前对此类直播带货的监测手段有限，调查取证存有一定的难度。尤其是化妆品小样这类经营形式较为隐蔽，底数不清的产品类型，目前仍存在不少实际困难及监管挑战。

（六）网络经营渠道监管亟需加强

在化妆品小样网络经营渠道中，也出现了较多严重违法行为。例如，销售无中文标签化妆品小样，问题主要表现为化妆品小样来源渠道不明，有假货，有海淘走私二次销售，也有国内代理商未加贴中文标签的产品等。调研发现，部分平台内化妆品经营者在入驻、上传经营产品时未提交相关真实、有效的资质材料，并通过各种手段规避平台监测，例如以虚假身份信息登记注册账号、选取其他非化妆品品类进行上架、模糊关键字段等，导致平台通过常规技术筛查较难发现其违法销售行为。不法网络商家通过各类型途径钻空子，甚至不惜采用违法成本低的关店重来等手段，给平台实施监测、网络巡查等都带来了极大的困难，加剧了网络经营乱象。与此同时，平台的约束管理机制及违法行为技术抓取能力也有待加强。

四、化妆品小样经营活动国内外法律法规借鉴

（一）我国化妆品小样经营活动相关法律法规

在我国，化妆品小样经营活动尚无单独法规文件规制，需遵循现行化妆品法规框架体系，即《化妆品监督管理条例》及其配套规章和制度文件；同时，还包括遵守消费者权益保护、价格、商标和广告等相关法律法规。在梳理总结化妆品正装产品适用的法规文件的基础上，化妆品小样应当关注以下 5 个方面。

一是标签标识适用标准。根据《条例》和《化妆品标签管理办法》（以下简称《办法》），化妆品的最小销售单元应当有标签，标签清晰、持久，易于辨认、识读等，同时明确了化妆品最小销售单元的定义以及包装标签的适用标准，并明确要求“非卖品”也须标注中文名称，对“小规格包装产品”也进行了特别规定（表 1）。《条例》并明确了化妆品标签应当标注的 8 项内容以及禁止标注的 4 项内容。

表 1　我国化妆品标签标识法规要求

《条例》第三十五条	化妆品的最小销售单元应当有标签。标签应当符合相关法律、行政法规、强制性国家标准，内容真实、完整、准确
《条例》第三十六条	化妆品标签应当表明化妆品生产许可证编号、产品执行的标准编号、全成分等内容
《办法》第十七条	化妆品净含量不大于 15g 或者 15ml 的小规格包装产品，仅需在销售包装可视面标注产品中文名称、特殊化妆品注册证书编号、注册人或者备案人的名称、净含量、使用期限等信息，其他应当标注的信息可以标注在随附于产品的说明书中。具有包装盒的小规格包装产品，还应当同时在直接接触内容物的包装容器上标注产品中文名称和使用期限
《办法》第二十一条	以免费试用、赠予、兑换等形式向消费者提供的化妆品，其标签适用本办法

二是质量安全主体责任要求。《条例》规定了多个质量安全主体的责任，如化妆品注册人、备案人应当按照《化妆品生产质量管理规范》要求建立并

执行包括化妆品小样在内的产品销售记录制度、进货查验记录制度、贮存、运输化妆品要求等；电子商务平台经营者应当承担平台内化妆品经营者管理责任；平台内化妆品经营者应当全面、真实、准确、及时披露所经营化妆品的信息等。

三是生产经营违法行为法律责任。《条例》对化妆品生产经营违法行为明确了严格的法律责任，包括罚款、没收违法所得、从业禁止以及追究刑事责任等（表 2）。

表 2　化妆品生产经营罚则

《条例》第六十条	化妆品经营者存在擅自配制化妆品，或者经营变质、超过使用期限的化妆品情形的，由负责药品监督管理的部门没收违法所得、违法生产经营的化妆品和专门用于违法生产经营的原料、包装材料、工具、设备等物品；违法生产经营的化妆品货值金额不足 1 万元的，并处 1 万元以上 5 万元以下罚款；货值金额 1 万元以上的，并处货值金额 5 倍以上 20 倍以下罚款；情节严重的，责令停产停业、由备案部门取消备案或者由原发证部门吊销化妆品许可证件，对违法单位的法定代表人或者主要负责人、直接负责的主管人员和其他直接责任人员处以其上一年度从本单位取得收入的 1 倍以上 3 倍以下罚款，10 年内禁止其从事化妆品生产经营活动；构成犯罪的，依法追究刑事责任
《条例》第六十一条	上市销售、经营或者进口未备案的普通化妆品或者生产经营标签不符合本条例规定的化妆品的，由负责药品监督管理的部门没收违法所得、违法生产经营的化妆品，并可以没收专门用于违法生产经营的原料、包装材料、工具、设备等物品；违法生产经营的化妆品货值金额不足 1 万元的，并处 1 万元以上 3 万元以下罚款；货值金额 1 万元以上的，并处货值金额 3 倍以上 10 倍以下罚款；情节严重的，责令停产停业、由备案部门取消备案或者由原发证部门吊销化妆品许可证件，对违法单位的法定代表人或者主要负责人、直接负责的主管人员和其他直接责任人员处以其上一年度从本单位取得收入的 1 倍以上 2 倍以下罚款，5 年内禁止其从事化妆品生产经营活动

四是化妆品广告的监督管理。《条例》规定，化妆品广告内容应当真实、合法。化妆品广告不得明示或者暗示产品具有医疗作用，不得含有虚假或者引人误解的内容，不得欺骗、误导消费者。

五是多领域法律法规的共同约束。除了针对产品质量安全、广告宣传的法律法规以外，在大市场监管体系下，消费者权益保护、电子商务、专利保护等方面，都有相应法规制度对化妆品小样经营活动予以规制，基本涵盖了化妆品小样生产经营全生命周期。例如，从事化妆品经营活动应当遵守《中华人民共和国消费者权益保护法》的规定，不得故意拖延或者无理拒绝消费者合法诉求，保障消费者的合法权益。化妆品销售应当按不同规格明码标价，不得有价格欺诈行为（表 3）。

表 3　我国化妆品相关的法律法规条款

化妆品产品法律法规	《化妆品注册备案管理办法》《化妆品功效宣称评价规范》《化妆品安全评估技术导则（2021 年版）》《化妆品分类规则和分类目录》《化妆品标签管理办法》《儿童化妆品监督管理规定》
其他化妆品小样适用的法律法规	《中华人民共和国消费者权益保护法》《中华人民共和国反不正当竞争法》《中华人民共和国价格法》《中华人民共和国电子商务法》《中华人民共和国网络安全法》《中华人民共和国商标法》《中华人民共和国专利法》《中华人民共和国英雄烈士保护法》

综上所述，我国化妆品小样经营活动需要严格遵守化妆品相关法律法规，其层级不同，领域交叉，数量较大。为促进化妆品行业合法、合规、高质量发展，监管部门应当适时为化妆品小样经营活动提供相应政策指导和规范指引，提供切实有力的制度保障。

（二）国外化妆品小样经营活动相关法律法规

目前，欧美、韩国、日本等国家和地区也无专门针对化妆品小样经营活动单独的法规文件，均体现为法规文件中的相关条款。在小样的标签标识要求上，均有较为具体的规定。其中，欧盟和日本有小样标签标识豁免条款，主要是对体积较小的小样产品可免于标注非重要信息，例如内容物、使用日期等。韩国和美国则明确规定了小样必须标注的内容，例如生产编号和警示用语等。根据小样非销售的特性，美国和韩国有明确禁止销售的规定（表 4）。

此外，韩国对于赠送和非卖品在税款方面有一定的减免政策。例如，韩国对赠送的产品不缴纳增值税；考虑到非卖品是商家支付购买费用后进口的，所以进口时要缴纳关税。此外，研究用、非赠送给消费者的样品等，若关税不足 1 万韩元，就不需要缴纳。

表 4 欧、美、日、韩化妆品小样相关规定[6-9]

法规	内容	具体规定
欧盟法规 ECNo.1223/2009 第六章消费者信息条款	标签豁免条款	在包装的同时需要标注内容物的重量或体积，除了以下情况：包装容量小于 5 克或 5 毫升、免费样品和一次性包装的；预先包装的一般以包装规格售出，因为其重量或体积的详细信息是不重要的，不需要提供内容物，项目数显示在包装上。如果项目数从外包装容易看到或产品一般仅限于单独销售，这个信息不需要提供
美国《联邦食品、药品和化妆品法》（即《FDC 法》）	标签要求	如有外盒，外盒上需要标注的内容：产品名称；净含量；经销商信息（名称 + 地址）；全成分；警示用语；使用方法。内盒包装：净含量；经销商信息；警示用语；使用方法
	禁止销售	要求非卖品在标签上加备注：非卖品不得售卖 / 零售
韩国《化妆品法》《化妆品法施行规则》	标签要求	第 1 次包装或第 2 次包装不能标注化妆品名称、化妆品责任销售商商号、非卖品标识、生产编号和使用期限或开封后使用期限（开封后使用期限同时标记生产年月日），为了能够立即确认所有成分，在包装上填写电话号码或主页地址［标注事项（施行规则第 19 条）］
	禁止销售	为宣传、促进销售而非销售目的的产品，事先为消费者试验、使用而制造或进口的化妆品，不得以销售、销售为目的存放、陈列
日本《关于化妆品标识的公平竞争规约实施规则》	标签豁免条款	由 2 毫升以下直接的容器或直接的被包或超过 2 毫升 10 毫升以下的玻璃及其他类似材质构成的直接的容器，其记载事项被收纳在直接印刷在该容器上的化妆品，由于显示面积狭窄，所以不能清楚地显示规章规定的事项，并且在下表的左栏的事项显示在外部的容器或外部的被包上的情况下，作为特例，可以在该容器中如右栏那样省略该左栏的事项；制造销售商的姓名或者根据名称及地址制造销售商的简称或商标法注册的制造销售商的商标；可以省略制造编号或制造符号，可以省略使用期限；在外部的容器或外部的被包上显示“原产国名”的情况下，可以省略直接的容器或直接的被包上的显示。在化妆品中附加的使用说明书等上显示“使用上或保管上的注意”的情况下，可以省略容器等的显示。在化妆品中附加的使用说明书等中显示了“咨询处”的情况下，可以省略容器等的显示

五、化妆品小样经营活动规范及监管举措

根据化妆品小样经营市场现状及业态发展趋势，结合监管实际，通过对上海化妆品小样经营风险点和挑战的分析，提出以下监管举措。

（一）建立健全化妆品小样经营相关规定

例如，根据《化妆品生产经营监督管理办法》（国家市场监督管理总局令第46号）第三十一条、《国家药监局关于贯彻执行〈化妆品生产经营监督管理办法〉有关事项的公告》（2021年第140号）等相关规定要求，境外化妆品注册人、备案人应当对进口每批次产品进行留样。调研中企业反映执行困难比较大，留样管理上不统一。建议在法规文件中明确，建立集中留样库，有助于规范化、标准化的统一管理。当小样产品在抽检中被判定不合格或涉嫌假冒时，企业可以通过检验同批次留样产品的方式自证清白，保护自身合法权益。

此外，应加强化妆品小样经营活动制度研究，包括留样制度、进货查验制度、产品资质审查制度、标签管理制度、产品宣称规范、客户投诉处理、不良反应报告等，及时出台《上海市化妆品小样经营活动规范指引》。

（二）落实化妆品小样经营各方主体责任

在产品注册备案环节，建议明确注册人、备案人详细备注所有规格产品的要求。从销售源头管控上，注册人、备案人应建立并执行包括化妆品小样在内的产品销售记录制度，并确保所销售产品的出货单据、销售记录与货品实物一致。生产者在生产环节要落实规范生产、完善标签信息、留样管理等责任。化妆品小样经营者履行好进货记录、规范售卖、核验标签信息、不良反应报告等责任，确保产品可追溯性。

化妆品小样经营活动涉及网络平台、集合店、营销推广公司等，其经营规模和管理水平参差不齐，对法律法规的理解和执行也存在较大差异。2023年5月，广州市地方标准《化妆品经营质量管理规范》实施，该规范规定了化妆品经营企业职责、制度建设、人员要求、质量管理、档案管理、持续改进等内容。化妆品专卖店、商超、电商平台商户等从事化妆品销售活动的经营

者，可按照该规范进行化妆品经营质量管理[10]。本市亦可参考借鉴，针对注册人、备案人、生产经营者以及电子商务平台等主体加强法规宣贯，督促其持续加强主体责任意识，要求从事化妆品小样生产经营活动各方主体切实履行责任。

（三）强化化妆品小样消费权益保护

化妆品小样售卖场所除传统美妆店外，还包括电影院、健身房、咖啡馆等非传统售卖店铺，部分经营主体所售卖化妆品小样的质量难以保证。随正装产品发放化妆品小样，商家往往没有销售记录，消费者也缺乏保留相关购物凭证或记录的意识和习惯。对小样的保存和保质期，消费者往往也不及正装产品“上心”。如使用后出现皮肤问题，要证明与商品质量存在必然联系十分不易，且整个过程需要耗费大量的时间和精力，消费者通常不会为了假冒伪劣的小样而大费周折进行维权活动。根本原因在于小样价格低廉，甚至是免费赠送的产品，其支出成本与维权需要消耗的精力成反比。因此，相比正装产品而言，监管部门收到的化妆品小样投诉及举报占比较少。

因消费者对小样的理解和认识上的不到位，也缺乏相应的维权意识，这也增加了监管部门发现、识别与判断假冒伪劣行为的难度。伴随小样经营活动而来的假货、过期产品等问题，不仅会损害消费者利益，同时也会导致品牌形象受损[4]。基于此，应进一步健全消费者投诉举报处理机制，特别是在缺失销售凭证情况下，研究如何提供更加畅通的投诉方式，以减少消费者投诉的时间和精力成本。

（四）规范化妆品小样标签标识要求

《化妆品标签管理办法》要求化妆品的最小销售单元应有标签，且“标签内容应当合法、真实、完整、准确，并与产品注册或者备案的相关内容一致”，第二十一条还专门强调以免费试用、赠予、兑换等形式向消费者提供的化妆品，其标签也适用此办法。但在实际操作中，小规格产品的标签即便完整标注了全部内容，也往往因字体较小而让消费者无法辨识。品牌商在对不同产品的标签设计上也颇费脑筋，尤其是对一些规格特别小的产品，比如眉笔，难以平衡标签内容和产品的美观性。因此，对需要详细注明使用方式的产品及规格特别小的产品，建议另附说明书，鼓励经营者将用于展示、试用的化妆品小样的标签和说明书信息在经营服务场所内显著位置展示，可以利用电子显示屏、二维码或网页链接等信息化手段向消费者提供便捷查询方式；鼓励电子商务经营者通过产品详情页展示等形式将化妆品小样标签和说明书的信息告知消费者。

此外，建议在化妆品小样标签中积极探索电子标签的适用性。由于小规格产品的包装物表面积较小，无法全部标示规定的信息，解决办法是使用电子说明书补充完整相关信息，并在包装物或进口商所贴标签上标明电子说明书的二维码或网页链接，将电子说明书的纸质版放在线下实体店该商品货架的显要位置，便于顾客查看。

（五）加强化妆品小样产品执法力度

进一步优化化妆品备案系统，增加备案规格查询及显示的功能，方便执法人员及消费者及时准确查询到小样备案情况；制定《上海市化妆品小样经营日常监督检查工作规范》，强化日常监督检查重点、产品来源追溯机制、网络销售行为的监测机制等；加大化妆品小样的抽检、快检等常态化监管力度，并结合监管实际适时组织开展化妆品小样专项检查，严厉打击违法违规行为。

（六）加强化妆品小样网络经营渠道监管

尽管《化妆品网络经营监督管理办法》已对化妆品电子商务平台的管理责任作出明确规定，但监管中发现仍存在电子商务平台管理责任难以落实的问题。建议监管部门利用信息化等技术手段加强网络平台销售化妆品小样经营行为的监测，提升技术筛查能力；对本市主流平台内经营化妆品小样开展网络抽检，严厉打击销售假冒伪劣化妆品的违法行为；督促平台提升对平台内化妆品经营者的管理责任意识，完善平台针对化妆品小样销售行为的管理及约束机制；鼓励平台定期对入网经营的化妆品小样采取抽样检验的方式进行质量安全监测，主动排查入网化妆品的产品质量安全风险。

严格健全的监管体系是产品质量安全的保障。监管部门应当立足风险管理原则加强科学监管，不断提升监管能力和水平。同时，坚持监管规范与促进发展并重，不断创新监管和服务方式，积极探索“社会共治”新路径，以高效能监管推动市场公平竞争秩序稳步向好，满足公众的健康需求和对高品质生活的新期待。

参考文献

[1] 国家统计局. 2023 年 12 月份社会消费品零售总额增长 7.4% [EB/OL]. (2024-01-17) [2023-10-22]. https://www.stats.gov.cn/xxgk/sjfb/zxfb2020/202401/ t20240117_1946631.html.

[2] 雷玄. 美妆小样新市场催生监管新规 [J]. 中国质量万里行，2021,(1)：86.

[3] 李振凡. 买“非卖品”小样当心安全隐患 [J]. 法庭内外，2022 (5)：40-43.

[4] 赵丽，杨轶男.“圈粉”年轻人的化妆品小样真假几何 [N]. 法治日报，2022-02-18 (008).

[5] 编辑部. 牙膏小包装、赠品相关法律法规标准及其要求一览表 [J]. 口腔护理用品工业，2010，20 (4)：13-15.

[6] European Commission. Regulation (EC) No 1223/2009 of the European Parliament and of the Council of 30 November 2009 on cosmetic products [EB/OL]. (2009- 12-22) [2023-10-22]. https://health.ec.europa.eu/document/download/47f167ec -b5db-4ec9-9d12-3d807bf3e526_en.

[7] FDA. Federal Food, Drug, and Cosmetic Act (FD&C Act) [EB/OL]. [2023-10-23]. https://www.fda.gov/regulatory-information/ laws-enforced-fda/federal-food -drug-and-cosmetic-act-fdc-act.

[8] 韩国食品医药品安全部. 化妆品法，法律第 13117 号 [EB/OL]. (2018-12-11) [2023-10 -28].http://www.law.go.kr/LSW/lsLinkProc.do?&lsNm=%ED%99%94%EC%9E%A5%ED%92%88%EB%B2%95&chrClsCd=010202&mode=20#.

[9] 化粧品公正取引協議会. 化粧品の表示に関する公正競争規約 [EB/OL]. [2023-10- 23]. https://www.cftc.jp/kiyaku/kiyaku01. html.

[10] 黄劼. 广州《化妆品经营质量管理规范》地方标准实施 [N]. 中国消费者报，2023-05-30.

本文为上海市市场监督管理局 2024 年度政策研究课题。项目负责人：陈晋华（上海市药品监督管理局）；主要执笔人：黄维丹、杨绎雯、晏焕新、陈逸峰、吴辰、宋思根。

欧盟化妆品监管法规及启示

杨依晗[1]，苏钰[2]，杨倩[2]，吴佳宁[3]，李伟[1]
1. 上海市药品和医疗器械不良反应监测中心；2. 上海图书馆（上海科学技术情报研究所）；3. 上海中医药大学研究生院

摘要：欧盟化妆品监管体系完善、历史悠久，覆盖产品的安全评估、质量控制以及消费者权益保护环节，并延伸至环保和公平贸易等多个领域，是许多国家地区在制定或修订化妆品法规时的重要参考，对全球化妆品市场产生了深远影响。本研究深入探讨欧盟的化妆品监管主要政策，从政策制定的背景、具体内容、实施和执行等多个角度进行阐述，提出当前欧盟化妆品监管的趋势，以期为国内化妆品监管工作者提供参考。

关键词：化妆品；欧盟法规；监督管理

欧洲化妆品市场是一个庞大且多元化的市场，在全球化妆品市场中占据重要的地位。2023 年欧洲化妆品行业整体收入为 223.9 亿美元，预测 2024~2028 年，每年将以 2.93% 的增长率逐步增长。欧盟的化妆品监管工作将保护消费者健康和安全放在首位，同致力于促进国际贸易合作、维护市场准入和公平竞争，推动全球化标准制定以及提升品牌形象和鼓励市场创新。

一、欧盟化妆品监管法规的沿革与现状

（一）主要监管法规的沿革

欧盟化妆品指令 76/768/EEC 是欧盟历史上化妆品行业监管的首个规定，最初于 1976 年制定并实施，目的是确保在欧洲市场上销售的所有化妆品的安全性，并保护消费者的健康。指令包含了化妆品的定义、产品分类、安全评估要求、标签规定、禁限用物质清单，以及市场监管等方面的规定。

为了确保法规能够适应新兴的科学发现和市场需求的变化，76/768/EEC指令经历了多次修订。1993年，欧盟通过了第六次修订的化妆品指令（Directive 93/35/EEC），引入了更为严格的安全评估要求和成分限制。此次修订还特别提出了使用国际化妆品原料命名法（international nomenclature cosmetic ingredient，INCI）的完整成分标签，以及要求成员国实施有效的市场控制措施，提升了化妆品的安全性和透明度。

为在所有欧盟成员国之间建立协调且严格的监管框架，欧洲议会和理事会于2009年颁布了《欧盟化妆品法规1223/2009》[*Regulation (EC) No 1223/2009 of the European Parliament and of the Council of 30 November 2009 on cosmetic products*]，并于2013年7月全面实施，取代了原有的化妆品指令。新法规不仅全面提升了化妆品的安全评估标准，而且通过构建化妆品通报系统（cosmetic products notification portal，CPNP），加强了对市场的监管力度，确保了化妆品的安全性和合规性。

（二）主要监管法规的内容

《欧盟化妆品法规1223/2009》由10章40个条款和10个附录构成，其主要内容包括对化妆品的定义、CPNP、安全评估报告（cosmetic product safety report，CPSR）、产品信息文件（product information file，PIF）、责任人（responsible person，RP）的职责、禁止和限制使用物质的规定、致癌、致突变、致生殖毒性物质（carcinogenicity，mutagenicity，reproductive toxicity，CMR）的要求，以及纳米材料的使用规范。此外，附录部分详细列出了CPSR的格式、禁用物质清单、允许使用的着色剂、防腐剂和防晒剂等清单。值得注意的是，附录内容并非固定不变，而是会根据最新的科学发现和监管需求进行定期更新。图1为现行的《欧盟化妆品法规1223/2009》框架。

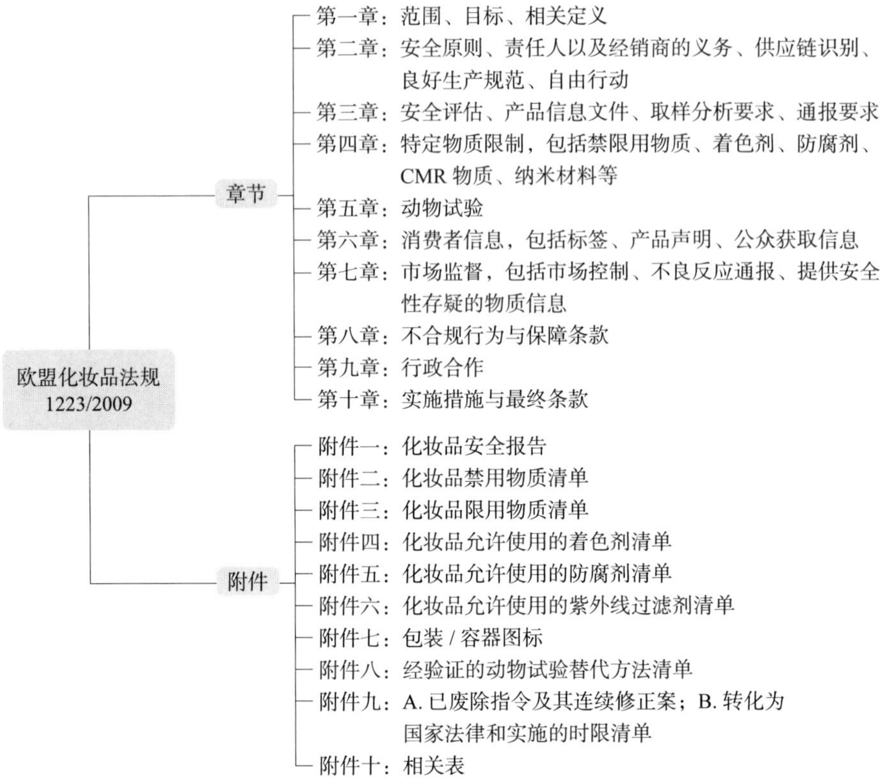

图 1　欧盟现行化妆品法规 1223/2009 框架

（三）法规体系

欧盟化妆品监管的法规体系由核心法规与相关法律规范构成。核心法规包括《欧盟化妆品法规 1223/2009》[（EC）No 1223/2009]、《化学品注册、评估、授权和限制法规》（*Registration, Evaluation, Authorization and Restriction of Chemicals*，REACH 法规）和《分类、标签和包装法规》（*Classification, Labelling and Packaging Regulation*，CLP 法规）。这些法规确立了化妆品市场的基本原则和监管框架。REACH 法规是欧盟于 2007 年正式生效的一项综合性化学品管理法规，旨在改善对人类健康和环境的保护，通过系统地收集和评估化学品信息，确保在其生命周期中对人类健康和环境的风险得到妥善管理。CLP 法规是欧盟于 2008 年颁布的一项法规，旨在统一欧盟内部对化学品的分类、标签和包装的规定，使其与全球化学品统一分类和标签制度（全球 GHS）相一致。除了核心法规，其他相关规范对核心法规中的具体制度或内容进行细化。例如，针对化妆品原料中的 CMR 物质，《欧盟化妆品法规 1223/2009》提供了原则性规定，而 CMR 物质的具体定义、分类和清单则来源于《化学物质和混合物分类、标签与包装法规》（No 1272/2008）。

此外，欧盟委员会、各成员国化妆品监管部门和消费者安全科学委员会等机构还发布了一些解释性或指导性规则，虽然这些规则不具备法律约束力，但为化妆品生产企业提供了操作性指引[1]。例如，消费者安全科学委员会在 2018 年 10 月发布了《关于化妆品成分检测及安全评估的指南》（第 10 版）[2]，该指南详细阐述了化妆品安全评估的方法和需要考虑的特殊因素，并及时更新了最新的毒理学研究成果，成为化妆品企业进行安全评估的重要参考。

二、欧盟化妆品监管的实施框架

（一）监管机构与职责

欧盟化妆品监管体系的组织结构是一个多机构协作的框架，如图 2 所示。

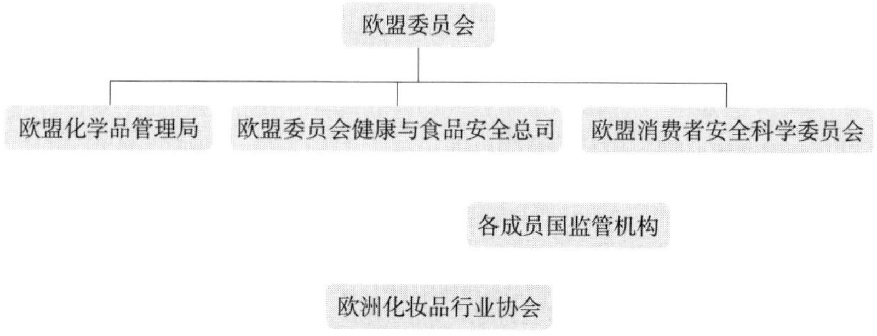

图 2　欧盟监管机构框架示意图

1. 欧盟委员会

欧盟委员会（European Commission）负责提出和实施新的化妆品法规，并监督其执行。同时负责起草相关指令和条例，并确保所有成员国遵守统一的化妆品法规框架。

2. 欧盟化学品管理局

欧盟化学品管理局（European Chemicals Agency，ECHA）在化妆品监管

中，主要关注化妆品成分的安全评估，特别是对于化妆品中的化学品是否符合 REACH 法规的要求。

3. 欧盟委员会健康与食品安全总司

欧盟委员会健康与食品安全总司（Directorate-General for Health and Food Safety，DG SANTE）负责制定和协调与化妆品有关的卫生和消费者保护政策，确保化妆品的安全性。

4. 欧盟消费者安全科学委员会

欧盟消费者安全科学委员会（Scientific Committee on Consumer Safety，SCCS）是一个独立的科学委员会，向欧盟委员会提供关于化妆品成分及其安全性的科学意见[3]。2023 年 5 月 16 日，SCCS 发布第十二版化妆品成分测试和安全评估指南（*SCCS Notes of guidance for the testing of cosmetic ingredients and their safety evaluation-12th revision*），提供了关于化妆品成分测试和安全评估的详细指导，以帮助行业从业者进行合规性评估和风险评估。

5. 各成员国的监管机构

各成员国设有自己的国家药品和健康产品监管机构，负责在国家层面执行欧盟化妆品法规，包括产品的市场监控、抽查、注册 / 通报等。

6. 欧洲化妆品行业协会

欧洲化妆品行业协会（Cosmetics Europe）不是正式的监管机构，但其在制定和推广化妆品行业的标准与实践方面扮演着至关重要的角色，与欧盟委员会和其他官方机构保持紧密合作。

（二）协作框架

1. 欧洲化妆品市场监管机构信息交流平台

欧盟化妆品监管体系强调了各成员国之间的一致性，为了确保对消费品问题采取一致的方法，欧盟国家的市场监管机构联合建立了信息交流平台——欧洲化妆品市场监管机构信息交流平台（the Platform of European Market Surveillance Authorities for Cosmetics，PEMSAC）。该平台可以用于共享和交流化妆品领域监管相关专业知识和实践，有助于多方共同制定和实施监管方案。PEMSAC 的成员是来自所有欧盟国家市场监督机构的代表，每年召开两次全体会议对监管内容进行技术研讨。

2. 化妆品通报系统

化妆品通报系统（CPNP）是欧盟产品追溯和信息化系统，通过统一的平台，让欧盟境内的责任人（包括制造商、进口商或分销商）向欧盟委员会通报其化妆品。《欧盟化妆品法规 1223/2009》的 1.2.4 条款强化了市场监督和通报制度，要求所有化妆品在进入市场之前必须通过 CPNP 进行电子通报。通过 CPNP，责任人可以提交产品的基本信息、成分列表和安全评估报告，并获得唯一的 CPNP 编号。这个编号允许欧盟委员会有效追踪和管理在欧盟市场上销售的化妆品。为持续保证产品的安全性和合规性，责任人有责任定期更新提交的信息。此外，CPNP 系统还为消费者提供了一个信息查询的途径，增强了透明度，并促进了消费者对化妆品成分的了解，从而提高了市场的整体监管效率。

3. 严重不良反应的通报

根据严重程度，《欧盟化妆品法规 1223/2009》将消费者使用化妆品产生的不适分为“不良反应”和“严重不良反应”。其中，“不良反应”（undesirable effects，UE）指的是正常或合理可预见地使用化妆品后对人体健康带来的不适反应，在欧盟实施自愿报告。“严重不良反应”（serious undesirable effects，SUE）是指导致暂时或永久性功能丧失、残疾、住院治疗、先天性畸形或者即时致命危害甚至死亡的不良反应，则要求强制报告。这一制度要求化妆品的责任人建立一个有效的系统，用于收集、记录和报告化妆品可能引起的不良反应信息。该系统必须能够响应消费者、医疗机构或其他相关方报告的疑似不良反应，责任人应当对这些报告进行及时的评估，并在适当情况下上报给主管当局。这些严重不良反应可能包括但不限于过敏反应、刺激、毒性等。表 1 为 SUE 通报的一般程序和要求。

表 1　SUE 通报的一般程序和要求

通报程序	描述
通报义务	一旦发现产品可能导致严重不良影响反应，化妆品企业有义务立即向所在欧盟成员国的监管机构进行通报
通报内容	通报应详尽包括产品的详细信息、已知的不良影响反应描述、可能的原因分析以及企业已采取的措施
通报时限	通报应在发现不良影响反应后尽快进行，通常要求在 72 小时内完成

续表

通报程序	描述
后续措施	根据通报内容，相关监管机构可能要求企业进行进一步的调查，或采取其他必要措施，如产品召回、销售禁令等

4. 快速预警机制

安全门（safety gate）是欧盟用于危险非食品产品的快速警报系统，其前身是欧洲市场上的非食品类快速预警系统（rapid alert system for non-food consumer products，RAPEX）。该系统使得欧洲委员会能够在成员国间高效地交换可能对消费者健康安全产生风险的非食品产品信息，并采取的消除风险措施。当在欧盟市场上发现某个化妆品存在安全问题时，可以通过安全门系统进行迅速通报，以保护消费者免受潜在风险的影响。

通报内容包括但不限于产品的详细信息、风险类型、风险描述以及已采取的措施，并且每个通报都会被赋予一个独特的警报编号，以便于追踪和管理。此外，为了加强国际合作，欧盟委员会还与国际经济合作与发展组织（Organization for Economic Co-operation and Development，OECD）的全球召回门户网站共享危险产品信息，确保全球消费者安全。

该系统涉及的产品类目共有 34 种，警报类型依据不同级别分为严重风险、其他风险级别以及其他类型的警报。针对化妆品这一类别，2023 年 1 月至 2024 年 3 月上旬期间，累计通报事件 1260 项。按照化妆品警报的产品原产国排名（表 2），我国排名第 6，整体占比为 4.8%，需关注相关产品的安全质量问题。根据产品分类，排名前五的被通报产品类别分别是香氛、淡香水、洗发剂、除臭喷雾以及沐浴露（图 3），均为日常生活中使用频次较高的产品。

表 2　安全门排名前十的警报化妆品原产国

序号	原产国/地区	通报数量	整体占比/%
1	意大利	421	33.4
2	未知地区	178	14.1
3	法国	115	9.1
4	波兰	96	7.6

续表

序号	原产国/地区	通报数量	整体占比/%
5	西班牙	84	6.7
6	中国	60	4.8
7	阿拉伯联合酋长国	41	3.3
8	德国	39	3.1
9	英国	31	2.5
10	土耳其	28	2.2

数据来源：Safety Gate，数据统计时间为 2023 年 1 月 1 日至 2024 年 3 月 12 日，课题组整理制表

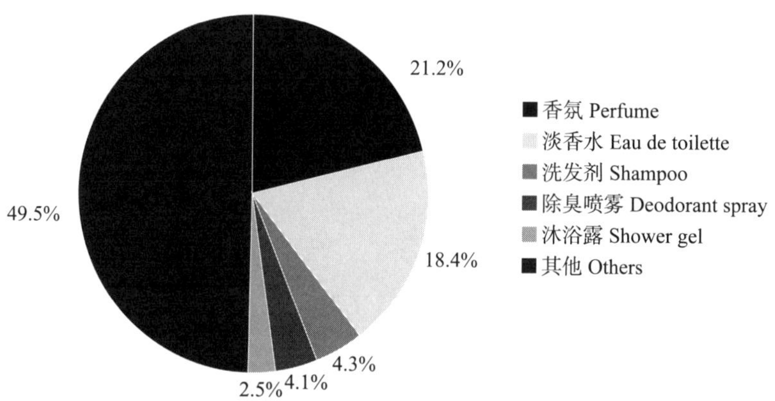

图 3　安全门排名前五的警报产品类目

数据来源：Safety Gate，数据统计时间为 2023 年 1 月 1 日至 2024 年 3 月 12 日，课题组整理制图

三、欧盟化妆品监管的趋势

（一）推动内部一致和国际合作

“一体化”的理念在《欧盟化妆品法规 1223/2009》中得到体现，前言中明确，在较大程度保护消费者安全的同时，该法规在各个方面对欧盟的法规要求进行了统一，以达到欧盟内部化妆品市场一体化。欧盟化妆品监管趋向

于加强与其他国家和地区的合作，推动全球范围内的化妆品监管标准的一致性和协调性。国际化妆品监管合作组织（International Cooperation on Cosmetic Regulation, ICCR）是欧盟参与的全球化妆品监管机构间的合作组织，旨在协调各国化妆品法规，提升化妆品的安全性和质量标准，并促进全球化妆品市场的公平贸易和消费者保护。ICCR 的合作成员包括欧盟委员会内部市场、工业、创业和中小企业总司、美国食品药品管理局、加拿大卫生部、日本厚生劳动省以及巴西卫生监管局等，定期举行会议讨论共同关心的议题，如产品安全评估、全球化妆品成分数据库建设、生产质量管理规范等，这些合作有助于统一不同地区的化妆品管理要求，对于欧洲化妆品行业乃至整个国际市场都具有深远影响。

（二）适应并引导数字化和创新技术在化妆品领域的应用

随着科技的不断进步，化妆品行业也在不断涌现新的数字化和创新技术，如 3D 打印、人工智能和虚拟现实等。如：欧莱雅与生物 3D 打印公司 Organovo 的合作，成功开发出非常接近真实皮肤的人造皮肤组织，用来测试化妆品的安全性和功效性。兰蔻（Lancôme）推出定制粉底液服务，客户可以通过手机应用拍摄自己的照片，然后由 AI 技术分析肤色、纹理和色调差异，为客户调配独一无二的粉底颜色。欧盟化妆品监管趋向于适应和引导这些新技术的应用，并确保其产品安全性和质量。

当前消费者对个性化和定制化的需求越来越高，包括根据消费者的需求和肤质定制产品，以及使用新技术提供个性化的化妆品解决方案。根据 QY Research 预测数据，到 2029 年，定制化妆品的市场规模相较于 2022 年将提升 32.9%，预计达到 122.1 亿美元。由于现有法规体系仍能覆盖并约束定制化妆品的生产和销售，欧盟目前尚未单独针对定制化妆品设立法规。但考虑到个性化和定制化产品的日益普及，以及相关技术的飞速发展，有理由相信欧盟会考虑在未来为此类产品出台特定的规范或修订，以确保消费者安全和个人数据保护。

（三）消费者参与推动监管变革

欧盟高度重视消费者的意见和建议，欧洲消费者在化妆品监管中的积极参与已经催生了许多实质性变革，包括：提升化妆品安全标准、推动绿色可持续发展以及维护消费者权益等。欧盟在制定和修订化妆品法规时，会公开征求意见，消费者的反馈与意见被纳入决策考量。例如，消费者对化妆品中潜在有害成分如微塑料的关注引发了大量讨论，最终促成欧盟对化妆品成分法规的修订。2023 年 9 月 25 日，欧盟委员会通过对 REACH 法规附件 17 进行修改，限制在化妆品中有意添加微塑料成分，预计将防止约 50 万吨微塑料排放至环境中。欧洲消费者对化妆品包装废弃物的关注也促成了监管变革，消费者要求减少塑料浪费、提高包装回收利用率。欧盟 SCCS 在发布关于化妆品成分安全用量的意见稿时，也会征求公众意见，确保了消费者和相关利益方能够参与到法规制定过程中，反映他们的关切和需求。

四、欧盟化妆品监管政策所面临的问题与挑战

（一）法规更新与修订的问题和挑战

化妆品行业的技术和趋势不断发展变化，因此欧盟化妆品监管政策需要不断更新和修订，以适应新产品和原材料。欧盟就曾临时发布针对特定类别化妆品（如手部清洁剂）的指南文件，以适应特殊时期的市场需求和安全要求。欧盟在化妆品监管中面临的法规更新与修订挑战不仅涉及技术层面的合规调整，还包括了对新兴风险的认知、对国际法规协调的需求以及对突发公共卫生事件的快速响应。

（二）产品安全与监管技术的问题与挑战

随着科技发展，化妆品行业不断推出新的活性成分、生物技术制品、纳米材料等复杂成分，包括植物提取物的复合配方、合成生物学衍生成分等。产品的安全性评估和监管变得更加复杂。化妆品监管机构需要应对不断增长的化妆品种类和复杂成分，提高监管效率和准确性，以满足对产品安全性的评估和监管的需求。例如，纳米材料因其独特的物理化学性质可能导致传统评估方法不再适用，需要开发新的评估模型和标准。一些原本认为安全的成分可能由于新的科学证据显示其潜在风险。例如，欧盟在评估吡硫鎓锌（ZPT）的安全性后发现其对健康和环境可能存在的风险，从而决定将其列入禁用物质清单，并于 2022 年 3 月 1 日起禁止在化妆品中使用。

（三）应对新兴市场和准入的问题与挑战

随着全球化进程的加速，新兴市场对化妆品的需求日益增长。欧盟化妆品企业需适应新兴市场的法规要求和标准，以确保出口化妆品的安全性和质量。欧盟化妆品主管部门也积极加强与新兴市场的监管合作，确保符合双方的利益。然而，如何在满足监管要求与市场开放之间找到平衡成为一个挑战。欧盟亟需找到一个合适的平衡点，既能保护消费者的权益，又能推动贸易自由化。

我国是欧盟化妆品第三大出口国。2020 年，欧盟化妆品出口近 9% 流向了我国，约合 24 亿欧元[4]。根据《纽约时报》报道，欧洲化妆品企业的主要担忧之一是为完成注册和备案流程向中方主管部门提供的广泛信息。在产品安全方面，我国在进口化妆品时要求企业提供从成分到制造工艺细节、原材料采购以及配方精确成分的数据，这些数据收集并存储在由我国管理的数据库中。欧洲企业担心其商业秘密有泄露风险。

五、对我国化妆品监管工作的启示与建议

针对上述挑战，对我国化妆品监管部门相关工作提出以下 4 点启示建议。

一是推动我国相关法规标准与国际接轨，及时进行政策更新。逐步提升化妆品的安全标准和成分要求，确保禁限用物质清单更新及时与国际同步。加强推广和执行化妆品生产质量管理规范，将《化妆品良好生产规范指导原则》（ISO 22716:2007）等国际标准融入中国本土法规，确保企业从原料管理、生产过程、包装贮存至最终产品出厂各个环节均达到生产质量管理规范。建立灵活的法规更新和修订机制以适应化妆品行业的快速发展和变化，对现有法规进行定期审查，确保适用于当前市场环境。同时，监管部门也应该密切关注新兴风险，以便及时调整法规。

二是加大监管力度，紧跟市场动态提高监管技术与效率。监管部门应关注创新趋势，根据不断迭代的新技术丰富相应监管手段（表 3），加强对新型化妆品成分的安全性评估，以确保其对人体和环境无害。同时健全完善化妆品信息公开制度，推动企业落实产品全生命周期追溯体系，以便在出现产品

质量问题时迅速定位并实施有效召回。

表 3　化妆品技术演化规律

2020年	2021年	2022年	2023年	2024年
化妆品	化妆品	化妆品	化妆品	化妆品
固定连接	组合物	制备方法	制备方法	保湿
制备方法	制备方法	组合物	组合物	一带一路
组合物	固定连接	设置	技术领域	3D 皮肤模型
技术领域	技术领域	技术领域	设置	Ai 测肤
固定安装	设置	固定连接	制备方法和应用	incopat 专利数据库
转动	转动	应用 x	应用	专利分析
化妆品瓶	固定安装	生产 x	固定连接	乳酸菌
化妆品原料	化妆品瓶	组件	提取物	产业扶贫
瓶体	组件	连接	化妆品原料	保留指数

说明：展现技术点近年的演变，揭示科研脉络和演化规律。和上年度技术热点比较，有新增技术点，则高亮标出

资料来源：万方创新助手，检索关键词为“化妆品”，课题组整理制表

三是增强区域协同合作，优化审批流程与准入机制。借鉴欧盟监管“一体化”的理念，区域间可定期举办培训和交流活动，提升化妆品监管部门的专业能力和水平，分享最佳实践和经验。在确保安全的前提下，进一步简化化妆品行政许可流程，采用分类管理、优化备案制度的形式，优化国内外中小企业和创新产品的上市和变更流程。

四是切实履行并强化消费者教育与权益保护工作，发动消费者参与监管共治。须充分调动广大消费者的积极性，使之成为监管共治的重要参与者。通过举办各类线上线下活动、制作宣传材料、开设专题讲座等方式，将化妆品的基本知识、安全使用方法、标签标识解读等内容广泛传播给消费者，从而提高公众对于化妆品安全的认知水平，增强消费者在选购和使用化妆品过程中的自我保护意识和鉴别优劣产品的能力。同时，鼓励和引导消费者参与对化妆品企业的信用评价。建立公正透明的化妆品企业信用信息公示平台，

让消费者能够方便地查询到企业的生产资质、产品质量记录、投诉处理情况等关键信息。通过市场化机制对化妆品企业形成有效约束，促使企业在追求经济效益的同时，更加注重社会责任和诚信经营，进而推动整个化妆品行业健康有序发展。

参考文献

［1］李芹，宋华琳．欧盟化妆品监管法律体系评介及启示［J］．中国食品药品监管，2020,（02）：74–89.

［2］SCCS. The SCCS Notes of Guidance for the Testing of Cosmetic Ingredients and Their Safety Evaluation 10th reversion［EB/OL］.（2018–10–25）［2024–02–03］. https：//op.europa.eu/en/publication detail/–/publication/1d5f1653–38ce–11e9–8d04–01aa75ed71a1/language–en/format–PD F/source–87840423.

［3］European Commission. Scientific Committee on Consumer Safety（SCCS）［EB/OL］.［2020–01–30］. https://health.ec.europa.eu/scientific–committees/scientific–committee–consumer–safety–sccs_en.

［4］中国保健协会. 2022 中关村论坛系列活动——美丽经济与可持续发展国际论坛在京举办［EB/OL］.（2023–01–09）［2024–05–06］. http：//www.chc.org.cn/news/detail.php?id=118600.

以中长链脂肪酸及其甘油酯类为例实践分组 / 交叉参照方法在化妆品安全评估中的应用

胡莉萍[1]，管娜[2]，李钟瑞[3]，彭莱[4]，杨军[5]，马静[3]，武凯凯[1]，祁文婷[1]，刘雅冬[3]

1. 科赴(上海)健康护理用品有限公司；2. 陶氏化学中国投资有限公司；3. 上海家化联合股份有限公司；4. 万事特商贸（上海）有限公司；5. 妮维雅（上海）有限公司

摘要： 近年我国药监局相继出台了化妆品原料安全评估相关的法律法规和指导原则，其中《交叉参照（Read–across）方法应用技术指南》尤为行业关注。由于该方法学对专家判断要求较高，行业期待更多的案例来说明该方法学在实际安评中的应用。中长链脂肪酸及其甘油酯类广泛存在于自然来源的动、植物油脂中，也是人体皮脂和皮脂腺的组成成分。同时，作为保湿剂、乳化剂等基础功能原料，在化妆品中使用极为广泛。虽然大部分中长链脂肪酸及其甘油酯为可食用油脂的组分，但当中大部分原料缺乏专门的临床前毒理学数据，无法按照化妆品原料安全评估“四步法”的要求对原料进行安全评估。本文中将这类化妆品原料分为不同的组，包括中长链脂肪酸、中长链脂肪酸甘油三酯、氢化脂肪酸甘油酯、长链脂肪酸甘油二酯及甘油单酯等组别，分别用分组 / 交叉参照的方法进行评估，并建立各自组别的毒理学参数用于该组内原料的安全评估。

关键词： 自然来源；中长链脂肪酸及其甘油酯类；分组 / 交叉参照；安全评估；证据权重

一、背景介绍

交叉参照是指基于化学结构或生物学活性的相似性，通过利用一种或多种类似化学物质（类似物）的毒理学终点数据来预测另一种或一类结构相似的目标化学物质的毒理学终点信息的方法。基于构效关系的交叉参照是最广泛使用的毒理学替代方法之一，在过去 27 年中已被全球许多监管机构所接受并大量应用，包括美国环保部（U.S. Environmental Protection Agency, US EPA）、加拿大卫生部（Health Canada）和欧盟 REACH（Registration, Evaluation, Authorisation and Restriction of Chemicals）等。美国 EPA 和经济合作和发展组织（Organization for Economic Co-operation and Development, OECD）分别在 1998 年和 2007 年发表了关于交叉参照 / 化学品分组的指南文件[1]。欧洲化学品生态毒理学和毒理学中心（European Centre for Ecotoxicology and Toxicology of Chemicals, ECETOC）于 2012 年发布了一份关于类别方法、交叉参照和 QSAR（Quantitative Structure-Activity Relationship）的技术报告[2]。OECD 随后在 2014 年对其化学品分组指南进行了更新[3]，并在 2015 年借助整合测试和评估策略（Integrated Approaches to Testing and Assessment, IATA）项目发布了一系列的交叉参照案例研究。此外，欧盟化学品管理局（European Chemicals Agency, ECHA）在 2015 年首次发布了详细的交叉参照评估框架用于评估化学品注册报告，并于 2016 年更新了该框架指南文件，详细阐述了如何使用包括分组 / 交叉参照方法在内的替代方法进行填补数据空白从而完成化学品的 REACH 注册。2017 年 ECHA 开发了交叉参照评估框架 *Read-Across Assessment Framework*（RAAF）[4] 以进一步提高交叉参照数据的质量。

2009 年我国发布交叉参照国标 GB/T24776—2009《化学物质分组和交叉参照法》[5] 用于预测化学物质终点数据。2020 年我国生态环境部发布的《生态环境健康风险评估技术指南 总纲》[6] 中数据收集部分提到可用“交叉参照法预测证据”。2020 年我国生态环境部《化学物质环境与健康危害评估技术导则（试行）》[7] 和《新化学物质环境管理登记指南》[8] 中显示有条件接受交叉参照方法。

2021 年我国发布的《化妆品安全评估技术导则（2021 年版）》[9] 中指出：对于缺乏系统毒理学研究数据的非功效成分或风险物质，可参考使用分组 / 交叉参照（Grouping/Read Across）进行评估。自《化妆品安全评估技术导则（2021 年版）》发布至今已有三年时间，期间化妆品行业内众多企业纷纷对自家企业产品所涉及的原料成分进行摸底、整理这些原料成分可使用的证据类型并收集对应的支持性文件。企业经过系统性梳理，发现仍有相当一部分化妆品原料成分缺乏技术导则中界定的支持数据用于安全评估，导致对化妆品原有产品的维持以及新产品的注册、备案上市产生重大影响。针对这一现实情况，2024 年国家药监局组织行业企业专家对《化妆品安全评估技术导则（2021 年版）》中引入的多种方法学做了操作上的细化，引导化妆品企业在满足条件的基础上科学合理地将这些方法应用于化妆品产品安全评估中。其中，分组 / 交叉参照方法写入技术指南，《交叉参照（Read–across）方法应用技术指南》[10] 于 2024 年颁布。

分组 / 交叉参照方法的重要特点来自于专家判断，鉴于行业需求和我国对于导则实施过程中方法科学性和完善性的需求，同时由于分组 / 交叉参照过程的复杂性和对专家判断的专业性要求，使得该方法学在实际使用中仍然有比较大的挑战。广大一线化妆品安评人员相对缺乏分组 / 交叉参照方法的实操经验，也不熟悉整个方法具体工作流程及其中的重要节点，难以保证对其中化学物质的相似性确认和分组 / 交叉参照的不确定性分析等重要节点进行质量控制。本课题通过分组 / 交叉参照方法学在中长链脂肪酸及其甘油酯类安全评估中的应用案例分析，以期能够对行业使用该方法起到参考作用。

二、分组评估案例

1. 研究对象和方法选择

本研究选取中长链脂肪酸及其甘油酯类作为分组 / 交叉参照的案例研究对象。中长链脂肪酸及其甘油酯类原料成分数量有 500 余个，约占我国《已使用化妆品原料目录（2021 年版）》[11] 中原料总数的 6%，这类原料成分在化妆品中常见且添加量较大，主要起到保湿、滋润以及乳化等作用。

来源于可食用蔬菜、果实、籽、坚果等部位的植物油已经被人类安全食用和涂抹于皮肤长达数千年时间[12]。目前可食用植物油广泛添加于化妆品中作为皮肤调理剂，起到保湿、滋润作用。粗制植物油通常含有约 95%~98% 的甘油三酯[13][14]，另外含有少量甘油二酯、甘油单酯、游离脂肪酸、植物甾醇、蛋白质、天然色素以及其他微量成分如油溶性维生素等，经过精炼过程获得主要成分为甘油三酯、甘油二酯、甘油单酯、游离脂肪酸和油溶维生素等供人类直接食用和用于化妆品的精炼植物油[12]。此外，长链脂肪酸也是人体皮脂和皮脂腺的主要成分，人体皮脂中甘油三酯占 45%，蜡酯占 25%，角鲨烯 12%，脂肪酸 10%，以及甘油二酯、胆固醇及甾醇等[15]。

2024 年中检院发布了《化妆品安全评估资料提交指南》[16]《化妆品原料数据使用指南》[10]等安全评估指导性文件，文件中指出了可用于安全评估的证据类型包括：（一）《化妆品安全技术规范》[17]中的限用组分、准用防腐剂、准用防晒剂、准用着色剂和准用染发剂；（二）国际权威化妆品安全评估机构公布的评估结论；（三）世界卫生组织（World Health Organization, WHO）、联合国粮农组织（Food and Agriculture Organization, FAO）等权威机构已公布的安全限量或结论；（四）监管部门公布的已上市产品原料使用信息；（五）原料 3 年使用历史；（六）安全食用历史；（七）结构和性质稳定的高分子聚合物；对于无以上证据类型的原料成分应结合产品实际开展全毒理学终点风险特征描述；对于缺乏系统毒理学研究数据的化妆品原料或风险物质，可结合成分含量、结构、法规要求等条件合理使用毒理学关注阈值（Threshold of Toxicological Concern, TTC）和分组 / 交叉参照（Grouping/Read-across）方法进行评估。

《化妆品安全技术规范》主要对安全风险较高的防腐剂、防晒剂、着色剂和染发剂等类别的原料其最大允许使用浓度、使用范围及限制条件、标签需标注的使用条件和注意事项等内容进行了规定，而较为安全的常见中长链脂肪酸及其甘油酯类并没有包含在其中。国际权威化妆品安全评估机构如美国化妆品原料审查（Cosmetic Ingredient Review, CIR）对该类原料有一定的评估，按照我国导则要求，能支持大约 60% 的中长链脂肪酸及其甘油酯类原料在化妆品中的使用，无法穷尽所有植物油来源化妆品成分及其使用方式。对于没有收录在 CIR 评估中或者浓度高于历史使用量的原料需要通过基于毒理学数据的风险特征描述或其他合适的评估方法进行安全评估。这类化合物为天然来源并且有悠久食用历史的可食用植物 / 动物油脂的组成部分，但是由于可食用植物动物油为成分复杂的混合物，组成成分众多，为不同碳链长度的甘油三酯/二酯/单酯及脂肪酸，且各组成成分比例不一，因此难以简单地使用可食用油脂来豁免该类混合物里的单一化合物成分的安全性评估。此外，由于这类化合物具有较高的安全性，原料供应商或原料使用企业无需为这类原料专门通过毒理学测试而创建毒理学数据，因而该类化合物中许多原料由于缺乏直接毒理学数据而不能实现直接的风险特征描述，因此应用分组/交叉参照的方法来借用组内类似化合物的毒理学数据用于评估该类原料在化妆品中的使用安全是非常重要的。

2. 分析与评估

根据国内外权威机构的方法指导原则，分组/交叉参照的基本步骤为：步骤一，目标化学物质信息整理；步骤二，识别与确定潜在的类似物；步骤三，收集源化学物质数据并确定选用类似物法或类别法；步骤四，构建数据矩阵（工作表格），数据缺口评估与分析；步骤五，验证交叉参照合理性和不确定性评估；步骤六，填补数据缺口；步骤七，得出结论并形成报告。由于分组/交叉参照方法学本身的复杂性，以及该方法学对评估人员专家判断的要求，使得该方法学在实际使用中仍然有比较大的挑战。

本研究从方法学的角度，分别对可食用天然动、植物油类原料来源的化妆品原料成分中长链脂肪酸及其甘油酯类：脂肪酸类、甘油三酯类、氢化甘油酯类、甘油二酯类和甘油单酯类进行分组评估研究，详见表1。在分组评估的过程中根据各组原料成分的特点和已有数据确立各组分组的边界，分组依据，毒理学数据参考，不确定性分析，以及分组评估结论。根据是否天然来源/可食用划定分组边界；将具有相似结构、相似理化性质/变化趋势、相同代谢路径、毒性级别相同的一类物质分为一组；综合所能收集到的数据进行不确定分析，最终基于证据权重给出分组评估结论。

其中脂肪酸和甘油三酯分组评估，按照经典分组/交叉参照方法步骤进行，整理目标脂肪酸信息后，借助毒理学预测工具识别类似物并进行分组，通过收集整理的组内物质的结构、理化、代谢、生物活性、毒性等数据，评估分析分组内整体的数据缺口，确定分组的合理性，探讨分组的不确定性及其影响，对收集的数据中的离群数据做进一步研究和结论分析，反复迭代确定最终分组边界，最终基于证据权重原则给出分组毒性参数，填补数据缺口、得出评估结论。

氢化甘油酯类和甘油酯类两类化合物合并为一组进行评估，其理论依据为其生产加工过程。氢化甘油酯类与未经氢化的甘油酯只在饱和度方面有所不同，饱和度较高或饱和的脂肪酸甘油酯类天然存在于天然动植物油脂中。由于两类物质的差别在于饱和度，研究从两类化合物的结构、理化性质、生物学和毒理学阐述了相似性，并说明其分组不确定性来自于氢化过程中产生的副产物或杂质，该不确定性物质需要在化妆品产品安全评估时作为风险物质单独进行评估。

甘油二酯和甘油单酯，则从美国食品药品管理局（U.S. Food and Drug Administration, FDA）对这类物质一般认为安全物质（Generally Recognized As Safe, GRAS）[18]和食品添加剂（E471）[19]角度切入，基于结构、理化性质、部分毒理学数据和代谢相似数据进行分组，分析数据后认为甘油二酯和单酯与脂肪酸的毒理学级别无明显差异，认为可以交叉参照对应的中长链脂肪酸的毒理学数据。同时也符合欧盟委员会第 231/2012 号关于食品添加剂的法规中对于食品添加剂编号 E471（食物油脂中存在的脂肪酸甘油单酯、甘油二酯和甘油三酯混合组成，可能含有少量游离脂肪酸和甘油）及欧盟食品安全局（European Food Safety Authority, EFSA）专家组[19]对于 E471 进行再评估的结论。其中甘油单酯各方面数据较为全面，整体评估过程与脂肪酸和甘油三酯较为相像，同时也突出使用了一般认为安全物质和食品添加剂这一安全证据予以佐证。

表 1　中长链脂肪酸及其甘油酯类分组依据、评估步骤和结论 *

主要步骤 分组	分组依据	分组及组内相似性分析	不确定性分析	结论和数据应用
脂肪酸类	脂肪酸（C6–24）为天然可食用动、植物油及人类皮脂的主要组成成分	天然来源 结构相似 理化性质参数呈趋势性变化或相似 代谢相似 毒性相似	饱和度分析 直链和支链脂肪酸分析 部分非天然可食用动、植物油来源的脂肪酸的分析和边界确定	分组确定：天然来源的直链饱和或不饱和脂肪酸 该组毒理学数据： 急毒：LD_{50}=2000mg/kg 重复剂量毒性：NOAEL=700mg/kg 生殖发育毒性：NOAEL=1000mg/kg 致突变性：无基因致突变性 致癌性：基于现有数据，预计无潜在致癌性 皮肤渗透率：1%
甘油三酯类	甘油三酯类是天然可食用动、植物油中主要组成成分 C10~18 为美国食品药品监督管理局 FDA 批准的直接多用途食品添加剂 甘油三酯是人体组成成分	天然来源 结构相似 理化性质参数呈趋势性变化或相似 代谢相似 毒性相似	无明显不确定性	分组确定：C7~C22 脂肪酸甘油三酯类 该组毒理学数据： 急毒：LD_{50}=2000mg/kg 重复剂量毒性：NOAEL=1000mg/kg 生殖发育毒性：预计无生殖发育毒性 致突变性：无基因致突变性 致癌性：基于现有数据，预计无潜在致癌性
氢化甘油酯类	饱和或非饱和的脂肪酸甘油酯类均天然存在于天然动植物油脂中 生产工艺为天然植物油催化加氢的过程，碳链结构饱和度增加	氢化甘油酯在甘油酯的定义之内，只是饱和度差异	生产工艺和可能产生的杂质	氢化脂肪酸甘油酯类可借用脂肪酸甘油酯类数据进行评估

续表

主要步骤 分组	分组依据	分组及组内相似性分析	不确定性分析	结论和数据应用
甘油二酯类	天然可食用动、植物油中重要组成成分 美国食品药品管理局一般认为安全物质（GRAS）和常见食品添加剂	代谢路径毒性等级相同	低碳链长 1,2-甘油二酯	分组确定：食品添加剂和 GRAS 界定的脂肪酸甘油二酯类 毒理学数据：可借用对应的甘油单酯类和脂肪酸类的数据进行评估
甘油单酯类	天然可食用动、植物油中重要组成成分 美国食品药品管理局一般认为安全物质（GRAS）和常见食品添加剂	天然来源 结构相似 理化性质参数呈趋势性变化或相似 代谢相似 毒性相似	/	分组确定：天然来源的 C12~C22 直链饱和或不饱和脂肪酸甘油单酯 该组毒理学数据： 急毒（经口）：LD_{50}=2000mg/kg 重复剂量毒性：NOAEL=7500mg/kg bw 生殖发育毒性：NOAEL=1000mg/kg bw 致突变性：无基因致突变性 致癌性：基于现有数据，无证据显示具有潜在致癌性

* 表中数据均来自公开数据库

3. 结论与总结

本研究中 5 个分组案例既有相关性又各有侧重点，分别从不同角度和数据阐述了分组 / 交叉参照方法的应用。甘油三酯、二酯、单酯、脂肪酸在同一代谢链上互为代谢产物或者前驱体；在具体分组分析中各有侧重，分析使用了直接毒理学数据、生产加工过程、一般认为安全物质、食品添加剂等证据，结合证据权重原则，充分利用现有数据进行评估，展示了分组 / 交叉参照方法综合、全面的应用情形。纵向比对相应碳链脂肪酸和对应的甘油酯毒理学数据，分析发现其毒性在同一类别，进一步论证了根据生物代谢相似性来作为分组依据的可行性。同时，该研究对各分组原料成分进行的暴露评估结果表明化妆品中暴露量显著低于食品摄入量。此外，根据构效关系预测毒性的软件工具，得出的预测结果与本研究中人工分组评估结果一致，进一步验证了分组 / 交叉参照过程及得出结论的可靠性。

三、方法应用

从数据应用的角度，中长链脂肪酸及其甘油酯类原料数量大，在化妆品中作为基质材料和重要的护肤原料应用广泛。根据我国《化妆品安全评估技术导则（2021 年版）》及最新发布的《化妆品安全评估资料提交指南》《化妆品原料数据使用指南》等安全评估指导性文件，可用于安全评估的证据类型大致包括 7 种。通过数据分析，这类化合物不是高风险原料、不在法规规定范围，其实际使用及浓度也不能完全被 CIR 研究结论支持，该类原料在可食用油脂中的实际占比不够明确而难以用食用数据支持安全性，大部分原料缺乏单独的毒理学数据，它们在配方中的用量也高于毒理学关注阈值（TTC）的范畴，因此，该类原料实际安全却缺乏可使用的安全评估证据。如果由于这些类别的原料本身安全却由于数据缺乏而导致大量安全有效的化妆品不能投入市场，对行业将带来较大的影响。本研究通过分组方法，通过组内数据比对分析获得天然来源中长链脂肪酸，甘油三酯，氢化甘油酯，甘油二酯及甘油单酯的系统毒理学数据，可支持这几大类原料的安全评估，解决企业在化妆品安全评价中由于数据缺乏而陷入的困境。

从方法学的角度，分组 / 交叉参照方法是使用最广泛的毒理学替代方法之一，在目前动物福利及减少（reduction）、优化（refinement）、替代（replacement），即“3R”原则的大环境下，对于原料众多（其中包括大量类别原料）的化妆品行业，通过对已有相似物的结构、理化性质、代谢和毒性等数据进行科学的研究和证据权重分析，来预测另一种或一类结构相似目标化学物质的相同毒理学终点特征的方法，对于减少动物试验，完善化妆品原料和风险物质的安全评估而言愈发重要。在实际应用分组 / 交叉参照方法时，由于不同原料成分具有各自的独特性，可以根据这些原料的特点，在缺乏直接的代谢、生物活性，或毒理学数据的前提下，在证据权重原则的指导下，综合使用各种证据、数据进行分组 / 交叉参照评估，以说明这些成分具有类

似代谢 / 生物活性以致类似毒性特点。如本研究中除直接使用结构、毒性、代谢等的数据外，还通过对生产工艺和可能杂质来分析其相似性，充分分析食品添加剂和一般认为安全物质等证据辅助说明安全性。从而促进分组 / 交叉参照评估方法在使用时更具有灵活性和实用性。

从落实法规和技术指南的角度，化妆品行业近年出台的法规和技术指南为完整版安全评估的实施提供了依据和指导，新开发的产品应进行完整版安全评估。同时，由于包括《交叉参照（Read–across）方法应用技术指南》在内的技术指南具有研究先进性，评估前瞻性，以及对毒理学专业性的高要求，这些技术指南在安评中的实操需要更多的案例进行说明和示范。本研究的几个案例在一定程度上阐述了分组方法的实际应用，与《交叉参照（Read–across）方法应用技术指南》相关内容契合，将安全评估方法的理论和实践操作相结合，对化妆品行业安全评估具有参考借鉴性，确保化妆品产业发展不会由于方法学的建立和熟练应用而受到限制。分组 / 交叉参照方法在化妆品安全评估中的应用，进一步扩展了安全评估可以使用的有效手段。同时，由于分组 / 交叉参照方法在寻找类似物时可以根据结构类似，也可以根据生物反应性类似，可以通过直接数据验证合理性，也可以通过工艺、代谢等说明分组 / 交叉参照的合理性。希望行业能够有更多贴合实际需要的分组 / 交叉参照案例分析作参考借鉴，从而使得该方法学真实地得到广泛应用，用于支持化妆品产品及新原料的安全评估。

四、行业展望

科技是第一生产力，创新是第一动力，科技创新是发展新质生产力的核心驱动力[20]。在 2020 年这一具有重大意义的历史时间节点，国务院颁布了《化妆品监督管理条例》[21]，以期规范化妆品生产经营活动，加强化妆品监督管理，保证化妆品质量安全，保障消费者健康，促进化妆品产业健康发展。随后国家药监局颁布了一系列相关配套法律法规和技术指导性文件，这些配套文件的核心出发点也是为了保障消费的健康利益，同时改善目前化妆品行业存在的问题，进而促进化妆品产业健康发展。随着众多法规和指导性文件的逐步落地生效，在这过程中化妆品企业积极响应国家和监管部门的规定和号召，化妆品相关协会在企业和监管部门之间架起一道道沟通、反馈、意见等桥梁起到协调作用，监管部门和协会积极组织行业内专家开展相关科学研究、开发或引入先进技术和方法，期待后续工作能够进一步推动分组 / 交叉参照方法及其他先进技术方法的深入应用，如在植物提取物、混合物、特殊功能原料和具有生物活性原料等方面的应用，为行业发展献计献策。在党中央、国务院的坚强领导下，在国家各部门、行业、企业等的群策群力积极配合下，借助全社会、全行业的专业知识和创新力量，形成产业发展新动能，积极持续发展化妆品产业新质生产力，在可预见的未来定能塑造化妆品产业健康、高质量发展新格局。

参考文献

［1］OECD. Guidance on Grouping of Chemicals. Series on Testing and Assessment Number 80［EB/OL］.（2007）［2024-03-07］. https：//www.oecd-ilibrary.org/docserver/9789264085831-en.pdf?expires=1713795819&id=id&accname=guest&checksum=382F9B78C4B75FB452D5C0C1014FF8BB.

［2］ECETOC. Technical report 116 category approaches，Read-Across，（Q）SAR［EB/OL］.（2012-11）［2024-03-07］. https：//www.ecetoc.org/wp-content/uploads/2014/08/ECETOC-TR-116-Category-approaches-Read-across-QSAR.pdf.

［3］OECD. Guidance on Grouping of Chemicals，Second Edition. Series on testing and assessment number 194［EB/ OL］.（2014）［2024-03-07］. https：//read.oecd-ilibrary.org/environment/guidance-on-grouping-of-chemicals-second-edition_9789264274679-en#page1.

［4］ECHA. Read-across assessment framework（RAAF）［EB/OL］.（2017-04-13）［2024-03-07］. https：// echa. europa. eu/ documents/10162/ 13628/ raaf _ en. pdf/ 614e5d61-891d-4154-8a47-87efebd1851a.

［5］中华人民共和国国家质量监督检验检疫总局. 化学物质分组和交叉参照法：GB/T 24776—2009［S］. 北京：中国国家标准化管理委员会，2009.

［6］生态环境部.《生态环境健康风险评估技术指南总纲》［EB/OL］.（2020-03-18）［2024-03-07］. https：//www.mee.gov.cn/xxgk2018/xxgk/xxgk01/202003/t20200323_770190.html?keywords= 生态环境健康风险评估技术指南 %20 总纲.

［7］生态环境部.《化学物质环境与健康危害评估技术导则（试行）》［EB/OL］.（2020-12-23）［2024-03-07］. https：//www.mee.gov.cn/xxgk2018/xxgk/xxgk01/202012/t20201225_814802.html?keywords= 化学物质环境与健康危害评估技术导则（试行）.
［8］生态环境部.《新化学物质环境管理登记指南》［EB/OL］.（2020-11-16）［2024-03-07］. http：//www. mee. gov. cn/ xxgk2018/ xxgk/xxgk01/ 202011/t20201119_808843. html.
［9］国家药品监督管理局. 国家药监局关于发布《化妆品安全评估技术导则（2021 年版）》的公告（2021 年第 51 号）［EB/OL］.（2021-04-08）［2024-03-07］. https：//www.nmpa.gov.cn/xxgk/ggtg/hzhpggtg/jmhzhptg/20210419163037171.html .
［10］中国食品药品检定研究院. 中检院关于发布《毒理学关注阈值（TTC）方法应用技术指南》等 3 项技术文件的通知［EB/OL］.（2024-04-30）［2024-05-06］. https：//www.nifdc.org.cn/nifdc/bshff/hzhpbzh/hzhpbzhtzgg/20240430162205l057215.html.
［11］国家药品监督管理局. 国家药监局关于发布《已使用化妆品原料目录（2021 年版）》的公告（2021 年第 62 号）［EB/OL］.（2021-04-27）［2024-03-07］. https：//www.nmpa.gov.cn/xxgk/ggtg/hzhpggtg/jmhzhptg/20210430162707173.html.
［12］Burnett CL，Fiume MM，Bergfeld WF，et al. Safety Assessment of Plant-Derived Fatty Acid Oils［J］. International Journal of Toxicology，2017，36（3）：51S-129S. doi：10.1177/1091581817740569.
［13］魏永生，郑敏燕，耿薇，等. 常用动、植物食用油中脂肪酸组成的分析［J］. 食品科学，2012，33（16）：188-193.
［14］籍淑贤，魏芳，胡娜，等. 食用植物油中甘油三酯色谱分析方法研究进展［J］. 分析测试学报，2014，33（1）：112-118. DOI：10.3969/j.issn.1004-4957.2014.01.021 .
［15］Knox Sophie，O'Boyle Niamh M. Skin lipids in health and disease：A review［J］. Chemistry and Physics of Lipids，2021（1）：236. DOI：10.1016/j.chemphyslip.2021.105055.
［16］中国食品药品检定研究院. 中检院关于发布《化妆品安全评估资料提交指

南》等 2 项技术指导原则的通知［EB/OL］.（2024-04-30）［2024-05-06］. https：//www.nifdc.org.cn/nifdc/xxgk/ggtzh/tongzhi/20240430155940105 7174.html.

［17］国家食品药品监督管理总局. 国家食品药品监督管理总局关于发布化妆品安全技术规范（2015 年版）的公告（2015 年第 268 号）［EB/OL］.（2015-12-23）［2024-03-07］. https：//www.nmpa.gov.cn/hzhp/hzhpfgwj/hzhpgzwj/20151223120001986.html.

［18］U.S.FDA. Chapter I，Subchapter B，Part 184，Subpart B，Sec. 184.1505 Mono- and diglycerides，CFR title 21［EB/OL］.（2024-01-02）［2024-03-07］. https：//www.accessdata.fda.gov/scripts/cdrh/cfdocs/cfcfr/CFRSearch.cfm?fr=184.1505&SearchTerm=diglycerides.

［19］Younes M，Aggett P，Aguilar F，et al.Re-evaluation of mono- and di-glycerides of fatty acids（E 471）as food additives［J］. John Wiley & Sons，Ltd，2017（11）. DOI：10.2903/j.efsa.2017.5045.

［20］中华人民共和国中央人民政府. 如何发展新质生产力（政策问答·2024 年中国经济这么干）［EB/OL］.（2024-01-15）［2024-03-07］. https：//www.gov.cn/zhengce/202401/content_6925952.htm.

［21］国家药品监督管理局. 化妆品监督管理条例［EB/OL］.（2020-06-29）［2024-03-07］. http：//www.moj.gov.cn/government_ public/content/2020-06/29/593_3251731.html.

本文为上海市食品药品安全研究会 2024 年度研究课题。项目负责人：胡莉萍［科赴（上海）健康护理用品有限公司］；主要执笔人：胡莉萍、武凯凯。

感谢上海市食品药品安全研究会、上海市医疗器械化妆品审评核查中心、上海市疾病预防控制中心和专家组（关勇彪教授、李斌研究员、周灯学主任和唐赟教授）的指导和建议。

监管实践

药品注册与药品生产协同检查探索及展望

韩莹[1]，赵震震[1]，曾琨[1]
1. 山东省食品药品审评查验中心

摘要：为减少药品上市许可持有人、药品生产企业接受药品监管部门的检查次数，减轻企业负担，优化检查资源配置，提高检查资源利用率，避免重复性检查，山东省食品药品审评查验中心探索检查新模式——协同检查，即协同开展药品注册核查与药品生产检查的检查模式。本文结合药品检查相关法规要求和协同检查的实施情形，分享协同检查的经验，为药品检查工作提供参考。

关键词：注册核查；生产检查；协同检查；检查模式

药品监管工作中，药品注册核查和药品生产检查是两个极为重要的抓手。药品注册核查以企业申报品种为主线，以申报资料的真实性、一致性以及药品上市商业化生产条件为检查重点；药品生产检查则以企业执行药品生产质量管理规范情况为检查重点，检查内容涵盖齐全，是保证药品生产持续合规的重要手段。鉴于两者发起方式、检查内容、侧重点、后处置方式等均有所不同，因此往往各自派组开展检查。

山东省食品药品审评查验中心（以下简称“山东省中心”）药品注册检查部和药品生产检查部分别负责山东省内的药品注册核查工作和药品生产检查工作。在上述两项检查实施过程中，发现药品注册核查和药品生产检查在工作流程上基本一致，在检查内容上有部分重合，两者协同开展往往会取得更好的效果。因此，尝试了上述两种检查协同开展的新检查模式，并取得了良好的效果。

2023 年 4 月，国家药品监督管理局食品药品审核查验中心（以下简称“国家核查中心”）将山东省和广东省确定为协同检查工作的试点省份。在国家核查中心的指导下，山东省药品监督管理局、山东省中心起草了相关工作程序，进一步规范了协同检查工作的开展；并对协同检查的工作流程、一般原则、方案报告、处置方式等进行了探索，进一步深化药品注册核查和药品生产检查全方位有机融合。

一、药品检查法规要求

（一）药品注册核查

《药品注册管理办法》[1] 中规定省级药品监管部门负责本行政区域内的药品注册相关管理工作，如受理、审查和审批境内生产药品再注册申请；管理药品上市后变更的备案、报告事项；参与国家药品监督管理局组织或者委托实施的药品注册核查等药品注册相关事项。目前，省中心承担的药品注册核查主要为药品注册联合核查、药品再注册恢复生产现场检查、药品上市后变更生产现场检查。

1. 药品注册联合核查

2020 年 3 月，国家药品监督管理局发文，由国家核查中心联合各省级药品监督管理局共同开展药品注册联合核查工作。目前，该项工作仍在进行中。

2. 药品再注册恢复生产现场检查

《关于做好药品再注册审查审批工作的通知》[2] 中药品再注册审查要点的第 12 条明确指出申请人恢复生产时应提出现场检查申请，经现场检查和检验合格后产品方可上市销售。

3. 药品上市后变更生产现场检查

《药品上市后变更管理办法（试行）》[3] 中规定省级药品监管部门对备案资料进行审查，必要时实施检查与检验。《山东省药品上市后变更备案管理实施细则》[4]（以下简称《细则》）中明确提出了合并实施许可检查、药品生产质量管理规范符合性检查（以下简称 GMP 符合性检查）和注册核查，现场检查时要兼顾药品生产质量管理规范标准和注册核查的要求。这是山东省内首次明文提到药品协同检查的检查情形。

（二）药品生产检查

《药品生产监督管理办法》[5] 中规定省级药品监管部门负责监督管理本

行政区域内药品上市许可持有人和制剂、化学原料药、中药饮片生产企业。开展原料、辅料、直接接触药品的包装材料和容器等供应商、生产企业的日常监督检查，必要时开展延伸检查。根据检查性质和目的，明确了药品生产检查的类型以及检查的频次。检查类型包括许可检查、常规检查、有因检查以及除许可检查、常规检查、有因检查外的其他检查。

《山东省药品生产质量管理规范符合性检查工作程序》[6]（以下简称《工作程序》）中将药品 GMP 符合性检查分为依企业申请和依监管需要两种情形。《工作程序》中的第五条和第十二条分别规定了依企业申请的药品 GMP 符合性检查、依监管需要的药品 GMP 符合性检查的主要情形。

（三）协同检查

《药品注册管理办法》《药品生产监督管理办法》《药品注册生产现场核查和上市前药品生产质量管理规范检查衔接工作程序》[7] 均对药品注册核查与上市前药品生产质量管理规范检查的同步开展进行了规定，要求需要开展上市前药品生产质量管理规范检查的，由国家核查中心协调相关省、自治区、直辖市药品监督管理部门与药品注册生产现场核查同步实施。但上述法规对于实施的流程、标准、协同方式等未做具体规定。

二、开展协同检查的目的

（一）强化药品全生命周期监管

ICH Q10 药品质量体系[8] 中提出了药品生命周期的理念，即构建在药品研发、技术转移、商业化生产、产品退市的各个阶段一以贯之、有机融合的质量管理体系。而我国现行的药品监管模式为分段监管模式，国家核查中心负责上市许可申请的药品注册现场核查，省、自治区、直辖市药品监督管理部门负责药品上市后监督管理，这在一定程度上割裂了药品的生命周期的管理。

（二）创新监管检查模式

以品种为主线的注册核查，同步开展药品生产检查，构建立体、全面的检查模式，有助于发现更多风险，是药品监管检查模式创新和发展方向。

（三）优化检查资源配置

实施对药品注册核查员和药品生产检查员综合培养培训、统筹协调使用等机制，促进检查员能力提升和全面发展。

（四）减轻企业负担

协同检查以派一次组办多件事为目的，可减少对企业生产经营活动的干扰，以及节省企业迎检成本。

三、开展协同检查的探索

（一）协同检查的情形

根据山东省中心承担的药品注册核查和药品生产检查任务，将协同检查分为药品注册联合核查协同 GMP 符合性检查、省内注册核查协同药品生产检查、药品注册联合核查协同省内注册核查三种情形。这三种情形基本涵盖了山东省中心开展的药品注册核查和药品生产检查的各种形式，包括了能够开展协同检查的各类情形。

（二）协同检查的一般原则

协同检查的主要原则是提升检查效率，同时不应该降低检查的质量。应遵循以下 6 条原则。

1. 应具备协同检查的基础

即药品注册核查品种与药品生产检查范围应为同一生产线，检查内容有较多融合，如某企业片剂品种 A 注册核查及相应车间生产线的生产许可、GMP 符合性检查协同开展，可以避免对人员、厂房设施与设备、物料、质量控制等方面的重复检查。

2. 检查员应具备相应资质

尤其对于药品注册联合核查事项，应具备国家级检查组长和检查员资格，并参加足够次数的检查和培训。

3. 应保证检查时间

相较于单独的药品注册核查或药品生产检查，协同检查内容多、环节复杂，应考虑适当增加检查人数或检查时间。

4. 人员合理分工

检查派出单位及检查组长应根据检验员的学习经历、专业背景、工作阅历等，合理安排检查分工。

5. 检查内容应覆盖全面

检查内容应综合考虑两种检查的要求和侧重点，保证覆盖所有内容。如药品注册核查方案中有审评部门重点关注的内容，应予以专项描述。

6. 基于风险的原则

本原则主要用于评估企业、品种的风险从而制定针对性强、重点突出的核查方案。对于风险较大的，如新建企业、多次出现问题的企业、关键人员变动频繁的企业、抽检出现问题的品种等，考虑进行协同、全面的检查；对于风险较小的，如多次接受检查的企业、多年未出现质量问题的企业等，可以考虑减少检查频次、精简检查项目等。

（三）增强协同检查融合度的探索

为解决协同检查实施过程中存在的检查流程不统一、检查方案、检查报告格式不一致等问题，强化协同检查由物理整合向有机融合的转变，山东省中心进行了以下 4 点的探索。

1. 制定标准化检查流程

协同检查原则上由一个检查组完成，检查流程包括首次会、文件检查、现场检查、末次会、检查材料审查、整改材料审查、材料流转归档等环节。制定协同检查的工作程序，将检查的各环节统一形式并标准化，便于检查组开展工作，如统一检查员首末次会的各类文件和检查记录本形式，同时也可以减少重复工作，如检查材料和企业整改材料的审查不再需要双方单独审查。

2. 推进检查结果互认

如果检查结果不能互认，就达不到减少检查次数，提高检查效率的目的。鉴于药品注册核查和药品生产检查后处置的程序和主管部门不同，应着力推进部门间沟通协调，将协同检查的结论、缺陷情况等纳入互认范围。

3. 协商制定检查方案

协同检查顺利开展的一项重要前提是双方的检查方案应协调一致，不能互相冲突。因此，应由双方经办人协商制定核查方案。具体来说，药品注册核查制定核查方案时一般考虑审评的关注点、企业既往接受检查情况及缺陷整改情况，药品生产检查还会考虑企业产品抽检情况、是否为新建生产线、关键人员变动情况等，双方均应依据风险原则制定检查方案。

协商制定核查方案，首先应确认开展协同检查的品种、生产线，核实企业及品种基本信息；然后双方按照常规内容制定核查，再由双方经办人识别各自的重点或额外检查要求，并将这些检查要求有机整合到常规内容中；最后确认检查时间、检查组成员及人员分工、是否抽样等信息。

4. 融合检查报告模板

由于药品研制现场核查与药品生产检查内容基本不重合，融合的可能性较小，不在本文关注的范围。本文仅探讨药品注册生产现场核查和药品生产检查的检查报告融合的可能性。

根据药品注册生产现场核查要点，核查报告主要包括六大部分，分别为质量管理、厂房与设施设备、物料、批量生产、质量控制、数据可靠性。药品生产检查报告按照《药品生产质量管理规范》章节，分为质量管理、机构与人员、厂房设施、设备、物料与产品、确认与验证、文件管理、生产管理、质量控制与质量保证、委托生产与委托检验、产品发运与召回、自检共十二章。两者有诸多交叉重合的内容，为检查报告的融合提供了可能性。

由于药品生产检查报告更加全面，因此将核查要点分散到药品生产检查报告的不同章节更为适合。以物料与产品部分为例，首先关注企业对供应商的管理、审计情况，对物料的放行、使用情况，对成品的仓储、检验、运输等情况，对企业的管理制度和管理水平有一定的了解后，再具体到注册核查的品种，对该品种相关的原辅包材、半成品或中间体、成品管理情况，并核实其与申报资料的一致性。检查报告既有横向拓展又有纵向深入，保证检查的广度和深度。

四、协同检查开展情况及成效

2020 年药品注册联合核查工作实施以来，山东省中心开始协同开展药品注册联合核查与上市前 GMP 检查，并逐步探索药品注册核查和药品生产检查其他协同检查情形。2020~2023 年，山东省中心开展协同检查的情况和数量分别如表 1 所示。

表 1　2020~2023 年协同检查开展情况

协同检查实施情形 \ 年度	2020年	2021年	2022年	2023年
药品注册联合核查协同上市前 GMP 检查	14	33	25	17
药品注册联合核查协同药品上市后变更备案现场核查	1	0	0	2
药品再注册恢复生产现场检查协同药品生产许可检查、GMP 符合性检查	1	0	0	6
药品再注册恢复生产现场检查协同 GMP 符合性检查	0	6	0	2
药品上市后变更备案现场核查协同药品生产许可检查、GMP 符合性检查	0	0	0	33
药品上市后变更备案现场核查协同 GMP 符合性检查	0	0	0	7
药品再注册恢复生产现场检查协同药品上市后变更备案现场核查	0	0	0	6

2023 年开始，山东省中心全面实施不同检查事项的协同检查，协同检查实施情形分布如图 1 所示。从图中可以看出，药品上市后变更备案现场核查协同药品生产许可检查、GMP 符合性检查，药品注册联合核查协同上市前 GMP 检查两类情形占比较大，分别占协同检查总量的 45% 和 23%。前者与药品生产场地变更备案有关，如新增生产线、新增生产车间、上市许可持有人委托生产增加生产场地等，后者则主要与仿制药上市许可申请有关。

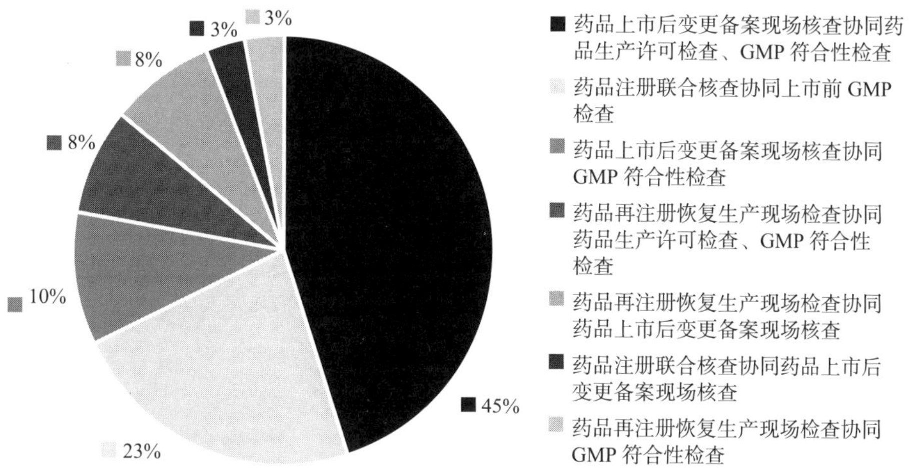

图 1　2023 年药品协同检查实施情形分布图

协同检查节省了检查资源，提高了检查效率。药品注册联合核查方面，2023 年共对 42 家次 62 个品规开展药品注册联合核查，其中同步进行上市前 GMP 符合性检查 11 家次 17 个品规，占品规比例 27.4%，减少派组 11 个占应派组比例 20.8%。2023 年共对 98 家次 136 个品规开展省内注册核查，其中协同开展 52 个品规，占品规比例 38.2%，减少派组 41 个，占应派组比例 29.5%。

五、思考与建议

开展药品协同检查，对药品监管部门和企业都大有裨益，但是也面临着一些具体的问题。

（一）国家层面出台相关法规对协同检查工作进行规范指导

以明确协同检查的主体，规范协同检查的程序，统一协同检查的标准，确保协同检查工作的科学性、公正性和规范性。目前国家核查中心已将山东省和广东省确定为协同检查工作的试点省份，在开展协同检查试点工作中，不断发现问题，积累经验，以期为相关法规的出台提供支持。

（二）强化核查检查协同制度执行

部分企业在仿制药上市许可申请过程中，出于成本考虑，往往更倾向于先开展药品注册核查，在通过注册审评后临上市前再申请上市前 GMP 检查，从而使上市前 GMP 检查动态生产批的产品在上市销售时可以有更长的有效期。因此，部分企业对药品注册核查和上市前 GMP 检查协同开展的接受程度较低。另外，同时迎接数项检查，企业需要具备一定的管理水平和资源保障能力，这对部分企业来说也是一种挑战。

《药品生产监督管理办法》第五十二条第一款明确规定，未通过与生产该药品的生产条件相适应的药品生产质量管理规范符合性检查的品种，应当进行上市前的药品生产质量管理规范符合性检查。可以考虑在安排注册核查任务时，对于未通过与生产该药品的生产条件相适应的 GMP 符合性检查的品种，要求申请人必须同步提出符合性检查申请，省、自治区、直辖市药品监督管理部门负责协调检查资源，协同开展注册核查和 GMP 符合性检查。

（三）完善部门间沟通协调机制，确保协同检查流程畅通

建立完善、有效的部门间沟通协调机制，随时协调工作进度，及时发现和解决问题，提高工作效率和质量。同时，协同检查的程序文件也应当持续优化和改进，不断适应新的形势和情况。

（四）进一步优化检查流程，持续推进检查方案和检查报告的融合

协同检查流程优化及检查方案、检查报告的融合取得了一定成果，但在实施过程中仍存在或多或少的问题，如检查方案侧重于某一方，检查报告撰写方面对部分内容描述不详细等。建议不断总结实施过程中发现的问题，制定解决方案，进一步强化协同检查的有机融合。

（五）统筹管理培训工作，提升检查员协同检查能力

为提升检查员协同检查能力，应统筹管理药品生产检查员、药品注册检查员的培训工作，加强培训的针对性，广泛征求培训需求，制定培训方案，使培训效果最大化。

协同开展药品核查检查工作，是符合药品监管体系发展趋势的新模式，

有利于优化检查资源配置，提升检查质量和效率，有利于促进药品审批与监管的有效衔接以及审管信息的互动共享，更好地服务于药品生产企业、推动药品监管事业高质量发展。

参考文献

[1] 国家市场监督管理总局.《药品注册管理办法》[EB/OL].（2020-01-22）. https：//www.samr.gov.cn/zw/zfxxgk/fdzdgknr/fgs/art/2023/art_3275cb2a929d4c34ac8c0421b2a9c257.html

[2] 国家食品药品监督管理总局.《关于做好药品再注册审查审批工作的通知》[EB/OL].（2009-07-31）.https：//www.nmpa.gov.cn/xxgk/fgwj/gzwj/gzwjyp/20090731120001287.html

[3] 国家药品监督管理局.《药品上市后变更管理办法（试行）》[EB/OL].（2021-01-13）.https：//www.nmpa.gov.cn/xxgk/fgwj/xzhgfxwj/20210113142301136.html

[4] 山东省药品监督管理局.《山东省药品上市后变更备案管理实施细则》[EB/OL].（2023-03-01）.http：//mpa.shandong.gov.cn/art/2023/3/1/art_108868_10350623.html

[5] 国家市场监督管理总局.《药品生产监督管理办法》[EB/OL].（2020-01-11）. https：//www.samr.gov.cn/zw/zfxxgk/fdzdgknr/fgs/art/2023/art_65070d0ee03a4109ac831ee7b3cee51c.html

[6] 山东省药品监督管理局.《山东省药品生产质量管理规范符合性检查工作程序》[EB/OL].（2022-04-09）.http：//mpa.shandong.gov.cn/art/2022/7/9/art_334995_15409.html

[7] 国家药品监督管理局食品药品审核查验中心.《药品注册生产现场核查和上市前药品生产质量管理规范检查衔接工作程序（试行）》[EB/OL].（2021-12-20）. https：//view.officeapps.live.com/op/view.aspx?src=https%3A%2F%2Fwww.cfdi.org.cn%2Fresource%2Fattachment%2FueFile%2F2021%2F12%2FRnJpIERlYyAxNyAxODo0ODo1NiAyMDIxMTQxMTU%3D.docx&wdOrigin=BROWSELINK

[8] International Conference on Harmonisation.Pharmaceutical Quality System [EB/OL].（2008-06-04）.https：//database.ich.org/sites/default/files/Q10%20Guideline.pdf

第一类医疗器械生产环节非现场监管的思考——以北京市丰台区为例

王一杰[1]，毛军军[1]，赵冬梅[1]
1. 北京市丰台区市场监督管理局

摘要：非现场监管是推进“数字化 + 智慧监管”的创新型监管方法，符合对深化“放管服”改革、优化营商环境、规范涉民营企业行政检查的重要部署。医疗器械安全涉及人民群众的生命健康，丰台区市场监管局应依法按照职责监督管理第一类医疗器械生产活动，确保安全底线。非现场监管深度结合大数据、人工智能、物联感知等现代信息技术，有助于推动第一类医疗器械生产环节监管的标准化、数字化、精准化、便捷化，提高监管效能。

关键词：非现场监管；医疗器械生产；智慧监管；优化营商环境

一、非现场监管政策回溯及优势

（一）非现场监管政策回溯

非现场监管起于银行业，指通过全面、持续地收集、监测和分析被监管机构的资料信息并针对其主要风险隐患结合风险水平高低和对金融体系稳定性的影响来制定计划、配置监管资源。自 2019 年起，中共中央、国务院对提高政府监管效能、优化营商环境做出系列部署，出台了一系列政策法规，非现场监管则是在创新监管方式、推进“互联网 +”监管执法下的典型代表。

2019 年 10 月，国务院发布的《优化营商环境条例》[1]强调“最大限度减少政府对市场活动的直接干预，加强和规范事中事后监管”。中共中央、国务院于 2021 年 8 月发布的《法治政府建设实施纲要（2021–2025 年）》[2]中强调“探索推行以远程监管、移动监管、预警防控为特征的非现场监管，解决人少事多的难题”。同年12月，中央全面深化改革委员会第二十三次会议审议通过的《关于进一步提高政府监管效能推动高质量发展的指导意见》也强调“要创新监管方法，提升监管的精准性和有效性”。

北京市落实相关部署，推行非现场监管改革。2023年12月市政府常务会议研究《北京市加强非现场监管提升监管效能三年行动计划（2024–2026年）》指出“非现场监管是创新监管方式、加强全覆盖监管的重要举措。要转变监管理念，充分运用各类技术手段开展非现场监管”。北京市药品监督管理局全面贯彻落实市委、市政府关于数字化监管改革的部署要求，立足首都药品领域高质量发展，将药品、医疗器械和化妆品生产和流通领域纳入非现场监管范围。

（二）第一类医疗器械生产环节非现场监管作用

医疗器械安全涉及人民群众的身体健康，关系着人民群众的切身利益。《医疗器械生产监督管理办法》[3]规定“设区的市级负责药品监督管理的部门依法按照职责监督管理本行政区域第一类医疗器械生产活动”。丰台区创新监管方法，逐步推进将第一类医疗器械生产领域纳入非现场监管范围，开展非现场监管和非现场检查。

1. 提高第一类医疗器械生产环节监管效能

非现场监管深度结合大数据、人工智能、物联感知、区块链等信息技术，助力推行远程监管、移动监管、预警防控等监管手段。现代信息技术的应用对被监管对象的行为和活动等进行数据采集分析，实现远程监控，从而提升对被监管对象监督管理的效能。政府监管分为事前、事中、事后三个阶段[4]，“数字化+智慧监管”推动深化我国医疗器械监督管理体系改革，强化其在事前、事中、事后各环节监管的应用。

映射于第一类医疗器械生产环节监管来看，助力第一类医疗器械备案、第一类医疗器械生产备案的审核管理工作，运用大数据和设备感知技术实现精准预警、防控风险，推动规范医疗器械分级分类从而明确主体推动差异化监管、辅助决策，运用视频AI识别技术提升监管效率，打破信息壁垒开展以部门协调远程监管，推进问题移交、数据共享推进信息化进程、完成检查闭环管理。“互联网+”的非现场监管下有助于推动第一类医疗器械生产环节监管的标准化、数字化、精准化、便捷化，提高医疗器械生产环节监管效能。

2. 数字化手段赋能医药领域营商环境

数字政府建设是数字时代创新政府治理理念和方式的重要举措，党的十八大以来，以习近平同志为核心的党中央高度重视数字政府建设，探索推行非现场监管是推进数字政府建设的重要组成。党的二十届三中全会通过的《中共中央关于进一步全面深化改革 推进中国式现代化的决定》[5]强调“加强事中事后监管，规范涉民营企业行政检查”“营造市场化、法治化、国际化一流营商环境”。北京全面优化营商环境打造“北京服务”助力首都高质量发展，丰台区持续推动“倍增追赶、合作发展”，以深化“放管服”改革创新激发发展活力。

打造法治化的营商环境与规范行政检查密不可分，非现场监管是创新的监管方式，除数据化赋能提升监管效能外，同样助力打造“非现场监管为主，现场检查为辅”的监管新模式。对医疗器械生产企业来说，一方面非现场监管的实施可以加快推进企业的数字化转型，推动企业提升关键工序数控化率、生产设备联网率、数字化研发设计工具覆盖率等；另一方面可以通过远程检查开展对被监管主体的非现场检查，从而减少对企业的现场打扰，运用数字化手段赋能营商环境，构建“无事不扰、无处不在”的监管新格局。

二、一类医疗器械生产环节非现场监管现状、风险及重点

截止到 2024 年 11 月，北京市丰台区共有第一类医疗器械生产企业 20 家，其中涉及委托生产企业为 6 家。对第一类医疗器械生产活动依法按照职责监督管理时，丰台区市场监管局使用综合监管 e 码查，并设立专题检查任务助力非现场检查，将备案产品时间长且已纳入长期监管企业、年度未开展生产、已停产企业纳入非现场检查范围。

（一）第一类医疗器械生产环节非现场监管现状及风险

医疗器械直接或间接在人体上使用，在疾病预防、诊疗及监护等环节起到了重要作用，直接关系到群众生命健康。医疗器械注册人、备案人对上市医疗器械的安全、有效负责，医疗器械生产企业的监督管理是保障医疗器械

质量安全的重中之重。医疗器械监管相较于药品监管起步晚，2024 年国家药监局起草发布《中华人民共和国医疗器械管理法（草案征求意见稿）》向社会公开征求意见，才将上升至“法”的概念。随着注册人、备案人制度的持续推进，委托生产企业增加，因检查距离远、检查频次低、检查时间短等原因，风险增高，跨区跨省监管仍需增强。为实现医疗器械行业高质量模式良性循环，关键是要实施有效的质量管理体系，即医疗器械生产质量管理规范（GMP）[6, 7]。综上所述，医疗器械生产环节的监管意义重大，且具备专业性强、复杂程度高、起步较晚、风险系数大等特点。

虽然“数字化 + 智慧监管”有助于提高第一类医疗器械生产环节监管效能，但在存在信息技术手段应用不成熟、数据库信息采集不完善等问题的非现场监管探索阶段，面对专业性强、复杂程度高、存在动态变化的第一类医疗器械生产企业的监管，推行非现场监管的风险不容忽视。

（二）第一类医疗器械生产环节非现场监管重点

1. 非现场监管所涉医疗器械生产企业的分级分类

为提升医疗器械生产企业监管的科学化水平、规范化水平，《医疗器械生产监督管理办法》[3] 规定“药品监督管理部门依据产品和企业的风险程度，对医疗器械注册人、备案人、受托生产企业实行分级管理并动态调整”“设区的市级负责药品监督管理的部门应当依法按照职责建立并及时更新辖区内第一类医疗器械备案人、受托生产企业信用档案”。

对医疗器械生产企业的“分级分类”有助于提高医疗器械生产企业检查效率、合理分配监管资源、减轻企业负担。原国家食品药品监督管理总局 2014 年将医疗器械生产企业分为四个监管级别[8]。北京市药监局 2005 年在全国率先推行，并经过多次升级，不断完善北京市医疗器械生产信用分级管理体系[9]。相关政策部署着眼于第一、二、三类医疗器械生产企业，且有质量风险评价指标构建方法的论述研究。例如将产销能力、品控水平、科研能力、品种情况、监管情况 5 个一级指标和 32 个二级指标涵盖在内[10]。一类医疗器械虽然相对来说风险程度较低，但仍需慎重严肃做好分级分类工作，下面将针对第一类医疗器械生产企业分级分类重点关注的风险点及现代信息技术在其中的辅助作用进行论述。

表 1　基于丰台区第一类医疗器械生产企业的年度风险等级

本年度风险等级	企业情况	是否纳入非现场监管
1（低）	长期停产、年度未开展生产	是
2	备案时间长、技术要求稳定且未发生变更	考虑纳入
3	有过不良事件、抽检不合格、行政处罚	否
4	新备案产品（原有备案人）	否
5（高）	新备案产品（新备案人、委托生产）	否

以丰台区第一类医疗器械生产企业现状为分析对象，目前将其按照风险由低到高分为 5 个类型，如表 1 所示。其中对于长期停产、年度未开展生产和部分备案时间长、技术要求稳定且未发生变更的企业纳入到非现场监管中。

在此基础上，“分级分类”的差异化监管应结合风险点进行更全面、详细的考虑，构建备案人信息档案模块，形成监管主体的“用户画像”，企业质量管理体系运行、机构和人员、厂房设施与设备、文件管理、采购、生产管理、质量控制、不合格品控制和不良事件监测等方面都是生产环节检查的重要项目。如停产、未开展生产的企业虽列为非现场监管，但监管部门要了解停产原因，知其是主动或是被动停产，了解企业停产周期。通过备案产品数量、委托生产产品数量针对企业情况进行综合评估，并将质量体系认证结果、质量部门专业人员占比、监督检查结果、抽检不合格数量、产品不良行为记录、违法行为查处数量纳入综合考虑。

备案人的“用户画像”是“分级分类”差异化监管的重要信息来源，根据风险等级的客观评价，对高风险企业提高监管频次，对优质企业无事不扰。在开展非现场监管过程中推进数据共享，搭建、优化医疗器械领域信息化系统，加强备案审批、监管数据上链及信用数据互通共享，加强算法模型研究，用大数据、人工智能等技术手段采集、处理、分析数据，赋能对医疗器械生产企业的“分级分类”，逐步提升非现场监管信息化技术支撑能力，形成全面、精准的“用户画像”，辅助监管部门高效执法。

2. 对辖区内第一类医疗器械生产企业的动态追踪

按前文所述，对医疗器械生产企业的“分级分类”在划定的时候进行了数据分析和全面的考虑。但若风险系数较低的企业出现重大事件变更、存在违反相关法律法规等行为的，监管部门要及时调整风险等级，这样，按照监管部门的分级分类标准开展执法监督，才可以在为企业减负的同时保证安全底线。

监管部门执法人员要熟悉医疗器械领域内的法律法规，不仅要对变更项有敏感性，也要明确何种情况下应当按照法律要求开展现场核查。《医疗器械生产监督管理办法》[3]规定“生产地址变更或者生产范围增加的”“车间或者生产线进行改造，导致生产条件发生变化，可能影响医疗器械安全、有效的”“企业名称、法定代表人（企业负责人）、住所变更或者生产地址文字性变更，以及生产范围核减的”都应当向原发证部门申请登记事项变更，且原发证部门必要时开展现场核查。针对医疗器械备案，《医疗器械注册与备案管理办法》[11]规定“已备案的医疗器械，备案信息表中登载内容及备案的产品技术要求发生变化的”备案人应当向原备案部门变更备案，并提交说明及相关文件。

对辖区内第一类医疗器械生产企业的动态追踪非常重要，助于精准评估企业风险，助力开展第一类医疗器械生产环节的非现场检查。下面将从机构人员、采购管理、生产管理及风险管控方面说明推进动态追踪的关键点。在机构和人员方面，管理人员的任期时长、熟悉度及专业性与企业质量管理水平密切相关，要注重老员工的占比、关键岗位人员的变换数量及频率。要加强与企业交流，关注企业的采购记录，查看重要原料、一般原料、辅助材料清单等，原材料供应商出现变更会影响产品质量，医疗器械生产企业供应商应满足相关资质。要对医疗器械生产企业的生产管理进行持续的动态追踪，出现生产地址变更、车间或者生产线改造、关键工序变更的情况要有高度敏感性，认真结合医疗器械生产质量管理规范情况和企业质量管理体系运行情况进行审查，开展现场检查，对生产企业的风险等级进行重新评估，确保医疗器械安全底线。要推动企业加强不良事件监测，生产企业若出现投诉举报、不合格品召回、行政处罚、突然停产等状况监管部门要高度重视、心中有数。

3. 智慧监管的风险隐患及责任划分

非现场监管本身是新型的监管方式，运用到大数据、算法模型、人工智能等现代信息技术手段，可能会出现对数据处理结果的过度依赖、过度认同，对非现场监管的扩大化滥用，要警惕其带来的风险隐患。

大数据时代下脱离不开隐私暴露问题、数据安全问题，在此基础上，医疗器械领域的信息数据库与企业商业隐私、人类生命安全息息相关，更要高度关注，做好信息安全工作。除隐私暴露问题外，在搭建数据库、形成监管主体画像、大数据模型应用下，无可避免的会发生数据模型代替人做决策、数据造假等情况发生。执法人员很难理解数据模型背后的理论逻辑，会产生过分依赖机器推测结果的情况。算法模型在不同特征选择下和自我学习过程中均可能产生差异结果，若所使用的原始数据都存在不全面、不准确、质量低的问题，其得出的结果更可能有原则性错误，不利于执法人员开展监管工作，同时与程序正当原则相违背。

责任问题是现代行政法中无法回避的重点，然而非现场监管的适用会带来行政问责上的难题[4]。依据是否有人的因素介入，非现场监管区分为半自动化与全自动化非现场监管。前者做出决策的是执法人员本身，只是证据收集环节的自动化，其行政归责通常是特定执法人员，不涉及对算法供应商责任承担。但全自动化非现场监管的责任划分在未来需进一步分析考量。

三、第一类医疗器械生产环节非现场监管未来工作思路

（一）“数字化 + 智慧监管”助力医疗器械生产环节监管

要搭建数据全面、智慧精准的医疗器械监管平台。自 2020 年，丰台区市场监管局已初步建立“对内基本业务办理 + 对外协同共治 + 企业有效服务”的“丰台区互联网经济协同监管与服务平台”，是探索建立首都“大市场、大监管”的数字化“先行先试”举措，并将“两品一械”的监督管理纳入到服务平台中去。

持续推进平台建立医疗器械生产企业信用风险分类分级指标，通过系统汇总监管数据，划分风险等级，助力“分级分类”差异化监管。从“基础信息、动态信息、监管信息、社会评价、行业特质”五个维度 67 个指标项建立平台企业信用分类指标体系。从“动态”“静态”两个方面建立 11 项风险评价指标，通过科学赋值和系统模型运算，形成对辖区平台企业信用状况和风险等级的客观评判。按照“一企一档”原则实现第一类医疗器械生产企业“用户画像”。从投诉举报、监督检查、行政处罚等多维度汇总监管数据，

综合评判形成“画像”，根据评定的信用等级对企业实施差异化监管，强化医疗器械安全风险管理。

扩展非现场监管在医疗器械生产环节的应用场景，通过视频会议、AI视觉感知、物联感知等技术助力远程检查的方式开展对被监管主体的非现场检查。秉持大数据治理理念助力非现场监管，加强与各相关部门信息化数据互通共享，建立数据比对分析模型，通过比对分析发现异常行为；整合产品备案、检查抽检、处罚等信息建立筛查比对模型，实现预警企业靶向监管。

（二）非现场监管下的队伍建设

各单位应制定非现场监管工作方案及工作制度，加强监督考核评价，将非现场监管工作推进和落实情况纳入考核评价，督促推进非现场监管工作，全面提升监管效能。牢固树立“非现场监管是强化监管”的基本理念，认同非现场监管对构建良好营商环境、提高监管效能的意义，对信息技术应用中的非现场监管有自己的理解和认知，主动加强对非现场监管实现路径的思考。开展对监管人员的培训，加强对医疗器械生产环节监管法律法规的学习应用，提升专业能力；明确工作规范、熟练工作流程，在开展非现场监管时，要按照统一标准、规范程序开展工作。要及时总结非现场监管推进过程中涌现出的好经验、好做法，总结创新机制，迁移应用到第一类医疗器械生产监管领域中来，并扩大宣传普及。

（三）加强对第一类医疗器械生产企业的服务引导

丰台区市场监管局搭建的监管与服务平台立足企业发展需求，持续统筹汇总相关政策资源，整合本领域法规、案例、培训、指引，建立知识库，通过系统打包上线，供企业自提自取，推动企业自主学习、自主管理和自主规范。加强向企业宣传非现场监管的新型监管方式，鼓励企业自主提交材料提升信用监管效能，引导被监管对象主动更新监管理念、适应新监管方式、融入新监管格局。加快推进医疗器械企业数字化转型，以龙头企业为引领，重点推动企业提高关键工序数控化率、生产设备联网率、管理数字化率、数字化研发设计工具覆盖率等数字化指标，推动辖区医疗器械生产企业高质量发展。

参考文献

［1］中华人民共和国国务院．中华人民共和国国务院令第 722 号［EB/OL］.（2019-10-22）. https：//www.gov.cn/gongbao/content/2019/content_5449647.htm.

［2］中共中央、国务院．法治政府建设实施纲要（2021-2025 年）［EB/OL］.（2021-8-11）. https：//www.gov.cn/gongbao/content/2021/content_5633446.htm.

［3］市场监管总局．国家市场监督管理总局令第 53 号［EB/OL］.（2022-3-10）. https：//www.gov.cn/zhengce/zhengceku/2022-03/23/content_5680761.htm.

［4］申来津，谭雅仁．穿透式监管：以非现场监管为分析视角［J］．行政与法，2024,（6）：1-14.

［5］中国政府网．中共中央关于进一步全面深化改革 推进中国式现代化的决定［EB/OL］.（2024-7-21）. https：//www.gov.cn/zhengce/202407/content_6963770.htm.

［6］蔡方．新版医疗器械 GMP 视角下的企业质量风险管理与对策研究［D］．浙江：浙江工业大学，2018.

［7］陈炜，申琦，梁毅．基于风险管理的 GMP 验证在医疗器械生产企业中的应用［J］．沈阳药科大学学报，2024，41（11）：1519-1530.

［8］国家食品药品监督管理总局．食品药品监管总局关于印发医疗器械生产企业分类分级监督管理规定的通知［EB/OL］.（2014-9-30）. https：//www.nmpa.gov.cn/xxgk/fgwj/gzwj/gzwjylqx/20140930120001554.html.

［9］北京市药监局．北京分级管理机制创新［N］．中国医药报，2024-03-21（006）.DOI：10.38249/n.cnki.nyiya.2024.000161.

［10］葛涛，袁兴东，喻文进，等．医疗器械生产企业质量风险评价指标的构建研究［J］．中国医疗器械信息，2024，30（19）：1-3. DOI：10.15971/j.cnki.cmdi.2024.19.048.

［11］市场监管总局．国家市场监督管理总局令第 47 号［EB/OL］.（2021-8-26）. https：//www.gov.cn/zhengce/2021-08/31/content_5723519.htm.

大语言模型在国内外药物警戒数据处理中的应用和启示

巢艾伦[1]，栾国琴[2]，杨依晗[1]，许晋[2]
1. 上海市药品和医疗器械不良反应监测中心；
2. 上海罗氏制药有限公司

摘要：近年来，人工智能（artificial intelligence，AI）技术在药物警戒（pharmacovigilance，PV）领域受到了广泛关注。在PV领域，企业、医疗机构以及医药监管机构面临着高效收集、处理和评估个例不良反应报告的挑战，而报告数量的持续增长进一步加剧了这一问题的紧迫性。随着AI技术的迅速发展，其在多个领域的应用潜力日益显现。特别是在自然语言模型（natural language processing，NLP）方面，新一代大语言模型（large language models，LLM）展现出卓越的语言理解和生成能力，为PV领域带来了新的工具与方法，有望显著提升不良反应报告处理效率，有效应对现有的行业挑战。例如，AI技术可以用来自动化完成一些PV领域的基础任务（如不良反应报告的接收、录入和处理），降低相关的行政负担和成本，使不良反应监测工作更加高效。然而，AI技术固有的局限性，如数据偏倚及信息幻觉等问题，也给其在PV中的实际应用带来挑战。本文旨在对大语言模型在全球范围内应用于药物警戒数据处理的情况进行探讨，通过系统性地分析，以期能够为促进AI技术在药物警戒领域的健康发展提供参考依据。

关键词：人工智能；自然语言模型；大语言模型；药物警戒；不良反应

一、背景介绍

（一）药物警戒安全性数据持续增长

随着我国生物医药产业蓬勃发展、我国药物警戒制度法规和整个行业药物警戒体系的逐步完善、公众药品安全意识的显著提升，药品安全性数据和不良反应个例报告数量持续高速增长。根据国家药监局最新报告显示,2023 年全国药品不良反应监测网络收到不良反应报告 241.9 万份；年度不良反应报告是 2019 年的 1.6 倍（图 1）。越来越多的创新药获批上市，是导致不良反应报告数量持续增长的原因之一。以上海为例，作为我国创新药获批数第二位的省市，药物警戒活动面临更高的需求和挑战。近三年上海获批的创新药中有约 70% 是附条件获批上市的，在上市前的临床试验获得的安全性信息尚不全面，需要积累更多的上市后安全性数据来进行全面的分析评价。

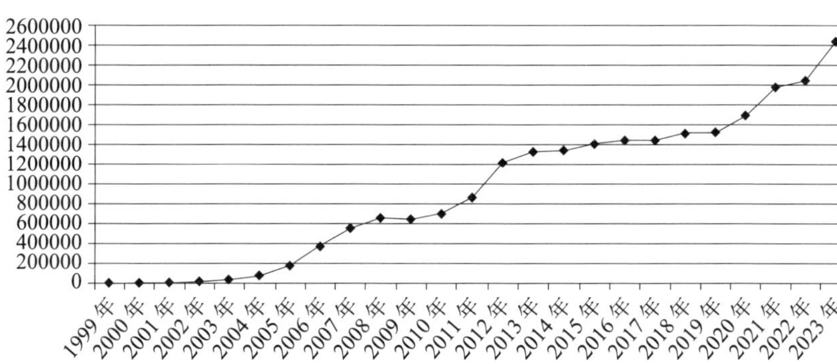

图 1　1999~2023 年全国药品不良反应 / 事件报告数量增长趋势

（二）人力资源受到挑战

在药物警戒机构、人员不变的情况下，持续高速增长的安全性数据和不良反应个例报告，为企业、医疗机构和监管机构都带来了人力资源挑战。个例不良反应及其他与用药有关的有害反应的监测、识别、评价和报告是开展全生命周期药物警戒活动的基础（图 2），也相对需要耗费更多的人力成本。个例报告常以文献描述、临床叙述、邮件信息等非结构化形式存在，需要对其进行结构化处理。目前我国仍主要依赖于人工和手动的方式来识别、处理和审阅不良反应个例报告等药物警戒数据。对企业和医疗机构而言，这种方式效率低下、成本高昂和错误率高。对监管机构而言，不断涌入的不良反应个例报告给不良反应监测机构带来了巨大的工作压力，远超已有的监测人力资源。

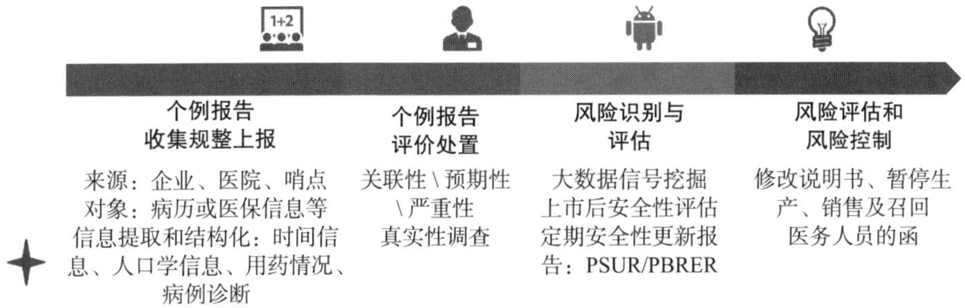

图 2　全生命周期药物警戒活动

（三）人工智能技术受到关注

整个药物警戒行业持续关注信息化手段，特别是在自然语言模型（NLP）方面，新一代大语言模型（LLM），展现出卓越的语言理解和生成能力，有望显著提升个例报告处理效率。

运用 AI 技术处理药物警戒数据，实操层面存在合规风险。一是，AI 技术发展迅速，目前我国针对 AI 在医疗行业特别是药物警戒领域应用的具体监管要求还是空白，这意味着在实践中缺乏明确的法规要求来规范 LLM 的使用。二是，AI 技术在可靠性、成熟度有待提升。自然语言模型可能产生偏倚及幻觉等，尚无法确保它们在实际应用中的稳定性和准确性。据文献研究数据，NLP 模型在不良反应关键信息抓取方面的准确率为 58.09%~83.90% [1]，完全替代人类仍有挑战。三是药物警戒数据通常包含了大量的个人敏感信息，在数据安全方面还存在伦理、隐私保护、跨境等合规风险，必须采取严格的数据保护措施。

二、自然语言模型技术进展

（一）自然语言处理技术的演进

自然语言处理（NLP）技术的历史可以追溯到20世纪50年代，在最初的几十年里，NLP系统规则主由语言学家和专家手工编写，主要用于处理简单的任务，难以扩展，且在面对多样化、复杂的语言输入时表现不佳。

随着20世纪80年代机器学习技术的兴起，NLP系统性能明显提高，但依然面临数据稀缺、特征提取复杂等问题。研究者开始使用大量的标注数据来训练模型，支持向量机（SVM）、朴素贝叶斯（naive bayes）等传统机器学习模型被广泛应用[2-3]。

进入21世纪，深度学习的兴起，使NLP技术迎来了巨大的突破。神经网络的模型，特别是循环神经网络（RNN）和长短期记忆网络（LSTM）极大地改善了NLP在处理长序列文本中的表现，但在长文本或复杂上下文时依然有其不足。为了解决这一问题，Transformer架构于2017年被提出。它采用了自注意力机制（self-attention），能够并行处理文本中的所有位置，捕捉长距离依赖关系，大大提升了NLP任务的处理效率。

Transformer架构的出现标志着大语言模型（LLM）的诞生。BERT（bidirectional encoder representations from transformers）和GPT（generative pre-trained transformer）等基于Transformer的模型，通过大规模的无监督预训练和有监督微调，展现出了强大的语言理解和生成能力。这使得它在医疗领域，特别是药物警戒数据处理中，展现出了广阔的应用前景和极大的优势。

（二）传统自然语言处理技术与大语言模型的差异

1. 传统自然语言处理技术与大语言模型的异同点

传统自然语言处理技术与大语言模型的异同点主要体现在训练数据规模，模型架构等几个方面[4]，简单来说相比于NLP，LLM的训练数据规模更复杂、使用了Transformer架构、拥有预训练能力并有更强的任务适应性。

2. 大语言模型的优势

大语言模型的优势主要体现在上下文理解能力强，多任务适应性，大规模预训练的泛化能力，强大的文本生成能力等多个方面。

（三）目前常用的大语言模型的种类和特点

在当今的自然语言处理领域，几种大语言模型已经成为主流，常用的大语言模型如 BERT、GPT、RoBERTa、T5、BioBERT 等潜在应用为药物警戒领域提供了强大的技术支持。

1. BERT 及其改进版本

BERT 是双向 Transformer 模型，与传统单向语言模型不同，BERT 通过考虑句子中的前后词语，可以更好地理解复杂的句子结构和语言关系。预训练可以显著提升 BERT 的表现，如专门为生物医学文本处理而设计的 BioBERT，专门用于处理临床笔记和电子健康记录（EHR）的 UCSF BERT，处理大规模数据的 RoBERTa（a robustly optimized BERT pretraining approach）等。

2. GPT 系列

GPT 是基于 Transformer 架构的生成式预训练模型[5-6]，擅长生成连贯且符合上下文的文本。与 BERT 不同，GPT 是一种自回归模型，即模型通过预测文本中的下一个词来生成句子，因此它在文本生成任务上表现尤为突出。

3. T5

T5（text-to-text transfer transformer）模型采用了一个统一的框架，将所有自然语言处理任务（如翻译、分类、摘要生成等）转化为“文本到文本”的问题。这意味着所有输入和输出都可以表示为文本序列，T5 模型具有较强的灵活性。

（四）大语言模型在药物不良事件报告自动化处理的应用实例

1.ICSRs 关键信息提取和分析

在 ICSRs 关键信息提取和分析领域，目前有报道的 LLM 集中在 BERT 模型以及基于 BERT 模型衍生的 LLM，主要包括 Domain-Specific BERT[7]（针对特定领域进行预训练的 BERT 模型）和 Fine-Tuned BERT（特定任务上对预训练的 BERT 模型进行微调的模型）。预训练可以显著提升 BERT 的表现，例如经特定任务预训练的 BERT 衍生的 LLMs（BERT、RoBERTa、DistilBERT 和 SqueezeBERT）对抗抑郁药副作用检测的敏感性最高 F1 得分可达 0.976[8]；UCSF BERT 模型在识别使用非类固醇免疫抑制剂治疗炎症性肠病（IBD）

后发生的严重不良事件（SAE）中，取得了最高的数值性能（准确率 88%~92%，宏观 F1 61%~68%），比先前发表的基于规则、ML 或神经网络的模型高出 5%~10% 的准确率[9]。

2. ICSRs 关联性评价

ICSRs 关联性评价对于患者安全、药物警戒、安全性信号识别、不良反应管理和监管递交至关重要。研究[10]对 BERT-like LLMs 进行了深入探索，结果表明，BERT-like LLMs 在不同数据复杂性水平上提供了一致的预测能力、预测性能和因果推断结果与 BERT-like 模型的大小并没有直接对应关系；特定领域预训练 LLMs（具有或不具有安全知识特定微调）在因果推断方面超过了通用预训练 BERT 模型。

（五）大语言模型在药物不良事件报告自动化处理应用的挑战

尽管大语言模型在药物警戒数据处理方面展现了巨大的潜力，但它们在应用过程中仍面临诸多挑战。这些挑战主要体现在数据的获取、模型的解释性、数据隐私与安全等多个方面[11-12]。以下是 LLM 在药物警戒数据处理中的主要挑战的概述。

1. 数据获取与标注的困难

首先，高质量的药物不良事件数据稀缺，特别是针对创新药、罕见不良反应的训练数据量较小；其次，专业人员标注数据的标准很难完全统一，标注工作复杂且成本高，而错误或不一致的标注会影响模型性能。

2. 语义理解与上下文处理的复杂性

药物不良事件报告中包含复杂的医学术语，涉及临床和药物治疗细节，这对 LLM 提出了语义理解和上下文处理的挑战。一方面，专业术语的复杂性和细分领域的最新临床用语可能导致 LLM 识别与处理不准确；另一方面，病例分析时对上下文依赖性较强，要求综合患者病史、用药情况等信息，LLM 可能无法全面捕捉医疗文本中的细微上下文信息。

3. 模型的可解释性

药物安全专家和监管机构需深入理解模型预测，以确保其预测的可信度和可靠性，但 LLM“黑箱”特性使其可解释性成为药物警戒领域的一大挑战。药物警戒是高度受监管的领域，LLM 决策过程的不透明性及复杂性导致其结果难以解释，在某些场景下可能不符合监管要求。

4. 数据隐私与安全问题

药物警戒数据包含大量个人健康信息，LLM 处理时须遵守数据安全和隐私保护法规，但仍面临如下挑战。一是数据泄露与隐私风险。LLM 在处理个人健康数据时，可能无意中记住并泄露敏感信息。二是模型训练与数据共享的合规性。跨机构、跨国界的数据共享和合作中需确保遵循各地区的安全法规，而不同国家的规定差异加大了 LLM 训练与部署中的数据合规难度。

5. 数据准确性和可靠性

LLM 的数据结果还存在准确性和可靠性问题。一是幻觉问题：LLM 可能会产生与输入提示或已知事实不符的“幻觉”输出，导致错误的结论或建议。二是无法访问最新的数据：药物警戒涉及的数据需要持续更新以反映最新的安全信息。LLM 可能无法访问最新的数据，导致其输出过时或不准确。

（六）小结

LLM 在医疗领域，特别是药物警戒数据处理方面，具备广阔的应用前景和极大的优势。LLM 可以用于从文本中标识出药物、不良事件或用于因果相关性评估、生成有意义的报告描述和摘要，也可以用于文本分类，将文本按照不良反应的严重程度进行分类。LLM 已经在药物警戒数据处理中得到了一些应用和研究，但仍然存在一些挑战和限制，包括模型的解释性问题、数据准确性和可靠性问题、数据隐私与安全问题等。因此，在将 LLM 应用于实际的药物警戒工作时，需综合考虑数据和模型的特点，并采取恰当而全面的监控措施，确保其在实际应用中的安全有效性和负责任的使用。

三、监管政策和应用情况

在药物警戒领域，各国及地区针对共同面临的挑战展开了积极的探索与实践，积累了丰富的经验，为我国的相关工作提供了重要的参考价值。截至目前，无论是欧洲、美国还是其他国际组织，尚未出台在药物警戒领域，专门针对大型语言模型层面的人工智能监管细则；现有的监管要求大多集中于人工智能或自然语言处理模型的范畴内。值得注意的是，欧盟最近发布了首个专门面向大型语言模型的指导文件，标志着该领域监管迈出了重要一步。

（一）美国

美国食品药品管理局（FDA）在 PV 领域应用 AI 的监管要求还在征求意见阶段，但美国 FDA 在将 AI 技术付诸 PV 实践方面表现突出。不仅发表了大量技术论文，还开发了一系列具体工具提升 PV 监管效率。美国 FDA 重视与药物警戒行业的沟通和交流，与 PV 企业共同探讨实施 AI 技术的困难和挑战。

1. 美国在 PV 领域应用 AI 的监管要求还在征求意见阶段

美国 FDA 暂未颁布法规明确 PV 领域应用 AI 的监管要求，PV 相关要求的法规还在征求意见阶段。[13] 2023 年，美国 FDA 发布了《在药品和生物制品研发中的人工智能和机器学习（征求意见稿）》（*Using Artificial Intelligence and Machine Learning in the Development of Drug and Biological Products*），上市后安全性监测涵盖其中。除了满足当前支持药物安全性和有效性监管决策的要求外，征求意见稿还对使用 AI/ML 提出三大考虑因素：由人主导的 AI/ML 治理、责任和透明度问题、数据相关的问题，以及模型开发、性能、监控和验证等方面。

2. 上市后安全性监测领域的 AI 应用

美国 FDA 的哨点计划（sentinel initiative）正在探索使用 AI/ML 方法来改进现有系统。其中药品评价与研究中心（Center for Drug Evaluation and Research，CDER）的哨点系统（sentinel system）[14] 使用自然语言模型（NLP）从非结构化 EHR 临床笔记中自动提取特征[15]、生物制品评价与研究中心（Center for Biologics Evaluation and Research，CBER）的生物制品有效性和安全性系统（Biologics Effectiveness and Safety，BEST）[16] 使用 AI/ML 方法分析 EHR，以预测或更好地理解与生物制品及其他 CBER 监管产品的使用相关的不良事件[17]。

CDER 在探索应用 AI 增强对提交给美国 FDA 不良事件报告系统（FAERS）的个例不良事件报告（ICSRs）的评估。监测与流行病学办公室（Office of Surveillance and Epidemiology，OSE）于 2022 年引入了可视化平台（InfoViP）[18]，采用 NLP/ML 技术来检测重复的 ICSRs，按信息质量级别分类 ICSRs，并生成临床事件时间线的可视化，以辅助分析报告的不良事件。AI/ML 方法也被研究用于自动化识别药品标签中的不良事件，以支持安全审查人员对 ICSRs 的分类，从而便于识别未知或意外的安全问题[19-20]。用药错误预防与分析处（Division of Medication Error Prevention and Analysis，DMEPA）负责审查上市前和上市后的药品标签，以尽量减少药物错误的风险，他们和 ICF 公司[21]合作开发了基于 AI 的计算机化标签评估工具（computerized labeling assessment tool，CLAT），用于自动化审查标签和说明书（例如处方信息、包装盒和容器标签）。

美国 FDA 通过一系列行业互动，交流 AI/ML 使用的宝贵经验。例如 CDER 的新兴技术计划（Emerging Drug Safety Technology Program，EDSTP）[22]以及 CBER 的先进技术支持团队（Advanced Technologies Team, CATT）计划[23]。

（二）欧盟

相比美国，欧盟拥有更为完善的法律框架。2021 年发布的《人工智能法案》是全球首个全面规范 AI 技术发展的法律文件。技术层面上，欧洲药品管理局（EMA）发布了多份指导文件，为 EMA 自己的监管人员和药物警戒行业从业者提供了 AI 技术的应用的纲领性指导意见。

1. 欧盟已发布较为完善的 AI 监管法规体系

相比美国，在 AI 监管方面，欧盟拥有更为完善的法律框架。欧盟于 2024 年 7 月 12 日在在欧盟官方公报上发布了《人工智能法案》（Artificial Intelligence Act），作为全球首部关于人工智能的具有约束力的法律（*the world's first binding law on artificial intelligence*）[24]，该法案采用“基于风险的方法”，要求高风险人工智能系统履行更高的要求和义务，如系统必须评估和减少风险，维护使用日志，保持透明和准确，并确保有人类监督。

根据高风险人工智能系统的定义，药物警戒的人工智能系统可能被归类为高风险类别[25]。《人工智能法案》附件 3 对高风险人工智能的举例中包含医疗保健的公共服务[26]，在 2024 年 9 月 EMA 发布的《人工智能在药品生命周期中的使用的思考性文件》[27]（*AI in medicinal product lifecycle reflection paper*，RP）对附件 3 进行修订，将“高风险”一词替换为“高监管影响”和“高患者风险”。

在法规指南层面，EMA 及其欧洲药品监管网络（the European medicines regulatory network）发布了一系列文件[28]，以指导人工智能技术在医药领域的应用。如《2023 年 –2028 年人工智能工作计划》（*Multi-annual artificial intelligence workplan 2023-2028*）、2024 年 9 月发布的《人工智能在药品生命周期中的使用的思考性文件》、2024 年 9 月发布的《大型语言模型在药品监管科学及监管活动中的使用指导原则》（*Guiding principles on the use of large language models in regulatory science and for medicines regulatory activities*）。这些文件提供了具体的指导意见，确保人工智能技术在药物警戒领域能够安全有效地服务于公众健康。根据《2023 年–2028 年人工智能工作计划》EMA 正在考虑是否在 2027 年前针对药物警戒中人工智能应用的相关文件。

《人工智能在药品生命周期中的使用的思考性文件》，包括了药物警戒工作，并给出了原则性的指导原则。在上市后一节中，文件提到：

“预计人工智能/机器学习 (AI/ML) 工具可以有效支持上市后的活动并符合良好药物警戒实践 (GVP) 的要求，例如药品的上市后疗效和安全性研究 (PAES 和 PASS)、改进不良事件报告分类和建立严重性评分的模型，以及信号检测的等。文件明确，如果上市后研究被列为上市许可的条件之一，除非在授权时已经达成一致，否则应在监管程序中讨论 AI/ML 的应用。

在药物警戒领域可能允许更灵活的 AI/ML 建模和部署方法，可以通过增量学习 (incremental learning) 持续提升效果。验证、监控和记录模型性能，并将 AI/ML 操作纳入药物警戒系统以减轻相关的风险是上市许可持有人 (MAH) 的责任。”

《大型语言模型在药品监管科学及监管活动中的使用指导原则》[29]，指导原则为 EMA 员工介绍了大语言模型的优势和局限性，以便他们能够有效地利用 LLM，同时避免缺陷和风险。文件给出了使用 LLMs 使用的四项原则。

（1）确保数据的安全输入。

（2）应用批判性思维并交叉验证输出结果。

（3）坚持持续学习。

（4）在出现问题时知道向谁咨询。

2.EMA 在 PV 领域使用 AI 应用的最近进展

欧洲药品管理局[30]尝试了多种 AI 在药物警戒中的应用，以提升药物安全监测的效率和准确性。包括从产品特性概要中提取不良反应、通过建模不良反应来识别可能具有某种基因型的患者（如 5–氟尿嘧啶毒性）、筛选并优先处理包含不良反应的文献、自动化案例裁决以提高流程效率（例如伴有血小板减少症的血栓形成案例）、基于历史数据对潜在信号进行优先排序、筛查定期安全性更新报告中的信号讨论，以及开发药物滥用预测模型。EMA 实际使用 AI 技术方面虽有进行尝试，但是大规模工具不多见。没有文件显示 EMA 已经将 AI 技术应用在欧盟的药物警戒数据库（eudravigilance）中。

（三）国际组织与国际交流

欧美监管机构及大型跨国企业领导的国际组织在推动全球 AI 具体标准制定方面发挥了重要作用。例如，世界数字技术院（WDTA）发布了《生成式人工智能应用安全测试标准》和《大语言模型安全测试方法》，为全球范围内的 AI 安全评估提供了统一的标准。国际药品监管机构联盟（ICMRA）、CIOMS 工作组和 PIC/S 等组织也在积极推动相关法律法规和指导原则的制定。

1. 国际组织推动全球 AI 标准制定

ICMRA 在 2021 年发布的《前瞻性扫描评估报告——人工智能》（*Horizon Scanning Assessment Report—Artificial Intelligence*）[31]。该报告由 EMA 领导撰写，以药物警戒（pharmacovigilance）作为案例分析（case study），指出利用 AI 监管的主要建议。

- 监管机构可能需要采取基于风险的方法来评估和监管 AI；
- 申办方、开发者及制药公司应加强监督那些和药品效益 / 风险相关的 AI 算法和应用；
- 应针对特定主题制定监管指南，这些主题包括：数据来源、可靠性、透明度、药物警戒等。

2022 年国际医学科学组织理事会（CIOMS）成立了关于药物警戒中的人工智能的 XIV 工作组[32]，该工作组由来自监管机构、行业、研究组织、学术界以及世界卫生组织（WHO）的药物警戒（PV）和（或）人工智能（AI）领域的资深专家组成，旨在开发关于在药物警戒领域使用人工智能的原则和指导方针。目前工作组已经形成了初稿，并于 2024 年 9 月在德国进行了第 9 次讨论会。工作组指出，鉴于人工智能技术的迅猛发展，为避免相关法规滞后于技术进步，将侧重于制定原则性的指导方针，而非详尽的具体规定。工作组总结了 9 个关注重点，分别是透明度（transparency）、明确的责任机制（accountability）、可解释性（explainability）、基于风险的方法（risk based approach）、有效性和稳健性（validity and robustness）、人类监督（human oversight）、公平与公正（fairness and equity）、数据隐私（data privacy）和治理（governance）等。

制药检查合作计划（PIC/S）的良好药物警戒实践（GVP）小组在2023年[33]探索建立了一个专家平台（Expert Circle on Good Pharmacovigilance Practices），旨在建立人工智能–机器学习（AI–ML）工作组，在接下来的18至24个月内提供培训和机会，使检查员能够获得与药物警戒中AI–ML相关关键知识和能力、监控该领域的发展，并应对新兴工具和技术带来的挑战。

2024年，在瑞士日内瓦召开的第27届联合国科技大会，国际组织首次在大语言模型安全领域发布国际标准《大语言模型安全测试方法》[34]。世界数字技术院（WDTA）发布了《生成式人工智能应用安全测试标准》和《大语言模型安全测试方法》两项国际标准，代表全球人工智能安全评估和测试进入新的阶段。OpenAI、谷歌、微软、科大讯飞等数十家单位共同参与、编制以上两项标准。

3. 全球监管机构积极开展合作交流

在全球范围内，监管机构和行业专家正积极探讨如何人工智能（AI）技术来提升药物警戒工作效能。2021年10月[35]，美国FDA与全球监管科学研究联盟（GCRSR）联合举办了第11届全球监管科学峰会（GSRS21），主题为“利用真实世界数据（RWD）和人工智能（AI）推进监管科学助力食品药品安全”。来自巴西、加拿大、印度、意大利、日本、德国、瑞士、新加坡、英国和美国等国家的监管机构、行业和学术界的专家学者进行了深入交流。2023年[36]，美国FDA和加拿大卫生部召开了一次研讨会，讨论内部经验以及通用原则。美国FDA和EMA于2023年成立了一个工作组（cluster），探讨AI在药物警戒中的应用，加拿大卫生部和日本PMDA作为观察员加入。

（四）中国

总体而言，我国现有的政策和法律鼓励人工智能技术在生物医药特别是药物警戒领域的应用，但仍需进一步完善相关标准以确保其有效实施。2024年国家药监局发布的《国家药监局综合司关于印发药品监管人工智能典型应用场景清单的通知》明确了在药物警戒运用人工智能技术的可行性。目前尚无详细的法律法规或标准指南专门针对药物警戒领域中大语言模型的应用。从法律层面来看，《生成式人工智能服务管理暂行办法》将生成式人工智能服务的监管纳入了法律框架中。在标准制定方面，仅有《国家人工智能产业综合标准化体系建设指南（2024版）》和国家标准GB/T 43782—2024《人工智能 机器学习系统技术要求》等文件。

1. 政策指引

2017年7月，国务院发布了《新一代人工智能发展规划》，要求充分发挥信息化技术和人工智能的优势。

2024年，《国家药监局综合司关于印发药品监管人工智能典型应用场景清单的通知》药监综函〔2024〕313号，列出了15个具有引领示范性的、有发展潜力的、针对工作痛点的、需求较为迫切的应用场景，其中明确了在药物警戒运用人工智能技术的可行性。文件指出，利用人工智能技术可以辅助监管人员开展不良反应和不良事件报告的评估工作。

2. 法律层面

目前尚无详细的法律法规专门针对药物警戒领域中大语言模型的应用。其中最相关的是2023年7月颁布的《生成式人工智能服务管理暂行办法》，将生成式人工智能服务监管纳入了《中华人民共和国个人信息保护法》、《中华人民共和国数据安全法》和《中华人民共和国网络安全法》这三部基础法律的框架之下。

3. 标准指南

目前尚无详细的标准指南专门针对药物警戒领域中大语言模型的应用。2024年6月，工业和信息化部等四部门印发《国家人工智能产业综合标准化体系建设指南（2024版）》要求加强人工智能标准化工作系统谋划。

目前较为相关的国家标准是2024年3月15日实施的GB/T 43782—2024《人工智能机器学习系统技术要求》。

2024年3月25~27日，由中国电子技术标准化研究院主办的《人工智能预训练模型 第1部分通用要求》等8项国家标准编制启动会在北京召开[37]。后续，中国电子技术标准化研究院将依托全国信标委人工智能分委会，继续积极组织推进人工智能相关国际、国内标准的研制进度。

中国信息通信研究院自2023年起牵头编制了多个细分领域的企业标准[38]，例如大语言模型的相关标准，但这些标准目前尚未公开发布，只有部分参与标准制定的企业能够访问。

（五）小结

1. 美、欧、国际组织涉及药物警戒领域的法规政策

	美国	欧盟	国际组织
法律	无	《人工智能法案》附件 3	无
法规或指导原则	《在药品和生物制品研发中的人工智能和机器学习（征求意见稿）》	《2023 年 –2028 年人工智能工作计划》 《人工智能在药品生命周期中的使用的思考性文件》	国际医学科学组织理事会（CIOMS） 在药物警戒领域使用人工智能的原则和指导方针（初稿）
目前阶段	征求意见	已生效	初稿撰写

2. 指导原则具体要求对比

相关要求	美国	欧盟	国际组织
管理原则			
人类监督	√	√	√ CIOMS（人类监督、治理）
明确的责任机制	√		√ CIOMS
透明度	√	√保持透明和准确	√ CIOMS、ICMRA
可解释性	√		√ CIOMS
基于风险的方法	√	√区分风险等级、系统必须评估和减少风险、PV 系统纳入药物警戒系统、质量控制措施	√ CIOMS、ICMRA
必要时和监管机构沟通	√	√	
公平与公正			√ CIOMS
数据要求			
偏倚	√		
完整性	√		
隐私和安全	√		√ CIOMS

续表

相关要求	美国	欧盟	国际组织
来源	√		√ ICMRA
相关性	√		
可复制性	√	√交叉验证	
可重复性	√		
代表性	√		
可靠性	√		√ ICMRA
模型的开发、验证、监控和记录			
模型验证	√根据风险模型进行可信度评估	√	√ CIOMS（有效性和稳健性）
监控和记录性能	√监控并记录 AI/ML 模型的表现、确认所需的证据水平和记录保存	√监控和记录模型性能/高风险系统维护日志	
模型开发	√考虑模型的实际应用、平衡性能和可解释性	√ PV 领域可以有更灵活的建模和部署方法、通过增量学习持续提升效果	

3. 美、欧、国际组织和中国的对比

我国在生物医药领域的人工智能应用方面，虽然也推出了一些政策文件，如《国家药监局综合司关于印发药品监管人工智能典型应用场景清单的通知》，推荐了可以使用 AI 技术的药物警戒应用场景，但在以下 4 个方面仍存在差距。

（1）资金投入　我国对 AI 技术在药物警戒领域的官方资金支持相对有限，与海量的安全性数据相比杯水车薪。

（2）应用实例　我国已有部分医院和企业开始探索使用 AI 技术辅助不良反应报告的审核流程。然而，国家药监部门在这一领域仍然主要依赖纯人工审核，国家的两个不良反应监测系统尚未官方配备集成 AI 技术的计算机辅助工具。

（3）国际交流　我国在国际交流中的参与度较低，较少出现在相关的国

际会议和论文中。

（4）法规标准和指导原则　我国尚未出台详细的技术标准和指导原则，仅国家药监局公布了《国家药监局综合司关于印发药品监管人工智能典型应用场景清单的通知》，缺乏具体的实施指南和注意事项。

四、意见对策

（一）技术层面

在药物警戒领域处理大量文本数据，是人工智能技术，特别是自然语言处理和大语言模型，一个非常契合的应用场景。目前，我国尚无专门针对这些技术在药物警戒中应用的具体标准要求。基于综合的文献分析和专家调研，课题组提出了以下原则，并邀请相关企业参与团体标准的编撰工作。

1. 总体要求

在 AI 项目的设计开发、部署、评估、验证和质量控制的全生命周期中，应当遵循以下原则。

（1）人类监督　确保 AI 系统在操作过程中始终有人类监督。

（2）明确的责任机制　建立清晰的责任分配制度。

（3）透明度　保持系统的透明度，并提供准确的信息。

（4）可解释性　保证 AI 决策过程的可解释性，以便理解其背后的逻辑。

（5）基于风险的方法　采用基于风险的评估方法来管理 AI 应用，将 AI 模型纳入药物警戒质量管理系统、持续识别、评估并降低潜在风险。

2. 数据要求

药物警戒数据的来源可能涵盖多个渠道，包括文献、电子邮件、企业研究项目以及医院的电子数据库等。在数据处理过程中，确保合规性至关重要，这涉及数据安全、隐私保护、伦理以及数据跨境流动等相关要求，应遵守《中华人民共和国个人信息保护法》《中华人民共和国数据安全法》和《中华人民共和国网络安全法》等相关法律法规，并符合国家互联网信息办公室正式发布的《促进和规范数据跨境流动规定》的相关要求。

此外，应做好数据的监控和记录，持续监控 AI/ML 模型的表现，并记录关键信息，以确保监管机构和用户能够理解模型的工作原理和运作情况，如模型的训练数据来源、训练过程和参数设置性能指标、验证和性能评估过程，以及维护的日常日志等。

其他需要重视的因素包括：数据偏倚、数据完整性、数据来源、数据与预期用途的相关性、可复制性（保证研究结果可以在不同的环境中被重复）、可重复性（确保相同的输入能够产生一致的结果）、数据可靠性。

3. 模型实施

（1）模型部署和架构设计　在药物警戒领域可以采用更为灵活的 AI/ML 建模和部署策略。应选择与药物警戒应用场景匹配的大语言模型，特别是在长文本能力、逻辑推理能力、多模态能力等方面。此外，建议选用支持持续预训练微调和微调定制化的大语言模型，以更好地契合药物警戒的需求，确保未来业务的可持续发展。

（2）模型性能评估　为了确保模型的准确性和可靠性，需要建立有效的性能评估指标，并采取措施降低数据偏倚和信息幻觉。以大语言模型在药物警戒个例报告信息提取任务的性能评估为例，宜采用混淆矩阵中的准确率（accuracy）、精确率（precision）、召回率（recall）指标，和四个测评数据 TP（true positive）、FN（false negative）、FP（false positive）、TN（true negative）。

综合考虑药物警戒实际场景的评测数据情况，将混淆矩阵的转换为个例安全性报告处理场景下的术语：正提、漏提、错提、提错和正拒，术语定义和映射关系如下。

①正提：源文件信息存在，且被大语言模型正确提取。

②漏提：源文件信息存在，但未被大语言模型提取出来。

③错提：源文件信息不存在，但大语言模型提取出了信息。

④提错：源文件信息存在，但大语言模型提取出了错误信息。

⑤正拒：源文件信息不存在，大语言模型没有提取出信息。

说明：源文件信息指药物警戒个例安全性报告所需填写的字段信息，例如患者信息（姓名、性别、出生日期等）、报告人信息（姓名、职业等）、药品信息（批准文号、通用名等）、不良反应信息（不良反应术语、严重性等）。

	预测正类	预测负类
实际正类	TP（正提）	FN（漏提）
实际负类	FP（错提或提错）	TN（正拒）

性能评估指标计算公式如下。

$$准确率=\frac{TP+TN}{TP+TN+FP+FN}=\frac{正提+正拒}{正提+正拒+漏提+错提+提错}$$

$$精确率=\frac{TP}{TP+FP}=\frac{正提}{正提+错提+提错}$$

$$召回率=\frac{TP}{TP+FN}=\frac{正提}{正提+漏提}$$

$$F\beta\ 分数（F\beta\ score）=(1+\beta^2)\frac{Precision\times Recall}{(\beta^2\times Precision)+Recall}$$

式中，准确率是模型预测正确的样本占总样本的比例，旨在全面评估模型的整体性能。精确率衡量的是模型预测为正类的样本中，实际为正类的比例。精确率关注的是预测结果的准确性，即减少误报。召回率衡量的是所有实际为正类的样本中，被模型正确预测为正类的比例。召回率关注的是模型捕捉到的正类样本的完整性，即减少漏报。而 Fβ 分数是精确率和召回率的调和平均数，是一个综合指标，适用于需要同时考虑精确率和召回率的场景。β 参数，平衡精确率和召回率的相对重要性。当 β 等于 1 时，即 F1 分数。取值大于 1 时，更加偏重召回率，β 系数取值小于 1 时，更加偏重精确率。例如比较关注不良反应漏报率时，召回率（灵敏度）是一个非常重要的指标，β 系数可以大于 1，而在在结构化处理个例安全性文本，进行信息提取时，更加关注精确率，因此团体标准《基于大语言模型的药物警戒个例安全性报告人工智能辅助信息提取规范》起草组建议 β 系数取 0.5[39]。

（3）质量控制　纳入药物警戒质量系统以降低风险，确保有人类参与质量控制。应建立标准化的系统操作流程，这包括对用户进行定期培训，增强用户对药物警戒法规、数据管理以及系统操作流程的了解，并对输出结果持审慎态度，并执行必要的人工复核。可根据实际的应用场景和需求，制定合理的人工复核流程，定期核对模型精确率是否达到预期目标，识别出精确率较低的数据元素，并采取有针对性的行动。此外，应与监管机构、医疗机构等利益相关者保持沟通，确保大语言模型的应用满足监管要求。

（4）引入持续改进的理念，持续提升模型效果　开发和构建基于大语言模型的应用系统是一项复杂工程，涉及多个层面的架构设计，如应用层、算法层和模型层等。其中，对选定的大语言模型进行调优，以提高药物警戒个例报告信息提取的精确度并满足性能目标，是整个系统工程的核心部分。调优的技术手段可包括但不限于：提示语结构优化、业务规则优化、少样本上下文学习、思维链推导、算法工程化调优和任务改写等。

（二）监管层面

在监管层面，可以从完善法律法规、加强标准化建设、加大资源投入，推进技术落地、加强行业交流和国际合作、人才培养等方面进行提升。

1. 完善法律法规和标准建设

在政策法规层面应出台更多具体的指导意见和支持措施，明确 AI 技术在药物警戒中的应用场景和实施路径，为各方提供清晰的指引。可以借鉴欧盟的《人工智能法案》，制定更详细的法律法规，明确 AI 技术在生物医药监管中的应用规范和要求。

在标准化建设方面，加快相关国家标准的制定和完善，特别是针对细分领域，例如药物警戒领域的大语言模型应用标准，提供统一的技术规范和指导。目前上海市药品和医疗器械不良反应监测中心正在牵头我国的大型药企制定在药物警戒领域应用大语言模型的团体标准，团体标准可以在国家标准尚未出台的情况下，为行业提供及时的技术指导和参考。

2. 加大资源投入，推进技术落地

我国在药物警戒领域应用 AI 技术方面，应进一步增加财政支持，鼓励医疗机构、企业和研究机构积极参与 AI 技术的研发和应用。政府可以通过设立专项基金、提供税收优惠和补贴等方式，激励相关单位在药物警戒中采用 AI 技术。

加强基础设施建设，完善国家不良反应监测系统。一是开发和推广计算机辅助工具，减少人工审核的工作负担。如开发信息可视化平台等，以提高不良反应报告审核的效率和准确性，帮助监管人员快速识别和处理潜在的安全问题。二是加强医疗机构数据系统与国家不良反应监测系统的数据对接参考美国 REMS 标准化项目，通过标准化的数据交换协议和数据规整的功能，减轻医疗人员上报不良反应报告的负担，推进哨点医院工作的有序开展。

3. 加强行业交流和国际合作

在行业合作方面，政府应鼓励药监部门与企业、科研机构之间的合作，建立更多的交流平台，促进技术和知识的共享。例如，通过举办研讨会、培训班和技术论坛，加强各方之间的沟通与协作。同时，可以借鉴美国 FDA 的经验，建立类似新兴药品安全技术计划（EDSTP）和新兴药品安全技术会议（EDSTM）的机制，定期组织行业交流活动，共同探讨 AI 技术在药物警戒中的应用和发展方向。

在国际交流方面，我国应积极参加国际组织和会议，与其他国家和地区分享经验和最佳实践。通过参与国际标准的制定和合作项目，可以借鉴欧美等国家和地区在 AI 技术应用方面的成功经验。例如，加入 ICMRA、CIOMS 工作组，参与全球范围内的标准制定和技术交流，提升我国在国际医药监管领域的影响力和话语权。

4. 注重人才培养和能力建设

加大在 AI 技术和药物警戒领域的人才培养力度，提升相关人员的专业技能和应用能力。可以通过与高校和研究机构合作，开设相关课程和培训项目，培养具备 AI 技术背景的药物警戒专业人才，确保他们能够有效利用 AI 工具进行不良反应报告的审核和管理。

加强对现有 PV 检查人员的培训，应对新兴工具和技术带来的挑战。例如鼓励 GVP 检查员参加 PIC/Sde 专家平台机器学习（AI–ML）工作组的讨论和培训，使检查员能够获得与药物警戒中 AI–ML 相关关键知识和能力、了解该领域的发展。

参考文献

[1] KIM S, KANG T, CHUNG T K, et al. Automatic extraction of comprehensive drug safety information from adverse drug event narratives in the Korea Adverse Event

Reporting System using natural language processing techniques [J] . Drug Safety, 2023, 46 (8): 781–795.

[2] BOTSIS T, KREIMEYER K. Improving drug safety with adverse event detection using natural language processing [J] . Expert Opinion on Drug Safety, 2023, 22 (8): 659–668.

[3] LAFFERTY J D, MCCALLUM A, PEREIRA F C N. Conditional random fields: probabilistic models for segmenting and labeling sequence data [C] //Proceedings of the 18th International Conference on Machine Learning. San Francisco: Morgan Kaufmann Publishers Inc., 2001.

[4] DEVLIN J, CHANG M W, LEE K, et al. BERT: pre–training of deep bidirectional transformers for language understanding [C] //Proceedings of the 2019 Conference of the North American Chapter of the Association for Computational Linguistics: Human Language Technologies (Volume 1: Long and Short Papers) . Minneapolis: Association for Computational Linguistics, 2019: 4171–4186.

[5] BERGMAN E, DÜRLICH L, ARTHURSON V, et al. BERT–based natural language processing for triage of adverse drug reaction reports shows close to human–level performance [J] . PLOS Digital Health, 2023, 2 (12): e0000409.

[6] LI Y, LI J, HE J, et al. AE–GPT: using large language models to extract adverse events from surveillance reports—a use case with influenza vaccine adverse events [J] . PLoS ONE, 2024, 19 (3): e0300919.

[7] KIM S, KANG T, CHUNG T K, et al. Automatic extraction of comprehensive drug safety information from adverse drug event narratives in the Korea Adverse Event Reporting System using natural language processing techniques [J] . Drug Safety, 2023, 46 (8): 781–795.

[8] YOKOYAMA T, NATTER J, GODET J. Large language models for detecting body weight changes as side effects of antidepressants in user–generated online content [J/OL] . medRxiv, 2023 [2024–05–22] . DOI: 10.1101/2023.12.09.23299754.

[9] SILVERMAN A L, SUSHIL M, BHASURAN B, et al. Algorithmic identification of treatment–emergent adverse events from clinical notes using large language models: a pilot study in inflammatory bowel disease [J] . Clinical Pharmacology

& Therapeutics, 2024, 115（6）：1391–1399.
[10] WANG X, XU X, LIU Z, et al. Bidirectional encoder representations from transformers – like large language models in patient safety and pharmacovigilance：a comprehensive assessment of causal inference implications [J]. Experimental Biology and Medicine, 2023, 248（21）：1908–1917.
[11] KLANG E, GARCÍA – ELORRIO E, ZIMLICHMAN E. Revolutionizing patient safety with artificial intelligence：the potential of natural language processing and large language models [J]. International Journal of Quality in Health Care, 2023, 35（3）：mzad049.
[12] WANG H, DING Y J, LUO Y. Future of ChatGPT in pharmacovigilance [J]. Drug Safety, 2023, 46（8）：711–713.
[13] FDA. FDA Releases Two Discussion Papers to Spur Conversation about Artificial Intelligence and Machine Learning in Drug Development and Manufacturing[EB/OL].(2023–05–10)[2025–02–22]. https：//www.fda.gov/news–events/fda–voices/fda–releases–two–discussion–papers–spur–conversation–about–artificial–intelligence–and–machine.
[14] FDA. FDA's Sentinel Initiative [EB/OL].(2024–08–03)[2025–02–22]. https：//www.fda.gov/safety/fdas–sentinel–initiative.
[15] FDA. FDA Sentinel System Five – Year Strategy [EB/OL].(2019–01–19)[2025–02–22]. https：//www.fda.gov/media/120333/download.
[16] FDA. CBER Biologics Effectiveness and Safety (BEST) System [EB/OL].(2022–03–14)[2025–05–06]. https：//www.fda.gov/vaccines – blood – biologics/safety – availability – biologics/cber – biologics – effectiveness – and – safety – best – system.
[17] FDA. Select CBER Projects and Activities [EB/OL].(2020–12–02)[2025–05–24]. https：//www.fda.gov/vaccines – blood – biologics/resources – you – biologics/select – cber – projects – and – activities.
[18] FDA. Information Visualization Platform (InfoViP)：CDER's New Artificial Intelligence Safety Surveillance Tool [EB/OL].(2022–07–07)[2024–05–24]. https：//www.fda.gov/drugs/cder – conversations/information – visualization – platform – infovip – cders – new – artificial – intelligence – safety – surveillance.

［19］BAYER S, CLARK C, DANG O, et al. ADE Eval：an evaluation of text processing systems for adverse event extraction from drug labels for pharmacovigilance［J］. Drug Safety, 2021, 44（1）：83–94.
［20］LY T, PAMER C, DANG O, et al. Evaluation of natural language processing（NLP）systems to annotate drug product labeling with MedDRA terminology［J］. Journal of Biomedical Informatics, 2018, 83：73–86.
［21］FDA. FDA applies machine learning to streamline drug safety reviews［EB/OL］.［2024–05–24］. https：//www.icf.com/clients/health/fda – drug – label – reviews – machine – learning.
［22］FDA. CDER Emerging Drug Safety Technology Program（EDSTP）［EB/OL］.（2024–06–10）［2025–05–06］. https：//www.fda.gov/drugs/science – and – research – drugs/cder – emerging – drug – safety – technology – program – edstp.
［23］美国生物制品评估和研究中心（CBER）. CBER Advanced Technologies Team（CATT）Program［EB/OL］.（2025–03–18）［2025–05–06］. https：//www.fda.gov/vaccines – blood – biologics/industry – biologics/cber – advanced – technologies – team – catt.
［24］European Parliament. Artificial intelligence act［EB/OL］.（2024–09–02）［2025–02–22］. https：//www.europarl.europa.eu/thinktank/en/document/EPRS_BRI（2021）698792.
［25］UBC. Pharmacovigilance AI Best Practices：How to Apply the EU AI Act 2023［EB/OL］.（2024–02–19）［2025–02–22］.https：//ubc.com/insights/pharmacovigilance–ai–best–practices–how–to–apply–the–eu–ai–act–2023/.
［26］European Parliament. Artificial Intelligence Act：MEPs adopt landmark law［EB/OL］.（2024–03–13）［2025–02–22］.https：//www.europarl.europa.eu/news/en/press–room/20240308IPR19015/artificial–intelligence–act–meps–adopt–landmark–law.
［27］UBC. Pharmacovigilance AI Best Practices：How to Apply the EU AI Act 2023［EB/OL］.（2024–02–19）［2025–02–22］.https：//ubc.com/insights/pharmacovigilance–ai–best–practices–how–to–apply–the–eu–ai–act–2023/.
［28］EMA. Artificial intelligence［EB/OL］.［2025–02–22］.https：//www.ema.europa.eu/en/about–us/how–we–work/big–data/artificial–intelligence.

［29］EMA. Guiding principles on the use of large language models in regulatory science and for medicines regulatory activities［R/OL］.（2024–08–29）［2025–05–06］. https：//www.ema.europa.eu/en/documents/other/guiding – principles – use – large – language – models – regulatory – science – medicines – regulatory – activities_en.pdf.

［30］Julie Durand. Update on AI in pharmacovigilance at EMA［R/OL］.（2023–11）［2025–05–06］. https：//www.ema.europa.eu/en/documents/agenda/agenda – 17th – industry – stakeholder – platform – operation – european – union – eu – pharmacovigilance_en.pdf.

［31］EMA. Artificial intelligence in medicine regulation［EB/OL］.（2021–08–16）［2025–02–22］.https：//www.ema.europa.eu/en/news/artificial–intelligence–medicine–regulation.

［32］CIMOS. Working Group XIV – Artificial Intelligence in Pharmacovigilance［EB/OL］（2022–05–19）［2025–02–22］. https：//cioms.ch/working_groups/working–group–xiv–artificial–intelligence–in–pharmacovigilance/.

［33］PIC/S. Expert Circle on Good Pharmacovigilance Practices［EB/OL］.［2025–02–22］. https：//picscheme.org/en/pia–pic–s–training–expert–circles–training–working–group–on.

［34］科大讯飞集团. 联合国科技大会丨科大讯飞参与编制的大模型安全国际标准正式发布［EB/OL］.（2024–04–18）［2025–05–06］. https：//mp.weixin.qq.com/s/XP2FO9qQQgDRg – 7AS_KMSw.

［35］THAKKAR S, SLIKKER W JR, YIANNAS F, et al. Artificial intelligence and real – world data for drug and food safety – A regulatory science perspective［J］. Regulatory Toxicology and Pharmacology, 2023, 140：105388.

［36］RAPS. Official：FDA modernizing pharmacovigilance oversight with AI tools［EB/OL］.（2024–02–06）［2025–02–22］. https：//www.raps.org/News–and–Articles/News–Articles/2024/2/Official–FDA–modernizing–pharmacovigilance–oversig.

［37］中国电子技术标准化研究院.《人工智能 预训练模型 第 1 部分 通用要求》等 8 项国家标准编制启动会在京召开［EB/OL］.（2024–04–02）［2025–05–06］. https：//www.cesi.cn/cesi/202404/9833.html.

[38] 搜狐网. 中国信通院启动大模型系列标准编制工作[EB/OL].(2022-03-24)[2025-05-06]. https：//www.sohu.com/a/532328671_121124361.
[39] 上海市生物医药行业协会. 基于大语言模型的药物警戒个例安全性报告人工智能辅助信息提取规范团体标准正式发布[EB/OL].(2025-05-08)[2025-05-08]. http://www.sbia.org.cn/newsdetail.aspx?NewsID=18355&CateID=11&NewsCateId=11.

本文为中国药品监督管理研究会立项的2024年度研究课题。项目负责人：胡骏（上海市药品和医疗器械不良反应监测中心）；主要执笔人姓名：巢艾伦、栾国琴、杨依晗、许晋

本文已投稿《中国食品药品监管》杂志

我国兼职药品检查员出检意愿及影响因素分析

杨雨菲[1]，赵雪灿[1]，王雪雅[1]，贾琪[1]，冉大强[2]，茅宁莹[1]
1. 中国药科大学国际医药商学院
2. 山东省食品药品审评查验中心

摘要：目的：探究兼职药品检查员出检意愿的影响因素。方法：基于心理契约理论，主要以上海、山东、陕西三个省（市）的兼职药品检查员为样本进行问卷调查，从心理契约交易型、关系型和发展型3个维度分析兼职药品检查员出检意愿的影响因素。结果：共发放问卷326份，回收有效问卷276份，有效回收率为84.66%。心理契约的3个维度均与出检意愿之间存在显著相关性（$P < 0.05$），其中，“合理的薪酬”和“能自主表达对检查结果的想法”对出检意愿影响显著。结论：建议检查派出机构建立兼职药品检查员发展路径、加强对兼职药品检查员的激励肯定以及加强兼职药品检查员的出检保障以提升兼职药品检查员的出检意愿。

关键词：兼职药品检查员；心理契约；影响因素；调查问卷

药品检查员是药品检查工作的核心载体，是加强药品监管、保障药品安全的重要支撑力量。国家药品监督管理局内部数据显示，我国各省份兼职药品检查员数量较大，占比在九成以上。可见，兼职药品检查员在药品检查员队伍中发挥着重要作用。但是受本职工作等的影响，兼职药品检查员派出较为困难[1]。对此，有学者建议可从设置药品检查员职业序列、实施分级管理、完善人员培训考核、构建独立职业发展渠道、重视职业立场和职业理想的培养等方面对药品检查员加大激励力度，提高药品检查员的出检率[2-4]，但是这些研究未对专职和兼职药品检查员进行区分，也较少考虑到检查员的主观意愿。出检意愿是检查派出机构和兼职药品检查员之间一种无形的期望，提升兼职药品检查员出检意愿，有利于提高兼职药品检查员出检率，完成检查任务，这与社会心理学理论中的心理契约理论相契合。心理契约反映的是组织与员工相互所抱持的心理期望，组织与员工之间如果建立了良好的心理契约，就能维持员工的高昂士气，使组织充满活力，从而有助于实现组织目标[5]。心理契约理论多用于研究员工工作满意度[6]、工作绩效[7]、敬业度[8]和离职意向[9]的影响因素，该理论侧重于研究组织与员工之间的责任和义务，能够反映员工的个人意愿。基于此，为探讨我国兼职药品检查员出检意愿的影响因素，提升兼职药品检查员的出检积极性，本研究基于心理契约理论，从交易型、关系型和发展型 3 个维度进行了分析，并提出对策建议，以期为我国兼职药品检查员的管理和检查员队伍建设提供参考，进而提升药品监管水平，保障人民用药安全。

一、资料与方法

（一）调查对象

本研究采用简单随机抽样法，以上海、山东、陕西三个省（市）兼职药品检查员为研究对象。本研究中的兼职药品检查员是指除经药品监管部门认定的专职药品检查员外，由药品监管部门从医疗机构、科研机构、检验检测机构、高等院校等单位聘任，在不脱离本职工作的情况下依法对管理相对人从事的药品（含医疗器械、化妆品）研制、生产、经营等场所、活动，进行审批性检查、合规性检查和监督性检查等检查与风险研判，并视具体情况可能获得本职工作收入之外薪酬、福利或其他报酬的工作人员。

（二）问卷设计及内容

本问卷分为兼职药品检查员的基本信息、心理契约量表和出检意愿调查表三部分：①基本信息部分包括研究对象的本职工作职责、检查层级及从事药品检查工作的年限。②心理契约量表根据影响兼职药品检查员心理契约的因素设置题目。根据 ROBINSON 等[10]和李原等[11]的研究结果，组织中员工的心理契约受公平的工资、有吸引力的福利、充分的工具和资源、稳定的工作保障、良好的上下级关系、支持性的工作环境、领导对员工的支持帮助和欣赏程度、领导对员工的尊重关心和重视、成长和晋升机会、学习机会、工作能发挥所长、工作自主且能参与决策、工作具有挑战性等因素影响，本研究在上述因素的基础上，结合兼职药品检查员的职业特点，并根据相关专家的咨询意见进行针对性修改，最终确定了“兼职药品检查员心理契约的影响因素和心理契约量表”（表 1）。其中，兼职药品检查员心理契约的影响因素包含 3 个维度——交易型、关系型、发展型，共计 11 个子维度。③出检意愿的题目为“基于目前情况，您作为兼职药品检查员，具有强烈的出检意愿”。问卷中，心理契约量表和出检意愿的选项均分为“非常不符合”“比较不符合”“不确定”“比较符合”“非常符合”5 个层次，分别记 1~5 分，得分越高，表明兼职药品检查员认为检查派出机构在该心理契约维度尽到更多责任或提供更多保障，或兼职药品检查员的出检意愿越高。

表 1　兼职药品检查员心理契约的影响因素和心理契约量表

维度	维度说明	影响因素	题项描述
交易型	企业为雇员提供经济、物质等利益，员工承担基本的工作责任和要求	出检薪酬 兼职药品检查员制度保障 软硬件设备等工具或资源	A1. 从事检查工作，有合理的出检薪酬 A2. 从事检查工作，检查派出机构有较为完善的保障制度 A3. 从事检查工作，检查派出机构提供了便于检查的软硬件设备等良好工作条件
关系型	员工与组织关注双方各自的长期的、稳定的关系	领导同事关系融洽，检查过程中能得到帮助 肯定检查工作中作出的贡献和成绩 检查派出机构对兼职药品检查员的关心、尊重和重视	B1. 参与检查过程中与领导、同事关系融洽，并且能得到他人的指导帮助 B2. 检查派出机构能肯定并表扬在检查工作中做出的贡献或成绩 B3. 从事兼职检查工作，能感受到检查派出机构对兼职药品检查员的尊重、关心和重视
发展型	组织注重职业生涯发展及个人能力提升，并且员工努力为企业的发展作出自身贡献	检查员学习和培训 参与挑战性检查工作 提高检查能力 自主表达检查想法 检查员职业晋升路径	C1. 在检查派出机构能获得较多的学习培训机会 C2. 参与的检查工作有一定挑战性 C3. 参与的检查工作，能发挥个人所长并能提高检查能力 C4. 参与的检查工作，能自主表达对检查结果的想法 C5. 检查派出机构有较好的职业发展途径

（三）预调研和问卷收集

在调查问卷正式发放之前，本研究对形成的问卷进行了预调研，采用简单随机抽样的方式，利用问卷星小程序通过网络向愿意接受调查的兼职药品检查员发放了 30 份问卷，收回有效数据 30 份，最终剔除了不满足信度检验的题项 C5“检查派出机构有较好的职业发展途径”。最终得到的正式问卷共包含 14 个题项。通过短信、微信等渠道向研究对象发送问卷链接并进行回收，将作答时间过短（< 1min）的问卷视为无效问卷。将回收的问卷导入到 Excel（2021 版）和 SPSS 26.0 软件进行数据整理。

（四）统计学方法

采用 Excel（2021 版）和 SPSS 26.0 软件对收集到的数据进行统计分析。分析和处理的方法：①关于兼职药品检查员出检意愿的问题，选择“非常不符合”“比较不符合”的记作“没有出检意愿”，“不确定”仍记作“不确定”，“比较符合”“非常符合”的记作“有出检意愿”。②采用 Cronbach 检验对心理契约量表各维度的题项进行效度检验，Cronbach'$\alpha > 0.7$ 表示问卷内部一致性和可靠性较高；采用 KMO 和 Bartlett 球形检验对心理契约量表各维度的题项进行信度检验，若 KMO > 0.7，Bartlett 的球形度检验 $P < 0.05$，表示问卷比较适合提取信息。③采用 Pearson 卡方检验和 Spearman 相关性分析变量的相关性，利用有序 logistic 回归进行兼职药品检查员出检意愿影响因素分析。显著性水准 $\alpha=0.05$。

二、结果

（一）信效度分析

本研究对心理契约量表各维度的题项进行 Cronbach 信度检验，结果显示，3 个维度和总体的信度系数 Cronbach'α 均大于 0.7，表示该量表的可靠性较高。KMO 和 Bartlett 球形检验结果显示，KMO 值为 0.910，Bartlett 的球形度检验 $P < 0.001$，说明该量表内容上比较适合信息提取，量表效度较好。

（二）兼职药品检查员的基本情况

本研究最终发放问卷326份，回收有效问卷276份，有效回收率为84.66%。从调研地区分布来看，受访者来自山东省（56.5%）、上海市（30.8%）、陕西省（7.3%）和其他地区（共计5.4%）。受访者的本职工作类型、检查员层级、从事药品检查工作的年限等基本情况见表2。如表2所示，受访的兼职药品检查员中，本职工作职责多数（79.0%）为行政管理类工作，多数为初级和中级检查员，高级和专家级检查员较少，且从事药品检查工作的年限大多数都在1年以上。

表2　兼职药品检查员的基本情况

项目	分类	人数	占比/%
本职工作职责	行政管理类	218	79.0
	技术支持类	58	21.0
检查员层级	专家级	11	4.0
	高级	12	4.3
	中级	28	10.1
	初级	77	27.9
	暂无细分	148	53.6
从事药品检查工作的年限	＜1年	16	5.8
	1~3年（不含3年）	48	17.4
	3~5年（不含5年）	47	17.0
	5年以上	165	59.8

（三）兼职药品检查员出检意愿情况

受访者心理契约量表各维度得分情况见表3。由表3可见，从总体上来看，发展型维度得分均值（4.28）最高，方差最小，表明检查派出机构对兼职药品检查员在发展型维度上的心理契约履行程度最高，且受访者的选择范围比较集中；关系型维度的得分均值（4.07）次于发展型，但这一维度的极大值得分率较高，方差也较大，表明在这一维度的题项上，受访者的选择较为分散；交易型维度的得分均值（3.46）最低，极大值得分率最低，方差也最大，表明检查派出机构对兼职药品检查员在交易型维度上的心理契约履行程度最低，且受访者在这一维度题项上的选择非常分散。从地区分布上来看，山东、上海、陕西三个地区在发展型维度得分均值最高，关系型维度次之，交易型维度的得分均值最低，三个维度得分均值分布情况与总体情况大致相同。具体而言，山东省在发展型（4.42）和关系型（4.25）维度的得分均值在三个省份中最高，陕西省在交易型维度的得分均值（3.87）在三个省份中最高，表明这些省份检查派出机构对兼职药品检查员在对应维度上的心理契约履行程度较好。

表 3　心理契约量表各维度各项得分情况

维度	编号	总体			山东			上海			陕西		
		均值/分	标准差	方差	均值/分	标准差	方差	均值/分	标准差	方差	均值/分	标准差	方差
交易型	A1	2.92	1.496	2.237	3.08	1.505	2.265	2.34	1.393	1.942	3.85	1.089	1.187
	A2	3.66	1.253	1.570	3.91	1.144	1.308	3.12	1.358	1.843	3.90	1.021	1.042
	A3	3.80	1.140	1.300	3.92	1.145	1.310	3.55	1.150	1.322	3.85	1.040	1.082
	小计	3.46	1.091	1.190	3.64	1.333	1.778	3.00	1.393	1.941	3.87	1.033	1.067
关系型	B1	4.43	0.742	0.551	4.60	0.598	0.357	4.13	0.897	0.804	4.50	0.513	0.263
	B2	3.75	1.059	1.121	3.84	1.122	1.258	3.61	1.025	1.050	3.60	0.821	0.674
	B3	4.05	0.993	0.987	4.30	0.861	0.741	3.56	1.149	1.320	4.15	0.587	0.345
	小计	4.07	0.791	0.626	4.25	0.938	0.881	3.76	1.056	1.116	4.08	0.743	0.552
发展型	C1	4.21	0.861	0.741	4.37	0.829	0.687	3.86	0.888	0.789	4.45	0.686	0.471
	C2	4.24	0.777	0.604	4.35	0.698	0.488	4.11	0.873	0.762	4.05	0.759	0.576
	C3	4.32	0.799	0.638	4.49	0.617	0.381	3.95	0.987	0.974	4.40	0.681	0.463
	C4	4.37	0.709	0.503	4.46	0.605	0.366	4.18	0.848	0.718	4.60	0.598	0.358
	小计	4.28	0.667	0.445	4.42	0.694	0.481	4.03	0.905	0.820	4.375	0.700	0.491

比较山东、上海、陕西三个地区的兼职药品检查员出检意愿分布情况有无统计学差异。采用 Kruskal Wallis 检验进行整体差异性分析，$P=0.000 < 0.05$，表明在地区分类上兼职药品检查员的出检意愿总体上具有显著差异性。进一步成对比较分析（表 4），发现上海市兼职药品检查员出检意愿与陕西省兼职药品检查员出检意愿、陕西省兼职药品检查员出检意愿和山东省兼职药品检查员出检意愿的无显著性差异（$P > 0.05$）。上海市兼职药品检查员出检意愿和山东省兼职药品检查员出检意愿存在着统计学差异（$P < 0.05$）。

表 4　上海、山东、陕西兼职药品检查员出检意愿差异性分析情况

样本1-样本2	检验统计量	标准误	标准化检验统计量	显著性水平/*P*值	调整显著性水平/校正后的*P*值
上海 - 山东	-37.754	8.879	-4.252	0.000	0.000
上海 - 陕西	-39.059	16.369	-2.386	0.017	0.051
陕西 - 山东	-1.304	15.643	-0.083	0.934	1.000

每行会检验零假设：样本 1 和样本 2 分布相同；

显示渐近显著性（双侧检验），显著性水平为 0.05；

Bonferroni 校正已针对多个检验调整显著性值。

（四）相关性分析

受访者心理契约量表相关性分析情况见表 5。Pearson 卡方检验下，本职工作职责（$P=0.023 < 0.05$）对兼职药品检查员的出检意愿有显著相关性。Spearman 相关性分析下，交易型、关系型、发展型三个维度下的变量（$P < 0.05$）对兼职药品检查员的出检意愿有显著相关性。

表 5　心理契约量表相关性分析情况

变量	Pearson χ^2或Spearman相关系数	Sig
本职工作职责	7.572	0.023
检查员层级	11.709	0.165
药品检查工作年限	9.384	0.153
A1	0.399	0.000

续表

变量	Pearson χ^2或Spearman相关系数	Sig
A2	0.360	0.000
A3	0.448	0.000
B1	0.451	0.000
B2	0.315	0.000
B3	0.426	0.000
C1	0.418	0.000
C2	0.374	0.000
C3	0.464	0.000
C4	0.460	0.000

（五）回归分析

采用有序 logistic 回归进一步分析兼职药品检查员的出检意愿的影响因素及影响方式，见表 6。“A1 您从事检查工作时有合理的出检薪酬”的回归系数值为 0.383，并且呈现出 0.01 水平的显著性（Z=3.243，P=0.001 ＜ 0.01），表明变量 A1 会对出检意愿产生显著的正向影响关系。OR 值为 1.467，表明变量 A1 每增加一个单位时，出检意愿增加幅度为 1.467 倍。“C4 您参与检查工作，能自主表达对检查结果的想法。”的回归系数值为 0.569，并且呈现出 0.05 水平的显著性（Z=2.018，P=0.044 ＜ 0.05），表明变量 C4 会对出检意愿产生显著的正向影响关系。OR 值为 1.767，表明变量 C4 每增加一个单位时，出检意愿增加幅度为 1.767 倍。

表 6　有序 Logistic 回归模型分析结果

自变量	回归系数	标准误	*Z*值	Wald χ^2	*P*值	OR值	OR值 95% CI
您的本职工作职责属于下列哪种分类	0.250	0.376	0.665	0.442	0.506	1.284	0.614 ~ 2.686
A1 您从事检查工作时有合理的出检薪酬	0.383	0.118	3.243	10.516	0.001	1.467	1.164 ~ 1.849

续表

自变量	回归系数	标准误	*Z*值	Wald χ^2	*P*值	OR值	OR值95% CI
A2 您从事检查工作时，检查单位有较为完善的保障制度（如：针对高风险药品检查的人身安全保障等制度）	0.055	0.146	0.373	0.139	0.709	1.056	0.793 ~ 1.407
A3 您从事检查工作时，检查单位为您提供了便于检查的软硬件设备等良好工作条件	0.292	0.157	1.856	3.444	0.063	1.339	0.984 ~ 1.822
B1 您在检查单位与领导、同事关系融洽，检查中能得到他们的指导帮助	0.438	0.268	1.638	2.682	0.102	1.550	0.917 ~ 2.620
B2 检查单位能肯定并表扬您在工作中做出的贡献或成绩（如：通报表扬、荣誉表彰等激励措施）	−0.210	0.180	−1.165	1.358	0.244	0.811	0.570 ~ 1.154
B3 您在检查单位中能感受到对兼职药品检查员的尊重、关心和重视	0.089	0.197	0.450	0.202	0.653	1.093	0.743 ~ 1.607
C1 您在检查单位，获得了较多的学习和培训的机会	0.117	0.213	0.550	0.302	0.583	1.124	0.740 ~ 1.707
C2 您参与的检查工作富有一定挑战性	−0.048	0.259	−0.187	0.035	0.851	0.953	0.574 ~ 1.582
C3 您参与检查工作，发挥了个人所长并提高了检查能力	0.416	0.274	1.518	2.305	0.129	1.516	0.886 ~ 2.594
C4 您参与检查工作，能自主表达对检查结果的想法	0.569	0.282	2.018	4.074	0.044	1.767	1.017 ~ 3.072

三、讨论

与专职检查员相比，兼职药品检查员是在已有本职工作的基础上兼职从事药品检查工作。本研究从心理契约理论着手，从交易型、关系型、发展型三个维度探究兼职药品检查员对于出检的个人意愿。从各维度得分结果来看，整体上发展型得分最高（4.28），关系型次之（4.07），交易型维度最低（3.26）。可见检查派出机构比较重视兼职药品检查员的学习培训与专业能力的提升，并且对兼职药品检查员检查工作的认可和营造充满人文关怀的工作环境，能够使兼职药品检查员对兼职单位和检查员身份产生认同感和归属感，从情感层面上更愿意出检。但检查员在个人层面的薪酬和工作保障方面的获得感并不高，检查派出机构缺乏对检查员兼职检查工作保障诉求的了解，导致检查员在执行出检任务时，可能面临人身安全和其他权益保障不足以及检查工作开展便利性、灵活性较低的问题。此外，在已有本职工作收入的情况下，兼职药品检查员还可能面临出检工作付出与回报不匹配的情况。因此，交易型维度下检查员出检工作尚未得到充分保障，可能会降低兼职药品检查员的出检意愿。

调研地区得分结果间比较显示，山东、陕西、上海三个地区均发展型维度得分最高，关系型次之，交易型维度得分最低。由此可见，各省 / 直辖市都积极建立检查员相关制度，致力于加强药品检查员人才培养，建立职业化专业化的药品检查队伍。例如，山东、陕西、上海均建立药品检查员职业晋升渠道，通过分级分类管理、拓宽职称审评条件等方式，提升检查员“职业化”晋升发展空间；同时搭建实践基地等开放性平台或开展“师带徒”培训模式[12]，以提升检查员“专业化”能力水平。差异性分析结果显示，兼职药品检查员出检意愿在地区间存在差异，可见省级层面相关制度制定和落实情况的差异性可能会影响兼职药品检查员的出检意愿。例如，山东省建设检查员队伍的时间开始较早，在基本成熟的检查员队伍基础上，还创新性设立首席检查员岗位并实行年薪制，同时加强重点检查技术支撑[13]，提升兼职药品检查员经济安全的双重出检保障；陕西省明确兼职药品检查员外出检查给予补贴，以加强兼职药品检查员专门的出检待遇保障；相比之下，上海市针对兼职药品检查员的制度较少。因此省级监管部门在制定相关制度时需纳入兼职药品检查员职业发展、人际交往和待遇保障等多方面需求，并针对兼职药品检查员制定专门化精细化的鼓励措施。

从相关性结果来看，心理契约的各维度与兼职药品检查员的出检意愿相关，即增强检查派出机构对兼职药品检查员心理契约各维度的责任履行程度，对提升兼职药品检查员的出检率有一定的关联性。进一步回归分析发现，“能自主表达对检查结果的想法”和“合理的出检薪酬”对检查员的出检意愿正向影响显著。这表明检查员注重个人工作想法的畅通表达，检查派出机构建立完善的检查结果的反馈与表达途径，能够使检查员在自主表达意见与想法的过程中进一步提升出检工作能力，继而提升检查员的出检意愿并推进检查工作的顺利进行。同时，检查派出机构提供的经济、物质等因素，也能增强检查工作对兼职药品检查员的吸引力。

基于上述分析，提出提升兼职药品检查员出检意愿的相关建议。

（1）检查派出机构应畅通检查员工作交流渠道，进一步完善兼职药品检查员职业发展路径。药品检查工作侧重于药品生产风险研判和合规确认，药品检查员在职业晋升方面与其他从事药品研发的专业技术人员相比不具备优势，缺乏清晰的职业成长通道[14]。问卷显示，检查员在发展型维度得分较高，且“检查员自主表达检查结果的想法”与兼职药品检查员出检意愿显著相关，表明调研区域的检查派出机构重视兼职药品检查员的职业发展培养，今后还可进一步完善兼职药品检查员职业发展路径，提升兼职药品检查员在检查工作中的参与度。在检查员工作汇报方面，建议检查派出机构建立兼职药品检查员工作反馈与沟通交流的专门渠道，提升兼职药品检查员的工作参与感与责任感。在检查员个人职业发展方面，首先要从制度上建立兼职药品检查员的职业发展培养机制。考虑到兼职药品检查员已有本职工作，检查派出机构可以建立不同层级检查员与事业单位专业技术岗位等级对应机制，合理设定专业技术岗位数量，满足兼职药品检查员队伍发展需要；并积极探索兼职药品检查员参加相应职称评审的制度机制，例如，将兼职药品检查员的检查工作经历纳入本职工作职称评审的加分考量，并视具体检查工作完成情况赋予不同程度的加分；同时在检查工作中表现优秀的兼职药品检查员，可申请转为同等职级的专职检查员，实现兼职药品检查员职业双通道发展[15]。其次，要注重检查员检查能力与专业素养的提升。有学者指出我国药品检查员专业化培训缺乏，且现有培训内容碎片化，培训模式纸面化，培训师资也不足[16]。建议检查派出机构成立由资深兼职药品检查员、政府相关工作人员、企业技术人员、高校教师组成的师资团队；建立兼职药品检查员分级培训体系，层级越高的兼职药品检查员，对其监管知识水平和检查能力的要求也越高，根据兼职药品检查员的层级设置相对应的分级课程并授予检查知识，从而方便各级兼职药品检查员有针对性地查漏补缺提升能力[17]。

（2）检查派出机构应给予兼职药品检查员的激励肯定，提高检查员出检的积极性。检查派出机构与兼职药品检查员之间长期稳定的互动关系，以及检查派出机构为兼职药品检查员提供的物质、经济利益保障，都能正向提升兼职药品检查员出检意愿。本次调查显示，关系型心理契约下“检查派出机构能肯定并表扬在检查工作中做出的贡献或成绩”方面得分较低（3.75），表明在检查派出机构在兼职药品检查员激励机制方面仍有较大提升空间。建议检查派出机构加强对兼职药品检查员的激励肯定，构建长期稳定的关系。例如，可建立兼职药品检查员激励制度，对于表现优秀的兼职药品检查员可考虑在其本职工作职级晋升、年终考核等职业发展方面予以倾斜；或在日常检查工作中，评比“年度优秀兼职药品检查员”，在检查派出机构官方网站进行发文表彰，同时在检查员本职单位登记报备并提出表扬，提高兼职药品检查员从事药品检查的职业荣誉感；或牵头在检查员本职工作单位开展优秀兼职药品检查员讲座、树立榜样等形式的价值观融合活动，既能增强兼职药品检查员对于检查工作的认同感和信任感，又可以提高兼职药品检查员对于本职工作的热情与积极性，还能促进兼职检查工作在检查员本职单位扩散宣传。

（3）检查派出机构应注重兼职药品检查员的需求，加强兼职药品检查员的出检保障。问卷调研显示，在检查派出机构对兼职药品检查员提供的物质、经济条件中，“合理的出检薪酬”（2.92）和“较为完善的保障制度”（3.66）两项得分偏低。薪酬待遇水平未与检查工作难易程度、任务量挂钩，检查基础设施不能有效满足检查工作需求，均不利于推进我国检查员队伍的建设[15]。建议检查派出机构根据各省份专职检查员的薪酬标准，并结合地方经济水平和检查任务难度优化保障薪酬结构体系，调动兼职药品检查员的工作积极性，对于年度考核为优秀的兼职药品检查员，再给予适当奖励，增加一线检查人员的津贴补贴[16]。建议检查派出机构建立健全的兼职药品检查员制度保障与管理机制，明确兼职药品检查员的身份、职责、权利和义务等内涵，加强对兼职药品检查员的管理和监督。

兼职药品检查员目前在我国药品安全隐患排查和群众用药安全保障方面发挥着重要作用，从心理层面探究兼职药品检查员出检的影响因素，对于提升兼职药品检查员出检率、加强药品检查员队伍管理建设有着积极意义。由于本研究调查对象只纳入了部分省市的兼职药品检查员，样本量与调研范围有限，仅能初步说明兼职药品检查员出检意愿在不同省市之间具有差异性，未来还可在各省针对检查派出机构和兼职药品检查员开展广泛调研，获取更为全面准确的兼职药品检查员情况，深入地探究影响兼职药品检查员出检意愿的因素、方式、程度等，有针对性提升我国兼职药品检查员出检率，加强我国药品质量安全。

参考文献

[1] 房军，陈慧，元延芳，等. 关于加强药品检查员队伍建设的思考［J］. 中国药学杂志，2019，54(4)：338-342.

[2] 曹嘉成. 法官员额制改革对药品检查员职业化的启示［J］. 上海医药，2021，42(15)：65-68..

[3] 王毓丰，陈永法. 省级药品检查员队伍管理现状及思考［J］. 现代商贸工业，2019，40(21)：80-81.

[4] 聂淑华，晏彩霞. 职业化专业化药品检查员的职业素养浅析［J］. 药品评价，2020，17(19)：9-12.

[5] 张淑敏. 心理契约理论及其在行政组织中的应用探究［J］. 管理世界，2011(1)：180-181.

[6] 朱辉，李昌斌，陈万里，等. 基于心理契约的研究型医院专职科研人员工作满意度［J］. 中国卫生资源，2022，25(2)：188-192.

[7] 乔启瑶. 心理契约违背对组织承诺与工作绩效影响的实证研究［J］. 企业改革与管理，2020(1)：86-87.

[8] Ngobeni DA，Saurombe MD，Joseph RM. The influence of the psychological contract on employee engagement in a South African bank［J］. Front Psychol，2022，13：958127.

[9] 张高旗，徐云飞，赵曙明. 心理契约违背、劳资冲突与员工离职意向关系的实证研究：整合型组织文化的调节作用［J］. 商业经济与管理，2019(9)：29-43.

[10] Robinson SL, Kraatz MS, Rousseau DM. Changing obligations and the psychological contract: a longitudinal study [J]. Acad Manag J, 1994, 37(1): 137–152.

[11] 李原，孙健敏. 雇用关系中的心理契约：从组织与员工双重视角下考察契约中“组织责任”的认知差异 [J]. 管理世界, 2006(11): 101–110, 151.

[12] 中国医药报. 探索药品检查员队伍能力提升“陕西路径”[EB/OL]. (2022-12-05)[2024-12-09]. https://bk.cnpharm.com/zgyyb/2022/12/05/317659.html.

[13] 山东省人民政府办公厅. 山东省人民政府办公厅关于建立省级职业化专业化药品检查员队伍的实施意见 [J]. 山东省人民政府公报, 2020, (34): 1–3.

[14] 庄辉，杨成勇，肖连立，等. 从职业化专业化角度论药品检查员队伍建设 [J]. 中国食品药品监管, 2022(12): 94–99.

[15] 江苏省人民政府办公厅. 江苏省人民政府办公厅关于建立省级职业化专业化药品检查员队伍的实施意见：苏政办发〔2020〕34 号 [J]. 江苏省人民政府公报, 2020(8): 36–41.

[16] 陈慧，董培智，程立，等. 美国药品检查员培训框架对我国的启示 [J]. 中国药事, 2021, 35(2): 221–226.

[17] 游正琴，刘震，王俊. 贵州省省级职业化专业化药品检查员队伍的现状分析与建议 [J]. 中国药事, 2022, 36(9): 984–989.

本文为江苏高校哲学社会科学研究重大项目阶段性成果。
本文首发于《中国新药与临床杂志》，2024 年第 43 卷第 5 期，有修改。

“港澳药械通”政策引入药械商业保险的必要性和可行性探讨

梁云[1]，吴一征[2]

1. 广东省药品监督管理局；

2. 国家药品监督管理局南方医药经济研究所

摘要：随着“港澳药械通”政策的深入实施，制定覆盖港澳药械通进口药械的医疗保险计划，降低患者的医疗支出，逐渐引发关注和探讨。本研究对“港澳药械通”引入药械保险的必要性和可行性进行了分析。在必要性方面，“港澳药械通”引入药械保险是多层次医疗保障体系的重要环节，弥补医疗保障体系空缺；所产生的数据信息也能够为开展真实世界研究奠定基础，助力监管创新。在可行性方面，国家相关部门做出了顶层设计，已经出台多项关于“港澳药械通”政策和普惠型商业健康保险的指导性文件，各地普惠型商业健康保险已经形成较成熟的运作模式。此外，本研究还对制定药械商业保险计划提出了建议以供参考。

关键词：“港澳药械通”政策；药械商业保险；必要性；可行性

一、研究背景

2020年11月，国家药监局等8部门联合印发《粤港澳大湾区药品医疗器械监管创新发展工作方案》，提出在粤港澳大湾区实行药品医疗器械创新监管方式和合作模式，将内地药品监管体制与港澳监管体制进行有效对接，逐步为港澳同胞和大湾区内地民众提供三地趋同的医疗用药用械条件，实现三地居民的便捷就医。具体创新举措是允许在粤港澳大湾区内地九个城市开业的指定医疗机构内使用经由广东省药品监督管理局和广东省卫生健康委员会审批进口的港澳药械，包括临床急需、已在港澳上市的药品，以及临床急需、港澳公立医院已采购使用、具有临床应用先进性的医疗器械，此监管创新发展举措称为"港澳药械通"政策。截止至2024年7月，港澳药械通共发布粤港澳大湾区内地临床急需进口港澳药品医疗器械目录6批，审批药械共76种，其中药品38种，医疗器械38种，惠及患者7000余人次。已获批准的临床急需进口使用药品方面主要聚焦抗肿瘤新型原研药、罕见病用药、儿童用药、中毒急救药物、慢性病用药等，医疗器械方面主要聚焦眼科辅助用械、辅助听觉用械、外科手术用械等。

尽管"港澳药械通"政策规定急需药械销售价格实行零差率，很大程度减轻了患者负担，但纳入医保或设计相应的医疗保险产品进行覆盖仍然是患者的迫切需求。2021年8月，广东省药品监督管理局发布《广东省粤港澳大湾区内地临床急需进口药品医疗器械管理暂行规定》提出，为大力支持临床急需进口医疗器械的推广和使用，医用耗材企业就具体新品种向医保局申请备案和编码后，广东省及时按规定将医用耗材新产品纳入医保支付范围。而目前"港澳药械通"政策尚无医疗保险支持，有个别地市有惠民保，如深圳、珠海，治疗费用仍旧是家庭额外的负担，这在一定程度上也限制了该政策的发展和实施。因此，亟需制定覆盖港澳药械通进口药械的医疗保险计划，降低患者的医疗支出，保障用药用械需求，尝试推出的"港澳药械通"药械保险弥补以上医疗保障体系的空缺。"港澳药械通"药械保险作为社商融合的医疗保险，对居民使用港澳药械通进口药械进行保险责任，满足低保费、高保额、低门槛、广范围的要求，成为政府深度介入、政策性较强的普惠型商业医疗保险。

二、必要性分析

（一）多层次医疗保障体系的重要环节

随着"健康中国"战略深入推进，在新的时代背景下，进一步推进我国商业健康保险供给侧结构性改革，提升商业健康保险满足日益多元化的健康保障需求，实现商业健康保险业向大健康服务业过渡[1]。然而，现阶段我国商业健康保险市场仍然存在多方面的不足，无法满足"健康中国"战略布局的迫切需要。在人口老龄化和全民大健康的背景下，个体消费者对商业健康保险服务的需求愈发多元化；其次，在中国经济全面提质增效的关键历史时期，在提升居民福利、开展扶贫等工作中，从社会需求的角度对商业健康保险提出了全新要求。因此，亟需尽快建立符合粤港澳大湾区地方特色的进口医药器械产品的商业医疗保险，减少粤港澳大湾区居民的治疗费用，为民众提供三地趋同的用药用械条件，让粤港澳大湾区居民和全国居民能更加确切放心地享受“港澳药械通”政策带来的医保福利。

（二）发展真实世界研究，助力监管创新

“港澳药械通”药械保险能够加速国际先进创新药械在粤港澳大湾区内地临床应用，在广东省人口基数大、医疗信息化发展水平相对较高的条件下，产生大量的卫生信息系统、医保系统、疾病登记系统等多源的信息数据，为开展真实世界研究奠定基础。海南博鳌乐城国际医疗旅游先行区推出了“乐城全球特药险”，整合海南区域数据资源，即区域医院电子病历、区域医保、区域药械不良时间监测和死亡登记等数据，构建海南真实世界数据大平台[2]。同时，乐城临床真实世界数据应用案例诠释了真实世界研究帮助医药企业加速创新药械在我国审批上市周期并降低成本，让我国更多患者受益于国际创新药械产品[3]。

三、可行性分析

（一）国家和省级相关政府部门已经出台多项关于“港澳药械通”政策和商业健康保险的指导性文件

随着我国社会和经济的快速发展，早期单一的基本医疗保障体系已经不能满足民众对于健康保障的多元化需求。党的十八大以来，我国社会进入了中国特色社会主义发展的新阶段，对医疗保障制度的改革作出了更明确详细的指导。《中共中央 国务院关于深化医疗保障制度改革的意见》明确提出“到 2030 年，全面建成以基本医疗保险为主体，医疗救助为托底，补充医疗保险、商业健康保险、慈善捐赠、医疗互助共同发展的医疗保障制度体系”。普惠型商业医疗保险是基本医保和商业健康保险的连接纽带，将成为城乡居

民多层次医疗保障体系中不可或缺的一环[4]。

2019 年 2 月，中共中央、国务院印发了《粤港澳大湾区发展规划纲要》（以下简称《纲要》),《纲要》中提到"在符合法律法规及监管要求的前提下，支持粤港澳保险机构合作开发创新型跨境机动车保险和跨境医疗保险产品，为跨境保险客户提供便利化承保、查勘、理赔等服务"。设计"港澳药械通"药械保险不仅是贯彻党的指导思想，进一步推动广东省建立多层次医疗保障体系建设，更是推广"港澳药械通"政策的落地实施，更好地服务大众，减轻民众的就医负担，为粤港澳居民就医提供便利。目前，国家和省级相关政府部门已经出台多项关于"港澳药械通"政策和商业健康保险的指导性文件，见表 1。

表 1 "港澳药械通"药械保险相关的指导性文件

发布时间	文件名称	发布单位	相关内容
2019 年 02 月	《粤港澳大湾区发展规划纲要》	中共中央、国务院	支持粤港澳保险机构合作开发创新型跨境机动车保险和跨境医疗保险产品，为跨境保险客户提供便利化承保、查勘、理赔等服务
2020 年 03 月	《中共中央 国务院关于深化医疗保障制度改革的意见》	中共中央、国务院	到 2030 年，全面建成以基本医疗保险为主体，医疗救助为托底，补充医疗保险、商业健康保险、慈善捐赠、医疗互助共同发展的医疗保障制度体系
2021 年 05 月	《中国银保监会办公厅关于规范保险公司城市定制型商业医疗保险业务的通知》	中国银行保险监督委员会	保险公司开展定制医疗保险业务，应因地制宜，保障方案体现地域特征，契合当地群众实际医疗保障需求。鼓励将医保目录外医疗费用、健康管理服务纳入保障范围
2021 年 09 月	《"十四五"全民医疗保障规划》	国务院	鼓励商业保险机构提供医疗、疾病、康复、照护、生育等多领域的综合性健康保险产品和服务，逐步将医疗新技术、新药品、新器械应用纳入商业健康保险保障范围
2021 年 12 月	《广东省"十四五"时期医疗保障事业高质量发展实施方案》	广东省医疗保障局	规范与基本医疗保险、大病保险相衔接的普惠型商业补充医疗保险，丰富健康保险产品供给……加强广东与香港、澳门医疗保障工作衔接，支持在粤港澳大湾区创新特色重疾险、跨境医疗险等健康保险产品

资料来源：作者整理

（二）各地普惠型商业医疗保险已经形成较成熟的运作模式

1. 政府参与度高

普惠型商业医疗保险（以下简称普惠型商保）是针对基本医疗保险未报销部分的高额医疗费用的补充保险，是介于传统社会保险和商业保险之间的衔接产品，是多层次医疗保障体系中的重要部分，最早由深圳推出“鹏城保”，其他城市和省份也相继推出了上海“沪惠保”“北京普惠健康保”“浙丽保”“乐城特药险”等国内发布时间较早、参保率高、理赔率高的普惠型商业保险产品，各地也称为“惠民保”[5]。《惠民保发展模式研究报告》数据显示，截至2022年12月底，全国共上线246款普惠型商保产品，累计保费规模约320亿元，总计参保达2.98亿人次。普惠型商保模式通常是由政府及相关部门、商业保险机构以及第三方平台公司共同参与[6]。政府对普惠型商保的支持力度越来越高，政府指导或支持的产品由2021年度的96种增至2022年度的118种[7]。政府参与程度和当地居民参保率存在强相关性[8]。政府参与不仅可以在产品设计阶段规范产品价格，参保后还可以根据数据反馈对药品目录、保险责任等定期进行动态调整，提高普惠性[9]。

2. 具有较强的普惠性

相比普通的商业医疗保险，普惠型商保对投保人的门槛限制较少，大多数普惠型商保产品只要求投保人参加当地的基本医疗保险，同时不限职业、不限健康状况、无需体检，既往症也可参保。普惠型商保的产品价格普遍较低，根据2022年的相关研究数据表明，普惠型商保产品价格主要集中在31~120元（占75.47%），平均价格不超过97元，与普惠定位相符，基本做到了人人可负担[9]。普惠型商保平均综合封顶线为264.95万元[7]，即使有一定免赔额和赔付比例，在赔付范围内也减轻参保人医疗负担，缓解经济压力。

3. 包含“特药责任”

普惠型商业健康医疗保险的保障范围包含医保目录内费用报销、医保目录外费用报销、特定高额药品保障、增值服务四部分。多数普惠型商保都设置了特药保障，所覆盖的特药以国内已经获批上市的高额药品为主，一般是用于治疗恶性肿瘤、罕见病等重大疾病，少数普惠型商保的特药目录还包含国内未上市的新药[7, 10]。据不完全统计，我国半数以上的普惠型商保在特药保障方面不设起付线，报销水平集中在70%~90%，超过25%的产品封顶线在100万元以上[10]。例如,"广州惠民保"的特药目录包含38种药品,不设免赔额,赔付比例100%。

四、讨论和建议

(一)在顶层设计方面坚持普惠性

"港澳药械通"作为一项关于粤港澳地区药品的国家政策,在"港澳药械通"药械保险顶层设计方面应坚持普惠属性,参考"鹏城保""北京普惠健康保""浙丽保""乐城特药险"等国内发布时间较早、参保率高、理赔率高的产品,结合"港澳药械通"的政策与广东省社会经济发展和医疗服务水平进行保险设计。投保主体应根据"港澳药械通"相关政策覆盖大湾区内地居民和在粤的港澳同胞。相关监管部门需建立该药械保险价值评估体系,完善监管机制,平衡产品的普惠性和商业性。政府部门在其中充分发挥政府机构的引导力和影响力,助力降低商业运作成本和提升参保率,更好地提高统筹范围内人群的风险共担和利益共享水平。

(二)与基本医保、大病保险等险种有序衔接

广东省内普惠型商业医疗保险产品众多,每个城市都至少有一款产品,不同地区之间的参保率、赔付率差异较大。有些城市存在同类型的普惠型商保产品,产品定位重叠。"港澳药械通"药械保险应与基本医保、大病医保、各地已有的普惠型商保主动有序衔接,对基本医疗保险进行有效补充,降低患者医疗负担,满足参保人的实际需求。可采取联合承保的方式避免在同一区域内出现重复产品,有效防止不必要的竞争,充分整合多家保险机构的资源优势,更好地提升产品的营运能力和服务水平。

(三)开展药械通药械保险目录遴选

"港澳药械通"药械保险责任以特药责任为主,扩充药品品种,进行价值评估。同时,应开展"港澳药械通"药械目录遴选,明确遴选原则和机制,使"港澳药械通"药械目录保持动态调整,与基本医保目录、罕见病目录衔接,不断提高特药目录的科学性和合理性[11]。此外,增加"港澳药械通"指

定医院，充分利用大湾区内地优质医疗资源；在有效控制风险的同时，适当提升就诊用药的便利性，如复诊允许一部分维持治疗药品带离大湾区或通过线上问诊形式随访等。

（四）防范可持续性风险

目前“港澳药械通”目录包含的临床急需进口港澳药械只有 76 个，目录清单数量低导致投保率低，而特药险保障的是高价值药品，报销金额和比率高，增加保险公司的经营风险；另一方面，“港澳药械通”政策持续实施以及特药险的带动作用下，用药用械需求增加，纳入特药险的药械或医疗服务能否保障充足供应，需要政府出台配套政策，鼓励企业积极参与。特药险的可持续性问题是政府和保险公司面临的最大挑战，需要在筹资渠道、产品设计、宣传和信息披露方面明确各自职责，从而提高参保率和稳定赔付率，避免特药险的不可持续性损害“港澳药械通”政策效果[11]。

参考文献

[1] 孙洁，黄艺飞. 惠民保可持续发展：挑战及对策建议［J］. 价格理论与实践，2024，2（2）：56–62.

[2] 任燕，姚明宏，姚晨，等. 特许创新药械在博鳌乐城开展真实世界数据研究的模式探索［J］. 中国食品药品监管，2020（11）：14–20. DOI：10.3969/j.issn.1673–5390.2020.11.002.

[3] 常丽梅，李耀华，侯媛媛，等. 博鳌乐城国际医疗旅游先行区特许药械政策实施研究与分析［J］. 中国药事，2022，36（10）：1103–9. DOI：10.16153/j.1002–7777.2022.10.002.

[4] 李高洁，陈磊，席晓宇. 我国惠民保发展现状、实践挑战与对策建议［J］. 中国卫生经济，2023，42（7）：17–20.

[5] 于保荣，贾宇飞，孔维政，等. 中国普惠式健康险的现状及未来发展建议［J］. 卫生经济研究，2021，38（4）：3–8.

[6] 邵珺铄，田侃. 惠民保发展的政策支持研究——基于扎根理论的政策文本分析［J］. 卫生经济研究，2023，40（9）：11–14.

[7] 俞纯璐，陈文，邹海燕，等. 我国普惠型商业医疗保险的发展现况及趋势研究［J］. 中国卫生经济，2023，42（9）：33–35.

[8] 周钦，田森，潘杰. 均等下的不公——城镇居民基本医疗保险受益公平性的理论与实证研究[J]. 经济研究，2016，51(6)：172-185.

[9] 谭清立，丘丽莹. 城市普惠型商业医疗保险比较研究[J]. 卫生经济研究，2024，41(2)：23-6，30.

[10] 尚春晓，童禧辰，陈文，等. 普惠型商业医疗保险特定高额药品保障研究[J]. 中国卫生资源，2023，26(1)：88-91.

[11] 姜骁桐，郭珉江，刘阳，等. 惠民保与基本医保药品保障衔接水平分析方法及实证研究[J]. 中国卫生经济，2023，42(6)：30-33.

产业前沿

药械化监管适应《全面与进步跨太平洋伙伴关系协定》实施要求研究

我国创新药产业发展状况研究

药械化监管适应《全面与进步跨太平洋伙伴关系协定》实施要求研究

唐民皓[1]，魏俊璟[1]，韩慧兰[1]，孙佳斐[1]
1. 上海市食品药品安全研究会课题组

摘要：全球化进程不断深入的当下，国际贸易协定对各国产业的影响日益显著。CPTPP 作为重要的区域贸易协定，其涵盖内容广泛、条款规定严格，对药品、医疗器械和化妆品（简称药械化）领域的国际贸易和监管格局也产生了深刻影响。随着我国积极参与全球经济合作、申请加入 CPTPP，国内药械化产业不可避免地要面对 CPTPP 带来的机遇与挑战，而监管体系作为保障产业健康发展和公众健康安全的关键环节，迫切需要深入研究如何适应这一协定实施的要求。鉴于此，课题组通过梳理和对比分析我国药械化监管制度与 CPTPP 规则及相关成员国监管制度的差异，了解 CPTPP 主要成员国为适应药械化相关管理要求而采取的举措，借鉴有益经验，为我国药械化监管进一步完善和适应 CPTPP 规则提出参考建议。

关键词：药品；医疗器械；化妆品；监管；CPTPP

一、研究背景

（一）CPTPP 基本概况

《全面与进步跨太平洋伙伴关系协定》（Comprehensive and Progressive Agreement for Trans-Pacific Partnership，CPTPP）起源于 2015 年 10 月，是由美国、日本、加拿大等 12 个国家共同组建的太平洋伙伴关系协定（Trans-Pacific Partnership，TPP），2017 年 1 月美国退出 TPP 后，剩余的 11 个亚太国家发布了联合声明，决定将协定改名为 CPTPP，并继续推进。2018 年 3 月，

11 国代表在智利首都圣地亚哥举行了协定签字仪式，该协定于同年 12 月 30 日正式生效。CPTPP 初始成员国包括澳大利亚、文莱、加拿大、智利、日本、马来西亚、墨西哥、新西兰、秘鲁、新加坡和越南。英国是 CPTPP 成立后首个新加入成员国，于 2023 年 7 月在新西兰奥克兰的 CPTPP 部长级会议上确认加入，于 2024 年 12 月 15 日正式生效。英国加入 CPTPP 后，该协定的成员国增至 12 个，其经济区延伸至欧洲。

CPTPP 具有广泛的贸易自由化特点，涵盖关税减让、贸易便利化、投资、服务贸易等多个传统领域，致力于消除成员国之间的贸易壁垒，促进商品和服务的自由流动。在货物贸易方面，成员国之间将逐步取消关税，降低贸易成本，提高贸易效率。另外还包括知识产权保护、劳工政策、国有企业、中小企业政策、监管一致性、透明度和反腐败等鲜明的“边境后”规则，旨在促进成员国之间的监管协调与改革，创造更加公平、透明和可预测的市场环境。

（二）我国与 CPTPP

在经济全球化深度发展的国际大背景下，CPTPP 作为区域贸易协定在重塑全球经济和产业格局中扮演着至关重要的角色。2021 年 9 月 16 日，我国商务部官网发布公告，我国正式申请加入 CPTPP。CPTPP 成员国覆盖了多个重要经济体，加入 CPTPP 有助于扩大我国的贸易和投资规模，为经济增长注入新动力。对外，全球贸易保护主义的背景有利于加强我国与亚太地区国家的经济联系，构建更紧密的区域产业链和供应链，增强经济的稳定性和抗风险能力。对内，对标 CPTPP 知识产权保护、环境保护等方面的要求不断提升改进，有助于推动我国企业加强创新，提升技术水平，促进产业升级，加快向高端制造业和现代服务业转型。

（三）药械化监管与 CPTPP

药械化管理协调是 CPTPP 的重要内容之一。CPTPP 中关于药械化的要求主要体现在技术性贸易壁垒章节，该章节在制定技术性贸易壁垒规则方面，要求各缔约方以透明、非歧视的原则拟订技术法规、标准和合格评定程序，同时保留缔约方实现合法政策目标的能力，制定了 8-C 药品、8-D 化妆品、8-E 医疗设备几个专门的附件，以推动区域内立法路径的一致性。同时，在

第十八章知识产权中，对药品知识产权做了相应的要求。

我国已在前期部署了制度创新，如已通过立法确立药品专利链接等制度与国际贸易规则接轨，也在《全面对接国际高标准经贸规则推进中国（上海）自由贸易试验区高水平制度型开放总体方案》中明确了进口医疗器械加贴中文标签的试点。但对标 CPTPP 的详细约定，仍然存在一定差距。本报告将围绕 CPTPP 的约定内容对标国内药械化管理制度进行分析。

二、我国药品监管与 CPTPP 相关条款的比较

与药品相关的约定主要集中在第八章技术性贸易壁垒的附件 8-C 和第十八章知识产权中。其中技术性贸易壁垒章节主要对销售许可（marketing authorisation，在药品监管法律体系中对应的概念为“上市许可”，课题报告中引用商务部官网发布的中文翻译版本）的机构、程序要求、审核要求、国家间互认协调、救济程序等做出了约定。知识产权章节对专利补偿、专利链接、试验数据保护等做出了约定。

（一）药品上市许可要求的比较

课题组对第八章技术性贸易壁垒的附件 8-C 的条款与我国现行法律法规进行了逐一对比。比较后发现在药品审评审批准入领域基本能够满足 CPTPP 条款，部分条款需要在后续谈判中与相关国家进行共同协商。具体如下：

表 1　药品领域 CPTPP 条款与我国管理现状的比较

编号	CPTPP主要内容	我国规定与CPTPP比较	备注
8-8-C-1	附件适用范围	可接受	满足
8-8-C-2	指定可续的考量	与《行政许可法》《药品管理法》等基本原则一致	满足
8-8-C-3	法规公开	已公开	满足
8-8-C-4	药品范围	与我国《药品管理法》基本一致	基本满足
8-8-C-5	授权机构	药品监督管理部门，已公开	满足

续表

编号	CPTPP主要内容	我国规定与CPTPP比较	备注
8-8-C-6	机构范围的重叠及消除重复要求	国家药品监督管理局药品审评中心等，已公开	满足
8-8-C-7~8	鼓励参与国际倡议及合作提高监管协调；鼓励适用国际科学或技术指导文件	已加入 ICH，正在积极加入 PIC/s	基本满足
8-8-C-9	不属于技术法规或合格评定程序的应遵守《TBT 协定》所列相关义务[1]	需要识别并评估	/
8-8-C-10~13	许可内容、程序等	《药品管理法》《药品注册管理办法》等法规文件，行政许可及备案程序要求已明确。行政复议、诉讼等相关法规均已完善	满足
8-8-C-14~15	许可结果互认和协调	正在积极进行互认协调	可谈判
8-8-C-16	CTD 相关要求	已有 CTD 相关要求，并开始可以按照《eCTD 技术规范》进行电子申报	满足
8-8-C-17	药品境外检查合作 pharmaceutical inspection	《药品医疗器械境外检查管理规定》未规定与境外监管机构合作、通知等内容	可谈判
8-8-C-18	应寻求适用通过关于药品检验的国际共同努力所制定的相关科学指导文件	我国已加入 ICH，并实施 ICH 指导原则；正在积极加入 PIC/s	基本满足

1. 关于药品的定义

CPTPP 在第八章技术性贸易壁垒的附件 8-C 中约定了药品范围：药品可包括人用药品或生物制剂，专门用于人类疾病或状况的诊断、治愈、缓解、治疗或预防或专门用于影响人类身体的结构或任何功能。

我国《药品管理法》在 2019 年修订的时候，把药品的定义修改为目前第二条规定“本法所称药品，是指用于预防、治疗、诊断人的疾病，有目的地调节人的生理机能并规定有适应症或者功能主治、用法和用量的物质，包括中药、化学药和生物制品等。”修改后的定义更接近 CPTPP 约定的内容。需要指出的是，目前我国中药饮片、化学原料药、中药材在今后出口互认时会存在一定归类上的问题。另外，部分在国外未按照药品管理的产品在我国是按照药品管理的，这需要在后续双边谈判互认时进行考量和协商。

2. 药品审评审批机构、程序、救济等

CPTPP 约定，申请人应负责向缔约方提供充分信息供该缔约方对药品作出监管决定。约定每一缔约方应根据下列内容作出其关于是否对一特定药品授予销售许可的决定：（a）安全和疗效信息，包括，如适当，临床前和临床数据；（b）产品制造质量的信息；（c）与产品安全、疗效和使用相关的标签信息；以及（d）其他可能直接影响产品使用者健康或安全的事项。为此目的，任何缔约方不得要求将有关产品的销售数据或相关财务数据作为此种决定的一部分。此外，每一缔约方应努力不要求提供价格数据作为此种决定的一部分。

目前，我国《药品管理法》《药品注册管理办法》均对上述内容做了规定，并对程序、内容等要求作出了明确规定。值得注意的是，在资料要求上，目前争议更多集中在临床试验数据的认可上。CPTPP 各成员国在临床试验数据认可上更倾向于国际协调标准，我国在接受和应用国外临床试验数据方面存在一定限制，如对部分在发展中国家开展的临床试验数据，我国可能需要重新评估其科学性和可靠性。

3. 境外检查

CPTPP 8-8-C-17 约定，缔约方应寻求改进在药品检验（pharmaceutical inspection，在药品监管法律体系中对应的概念为“境外检查”，此处引用商务部官网发布的中文翻译版本）方面的合作，且为此目的，对于在另一缔约方领土内的药品检验，每一缔约方应：（a）在开展一检验前通知其他缔约方，除非有合理理由相信这样做会损害检验的有效性；（b）如可行，允许另一缔约方主管机关的代表观察该检验；以及（c）在检验之后尽快将其结果通知该另一缔约方，如该结果将公开发布，则在不迟于发布前的一合理时间作出通知。如检验缔约方认为这些结果属机密性质而不应披露，则不要求该缔约方向该另一缔约方通知其结果。C-18 约定，缔约方应寻求适用通过关于药品检验的国际共同努力所制定的相关科学指导文件。

我国已经制定出台了《药品医疗器械境外检查管理规定》，但该规定尚未明确与境外监管机构合作、通知等内容。

（二）知识产权中与药品相关要求的比较

1.CPTPP 主条款中对药品专利进行了约定

CPTPP 对药品专利保护进行了约定，从正文条款中，我们可以看到，目前涉及如下条款：

一是关于专利延长和补偿方面的约定。约定为补偿因药品上市审批程序导致的有效专利期限缩短的情况，各成员国应建立专利期限延长机制，可以由不同成员国基于自身的法律体系和既有规定，在具体的延长时长、适用条件等方面会有所不同，但总体框架上需遵循大原则，去构建符合本国国情同时又契合协定要求的专利期限延长规则。

二是药品试验数据保护方面的约定。约定了药品试验数据保护期限，要求成员国给予新的化学实体药物至少 5 年的数据独占期，对于生物制品给予至少 8 年的数据独占期，并且在独占期内，监管部门不得依赖原研药企提交的这些试验数据来批准仿制药上市。明确了保护的数据范围涵盖药品研发过程中的临床前试验数据、临床试验各阶段数据等多方面，全面保障原研药企的数据权益，使药品研发过程中的核心数据能在一定期限内不被轻易用于其他商业目的。

三是专利链接方面的约定。力图推动各成员国建立药品专利链接制度，也就是在药品的注册审批环节，要和相关的专利情况相挂钩、相衔接。比如，药品监管部门在审批仿制药上市申请时，要能及时知晓该药品是否涉及相关专利纠纷，通过建立有效的沟通协调机制，让专利状态能更好地影响药品能否顺利上市等决策，避免出现专利侵权药品进入市场的情况，同时也合理平衡原研药企和仿制药企之间的权益。

四是信息互通方面的约定。要求成员国之间要保障在药品专利相关信息方面有一定的互通渠道，以便在跨国药品贸易、药品研发合作等场景下，各方能清楚了解药品专利的归属、状态等关键信息，更好地维护药品专利的合法权益以及促进药品行业健康、有序发展。

2.CPTPP 各国均约定了部分条款中止适用

在以上这些条款中，美国退出后，在日本的推动下 CPTPP 成员国根据协定第 2 条的规定，通过附件的形式中止这些条款的适用。以澳大利亚为例，澳大利亚中止条款适用后，不再需要为了适应而进行任何立法修改[2]。

3. 我国目前的规定已超过先行 CPTPP 生效的范围

我国基于审评审批改革和中美贸易谈判等双边规则，已在药品专利补偿、药品专利链接等方面做出了明确的规定。

表 2　知识产权 CPTPP 药品相关条款与我国管理现状的比较

编号	CPTPP主要内容	我国规定与CPTPP比较	备注
18–18.48	因不合理缩短而调整专利保护期 1. 及时审评审批避免不合理不必要延迟 2. 专利补偿，补偿因上市程序而缩短的专利有效期 3. 每一缔约方可规定条件和限制 4. 可设立加快处理上市申请	已建立相关制度 1. 药品注册相关管理规定已规定加快审评审批 2.《专利法》第四十二条第三款规定专利权期限补偿 3. 补偿期限不超过五年，新药批准上市后总有效专利权期限不超过十四年 4. 已有优先、创新等通道	已中止
18–18.49	监管审查例外 在不损害第 18.40 条（例外）的范围并与该条相一致的情况下，每一缔约方应对药品采取或维持监管审查例外	《专利法》第七十五条第一款	
18–18.50	保护未披露试验或其他数据	我国在立法过程中	已中止
18–18.51	生物制剂 获得首次上市许可之日起至少 8 年时间的有效市场保护；或作为替代的某些情形至少 5 年		
18–18.52	新药品的定义 新药品指不包含以往已在该缔约方获得批准的化学成分的药品	我国定义不完全相同，但要求更高	基本满足

续表

编号	CPTPP主要内容	我国规定与CPTPP比较	备注
18-18.53	与部分药品上市销售有关的措施 专利持有人依赖以往已获得批准的药品的安全性和有效性的证据或信息，药品销售前通知专利持有人；司法或行政救济程序	我国已建立药品专利链接制度	已满足

一是药品专利补偿制度。2020年1月15日，我国与美国达成协议，同意根据《中华人民共和国政府和美利坚合众国政府经济贸易协议》提供专利保护期延长制度。自2021年6月1日生效的新《专利法》，增加了关于药品专利权期限补偿的条款，标志着药品专利权期限补偿制度在我国正式实施。《专利法》第四十二条第三款规定：为补偿新药上市审评审批占用的时间，对在中国获得上市许可的新药相关发明专利，国务院专利行政部门应专利权人的请求给予专利权期限补偿。补偿期限不超过五年，新药批准上市后总有效专利权期限不超过十四年。

二是药品专利链接制度。《专利法》第七十六条在法律层面正式引入药品专利链接制度，2021年7月4日实施的《药品专利纠纷早期解决机制实施办法（试行）》，对药品专利纠纷早期解决机制的具体实施进行了规定，包括药品上市许可持有人的信息登记、化学仿制药申请人的声明等内容。2021年7月5日实施的《最高人民法院关于审理申请注册的药品相关的专利权纠纷民事案件适用法律若干问题的规定》，明确了药品专利纠纷民事案件的相关法律适用问题，如案由、管辖法院、诉讼参与人应提交的材料等。2021年7月5日发布的《药品专利纠纷早期解决机制行政裁决办法》，规定了药品专利纠纷早期解决机制中行政裁决的具体办法和程序，为行政裁决提供了依据。

三是药品试验数据保护制度。2018年，国家药品监督管理局办公室曾公开征求《药品试验数据保护实施办法（暂行）》意见，征求意见稿试图系统地制定药品试验数据保护制度，但在药品保护范围、数据保护期限、申请批准流程等方面缺乏一致意见。近期公开的《药品管理法实施条例（修订草案征求意见稿）》中对药品临床试验数据保护作出了规定，目前《药品管理法实施条例》修订工作正在紧锣密鼓地开展过程中，在可预见的将来，药品临床试验数据保护制度将在我国落地实施。

四是例外规定。《专利法》第七十五条第一款（五）为提供行政审批所需要的信息，制造、使用、进口专利药品或者专利医疗器械的，以及专门为其制造、进口专利药品或者专利医疗器械的，不视为侵犯专利权。

综上可见，我国在药品专利保护方面的相关规定已经高于目前生效实施的 CPTPP，即使未来各合约国重新启用相关条款，我国也基本能够满足协定的相关约定。

三、我国医疗器械监管与 CPTPP 相关条款的比较

课题组对第八章技术性贸易壁垒的附件 8-E 的条款与我国现行法律法规进行了逐一对比。比较的结果为在医疗器械审评审批准入及备案的领域在程序和基本要求上能够满足 CPTPP 的约定的条款，但在已上市销售证明、加贴中文标签等方面仍然存在差距。具体分析如下：

表 3　医疗器械领域 CPTPP 条款与我国管理现状的比较

编号	CPTPP主要内容	我国规定与CPTPP比较	备注
8-8-E-1	附件适用范围	可接受	
8-8-E-2	指定可续的考量	与《行政许可法》《医疗器械监督管理条例》等基本原则一致	
8-8-E-3	法规公开	已公开	
8-8-E-4	医疗设备范围	与我国《医疗器械监督管理条例》规定的基本一致，某些特殊品类各国会有分歧	
8-8-E-5	授权机构	国家药品监督管理局，已公开	满足
8-8-E-6	机构范围的重叠及消除重复要求	国家药品监督管理局及省药品监督管理部门等，已公开	满足
8-8-E-7~8	鼓励参与国际倡议及合作提高监管协调；鼓励适用国际科学或技术指导文件	已加入 IMDRF、GHWP 等机构	基本满足

续表

编号	CPTPP主要内容	我国规定与CPTPP比较	备注
8-8-E-9	不属于技术法规或合格评定程序的应遵守《TBT 协定》所列相关义务	需要识别并评估	
8-8-E-10	根据风险进行分类管理	已根据风险进行一二三类分类，但我国分类中部分偏高	基本满足
8-8-E-11~14	许可程序、条件、要求、救济程序等	《医疗器械注册和备案管理办法》、行政许可及备案程序要求已明确。行政复议、诉讼等相关法规均已完善	基本满足
8-8-E-15	不得把制造国已上市销售证明作为许可条件	《医疗器械监督管理条例》第十五条第二款、第十六条第二款对已经上市销售证明的提交做了规定	未完全满足
8-8-E-16	可以接受另一国的许可证明文件，公布若干可接受的条件	《医疗器械监督管理条例》《医疗器械紧急使用管理规定》规定在临床急需或紧急使用时可以经过程序后使用境外已上市境内未上市的产品。其余未规定 是否接受可以谈判	
8-8-E-17	对标签有要求的，进口后，许诺销售或供应前允许加贴标签	已在做，出台了试点文件，但未在法规层面明确	未完全满足

（一）医疗器械管理基本一致的内容

1. 医疗器械的定义基本一致

CPTPP 中第八章附件 8-E-4 约定，认识到每一缔约方均需根据第 3 款规定的本附件涵盖的产品范围，每一缔约方应以符合 2012 年 5 月 16 日全球协调工作组（Global Harmonization Task Force，即 GHTF，GHTF 在运行多年后，于 2012 年正式停止运作，随后 IMDRF 在其基础上成立。它继承了 GHTF 的部分使命和成果）核准的可能经修正的《“医疗设备（medical device）”和“体外诊断［in vitro diagnostic（IVD）］医疗设备”术语的定义》中对“医疗设备”一词所赋予意义的方式，规定需遵守其医疗设备法律法规的产品范围。GHTF 关于 medical device 的定义与我国医疗器械的定义类似。

2. 医疗器械分类及准入要求基本一致

一是 CPTPP 关于机构设置、要求、许可救济等内容医疗器械与药品一致，我国都能满足相关要求。

二是分类准入要求上，CPTPP 中第八章附录 8-E-10 约定，认识到不同医疗设备产生不同程度的风险，每一缔约方应根据风险对医疗设备进行分类，同时考虑相关科学因素。每一缔约方应保证，在其监管一医疗设备时，其对设备的监管符合该缔约方对该设备指定的分类。在分类方面，依据风险程度将医疗器械分为三类。第一类风险程度低，如基础的医用纱布、棉签等，通过常规管理就能保证其安全、有效；第二类具有中度风险，像常见的体温计、血压计等，需加以严格控制来保障使用安全；第三类风险较高，如心脏起搏器等植入人体的器械，要采取特别措施严格监管。在分级管理上，不同级别医疗器械的注册、生产许可、经营许可等环节有着对应的要求，层级越高审批越严格，以此确保各类医疗器械在整个生命周期内质量可靠、使用安全，保障民众健康。

虽然我国已经建立了完整的分级分类制度，但在实际运行层面，仍会认为三类医疗器械产品数量偏多，某些在 CPTPP 协约国属于二类的产品，在我国也被归为三类。这将给成员国之间谈判和谈判后互认带来一定的障碍。

（二）医疗器械管理与 CPTPP 不一致的内容

表 4　医疗器械管理与 CPTPP 不一致的内容

8-8-E-15	不得把制造国已上市销售证明作为许可条件	《医疗器械监督管理条例》第十五条第二款、第十六条第二款对已经上市销售证明的提交做了规定
8-8-E-16	可以接受另一国的许可证明文件，公布若干可接受的条件	《医疗器械监督管理条例》《医疗器械紧急使用管理规定》规定在临床急需或紧急使用时可以经过程序后使用境外已上市境内未上市的产品。其余未规定 是否接受可以谈判
8-8-E-17	对标签有要求的，进口后，许诺销售或供应前允许加贴标签	已在做，出台了试点文件，但未在法规层面明确

1. 部分需要提供已上市销售证明

CPTPP 第八章附件 8–E–15 约定，任何缔约方不得将一医疗设备获得制造国中一监管机构的销售许可作为该医疗设备获得该缔约方销售许可的条件。

我国《医疗器械监督管理条例》第十五条第二款规定了一类备案产品的上市销售证明要求：向我国境内出口第一类医疗器械的境外备案人，由其指定的我国境内企业法人向国务院药品监督管理部门提交备案资料和备案人所在国（地区）主管部门准许该医疗器械上市销售的证明文件。未在境外上市的创新医疗器械，可以不提交备案人所在国（地区）主管部门准许该医疗器械上市销售的证明文件。

我国医疗器械对上市销售证明的相应规定与 CPTPP 的内容不相符，《医疗器械监督管理条例》第十六条第二款规定了一类备案产品的上市销售证明要求：向我国境内出口第二类、第三类医疗器械的境外注册申请人，由其指定的我国境内企业法人向国务院药品监督管理部门提交注册申请资料和注册申请人所在国（地区）主管部门准许该医疗器械上市销售的证明文件。未在境外上市的创新医疗器械，可以不提交注册申请人所在国（地区）主管部门准许该医疗器械上市销售的证明文件。

2. 进口加贴标签

CPTPP 第八章附件 8–E–17 约定，如一缔约方要求医疗设备的制造商或供应商在产品标签上标示信息，则该缔约方应允许制造商或供应商在进口之后、但在该设备在该缔约方领土许诺销售或供应之前，依照该缔约方国内要求，通过在设备上重新粘贴标签或使用副标签的方式标示所要求的信息。

《医疗器械监督管理条例》《医疗器械注册和备案管理办法》及《医疗器械说明书和标签管理规定》均对医疗器械标签做出了要求。医疗器械应当有说明书、标签。说明书、标签的内容应当与经注册或者备案的相关内容一致，确保真实、准确。医疗器械的说明书、标签应当标明：通用名称、型号、规格；医疗器械注册人、备案人、受托生产企业的名称、地址以及联系方式；生产日期，使用期限或者失效日期；产品性能、主要结构、适用范围；禁忌、注意事项以及其他需要警示或者提示的内容；安装和使用说明或者图示；维护和保养方法，特殊运输、贮存的条件、方法；产品技术要求规定应当标明的其他内容。第二类、第三类医疗器械还应当标明医疗器械注册证编号。由消费者个人自行使用的医疗器械还应当具有安全使用的特别说明。

我国没有明确规定对境内关外加贴中文标签，但事实上在各自贸区内已经在做。《全面对接国际高标准经贸规则推进中国（上海）自由贸易试验区高水平制度型开放总体方案》中明确了进口医疗器械加贴中文标签的试点。在上海自贸试验区进口医疗器械，且境外注册人或备案人指定的境内代理人住所在区内的，境内代理人可在医疗器械质量管理体系有效管控下，于销售或供应前在海关特殊监管区域内按规定粘贴中文标签或副标签。粘贴中文标签或副标签应向属地药品监管部门报告，并接受属地药品监管部门监督。海关、属地药品监管部门建立工作配合机制，共享上述粘贴中文标签或副标签进口医疗器械的信息，海关在进口环节根据属地药品监管部门提供的信息做好通关及检验监管。

2024 年 10 月 24 日上海市药品监督管理局关于印发《中国（上海）自由贸易试验区进口医疗器械加贴中文标签规定（试行）》的通知。对于加贴中文标签试点进行了规定，规定标签加贴场所须在海关特殊监管区域内的医疗器械专用仓库。同时规定了标签内容、质量管理、放行要求等，监管部门将进行现场检查。

但目前试点的范围无法完全覆盖在境内外贴标签的行为，部分注册人、备案人的代理人并不注册在该区域内，这类怎么管理，需要待试点后进一步明确。目前的情形是否与 CPTPP 的内容相符，需要在后续谈判中进一步明确。

四、我国化妆品监管与 CPTPP 相关条款的比较

课题组对第八章技术性贸易壁垒的附件 8-D 的条款与我国现行法律法规进行了逐一对比。比较的结果为在化妆品审评审批准入及备案的领域在程序和基本要求上能够满足 CPTPP 的约定的条款，但在动物测试、化妆品标签、已上市销售证明、附自由销售证明等方面仍然存在较多的差距。具体分析如下：

表 5　化妆品领域 CPTPP 条款与我国管理现状的比较

编号	CPTPP主要内容	我国规定与CPTPP比较	备注
8-8-D-1	附件适用范围	可接受	满足
8-8-D-2	指定可续的考量	与《行政许可法》《化妆品监督管理条例》等基本原则一致	满足
8-8-D-3	法规公开	已公开	满足
8-8-D-4	化妆品范围	与我国《化妆品监督管理条例》规定的基本一致，部分我国特殊化妆品在缔约国不按照化妆品管理	基本满足
8-8-D-5	授权机构	药品监督管理部门，已公开	满足
8-8-D-6	机构范围的重叠及消除重复要求	国家药品监督管理局及省药品监督管理部门等，已公开	满足
8-8-D-7~8	鼓励参与国际倡议及合作提高监管协调；鼓励适用国际科学或技术指导文件	中国香料香精化妆品工业协会代表中国化妆品行业加入国际化妆品监管合作组织 ICCR 等	基本满足
8-8-D-9	不属于技术法规或合格评定程序的应遵守《TBT 协定》所列相关义务	需要识别并评估	/
8-8-D-10~11	基于风险原则，风险低于医疗设备和药品	化妆品法规的基本认识，待需进一步落地及加强认识	基本满足
8-8-D-12	不得对仅颜色深浅或香味差异存在不同的化妆品实施单独的销售许可程序或子程序，除非一缔约方确定存在一重大健康或安全关注	我国目前要求一配方一备案或注册。已在部分地区开展试点	未完全满足
8-8-D-13	许可程序及救济	《化妆品注册备案管理办法》、行政许可及备案程序要求已明确。行政复议、诉讼等相关法规均已完善	基本满足
8-8-D-14	考虑其他机制替代许可，如自愿或强制通知和上市后监督	已有备案，其他待进一步放开	基本满足
8-8-D-15	制定化妆品政策时的考量	已接受理念	基本满足

续表

编号	CPTPP主要内容	我国规定与CPTPP比较	备注
8-8-D-16	许可时不得要求提交价格和成本信息	我国法规中未要求	满足
8-8-D-17	任何缔约方均不得要求化妆品标注上市许可或备案编号（智利、秘鲁不适用）	我国特殊化妆品需要标注	未完全满足
8-8-D-18	不得把制造国已上市销售证明作为许可条件	《化妆品监督管理条例》第十九条第二款对已经上市销售证明的提交做了规定	未完全满足
8-8-D-19	任何缔约方不得要求化妆品附自由销售证明作为在该缔约方领土内销售、分销或出售的条件	《进出口化妆品检验检疫监督管理办法》第十七条第二款规定首次进口时需要提供	未完全满足
8-8-D-20	对标签有要求的，进口后，许诺销售或供应前允许加贴标签	已在部分地区开展试点	未完全满足
8-8-D-21	不得要求为确定化妆品的安全性而进行动物测试，除非不可获得评估安全性的有效替代方法。然而，一缔约方可在确定化妆品安全性时考虑动物测试的结果	《化妆品功效宣称评价规范》等规定了人体功效评价测试。自 2021 年 5 月 1 日起，进口普通化妆品免除动物测试。但其他化妆品仍然需要根据相关规定进行一定测试	未完全满足
8-8-D-22	GMP 制定时以国际标准或相关文件为根据	未完全参照，可以对标后完善	基本满足
8-8-D-23	每一缔约方应努力分享自化妆品上市后监督过程中得到的信息	已有部分信息公开，如谈判同意，可以考量共享	可以满足
8-8-D-24	每一缔约方应努力分享其自身或其相关机构关于化妆品成分的调查结果	可以谈判	/
8-8-D-25	每一缔约方应努力避免对仅颜色深浅或香味差异存在不同的化妆品进行重新测试或重新评估，除非为人类健康或安全目的而进行	可以谈判	/

（一）化妆品定义和准入要求

1. 化妆品的定义基本一致

CPTPP 中定义化妆品可包括专门以涂抹、泼洒、滴洒、喷洒或以其他方式施用于包括唇齿在内的人体表面以达到清洁、美容、保养、提高吸引力或改变外观目的的产品。《化妆品监督管理条例》第三条规定：本条例所称化妆品，是指以涂擦、喷洒或者其他类似方法，施用于皮肤、毛发、指甲、口唇等人体表面，以清洁、保护、美化、修饰为目的日用化学工业产品。两者内涵和外延基本一致，但我国限定了化妆品属于日用化学工业产品范畴，各国在对化妆品归类上有品种的差异，需要在后期谈判中进一步磨合和交流。

2. 化妆品准入要求存在类别管理上的差异

一是 CPTPP 关于机构设置、要求、许可救济等内容化妆品与药品一致，我国都能满足相关要求。二是分类准入要求上，CPTPP 中要求基于风险原则，认识到风险低于医疗设备和药品；考虑其他机制替代许可，如自愿或强制通知和上市后监督。根据新修订的《化妆品监督管理条例》，我国化妆品分为特殊化妆品和普通化妆品，国家对特殊化妆品实行注册管理，对普通化妆品实行备案管理。部分缔约国的化妆品范围仅限于我国普通化妆品的范围，对特殊管理的化妆品设置了其他管理通道，如日本的所谓药妆属于医药部外品，澳大利亚的防晒霜、抗皱产品属于治疗用品。另外我国对风险程度较高的化妆品新原料实行注册管理，对其他化妆品新原料实行备案管理。CPTPP 对原料准入并未进行约定，需要在后续双边谈判中对各国情况进行细化研究。

（二）化妆品管理与 CPTPP 不一致的内容

1. 颜色深浅或香味差异单独的销售许可

CPTPP 第八章附件 8–D–12 约定，不得对仅颜色深浅或香味差异存在不同的化妆品实施单独的销售许可程序或子程序，除非一缔约方确定存在重大健康或安全关注。我国的化妆品是要求一个配方一张证，所以即使配方有略微的差异也要单独重新注册备案，无论是颜色深浅差异还是香型不同。目前，我国在部分地区已开始对这类化妆品的管理进行优化探索。国务院关于《支持北京深化国家服务业扩大开放综合示范区建设工作方案》的批复中明确“除出于人体健康或安全考虑外，对仅颜色深浅不同或香味存在差异的进口普通化妆品不作重新测试或重新评估。”北京市化妆品审评检查中心，积极响应北京市建设方案中对仅颜色深浅不同或香味存在差异的进口普通化妆品简化检验及安全评估的工作要求，在标准不降低、程序不减少的前提下，加强备案指导和服务，贯通“优先审评”“特别审评”等快速通道，加速推进多色号多香型化妆品在京审评工作。

在我国要求一个配方一张证，导致事实上仅颜色深浅或香味差异存在不同的化妆品需要实施单独的销售许可，这与 CPTPP 的内容不相符，可以考虑优化。

2. 特殊化妆品需要标注注册证编号

CPTPP 第八章附件 8–D–17 约定，一缔约方不得要求一化妆品以标签标明销售许可或通知号码。脚注部分明确本款不适用智利和秘鲁。在本协定生效之日起不超过 5 年的期限内，智利和秘鲁应以符合各自在本章和《TBT 协定》项下义务的方式，审议各自的标签要求以审查是否能够实施其他监管机构。应另一缔约方请求，智利和秘鲁应分别向委员会报告各自的审议情况。

《化妆品监督管理条例》规定化妆品必须进行注册或备案管理，特殊化妆品需经国家药品监督管理局注册，获得产品的注册编号后方可生产、进口；普通化妆品则应在上市销售前向备案人所在地省级药品监督管理局备案，进口普通化妆品应在进口前向国家药品监督管理局备案并取得备案电子凭证。2021 年生效的《化妆品注册备案资料管理规定》规定了化妆品注册和备案时所需提交资料的具体要求，包括对注册备案编号相关信息的规范等，适用于在中国境内从事化妆品和化妆品新原料注册、备案及其监督管理活动。

2022 年 5 月生效的《化妆品标签管理办法》明确，化妆品中文标签应当包括产品中文名称、特殊化妆品注册证书编号。特殊化妆品注册证书编号应当是国家药品监督管理局核发的注册证书编号，在销售包装可视面进行标注。也就是说，特殊化妆品注册证号需标注在产品的标签上。备案电子凭证的备案编号未要求标注在产品的标签上，但可在国家药品监督管理局网站上或者“化妆品监管 app”上查询。

我国对特殊化妆品注册证编号的相应规定与 CPTPP 的内容不同，可以考虑为适用相关规则而修改相应法规，或在谈判中参照智利和秘鲁设置过渡期，过渡后适用。

3. 部分需要提供已上市销售证明

CPTPP 第八章附件 8–D–18 约定，任何缔约方不得将一化妆品获得制造国中一监管机构的销售许可作为该产品自该缔约方获得销售许可的条件。为进一步明确，本条不禁止一缔约方接受另一监管机构先前颁发的销售许可作为该产品可能符合其要求的证据。

我国《化妆品监督管理条例》第十九条第二款对已经上市销售证明的提交做了规定。申请进口特殊化妆品注册或者进行进口普通化妆品备案的，应当同时提交产品在生产国（地区）已经上市销售的证明文件以及境外生产企业符合化妆品生产质量管理规范的证明资料；专为向我国出口生产、无法提交产品在生产国（地区）已经上市销售的证明文件的，应当提交面向我国消费者开展的相关研究和试验的资料。

4. 提供自由销售证明

CPTPP 第八章附件 8–D–19 约定，任何缔约方不得要求化妆品附自由销售证明作为在该缔约方领土内销售、分销或出售的条件。

《进出口化妆品检验检疫监督管理办法》第十七条第二款规定，首次进口的离境免税化妆品，应当提供供货人出具的产品质量安全符合我国相关规定的声明、国外官方或者有关机构颁发的自由销售证明或者原产地证明、具有相关资质的机构出具的可能存在安全性风险物质的有关安全性评估资料、产品配方等。

我国对自由销售证明的相应规定与 CPTPP 的内容不相符，可以考虑后续优化。

5. 进口加贴标签

CPTPP 第八章附件 8–D–20 约定，如一缔约方要求化妆品制造商或供应商在产品标签上标示信息，则该缔约方应允许制造商或供应商在进口之后、但在该产品在该缔约方领土内许诺销售或供应之前，依照该缔约方国内要求，通过在产品上重新粘贴标签或使用副标签的方式标示所要求的信息。

《化妆品标签管理办法》第六条规定，化妆品应当有中文标签。我国《进出口化妆品检验检疫监督管理办法》第十七条第二款规定，首次进口时需要提供，第十七条离境免税化妆品应当实施进口检验，可免于加贴中文标签，免于标签的符合性检验。

我国没有明确规定对境内关外加贴中文标签，但事实上在各自贸区内已经在做，该情形是否与 CPTPP 的内容相符，需要在后续谈判中进一步明确。

6. 动物测试的相关要求

CPTPP 第八章附件 8–D–20 约定，任何缔约方不得要求为确定化妆品的安全性而进行动物测试，除非不可获得评估安全性的有效替代方法。然而，一缔约方可在确定化妆品安全性时考虑动物测试的结果。

2021 年生效的《化妆品注册备案资料管理规定》进口普通化妆品（指染发、烫发、祛斑美白、防晒、防脱发或宣称新功效以外的化妆品）可免于提交该产品的毒理学试验报告的要求为：生产企业已取得所在国（地区）政府主管部门出具的生产质量管理体系相关资质认证 /GMP 认证；且产品安全风险评估结果能够充分确认产品安全性的；且产品不属于非婴幼儿和儿童产品、未使用监测期内新原料的产品和企业非重点监管对象。至此，对于普通化妆品，无论国产还是进口，均可享受到附条件豁免动物试验。相比普通化妆品，特殊化妆品通常具有一些特殊功效（如防晒、防脱发等），对人体的侵入性更强，可能对人体健康造成伤害的可能性也更大，因此从安全性角度考虑，暂未被纳入豁免动物试验的范畴。

《化妆品功效宣称评价规范》等规定，实验室试验是指在特定环境条件下，按照规定方法和程序进行的试验，包括但不限于动物试验、体外试验（包括离体器官、组织、细胞、微生物、理化试验）等。在《化妆品功效宣称评价试验技术导则》中规定，动物试验应当符合动物福利要求及 3R（替代、减少、优化）原则。对于无法豁免动物试验的，在开展动物试验时，也应遵守相关要求。国家标准委发布的国家标准《实验动物福利伦理审查指南》（GB/T 35892—2018）、《实验动物福利通则》（GB/T 42011—2022）和《实验动物动物实验通用要求》（GB/T 35823—2018）规定了普遍适用于动物试验的一些原则和规范性要求，如应遵守实验动物福利原则，并且在开展动物试验之前，应通过动物福利委员会的伦理审查等规范性要求；应遵守其他相关规范性要求（涉及实验室管理、实验条件、实验动物质量、基本技术操作、试验记录与归档等）。

我国仍然要求部分化妆品开展动物试验，与 CPTPP 的内容并不完全相符，这些情形是否属于不可获得评估安全性的有效替代方法需要在后续谈判中进一步明确。

五、药械化监管适应 CPTPP 的管理建议

（一）药品监管建议

1. 优化管理制度，提高临床质量

建议积极与 CPTPP 成员国沟通协商，建立药品审批互认机制试点。可先从部分治疗常见疾病且安全性高的药品类别入手，逐步扩大范围。同时，完善我国药品审评审批流程，成立专门的国际临床试验数据评估小组，成员包括药学专家、统计学专家等，制定详细的数据认可标准，提高对国际临床试验数据的认可和应用程度。

2. 落地各项知识产权保护

一是在现有的专利补偿、专利链接制度基础上，强化细则和落地措施，做好专利保护。同时，加强对药品专利侵权行为的打击力度，提高违法成本。例如，对于恶意侵犯药品专利的企业，处以高额罚款，并限制其市场准入资格。

二是加大原研药的研发投入和激励措施。细化药品临床试验审批流程、加快审批速度，对于有重大临床价值的原研药开辟绿色通道，简化不必要的手续环节，让有潜力的药物能更快进入临床试验阶段，缩短研发周期。

三是贯彻国务院关于支持生物医药产业全链条创新发展的意见。优化专利保护机制、落地药品临床试验保护制度、保护原研药品的价格机制，确保药企研发投入能有足够时间和空间通过市场获得回报，激励其持续创新。

3. 推动国际标准互认和协同

一是积极加入国际组织，对标国际通行规则。特别是国际人用药品注册技术协调会（ICH）、PIC/s 等组织的标准更新情况。积极加入 PIC/s 等组织，在药品生产管理中对标国际通行规则，可以考虑恢复 GMP 认证机制。

二是持续跟踪国际药品质量标准的发展，更新监管部门应定期更新《中国药典》，尽量与国际标准保持同步，并获得更多国家的监管认同。

三是加大对药品生产企业的技术指导和资金支持，鼓励企业改进生产工艺，降低杂质含量，提高药品稳定性。例如，对于一些出口导向型的制药企业，政府可以提供专项补贴，用于购置先进的生产设备和检测仪器，以满足

CPTPP 成员国的质量标准。

（二）医疗器械监管建议

1. 分类及技术标准的进一步国际接轨

定期分析国际上新型医疗器械的分类情况，结合我国国情提出分类调整建议。对于有争议的分类问题，积极与国际专家和 CPTPP 成员国监管部门进行沟通协商，建立分类争议解决机制。例如，对于一些融合了多种技术的新型医疗器械，可以组织国际研讨会，邀请各方专家共同讨论确定其合理的分类标准。

鼓励医疗器械企业积极采用国际先进技术标准，政府可以通过税收优惠、财政补贴等政策手段予以支持。加强对关键性能指标、安全性和有效性评价标准的研究和制定，积极参与国际医疗器械技术标准的制定和协调活动，提高我国医疗器械技术标准的国际认可度。例如，对于研发符合国际先进技术标准的医疗器械企业，给予一定比例的税收减免，同时设立专项基金，支持企业开展相关技术标准的研究项目。

2. 完善相关法律法规

一是优化现行法律法规，评估取消境外已上市证明后的影响，出台相应管理措施，在注册环节对自愿提供已上市销售证明的产品进行部分材料的减免。加大力量组织对无法提供上市证明的产品进行分类检查，如已有其他产品在我国或成员国上市的可以认可成员国的检查结果；均未上市的，形成委托第三方检查或者发动地方力量进行检查。

二是优化上市后不良事件信息的收集。我国监管部门能及时获取信息，加强与 CPTPP 成员国的信息共享和协同监管机制，签订双边或多边的不良事件监测和召回合作协议。例如，一旦我国医疗器械在 CPTPP 成员国市场出现不良事件，我国监管部门能及时获取信息，并与对方监管部门共同制定应对措施，包括产品召回、风险警示等，保障患者安全和公共卫生。

三是在上海试点后，完善境内关外加贴中文标签的管理，理清各主体之间的责任和义务，明确管理要求。

3. 推动国际监管协同与互认

推动国际监管协同与互认有助于打破这些贸易壁垒，促进医疗器械在全球范围内更高效、顺畅地流通，让先进的医疗技术和产品能够更快地服务于不同国家的患者，同时也有利于降低企业的合规成本，提升全球医疗器械产业的整体发展水平，增强国际在医疗健康领域的合作与交流。

一是在临床评价部分。临床数据是医疗器械审批的关键依据之一，推动各国监管机构之间互认符合一定质量要求的临床数据，能极大地节省企业重复开展临床试验的时间和成本。

二是生产监管部分。评估我国生产质量管理规范与ISO 13485等国际通行规则的差异，尽量拉平差距，在适当时候可以考虑认可国际认证或变生产许可为认证，对标国际通行规则。在跨国医疗器械企业的监管方面，不同国家的监管机构可以开展联合检查行动，统一检查标准和方法，提升监管效率。

三是推动中国成为成员国家的参考国家，深度参与WHO、IMDRF、GHWP等国际组织的相关会议、项目和研讨活动，主动分享中国药品监管的法规政策、实践经验以及面临的挑战和解决方案，与其他国家的监管机构建立常态化的沟通机制，增进相互了解和信任。与不同国家和地区签订药品监管合作备忘录或协议，开展双边或多边的医疗器械监管合作项目，努力争取成为参考国家。

（三）化妆品监管建议

1. 适时启动化妆品法规评估和研究工作

通过开展法规评估和研究工作，推动我国化妆品法规与国际接轨，有利于减少贸易壁垒，提升我国化妆品在国际市场的竞争力。及时评估化妆品管理中尚未与CPTPP协定相适应的条款，我国目前化妆品行业和管理的可接受程度和行业需求，为后续法规修改奠定基础。

2. 对取消已上市证明和自由销售证明的可行性进行评估和研究

已上市证明和自由销售证明是化妆品在生产国或原产国符合当地质量标准和法规要求的一种体现。这意味着该化妆品在其上市地经过了相关监管部门或权威机构的审核，其成分、生产工艺、质量控制等方面达到了一定的安全和质量水平，从而为进口国的消费者提供了一定的质量保障。若后续计划取消这两项要求的，需要对可行性进行评估，并对后续可以有的兜底保障措施进行研究。需要研究提供证明的简化措施、未提供证明的境外检查措施或互认机制如何设立等问题。

同时，在国际贸易中，这两种证明文件是产品合法来源和正规销售的重要依据，有助于海关和监管部门识别和拦截假冒伪劣化妆品，避免其进入市场，扰乱正常的市场秩序，保护合法企业的利益。也需要进一步研究如果取消，如何进行有效监管。

3. 对颜色深浅和气味差异单独许可进行改进的通道进行研究

基于化妆品的成分、使用方式、接触途径等因素，建立专门针对颜色和气味差异的风险评估模型。通过科学的实验数据和统计分析，确定不同颜色深浅和气味差异对人体健康的潜在风险，为许可决策提供量化依据。研究哪些是高风险领域，哪些风险较低，形成一套可行的评估模型和机制。也可以优化现有程序，对于仅颜色深浅或气味差异的化妆品，可以通过减少不必要的审核环节和资料要求，提高审批效率，使企业能够更快地将产品推向市场，满足消费者多样化的需求。

4. 对进口加贴标签进行明确规定

出台相关规定，或者在化妆品法律法规修订过程中把境内关外加贴中文标签的情形纳入其中，明确责任主体、要求，监管要求等内容。进一步加强对化妆品标签内容的审核力度，建立专门的标签审核团队，定期对市场上的化妆品标签进行抽检。例如，要求化妆品企业在标签上必须用中英文两种语言标注关键信息，对于不符合标签要求的化妆品，责令企业限期整改，整改仍不合格的，禁止其在市场上销售。

5. 优化动物试验管理

监管部门应着手对化妆品相关法规中涉及动物试验的条款进行梳理和修订，明确在哪些特定情况下可以豁免动物试验，以及规定新的、非动物试验方法在安全性评估等环节替代动物试验的法定地位。例如，对于成分明确、已有大量安全使用数据且风险较低的化妆品原料，法规可规定无需再通过动物试验来验证其安全性，直接采用体外替代试验结合已有数据进行评估即可。构建科学完善的替代方法验证体系，成立专业的验证机构或委员会，对新研发出的非动物试验替代方法进行严格的科学性、准确性和可靠性验证。只有经过验证合格的替代方法，才允许在化妆品行业内推广使用，确保其能够真正起到替代动物试验且保障化妆品安全评估质量的作用。

密切关注国际上在化妆品动物试验管理及替代方法应用方面的先进经验和成果，积极与欧盟、美国等化妆品监管先进地区开展交流合作。积极参与国际化妆品行业有关动物试验替代方法的标准制定工作，派出我国的专家团队，贡献中国智慧和中国方案，使我国在这一领域的科研成果和管理理念能够融入国际标准中，提升我国在国际化妆品动物试验管理方面的话语权，同时也利于我国化妆品企业更好地适应国际市场规则，减少因动物试验要求差异带来的贸易壁垒。

化妆品行业协会要积极引导企业自觉遵守尽量减少动物试验的原则，制定行业自律公约，对违反规定、过度依赖动物试验的企业进行通报批评、限制行业内评优评先等约束措施，营造良好的行业氛围，推动全行业共同朝着减少动物试验的方向努力。

6. 其他

设立国家级的化妆品新成分评估中心，与国际权威评估机构（如欧盟化妆品协会相关机构）开展合作，共享新成分的安全性数据和评估方法。制定统一的化妆品成分目录，明确成分的使用范围、限制条件和标注要求。例如，对于新研发的功能性化妆品成分，要求企业在申请进入市场前，必须经过评估中心的严格评估，评估内容包括长期和短期的安全性、毒理学研究等，只有通过评估的成分才能用于化妆品生产。

（四）做好 CPTPP 谈判前准备

加入 CPTPP 需要所有成员国一致同意，我国加入 CPTPP 难度高。一方面，我国加入 CPTPP 的难度确实很大。CPTPP 的一些规则和标准较高，涵盖了知识产权保护、劳工标准、环境保护等多个领域，要求十分严格，这就需要我国进一步完善相关法律法规和执法机制。另一方面，部分成员国可能受到政治因素影响，对我国加入持谨慎或消极态度。

虽然挑战很大，但我国也具备一定的优势和条件来应对这些挑战。我国经济规模庞大，市场潜力巨大，能够为其他成员国带来更多的贸易和投资机会。我国在持续推进改革开放，不断完善市场经济体制，加强知识产权保护，努力改善营商环境、监管协调等方面做出了积极努力。2023 年 6 月，商务部出台了《关于在有条件的自由贸易试验区和自由贸易港试点对接国际高标准推进制度型开放的若干措施》，对标这些国际高标准，制定了国内制度型开放措施，同年 12 月出台《全面对接国际高标准经贸规则推进中国（上海）自由贸易试验区高水平制度型开放总体方案》，在上海试点开放经贸规则。经过一年的先行先试，开展一批首创性、引领性制度创新积累经验的基础上，2024

年 10 月 19 日，国务院又印发了《关于做好自由贸易试验区对接国际高标准推进制度型开放试点措施复制推广工作的通知》并下达 30 条工作任务分工表，主动对接国际高标准经贸规则，进一步完善高水平对外开放体制机制。商务部有关负责人表示，已经组织了相关部门和企业对 CPTPP 的所有条款进行了充分、全面、深入的评估，完全有信心、有能力达到 CPTPP 所确定的高标准。

根据我国目前法规现状，对标各成员国管理要求，一对一进行谈判和协商，争取早日加入 CPTPP。

综上所述，中国加入 CPTPP 是一个重要的战略决策，这将为中国经济发展带来巨大机遇，但也对中国药械化监管体系提出了更高要求。在适应 CPTPP 实施过程中，我国药械化监管部门一方面需要充分考虑国内产业现状和发展需求，循序渐进地推进改革，充分评估和控制相关风险，另一方面不断加强与国际社会的沟通与合作，积极参与国际规则的制定，为我国药械化行业的可持续发展创造有利的国际环境，推动中国药械化监管体系更加科学、透明、高效，为中国加入 CPTPP 后相关监管工作的开展提供有力保障。

参考文献

[1]《TBT》第 2.1 条：各成员应确保在技术法规方面给予从任何成员领土进口的产品不低于其给予国内同类产品和其它任何国家同类产品的待遇。

第 5.1.1 条：合格评定程序应给予来自其它世贸组织成员的产品“在类似情况下以不低于源自国内或任何其它国家相同产品供应商的条件”。

[2] https://www.dfat.gov.au/trade/agreements/in-force/cptpp/outcomes-documents/Pages/cptpp-suspensions-explained

本文为上海市食品药品安全研究会 2024 年度研究课题。项目负责人：唐民皓（上海市食品药品安全研究会首席研究员）；主要执笔人：魏俊璟、韩慧兰、孙佳斐。

我国创新药产业发展状况研究

王学恭[1]，裴高鑫[1]，蒯丽萍[1]，余倩[1]，迟晓巍[1]，陈晨[1]
1. 中国医药企业管理协会

摘要： 随着国产创新药不断获批上市，我国创新药产业逐步成型、日渐壮大。但受到政策、市场、投资等多重因素影响，当前创新药产业发展面临巨大的风险和挑战。本文对“创新药产业”以及对应的“创新产品”作了定义，从产品和企业数量、产业规模、产业结构等角度对创新药产业进行了分析，归纳了当前我国创新药产业发展的主要特点，为进一步研究促进创新药产业发展的政策奠定了基础。

关键词： 创新药产业；发展状况

我国加快创新药产业发展具有重要意义，一方面是建设健康中国、提高民众健康水平的需要，另一方面是促进医药工业转型升级和高质量发展、更高水平融入国际药品供应链以及参与国际竞争的需要。2024 年 7 月，国务院常务会议审议通过《全链条支持创新药发展实施方案》，进一步提升了创新药发展的战略地位。

在国家鼓励创新的大背景下，近十余年我国医药创新驶入了快车道，随着政策环境改善以及大量创新资源涌入，全行业研发投入、从事新药研发的企业数量、在研新药的数量等都呈现了暴发式增长，我国迅速成为全球新药研发最活跃的国家之一，在研新药数量已跃居世界第二位。随着国产创新药不断获批上市，创新药产业逐步成型、日渐壮大。但与此同时，经历了十多年的医药创新“黄金时期”，受政策、市场、投资等多重因素影响，自 2021 年以来医药创新环境急转直下，创新药产业发展面临巨大的风险和挑战。

今后数年是我国医药工业创新驱动转型的关键时期，也是创新药产业发展壮大和实现可持续发展的关键时期。面对复杂的外部环境，产学研医多年积累、来之不易的研发成果能否转化为生产力，创新药产业能否进一步发展壮大并在国际市场上实现新的突破，能否产生一批“重磅新药”和支柱型企业，建立创新药投入、产出、再投入的良性循环，不但对整个医药工业的发展意义重大，还影响着资本市场投资医药创新的信心。

本文对我国创新药产业发展状况进行了研究，通过结构化分析，展现了创新药产业发展的全貌，为进一步研究我国创新药产业可持续发展需解决的问题、需具备的政策市场条件奠定了基础。

一、创新药产业的构成

（一）定义和范围

“创新药产业”一般是指与创新药研发、生产、销售相关的群体及其经济活动。根据课题研究的需要，本文中“创新药产业”特指“有创新药获批上市并形成销售的国内制药企业的集合”，属于国民经济行业分类中的医药制造业范畴。据此，创新药产业由两类企业构成：1）从研发型 Biotech 公司发展而来，已有新药获批上市的 Biopharma 公司，下称“新兴创新药公司”；2）一批实现创新转型、产品结构仿制药和创新药结合的大中型制药企业，下称“转型创新药公司”。

为更好评估我国医药工业创新驱动转型的状况，以及技术创新对行业增长的拉动作用，本文中与“创新药产业”对应的“创新产品”与药品审评审批制度相关定义不同，主要包括：1）国内企业申报注册的化学药 1 类新药和生物制品 1 类新药，产品仍在专利期内，或虽然部分专利过期但尚无仿制品上市；2）生物类似药；3）新型疫苗。不包括中药新药、改良型新药、国外企业进口注册新药。为免歧义，国内企业从国外引进且采取进口注册的新药不含在内，国外企业采用地产方式注册的新药包括在内。

（二）获批上市的创新产品数量

根据本文定义，截至 2023 年，国内获批上市的“创新产品”总计 242 个（细分到企业和产品通用名剂型），分类如下：2009~2023 年，国家药品监督管理局批准上市的国内企业申报的化学药 1 类新药（以下称化学新药）89 个，生物制品 1 类新药（以下称生物新药）38 个；2009 年之前获批，仍在专利期内或仍无仿制产品的国产创新药（以下称早期专利药）约 16 个；2009 年以来国家药品监督管理局批准的国产抗体药物、重组蛋白、新型胰岛素等生物类似药 71 个，新型疫苗 13 个；附条件上市或获准紧急使用的新冠疫苗 15 个。此外，根据医药魔方数据库，截至 2024 年 5 月，处于临床Ⅲ期（含Ⅱ / Ⅲ期）及申报上市的 1 类新药（化药和生物药）有 109 个。未来三年内，这些产品中的部分品种将获批上市，预计到 2030 年，每年有 30 个以上国产 1 类新药获批。

（三）企业构成

根据本文的定义，创新药企业由“新兴创新药公司”和“转型创新药公司”两类企业组成。新兴创新药公司代表性企业有百济神州、信达生物、艾力斯、迪哲医药等。转型创新药公司代表性企业有恒瑞医药、正大天晴、石药集团、先声药业等。基于对产品构成的分析，截至 2023 年底，有创新产品（含新冠疫苗）获批的国内新兴创新药公司约有 57 家，转型创新药公司约有 58 家，总计 115 家。这些企业中，83 家为 A 股、港股、美股的上市公司。此外，仍有一批企业的首个创新药已处于Ⅲ期临床或申报 NDA（new drug application）阶段，这些企业的数量约有 70 余家。上述企业基本是今后数年内创新药产业的主要构成。从获批创新产品数量看，排名领先的企业为恒瑞、复星、豪森、正大天晴、海正、齐鲁、信达、贝达、石药、国药中生，具体见表 1。

表 1　获批创新产品领先的国内企业

序号	企业名称	产品数量
1	江苏恒瑞医药股份有限公司	14
2	上海复星医药集团股份有限公司	9
3	江苏豪森药业股份有限公司	7
4	江苏正大天晴药业股份有限公司	7
5	浙江海正药业股份有限公司	7
6	齐鲁制药有限公司	6
7	信达生物制品（苏州）有限公司	5
8	浙江贝达药业有限公司	5

续表

序号	企业名称	产品数量
9	石药集团	5
10	中国生物技术股份有限公司	5

从区域分布情况来看，创新药企业主要集中在江苏、上海、北京、广东、四川等省市，以江苏和上海最为集中。总部位于江苏的企业有恒瑞医药、正大天晴、先声药业、信达生物等。总部位于上海的企业有复星医药、再鼎医药、君实生物、和黄医药等。

二、创新药产业规模和增长情况

（一）产业整体规模和增速

为相对准确地反映创新药产业的规模，本文采用了如下的估算方法：上市公司披露的创新产品的销售收入（包括国内外市场）；公司未披露销售收入的产品，根据样本医院销售数据等市场信息推总估算整体销售收入；鉴于新冠疫苗销售的特殊性和阶段性，未统计新冠疫苗产生的销售收入。需要提示的是，本文未能准确区分产品含税收入与不含税收入，同时为便于统计，本文对部分数值进行了四舍五入取整处理。根据以上方法估算，2021~2023 年创新药产业规模分别为 801 亿元、963 亿元、1227 亿元，三年间平均增速为 24%。

表 2　创新药产业规模及构成

序号	类别	2021年（亿元）	2022年（亿元）	2023年（亿元）	2023年销售占比
1	化学新药	244	340	475	38.7%
2	生物新药	151	192	246	20.0%
3	生物类似药	135	145	195	15.9%
4	早期专利药	216	227	257	20.9%
5	新型疫苗	55	59	54	4.4%
合计		801	963	1227	100%
同比增速			20%	27%	24%

从 2023 年的销售构成看，化学新药是销售最多的门类，占比为 38.7%；其次是早期专利药，占比为 20.9%；生物新药占比 20.0%，生物类似药占比 15.9%，新型疫苗占比 4.4%。

（二）重点产品销售情况

2023 年我国创新产品销售额 TOP 20 的品种如表 3，20 个品种总计实现 671 亿元的销售收入，占创新药产业规模的 54.7%。按照治疗领域分，产品涉及肿瘤、血液系统、神经系统、炎症、消化系统、眼科等领域，其中抗肿瘤药物最多，11 款产品，贡献了 385 亿元的销售收入。按照产品分类，销售额前 20 名的产品中有 7 款化学新药、4 款生物新药、5 款早期专利药、3 款生物类似药、1 款新型疫苗。按照企业类型分，14 款产品来自转型创新药公司，贡献了 451 亿元的销售收入，6 款产品来自于新兴创新药公司，贡献了 220 亿元的销售收入。

表 3　创新产品销售额 TOP 20

序号	产品	企业	主要适应证	批准时间（年）	2023年销售收入（亿元）
1	泽布替尼胶囊	百济神州	成人慢性淋巴细胞白血病等	2020	91
2	丁苯酞	石药集团	脑卒中	2002	70
3	重组人血小板生成素注射液	三生制药	血小板减少症	2005	42
4	盐酸安罗替尼胶囊	正大天晴	非小细胞肺癌	2018	40
5	替雷利珠单抗注射液	百济神州	霍奇金淋巴瘤等	2019	38
6	贝伐珠单抗注射液	齐鲁制药	非小细胞肺癌、转移性结直肠癌等	2019	35
7	13 价肺炎球菌多糖结合疫苗	沃森生物	预防肺炎链球菌	2019	32
8	甲磺酸阿美替尼片	豪森药业	非小细胞肺癌	2020	32
9	注射用卡瑞利珠单抗	恒瑞医药	霍奇金淋巴瘤等	2019	32
10	异甘草酸镁注射液	正大天晴	慢性病毒性肝炎	2005	29

续表

序号	产品	企业	主要适应证	批准时间（年）	2023年销售收入（亿元）
11	信迪利单抗注射液	信达生物	霍奇金淋巴瘤等	2018	28
12	注射用重组人脑利钠肽	诺迪康	急性失代偿性心力衰竭	2005	28
13	注射用曲妥珠单抗	复宏汉霖	乳腺癌、胃癌等	2020	27
14	艾普拉唑肠溶片	丽珠集团	十二指肠溃疡及反流性食管炎	2007	25
15	盐酸埃克替尼	贝达药业	非小细胞肺癌	2011	22
16	罗沙司他胶囊	珐博进	慢性肾性贫血	2018	21
17	马来酸吡咯替尼片	恒瑞医药	乳腺癌等	2018	20
18	聚乙二醇化重组人粒细胞刺激因子	齐鲁制药	化疗引起的中性粒细胞减少症	2015	20
19	甲磺酸伏美替尼片	艾力斯	非小细胞肺癌等	2021	20
20	康柏西普注射液	康弘生物	湿性年龄相关性黄斑变性	2013	19

2023 年化学新药销售额 TOP 10 见表 4，共实现 292 亿元的销售收入。主要集中在肿瘤、血液系统疾病等领域。

表 4　化学新药销售额 TOP 10

序号	产品	企业	主要适应证	批准时间（年）	2023年销售收入（亿元）
1	泽布替尼胶囊	百济神州	成人慢性淋巴细胞白血病等	2020	91
2	盐酸安罗替尼胶囊	正大天晴	非小细胞肺癌等	2018	40
3	甲磺酸阿美替尼片	豪森药业	非小细胞肺癌等	2020	32
4	盐酸埃克替尼	贝达药业	非小细胞肺癌等	2011	22
5	罗沙司他胶囊	珐博进	慢性肾性贫血	2018	21
6	马来酸吡咯替尼片	恒瑞医药	乳腺癌	2011	20

续表

序号	产品	企业	主要适应证	批准时间（年）	2023年销售收入（亿元）
7	甲磺酸伏美替尼片	艾力斯	非小细胞肺癌	2021	20
8	依达拉奉右莰醇注射用浓溶液	先声药业	急性缺血性卒中	2020	16
9	海曲泊帕乙醇胺片	恒瑞医药	血液病 ITP 和 SAA	2021	15
10	艾拉莫德片	先声药业	类风湿性关节炎	2011	15

2023 年生物新药销售额 TOP 10 见表 5，共实现 206 亿元的销售收入。主要集中在肿瘤领域。

表 5　生物新药销售额 TOP 10

序号	品种	企业	主要适应证	批准时间（年）	2023年销售收入（亿元）
1	替雷利珠单抗注射液	百济神州	霍奇金淋巴瘤等	2019	38
2	注射用卡瑞利珠单抗	恒瑞医药	霍奇金淋巴瘤等	2019	32
3	信迪利单抗注射液	信达生物	霍奇金淋巴瘤等	2018	28
4	康柏西普眼用注射液	康弘生物	湿性年龄相关性黄斑变性	2013	19
5	聚乙二醇干扰素 α-2b 注射液	特宝生物	慢性肝炎	2016	18
6	西达基奥仑赛	传奇生物	多发性骨髓瘤	2022	18
7	硫培非格司亭	恒瑞医药	中性粒细胞减少症	2018	15
8	卡度尼利单抗注射液	康方生物	宫颈癌	2022	14
9	聚乙二醇化重组人粒细胞刺激因子	石药集团	非髓性恶性肿瘤	2011	13
10	斯鲁利单抗注射液	复宏汉霖	非小细胞肺癌、食管鳞状细胞癌	2022	11

2023 年生物类似药销售额 TOP 10 的品种见表 6，共实现 152 亿元的销售收入，头部生物类似药公司主要是齐鲁、恒瑞、海正、复星等仿创药企。

表 6　生物类似药销售收入 TOP 10

序号	产品	企业	主要适应证	批准时间（年）	2023年销售收入（亿元）
1	贝伐珠单抗注射液	齐鲁制药	非小细胞肺癌、结直肠癌	2019	35
2	注射用曲妥珠单抗	复宏汉霖	乳腺癌、胃癌	2020	27
3	聚乙二醇化重组人粒细胞刺激因子	齐鲁制药	中性粒细胞减少症	2015	20
4	注射用重组人凝血因子Ⅷ	神州细胞	血友病	2021	19
5	甘精胰岛素注射液	甘李药业	糖尿病	2019	12
6	贝伐珠单抗注射液	信达生物	非小细胞肺癌、结直肠癌等	2023	12
7	阿达木单抗注射液	海正药业	类风湿关节炎、强直性脊柱炎等	2019	10
8	贝伐珠单抗注射液	恒瑞医药	结直肠癌、非小细胞肺癌等	2021	7
9	利妥昔单抗注射液	复宏汉霖	非霍奇金淋巴瘤、慢性淋巴细胞白血病等	2019	5
10	阿达木单抗注射液	百奥泰	类风湿关节炎、强直性脊柱炎等	2019	5

2023 年早期专利药销售额超 10 亿元的品种见表 7，共实现 238 亿元的销售收入，早期专利药的品种销售额集中度较高。

表 7　早期专利药销售收入超 10 亿元的品种

序号	产品	企业	批准时间（年）	2023年销售收入（亿元）
1	丁苯酞氯化钠注射液 / 丁苯酞软胶囊	石药集团	2002	70
2	重组人血小板生成素注射液	三生制药	2005	42

续表

序号	产品	企业	批准时间（年）	2023年销售收入（亿元）
3	异甘草酸镁注射液	正大天晴	2005	29
4	注射用重组人脑利钠肽	诺迪康生物	2005	28
5	艾普拉唑肠溶片	丽珠集团	2007	25
6	双环醇片	协和药厂	2001	17
7	尼妥珠单抗注射液	百泰生物	2008	15
8	重组人血管内皮抑制剂	先声麦得津	2005	12

此外，在新型疫苗领域，2023 年销售居前列的品种包括云南沃森的 13 价肺炎球菌多糖结合疫苗、中国医学科学院医学生物学研究所的肠道病毒 71 型灭活疫苗（人二倍体细胞）、康希诺的 A 群 C 群脑膜炎球菌多糖结合疫苗（CRM197 载体）及 ACYW135 群脑膜炎球菌多糖结合疫苗（CRM197 载体）等。

三、创新药企业发展情况

（一）企业销售情况

2021~2023 年转型创新药公司和新兴创新药公司的创新产品销售情况见表 8。两类企业创新产品销售均保持了良好的增长势头，主要受益于企业数量和产品数量日益增多、新上市产品放量，新兴创新药公司保持了更快的增速。从销售占比看，2021~2023 年转型创新药公司销售占比分别为 79%、71% 和 64%，显示出转型创新药公司在创新药产业中占有更大的比重。新兴创新药公司三年内销售占比分别为 21%、29% 和 36%。转型创新药公司的优势更多体现在早期专利药和生物类似药，如果单看化学新药和生物新药，2023 年新兴创新药公司合计销售 372 亿元，高于转型创新药公司的 350 亿元。

表 8　不同类型企业创新产品销售情况

序号	类别	转型创新药公司			新兴创新药公司		
		2021年（亿元）	2022年（亿元）	2023年（亿元）	2021年（亿元）	2022年（亿元）	2023年（亿元）
1	化学新药	169	195	249	75	145	226
2	生物新药	93	96	101	58	95	146
3	生物类似药	116	118	148	19	27	47
4	早期专利药	203	214	241	13	13	15
5	新型疫苗	55	58	48	0	2	6
合计		636	681	787	165	282	440
增速		—	7.1%	15.6%	—	70.9%	56.0%
销售占比		79%	71%	64%	21%	29%	36%

转型创新药公司目前在创新药产业中处于主导地位。2023 年，该类企业创新产品销售总额约 787 亿元，同比增长约 15.6%，创新产品 TOP 10 企业营收总额约 592 亿元（表 9）。创新产品销售额领先的公司分别为恒瑞医药、石药集团、正大天晴、豪森药业等企业。创新产品销售占比超 30% 的企业为成都诺迪康、云南沃森、先声药业、豪森药业、三生制药、恒瑞医药。

表 9　转型创新药公司 2023 年创新产品销售收入 TOP 10

序号	企业	2021年创新产品营收（亿元）	2022年创新产品营收（亿元）	2023年创新产品营收（亿元）	2023年公司全口径营收（亿元）	2023年创新产品占比
1	恒瑞医药	93	93	106	228.2	46.5%
2	石药集团	79	92	83	314.5	26.4%
3	正大天晴	73	71	75	262.0	28.6%
4	豪森药业	26	41	69	101.0	68.3%
5	齐鲁制药	53	50	55	350	15.7%
6	三生制药	31	41	50	78.2	63.9%
7	先声药业	30	41	48	66 .1	72.6%

续表

序号	企业	2021年创新产品营收（亿元）	2022年创新产品营收（亿元）	2023年创新产品营收（亿元）	2023年公司全口径营收（亿元）	2023年创新产品占比
8	复星医药	15	27	46	414 .0	11.1%
9	玉溪沃森	27	40	32	41.1	77.9%
10	诺迪康	17	23	28	31.3	89.5%

注：非上市公司为估算数据

新兴创新药公司2023年创新产品营收总额为440亿元，同比增长约56.0%，增速显著高于转型创新药公司。根据公司年报口径（全口径），新兴创新药公司TOP 20企业营收总额为526.0亿元（表10），平均较上年增长66%。全口径数据除了创新产品收入外，还包括技术授权收入、代理产品收入、部分非创新产品收入等。

表10　新兴创新药公司2023年全口径营业收入TOP 20

序号	公司	2021年营收（亿元）	2022年营收（亿元）	2023年营收（亿元）	同比增长
1	百济神州	75.9	95.7	174.2	82.0%
2	信达生物	42.7	45.6	62.0	36.0%
3	和黄医药	23.9	28.7	60.7	111.5%
4	康方生物	2.3	8.4	45.3	439.3%
5	贝达药业	22.5	23.8	24.6	3.4%
6	特宝生物	11.3	15.3	21.0	37.3%
7	艾力斯	5.3	8.0	20.2	152.5%
8	传奇生物	5.8	7.9	20.1	154.4%
9	再鼎医药	10.3	15.4	19.3	25.3%
10	君实生物	40.2	14.5	15.0	3.4%
11	凯因科技	11.4	11.6	14.1	21.6%
12	荣昌生物	14.2	7.7	10.8	40.3%

续表

序号	公司	2021年营收（亿元）	2022年营收（亿元）	2023年营收（亿元）	同比增长
13	复旦张江	11.4	10.3	8.5	–17.5%
14	诺诚健华	10.4	6.3	7.4	17.5%
15	百奥泰	8.4	4.8	7.1	47.9%
16	基石药业	2.4	4.8	4.6	–4.2%
17	艾迪药业	2.6	2.4	4.1	70.8%
18	泽璟制药	1.9	3.0	3.9	30.0%
19	亚盛医药	0.3	2.1	2.2	4.8%
20	迪哲医药	0.1	0.0	0.9	—
合计		303.3	316.3	526.0	66%

（二）企业盈利状况

转型创新药公司的研发投入主要利用自有资金，因此其盈利水平对可持续的创新影响巨大。转型创新药公司的业绩同时受到创新药业务和仿制药业务影响，从表 11 的情况来看，该类企业由于良好的产品组合和较强的运营能力，总体上保持了较好的盈利水平，支撑了创新药研发持续开展，但也普遍面临集中带量采购导致的仿制药降价等问题，很多企业出现利润下滑。

表 11　转型创新药公司重点企业近三年净利润

序号	公司名称	2021净利润（亿元）	2022净利润（亿元）	2023净利润（亿元）	2023年同比增长
1	恒瑞医药	45.3	39.0	43.0	10.3%
2	中国生物制药	146.1	25.5	25.9	1.6%
3	齐鲁制药	约 50	约 60	约 65	8.3%
4	石药集团	56.9	60.9	58.7	–3.6%
5	复星医药	49.8	39.5	23.9	–39.5%
6	丽珠医药	17.8	19.1	19.5	2.1%

续表

序号	公司名称	2021净利润（亿元）	2022净利润（亿元）	2023净利润（亿元）	2023年同比增长
7	豪森药业	27.1	25.8	32.8	27.1%
8	绿叶制药	-1.3	5.8	5.4	-6.9%
9	先声药业	15.0	9.3	7.2	-22.6%
10	信立泰	5.3	6.4	5.8	-9.4%
11	海思科	3.5	2.8	3.0	7.1%
合计		415.5	294.1	290.2	-1.3%

注：非上市公司为估算数

新兴创新药公司大多数仍处于投入期，因研发投入大、上市产品商业化价值不及预期等多方面因素，目前大多处于亏损状态。2023年，得益于技术授权或产品销售增长，头部企业亏损面持续收窄，部分企业首次实现盈利。根据表12，全年TOP 20企业中有7家企业实现盈利，其中，康方生物、和黄医药首次实现盈利，而去年同期只有5家盈利，百济神州、信达生物、基石药业亏损额大幅收窄，TOP 20企业的总亏损额由303.2亿元缩减为137.6亿元。

表12　2023年营收TOP 20的新兴创新药公司盈利情况

序号	公司	2021年净利润（亿元）	2022年净利润（亿元）	2023净利润（亿元）	2023年同比增长
1	康方生物	-10.8	-11.7	20.3	273.5%
2	和黄医药	-12.0	-25.9	7.1	127.4%
3	艾力斯	0.2	1.3	6.4	392.3%
4	特宝生物	1.8	2.9	5.6	93.1%
5	贝达药业	3.8	1.5	3.5	133.3%
6	复旦张江	2.1	1.4	1.1	-21.4%
7	凯因科技	1.0	0.8	1.2	50.0%
8	艾迪药业	-0.3	-1.2	-0.8	33.3%

续表

序号	公司	2021年净利润（亿元）	2022年净利润（亿元）	2023净利润（亿元）	2023年同比增长
9	泽璟制药	–4.6	–4.9	–2.8	42.9%
10	基石药业	–19.2	–9.0	–3.7	58.9%
11	百奥泰	0.8	–4.8	–4.0	16.7%
12	传奇生物	–4.0	–4.5	–5.2	–15.6%
13	诺诚健华	–0.7	–8.9	–6.5	27.0%
14	亚盛医药	–7.8	–8.8	–9.3	–5.7%
15	信达生物	–27.3	–21.8	–10.3	52.8%
16	迪哲医药	–6.7	–7.4	–11.1	–50.0%
17	荣昌生物	2.8	–10.0	–15.1	–51.0%
18	君实生物	–7.3	–23.9	–22.8	4.6%
19	再鼎医药	–50.6	–31.9	–24.3	23.8%
20	百济神州	–97.5	–136.4	–67.2	50.7%
合计		–236.3	–303.2	–137.9	54.6%

（三）企业研发投入状况

转型创新药公司持续加大研发投入，加速创新转型。以恒瑞为例，2018年研发投入为26.7亿元，2023年增加至61.5亿元，研发投入占销售收入的比重提升至27.0%，技术人员的数量也逐年增加。2023年，主要的转型创新药公司代表企业研发费用均保持一定增长，豪森药业增长23.9%，恒瑞、中国生物制药、石药、豪森、先声、海思科的研发费用占营业收入比例大致在15%~20%，其他代表企业基本保持在10%左右。

表13　2023年转型创新药公司研发费用TOP 10

序号	公司名称	2021年研发费用（亿元）	2022年研发费用（亿元）	2023年研发费用（亿元）	同比增长	研发强度
1	恒瑞医药	59.4	63.46	61.5	–3.1%	27.0%

续表

序号	公司名称	2021年研发费用（亿元）	2022年研发费用（亿元）	2023年研发费用（亿元）	同比增长	研发强度
2	复星医药	49.8	58.9	59.4	0.8%	14.3%
3	石药集团	34.3	39.9	48.3	21.1%	15.4%
4	中国生物制药	36.8	44.5	47.0	5.6%	18.0%
5	齐鲁制药	33.2	38.9	44.3	13.9%	11.4%
6	豪森制药	18.0	17.0	21.0	23.5%	20.6%
7	先声药业	14.2	17.3	19.6	13.3%	23.7%
8	丽珠医药	11.5	14.0	12.4	−11.4%	9.9%
9	海思科	9.0	9.6	8.8	−8.3%	15.4%
10	绿叶制药	6.8	8.6	5.9	−31.4%	9.6%
合计		273	312.1	328.2	5.1%	16.4%

新兴创新药公司普遍面临资金压力，但头部企业2023年仍然保持了较高的研发强度。在2023年营收TOP 20的企业中，9家企业研发投入超10亿元，百济神州是全行业唯一研发费用超100亿元的企业，2023年研发费用128.1亿元，较上年增长14.9%。同样在开展产品国际临床研究的传奇生物研发费用为26.9亿元，较上年增长19.0%。

表14　2023年营收TOP 20的新兴创新药公司研发投入情况

序号	公司	2021研发费用（亿元）	2022研发费用（亿元）	2023研发费用（亿元）	同比增长
1	百济神州	95.4	111.5	128.1	14.9%
2	传奇生物	22.8	22.6	26.9	19.0%
3	信达生物	21.2	28.7	22.3	−22.3%
4	和黄医药	21.5	26.0	21.3	−18.1%
5	君实生物	20.7	23.8	19.4	−18.5%
6	再鼎医药	41.3	20.6	19.3	−6.3%
7	康方生物	11.2	13.2	12.5	−5.3%

续表

序号	公司	2021研发费用（亿元）	2022研发费用（亿元）	2023研发费用（亿元）	同比增长
8	荣昌生物	7.1	9.8	13.1	33.7%
9	贝达药业	5.7	9.8	10.0	2.0%
10	迪哲医药	5.9	6.7	8.1	20.9%
11	百奥泰	5.4	6.2	7.7	24.2%
12	诺诚健华	7.3	6.5	7.5	15.4%
13	亚盛医药	7.7	7.3	7.1	-2.7%
14	基石药业	13.1	6.1	5.3	-13.1%
15	泽璟制药	5.1	5.0	5.0	0
16	艾力斯	2.2	1.9	3.1	63.2%
17	特宝生物	0.8	2.1	2.8	33.3%
18	复旦张江	2.2	2.3	2.5	8.7%
19	凯因科技	0.8	1.1	1.7	54.5%
20	艾迪药业	0.5	0.6	0.8	33.3%
合计		297.9	311.8	324.5	4.0%

四、当前创新药产业发展的主要特点

（一）创新药产业已成为拉动医药工业增长的重要力量

以医药工业药品部分（化学原料、化学制剂、中成药、中药饮片、生物制品）的营业收入为基数，2021~2023 年，创新药产业销售收入占药品营业收入的比重分别为 3.4%、4.2% 和 5.5%，占比逐年提高。三年间，创新药产业销售收入的复合增长率为 24%，而医药工业由于疫情等因素影响，连续出现负增长。假如 2022~2023 年按照疫情前 7% 的增速估算，2023 年创新药产业增量可占医药工业整体增量的 17%，为保持行业稳定发展提供了重要支撑。

表 15 创新药产业规模及在医药工业占比

年份	药品总营收	同比增速	创新药产业规模	占比	同比增速
2023 年	22346.9	–1.6%	1227	5.5%	27%
2022 年	22712.7	–3.0%	963	4.2%	20%
2021 年	23415.2	24.6%	801	3.4%	–

（二）化学新药居主导地位，规模大且增速快

从创新药产业 2023 年的销售构成看，化学新药是占比最大的门类，销售占比为 38.7%。其次是早期专利药 20.9%，生物新药 20.0%，生物类似药 15.9%，新型疫苗 4.4%。从成长性来看，2021~2023 年间，化学新药销售收入的年均增长率为 39.5%，增速紧随其后是生物新药、生物类似药，销售收入年均增长率分别为 27.6% 和 20.9%。化学新药销售规模大、增长快的主要原因是产品数量多、形成规模销售的产品多。

（三）重磅产品少，产业集中度高

根据 2023 年数据，国内企业销售 10 亿元以上的创新产品有 40 个，占总产品数量的 16.6%。由于国内药品支付政策、价格体系制约，以及来自同靶点、同适应证产品的激烈竞争，相当一部分产品销售不及预期，销售不足 1 亿元的产品约占产品总数的一半（48%），其中很多产品已经上市 3 年以上。此外，一些新兴创新药公司在市场准入能力、营销策略、市场推广能力等方面存在不足，也影响了创新产品实现理想的销售业绩。

在产业集中度方面，2023 年创新产品销售收入 CR20 为 54.90%，收入范围从 19 亿元到 91 亿元；创新企业销售收入 CR20 为 76.0%（按照创新产品收入，非企业全口径收入），收入范围从 18 亿元到 130 亿元，显示部分创新龙头企业在创新药产业发展中发挥了主导和带动作用。

（四）产品创新性和差异化不足，靶点和适应证集中

已获批上市的化学新药和生物新药大多数是 Me–too 类产品，且靶点、适应证较为集中，具有突破性创新机制、创新靶点的产品很少，Fast–follow 的产品和国外首创新药（FIC，First–in–Class）比较，缺乏同类更优的临床数据。

一些产品上市多年的早期专利药仍占有相当大的比重，个别品种基于早年监管环境具有很强的独占性，在国内外市场上缺乏同类产品，临床价值有一定争议。

新药的靶点和适应证过于集中。在生物新药方面，截止 2023 年底已有 15 个 PD-L1 获批上市，占到生物新药的 40%；2023 年销售 TOP 10 的品种中有 4 个 PD-L1 和 2 个 PEG-rhG-CSF。在化学新药方面，国内企业获批的治疗非小细胞肺癌的三代 EGFR-TKI 就有 4 个，分别为阿美替尼、伏美替尼、贝福替尼、舒沃替尼。适应证方面，化学新药销售 TOP 10 的产品中 6 个为抗肿瘤药，生物新药销售 TOP 10 的产品中 8 个为抗肿瘤及相关药物。产品重复开发造成了资源浪费和过度竞争，但另一方面，由于上述产品患者人群较大，这些品种的获批和竞争显著降低了相关疾病的年治疗费用，减少了医保基金支出，减轻了患者用药负担，在提高用药可及性方面发挥了重要作用。

（五）国际竞争国内化，多数原研品种早于国产获批

自 2017 年以来，进口新药保持了很快的国内上市节奏，平均每年 40 个左右进口新药获批。对国内创新药而言，同靶点的全球首创新药大多数已进入中国，而且多数早于国产新药上市，早于国产新药进入医保目录，国内企业不但面临和首创新药的直面竞争，而且在商业化过程中基本处于后发地位。

比如 EGFR-TKI 领域，第一代产品阿斯利康的吉非替尼于 2005 年获批，国产最早上市的贝达药业的埃克替尼 2011 年获批，两者同于 2017 年纳入医保目录；第三代产品阿斯利康的奥希替尼于 2017 年获批，2018 年进入医保目录，国内首个产品豪森药业的阿美替尼 2020 年获批，当年进入医保目录。再如 PD-L1，2018 年 6 月国家药品监督管理局正式批准 BMS（Bristol-Myers Squibb）的纳武利尤单抗（Opdivo）用于治疗特定条件的非小细胞肺癌；2018 年 12 月，君实生物的特瑞普利单抗获得有条件批准，用于治疗特定条件的转移性黑色素瘤。

在 EGFR-TKI 和 PD-L1 领域，国内创新药虽然产品上市略晚，但在和跨国药企的竞争中仍取得了不小的市场份额，但更多领域并非如此，较为典型的是丙肝治疗药物。丙肝治疗药物曾是新药开发的一个热点，由于索磷布韦颠覆性技术取得的成功，国内很多企业开展了相关产品的开发，近年来先后获批的新药包括歌礼药业的达诺瑞韦（2018 年）和拉维达韦（2020 年）、凯

因科技的可洛派韦（2020 年）、东阳光药业的磷酸依米他韦（2020 年）、圣和药业的奥磷布韦（2023 年）。但这些产品在适用人群（是否泛基因型）、治疗方案（是否联用）等方面落后于 2018 年国内上市的吉利德的索磷布韦 / 维帕他韦（丙通沙），后者具有全口服、泛基因型、单一片剂的特点，从而占据了 70% 以上市场份额；加之丙肝患者随着不断治愈而人群减少、专利过期药物集采降价等因素，导致几个已上市的国产创新药市场机会很小，难以做大规模。

（六）创新亮点突出的品种逐步增多

国产创新药中一些品种在靶点、机制、适应证等方面实现了创新，而且此类具有差异化的产品逐步增多。代表性的产品有：康方生物的卡度尼利单抗是全球获批的首款 PD-1/CTLA-4 双特异性抗体，依沃西单抗是全球获批的首款 PD-1 / VEGF 双特异性抗体；康宁杰瑞恩沃利单抗（纳米抗体）是国际上首个皮下给药的 PD-L1；迪哲医药的舒沃替尼为目前全球唯一的 EGFR 外显子 20 插入突变的靶向治疗药物；本维莫德是美国 FDA 二十多年来首次批准的治疗银屑病的新型非激素外用药；一些品种在治疗领域上实现了突破，如斯鲁利单抗针对小细胞肺癌，伏罗尼布针对肾癌等。但需要重视的是，一些有特点的产品，如华领医药的葡萄糖激酶激活剂（GKA）多格列艾汀尽管是一个 FIC 产品，但和 DPP-4、SGLT-2 等其他机制降糖药比，临床价值还有待进一步验证。

国内企业开展国际多中心临床研究（Multi-Regional Clinical Trials, MRCT）并致力于中外上市的品种在增多。国内企业已在国内获批上市的创新产品中，共有 40 余个品种开展了约 120 项 MRCT 研究，开展 MRCT 数量较多的产品有替雷利珠单抗、泽布替尼、帕米帕利、斯鲁利单抗和特瑞普利单抗。

已有数个临床阶段的品种选择和跨国药企的同类产品开展头对头的临床研究，已上市的品种泽布替尼通过和伊布替尼的一项临床对照研究，在安全性、优效性等多个关键指标优于对方，实现了 Me-better 的临床结果，对实现该品种超 10 亿美元的销售起到了重要作用。

（七）全球销售领先的重磅药物多数实现了国产化

对标 2023 年全球销售金额 TOP 20 的品种，其中 12 个品种在国内已有同靶点同适应证创新药、生物类似药或仿制药上市，另有 5 个品种处于Ⅲ期临床或报产阶段，接近上市。体现了国内新药研发能够快速跟进全球销售领先品种，为提高国内患者用药可及性创造了条件。

表 16　2023 年全球销售额 TOP 20 品种及同靶点产品国内开发情况

全球销售排名	商品名（通用名）	靶点	治疗领域	2023年销售金额（亿美元）	同靶点同适应证品种国内企业开发情况
1	Keytruda（帕博利珠单抗）	PD-1	肿瘤	250.1	15 个新药获批上市
2	Humira（阿达木单抗）	TNF-α	炎症、免疫	144.0	8 个生物类似药获批
3	Wegovy（司美格鲁肽）	GLP-1	糖尿病	138.9	国内已上市聚乙二醇洛塞那肽、贝那鲁肽、利拉鲁肽，另有派格、先为达、信达等公司的产品Ⅲ期临床或申报上市
4	Eliquis（阿哌沙班）	Xa 因子	血液系统	122.1	＞ 30 个仿制药上市
5	Biktarvy（比克恩丙诺）	B/F/TAF	艾滋病	118.5	–
6	Dupixent（度普利尤单抗）	IL-4Rα	炎症、免疫	115.9	康诺亚申报 NDA，另有数个Ⅲ期临床品种
7	Comirnaty（复必泰）	新冠 mRNA 疫苗	新冠病毒感染	112.2	已有 mRNA 新冠疫苗紧急使用（石药、蓝鹊）
8	Stelara（乌司奴单抗）	IL-12/IL-23	炎症、免疫	108.6	康方生物 IL-12/IL-23 依若奇单抗申报上市
9	Darzalex（达雷妥尤单抗）	CD38	肿瘤	97.4	国内尚健生物产品进入Ⅲ期临床
10	Eylea（阿柏西普）	VEGF	眼科	93.8	创新药康柏西普获批，齐鲁制药生物类似药上市

续表

全球销售排名	商品名（通用名）	靶点	治疗领域	2023年销售金额（亿美元）	同靶点同适应证品种国内企业开发情况
11	Opdivo（纳武利尤单抗）	PD-1	肿瘤	90.1	15 个新药获批上市
12	Trikafta	复方制剂	囊性纤维化	89.5	-
13	Gardasil 9（佳达修 9）	9 价 HPV 疫苗	宫颈癌预防	88.9	万泰、沃森等企业品种进入Ⅲ期临床
14	Jardiance（恩格列净）	SGLT-2	糖尿病	80	创新药恒格列净获批，多家企业恩格列净、卡格列净仿制药获批
15	Skyrizi（利生奇珠单抗）	IL-23	炎症、免疫	77.6	信达生物产品Ⅲ期临床
16	Trulicity（度拉糖肽）	GLP-1	糖尿病	71.3	同 No.3
17	Ocrevus（奥瑞利珠单抗）	CD20	多发性硬化症	70.0	-
18	Imbruvica（伊布替尼）	BTK	肿瘤	68.6	百济神州泽布替尼、诺诚健华奥布替尼获批上市，先声药业仿制药获批
19	Xarelto（利伐沙班）	Xa 因子	血液系统	67.9	＞ 80 个仿制药
20	Spikevax	新冠 mRNA 疫苗	新冠病毒感染	66.7	同 No.7

（八）生物类似药快速崛起，生物制造水平系统提升

截至 2023 年，我国已有超过 70 个生物类似药（按照本文界定的产品类型）获批上市，除了胰岛素外，共有抗体药物 35 个，其中齐鲁制药、复宏汉霖、正大天晴、海正药业获批产品数量最多。这些生物类似药的上市对扩大生物药产业规模和提高药品可及性发挥了重要作用，一些产品的国产化还有效解决了药品供应紧缺的问题，如神州细胞等企业开发的重组人Ⅷ因子。

国内企业的一些生物类似药的市场表现已经超越了原研药。根据样本医院数据，2021 年齐鲁制药的贝伐珠单抗的销售金额已超越原研产品，占医院市场的 50% 以上；而利妥昔单抗类似药在 2022 年基本与原研产品平分秋色。

生物类似药国际化也取得了积极成果。主要通过和境外企业合作，复宏汉霖的曲妥珠单抗先后在欧盟和美国获批，百奥泰的托珠单抗在美国、欧盟获批，贝伐珠单抗在美国获批，齐鲁制药雷珠单抗在欧盟获批，为产品迅速拓展其他国家市场创造了条件。

我国生物类似药的快速发展和生产制造水平的提升密不可分。就抗体药物而言，近年来建成了一批大规模、高水平的生物药工厂，发酵总规模已达到 200 万升左右，大规模细胞培养和纯化技术达到了国际先进水平，供应链上的生产设备、原辅料、耗材的国产化比重逐年提高，为生物类似药发展夯实了基础。

（九）转型创新药公司居主导地位，企业间产品协作增多

在创新药企业数量上，目前转型创新药公司和新兴创新药公司非常接近，但预期新兴创新药公司数量会增加更快，逐步和转型创新药公司拉开差距。在获批产品数量和销售规模上，转型创新药公司目前居主导地位，获批产品数量居前 10 位的企业中 8 家为转型创新药公司；2023 年创新产品总销售收入中，转型创新药公司占到 64%，新兴创新药公司占到 36%。

我国很少发生大型制药企业并购 Biotech/Biopharma 公司的案例，但近年来创新药企业围绕产品开展的商务、技术合作在增多。比较典型的是：信达生物通过和国内外企业合作，承接了 5 个新药的商业化，包括和驯鹿合作销售后者开发的 CAR–T，和亚盛合作销售后者开发的奥雷巴替尼片；百济神州和国内外企业合作，引入多款商业化创新产品，包括和百奥泰合作销售后者开发的贝伐珠单抗；贝达药业先后引进天广实的贝伐珠单抗、卡南吉和 Tyrogenex 的伏罗尼布、益方生物的贝福替尼；先声药业和思路迪、康宁杰瑞合作，销售康宁杰瑞公司开发的 PD–L1；三生药业和基石药业合作销售后者开发的 PD–1 等。

（十）转型创新药公司盈利状况和新兴创新药公司融资能力制约研发投入

当前转型创新药公司总体上保持了较好的盈利状况，也支撑了其研发项目持续开展，但如果去整合创新产品、进一步丰富在研管线、开展国际注册等，多数企业的资金实力和抗风险能力仍显不足。大多数转型创新药公司是上市公司，还需要平衡研发投入和公司利润水平，应对仿制药板块的集采扩面和持续降价，这都将制约公司研发投入的增长。

国内新兴创新药公司大多数处于投入期和亏损状态，仍需资本市场充值或其他方式补充现金流。2023 年，得益于技术授权或产品销售增长，头部的新兴创新药公司亏损面持续收窄，但从发展趋势看，在数年内仍难以平衡收支，研发投入的可持续性存在很大风险。

本文为中国医药企业管理协会2024年度研究课题。项目负责人：王学恭（中国医药企业管理协会）；主要执笔人：王学恭，裴高鑫，蒯丽萍，余倩，迟晓巍，陈晨。